医学检验报告速查手册

主　编　陆金春　张红烨　骆　峻

副主编　祝　峰　冯瑞祥　王新元
　　　　朱照平　吴　芹

编　者（按姓氏笔画为序）

王新元　武警江苏省总队医院
冯瑞祥　南京供电公司门诊部
朱照平　广东省妇幼保健院
李　鑫　南京市鼓楼医院
陆金春　东南大学附属中大医院
张红烨　南京市第一医院
吴　芹　江苏医药职业学院
骆　峻　江苏卫生健康职业学院
祝　峰　武警江苏省总队医院
徐院花　东南大学附属中大医院
唐山山　东南大学附属中大医院

东南大学出版社

南京

内容简介

本书以表格形式共收集目前临床上开展的约1 300项检验项目,除了常规检验项目外,还囊括了最新的自身免疫性疾病、心脑血管疾病、肿瘤标志物、糖尿病、产前筛查、遗传学检测、肿瘤相关基因、血药浓度、毒品、各类病原体感染、骨代谢、内分泌功能、胃肠及胰腺功能、凝血因子、疫苗免疫抗体等的检测项目,每个项目都包括了正常参考值、临床意义及注意事项。同时,本书提供了详尽的目录、常见疾病的相关检测项目、检测项目中文索引和英文缩写索引,供患者从不同角度查阅所需的检测项目,并对如何正确看待医学检验报告和样本采集的注意事项进行了详细说明。本书内容全面、新颖,简明扼要,实用性强,是各位患者的良师益友。

图书在版编目(CIP)数据

医学检验报告速查手册 / 陆金春,张红烨,骆峻主编. — 南京:东南大学出版社,2019.12 (2023.4重印)
ISBN 978-7-5641-8703-3

Ⅰ.①医… Ⅱ.①陆… ②张… ③骆… Ⅲ.①体格检查—医学检验—手册 Ⅳ.①R194.3-62

中国版本图书馆 CIP 数据核字(2019)第 283206 号

医学检验报告速查手册

主 编	陆金春 张红烨 骆 峻	
出版发行	东南大学出版社	
社 址	南京市玄武区四牌楼 2 号(210096)	
网 址	http://www.seupress.com	
出 版 人	江建中	
责任编辑	张 慧	
经 销	全国各地新华书店	
印 刷	江阴金马印刷有限公司	
开 本	700mm×1000mm 1/16	
印 张	24.75	
字 数	586 千字	
版 次	2019 年 12 月第 1 版	
印 次	2023 年 4 月第 3 次印刷	
书 号	ISBN 978-7-5641-8703-3	
定 价	66.00 元	

东大版图书若有印装质量问题,请直接与营销部联系。电话(传真):025-83791830

前　言

　　继 2006 年主编出版《怎样读懂医院检查报告》和 2009 年主编出版《临床检验报告速查手册》以来，已整整过去了十年。在这十年中，检验医学发展十分迅速，新的检测技术和检测项目不断涌现。在笔者的日常工作中，经常有亲朋好友和患者咨询一些检测项目的临床意义，甚至一些同行尤其是初学者也对许多检测项目闻所未闻。当他们得知我曾主编过《临床检验报告速查手册》时，都希望得到这样一本工具书。鉴于此，笔者在原先出版的以上两本图书的基础上，进一步做了修改和大量补充，从而诞生了最新的《医学检验报告速查手册》。

　　原先的《临床检验报告速查手册》收集了 700 多项检验项目，经过广泛收集和整理，最新的《医学检验报告速查手册》收集了约 1 300 项检验项目，囊括了最新的自身免疫性疾病的抗体谱，肿瘤标志物，肿瘤和遗传病相关的基因分析(包括基因突变、多态性、甲基化等)，血药浓度分析，毒品检测，产前筛查，疫苗免疫抗体，凝血因子活性、含量及基因突变分析，骨代谢相关检查，内分泌功能、胃肠及胰腺功能检查，各类病原体抗原、抗体及核酸检测，糖尿病、心、脑、血管及肌肉疾病的检测，非特异性感染指标等，并补充完善了贫血、血脂、肾功能、肝功能、各类体液等检验。该手册对每个项目都给出了正常参考值、临床意义及注意事项。同时,该手册提供了详尽的目录、常见疾病的相关检测项目、检测项目中文索引和英文缩写索引,供读者从不同角度查阅所需的检测项目,并对如何正确看待医学检验报告和样本采集的注意事项进行了详细说明,具有很强的实用性。

不可否认,检验医学的发展还将会催生新的检验项目,一些目前处于临床验证的项目可能在不久的将来会成为常规检测项目,笔者在呈现本手册的同时,也期待未来若干年后再有新的内容与读者相见。

编者

2019 年 10 月

目 录

第 1 章　如何正确看待医学检验报告及其结果 ‥‥‥‥‥‥‥‥‥‥ 1

第 2 章　样本采集的注意事项及其意义 ‥‥‥‥‥‥‥‥‥‥ 4

第 3 章　常见疾病的相关检测项目 ‥‥‥‥‥‥‥‥‥‥‥‥ 6

一、呼吸系统疾病 ‥‥‥‥‥‥‥‥‥‥‥‥‥‥‥‥‥‥‥‥ 6

（一）急性上呼吸道感染 ‥‥‥‥‥‥‥‥‥‥‥‥‥‥ 6

（二）流行性感冒 ‥‥‥‥‥‥‥‥‥‥‥‥‥‥‥‥‥ 6

（三）慢性支气管炎 ‥‥‥‥‥‥‥‥‥‥‥‥‥‥‥‥ 6

（四）支气管哮喘 ‥‥‥‥‥‥‥‥‥‥‥‥‥‥‥‥‥ 6

（五）肺结核 ‥‥‥‥‥‥‥‥‥‥‥‥‥‥‥‥‥‥‥ 6

（六）肺脓肿 ‥‥‥‥‥‥‥‥‥‥‥‥‥‥‥‥‥‥‥ 6

（七）恶性胸腔积液 ‥‥‥‥‥‥‥‥‥‥‥‥‥‥‥‥ 6

（八）乳糜胸 ‥‥‥‥‥‥‥‥‥‥‥‥‥‥‥‥‥‥‥ 6

（九）肺炎 ‥‥‥‥‥‥‥‥‥‥‥‥‥‥‥‥‥‥‥‥ 6

（十）肺癌 ‥‥‥‥‥‥‥‥‥‥‥‥‥‥‥‥‥‥‥‥ 6

（十一）肺血吸虫病 ‥‥‥‥‥‥‥‥‥‥‥‥‥‥‥‥ 6

（十二）慢性呼吸衰竭 ‥‥‥‥‥‥‥‥‥‥‥‥‥‥‥ 6

（十三）成人呼吸窘迫综合征 ‥‥‥‥‥‥‥‥‥‥‥‥ 6

（十四）慢性肺源性心脏病 ‥‥‥‥‥‥‥‥‥‥‥‥‥ 6

二、消化系统疾病 ‥‥‥‥‥‥‥‥‥‥‥‥‥‥‥‥‥‥‥‥ 7

（一）肝硬化 ‥‥‥‥‥‥‥‥‥‥‥‥‥‥‥‥‥‥‥ 7

（二）原发性肝癌 ‥‥‥‥‥‥‥‥‥‥‥‥‥‥‥‥‥ 7

（三）急性胰腺炎 ‥‥‥‥‥‥‥‥‥‥‥‥‥‥‥‥‥ 7

（四）胃癌 ‥‥‥‥‥‥‥‥‥‥‥‥‥‥‥‥‥‥‥‥ 7

（五）胆道蛔虫病 ‥‥‥‥‥‥‥‥‥‥‥‥‥‥‥‥‥ 7

（六）十二指肠溃疡 ‥‥‥‥‥‥‥‥‥‥‥‥‥‥‥‥ 7

（七）肠炎 ‥‥‥‥‥‥‥‥‥‥‥‥‥‥‥‥‥‥‥‥ 7

（八）直肠癌 ‥‥‥‥‥‥‥‥‥‥‥‥‥‥‥‥‥‥‥ 7

三、心血管系统疾病 ‥‥‥‥‥‥‥‥‥‥‥‥‥‥‥‥‥‥‥ 7

（一）高脂蛋白血症 ‥‥‥‥‥‥‥‥‥‥‥‥‥‥‥‥ 7

（二）感染性心内膜炎 ……………………………… 7

（三）病毒性心肌炎 ………………………………… 7

（四）风湿热 ………………………………………… 7

（五）心肌梗死 ……………………………………… 7

四、血液系统疾病 …………………………………… 7

（一）缺铁性贫血 …………………………………… 7

（二）巨幼红细胞性贫血 …………………………… 7

（三）再生障碍性贫血 ……………………………… 7

（四）溶血性贫血 …………………………………… 7

（五）自身免疫性溶血性贫血 ……………………… 8

（六）阵发性睡眠性血红蛋白尿症 ………………… 8

（七）卟啉病 ………………………………………… 8

（八）白细胞减少症或粒细胞缺乏症 ……………… 8

（九）白血病 ………………………………………… 8

（十）原发性血小板性紫癜 ………………………… 8

（十一）血栓性血小板减少性紫癜 ………………… 8

（十二）血小板增多症 ……………………………… 8

（十三）淋巴瘤 ……………………………………… 8

（十四）多发性骨髓瘤 ……………………………… 8

（十五）原发性骨髓纤维化 ………………………… 8

（十六）恶性组织细胞病 …………………………… 8

（十七）弥散性血管内凝血 ………………………… 8

（十八）血友病 ……………………………………… 8

五、泌尿系统疾病 …………………………………… 8

（一）急性肾小球肾炎 ……………………………… 8

（二）慢性肾炎 ……………………………………… 8

（三）类脂质肾病 …………………………………… 8

（四）慢性肾功能不全 ……………………………… 8

（五）肾盂肾炎 ……………………………………… 8

（六）IgA 肾病 ……………………………………… 9

（七）肾小管性酸中毒 ……………………………… 9

（八）肾结核 ………………………………………… 9

（九）肾结石或输尿管结石 ………………………… 9

（十）尿路感染 ……………………………………… 9

六、内分泌系统疾病 ………………………………… 9

（一）甲状腺功能亢进 ……………………………… 9

（二）甲状腺功能减退症 ·· 9

（三）单纯性甲状腺肿 ··· 9

（四）亚急性甲状腺炎 ··· 9

（五）皮质醇增多症 ··· 9

（六）原发性醛固酮增多症 ·· 9

（七）嗜铬细胞瘤 ··· 9

（八）慢性肾上腺皮质功能减退症 ··································· 9

（九）甲状旁腺功能亢进症 ·· 9

（十）巨人症和肢端肥大症 ·· 9

（十一）侏儒症 ··· 9

七、传染性疾病 ··· 10

（一）病毒性肝炎 ··· 10

（二）流行性脑脊髓膜炎 ··· 10

（三）流行性乙型脑炎 ··· 10

（四）伤寒与副伤寒 ··· 10

（五）细菌性痢疾 ··· 10

（六）阿米巴痢疾 ··· 10

（七）血吸虫病 ··· 10

（八）猩红热 ··· 10

（九）疟疾 ··· 10

（十）白喉 ··· 10

（十一）霍乱 ··· 10

（十二）脊髓灰质炎 ··· 10

（十三）艾滋病 ··· 10

（十四）单纯疱疹 ··· 10

（十五）百日咳 ··· 10

（十六）传染性单核细胞增多症 ····································· 10

（十七）流行性出血热 ··· 10

（十八）炭疽病 ··· 10

（十九）肺吸虫病 ··· 10

（二十）弓形体病 ··· 10

八、妇产科疾病 ··· 11

（一）流产 ··· 11

（二）妊娠期高血压综合征 ·· 11

（三）卵巢肿瘤 ··· 11

（四）闭经 ··· 11

（五）宫外孕 ……………………………………………………… 11

（六）不孕症 ……………………………………………………… 11

（七）更年期综合征 ……………………………………………… 11

（八）多囊卵巢综合征 …………………………………………… 11

（九）阴道炎 ……………………………………………………… 11

九、皮肤科疾病 ……………………………………………………… 11

（一）淋病 ………………………………………………………… 11

（二）梅毒 ………………………………………………………… 11

十、儿科疾病 ………………………………………………………… 11

（一）新生儿溶血病 ……………………………………………… 11

（二）婴儿腹泻 …………………………………………………… 11

（三）营养性巨幼红细胞性贫血 ………………………………… 11

（四）遗传性球形红细胞增多症 ………………………………… 11

十一、代谢系统疾病 ………………………………………………… 12

（一）糖尿病 ……………………………………………………… 12

（二）糖尿病酮症酸中毒 ………………………………………… 12

（三）高渗性非酮症糖尿病昏迷 ………………………………… 12

（四）水中毒 ……………………………………………………… 12

（五）酸碱平衡失调 ……………………………………………… 12

（六）系统性红斑狼疮 …………………………………………… 12

（七）硬皮病 ……………………………………………………… 12

（八）皮肌炎和多肌炎 …………………………………………… 12

（九）免疫缺陷病 ………………………………………………… 12

（十）痛风 ………………………………………………………… 12

（十一）类风湿性关节炎 ………………………………………… 12

（十二）苯丙酮尿症 ……………………………………………… 12

十二、男科疾病 ……………………………………………………… 12

（一）不育症 ……………………………………………………… 12

（二）前列腺炎 …………………………………………………… 12

（三）精囊炎 ……………………………………………………… 12

（四）附睾炎 ……………………………………………………… 12

第4章　血液常规检验 ……………………………………………… 13

一、红细胞检查 ……………………………………………………… 13

（一）红细胞（RBC）计数 ……………………………………… 13

（二）血红蛋白（Hb） …………………………………………… 14

（三）红细胞形态 ………………………………………………… 15

（四）红细胞压积或红细胞比容（HCT） ·················· 16

（五）红细胞平均体积（MCV） ······························· 16

（六）红细胞平均血红蛋白含量（MCH） ·················· 17

（七）红细胞平均血红蛋白浓度（MCHC） ··············· 17

（八）红细胞体积分布宽度（RDW） ······················· 17

（九）网织红细胞计数（Ret） ································· 17

（十）网织红细胞成熟度（IRF） ···························· 18

（十一）平均网织红细胞体积（MRV） ····················· 18

（十二）血沉或红细胞沉降率（ESR） ······················ 18

（十三）嗜碱性点彩红细胞计数 ······························ 19

二、白细胞检查 ··· 19

（一）白细胞（WBC）计数 ··································· 19

（二）白细胞分类计数（DC） ································ 20

（三）嗜酸性粒细胞计数 ·· 21

（四）白细胞形态 ·· 22

三、血小板检查 ··· 22

（一）血小板（PLT）计数 ····································· 22

（二）血小板比容（PCT） ····································· 23

（三）平均血小板体积（MPV） ······························ 23

（四）血小板体积平均宽度（PDW） ························· 23

四、血液常规检验一般项目正常参考范围汇总表 ············· 24

五、其他检查 ··· 25

（一）系统性红斑狼疮细胞（LEC） ························· 25

第5章 出血和血栓性疾病检验 ································· 26

一、血管壁结构或功能的相关检验 ······························ 26

（一）毛细血管脆性试验（CFT） ···························· 26

（二）出血时间（BT） ··· 27

（三）凝血时间（CT） ··· 27

二、血小板功能的检测 ··· 28

（一）血块收缩试验（CRT） ·································· 28

（二）血小板黏附试验 ·· 28

（三）血小板聚集试验（PAgT） ····························· 28

（四）血浆血小板凝血酶敏感蛋白（TSP） ················· 28

（五）血浆 β-血小板球蛋白（β-TG） ······················ 28

（六）血小板第三因子有效性试验（PF₃AT） ··············· 28

（七）血浆血小板第四因子（PF₄） ·························· 28

三、凝血因子检验 ·· 29
　　(一) 血浆纤维蛋白原(Fg) ······································ 29
　　(二) 凝血酶原时间(PT) ·· 29
　　(三) 国际标准化比值(INR) ····································· 29
　　(四) 活化部分凝血活酶时间(APTT) ···························· 29
　　(五) 凝血因子Ⅷ活性(FⅧ:C) ·································· 30
　　(六) 凝血因子Ⅸ活性(FⅨ:C) ·································· 30
　　(七) 凝血因子Ⅺ活性(FⅪ:C) ·································· 30
　　(八) 凝血因子Ⅻ活性(FⅫ:C) ·································· 30
　　(九) 凝血因子Ⅱ活性(FⅡ:C) ·································· 30
　　(十) 凝血因子Ⅴ活性(FⅤ:C) ·································· 31
　　(十一) 凝血因子Ⅶ活性(FⅦ:C) ································ 31
　　(十二) 凝血因子Ⅹ活性(FⅩ:C) ································ 31
　　(十三) 凝血因子ⅩⅢ活性(FⅩⅢ:C) ····························· 31
　　(十四) 凝血因子Ⅷ(FⅧ)基因突变 ······························ 31
　　(十五) 凝血因子Ⅸ(FⅨ)基因突变 ······························ 32
　　(十六) 凝血因子Ⅺ(FⅪ)基因突变 ······························ 32
　　(十七) 凝血因子Ⅻ(FⅫ)基因突变 ······························ 32
　　(十八) 凝血因子Ⅱ(FⅡ)基因突变 ······························ 32
　　(十九) 凝血因子Ⅴ(FⅤ)基因突变 ······························ 32
　　(二十) 凝血因子Ⅶ(FⅦ)基因突变 ······························ 33
　　(二十一) 凝血因子Ⅹ(FⅩ)基因突变 ···························· 33
　　(二十二) 凝血因子ⅩⅢ(FⅩⅢ)基因突变 ························· 33
　　(二十三) von Willebrand 因子抗原(vWF:Ag) ··················· 33
　　(二十四) 瑞斯托霉素辅助因子(vWF:RC) ······················· 33
　　(二十五) 凝血因子Ⅱ抗原(FⅡ:Ag)含量 ························· 34
　　(二十六) 凝血因子Ⅴ抗原(FⅤ:Ag)含量 ························· 34
　　(二十七) 凝血因子Ⅶ抗原(FⅦ:Ag)含量 ························· 34
　　(二十八) 凝血因子Ⅹ抗原(FⅩ:Ag)含量 ························· 34
　　(二十九) 凝血因子Ⅻ抗原(FⅫ:Ag)含量 ························· 34
　　(三十) 抗凝血因子ⅩⅢ(FⅩⅢ)抗体 ····························· 34
　　(三十一) 抗凝血因子Ⅻ(FⅫ)抗体 ····························· 34
　　(三十二) 抗凝血因子Ⅺ(FⅪ)抗体 ····························· 34
　　(三十三) 抗凝血因子Ⅹ(FⅩ)抗体 ····························· 34
　　(三十四) 抗凝血因子Ⅶ(FⅦ)抗体 ····························· 34
　　(三十五) 抗凝血因子Ⅴ(FⅤ)抗体 ····························· 34

（三十六）抗凝血酶原抗体 ……………………………………………… 34

（三十七）抗纤维蛋白原（Fg）抗体 ……………………………………… 35

（三十八）抗凝血因子Ⅷ（FⅧ）抗体 …………………………………… 35

（三十九）抗凝血因子Ⅸ（FⅨ）抗体 …………………………………… 35

（四十）抗 von Willebrand 因子（vWF）抗体 …………………………… 35

（四十一）凝血酶-抗凝血酶复合物（TAT） ……………………………… 35

（四十二）凝血酶原片段 1＋2（F1＋2） ………………………………… 35

四、抗凝物质检测 ………………………………………………………………… 35

（一）凝血酶时间（TT） …………………………………………………… 35

（二）抗凝血酶Ⅲ（ATⅢ）活性 ………………………………………… 36

（三）蛋白 C（PC） ………………………………………………………… 36

（四）蛋白 S（PS）活性 …………………………………………………… 36

五、纤维蛋白溶解系统检测 …………………………………………………… 36

（一）血浆纤溶酶原（PLG） ……………………………………………… 36

（二）血浆硫酸鱼精蛋白副凝固试验（3P 试验） ……………………… 36

（三）优球蛋白溶解时间（ELT） ………………………………………… 36

（四）D - 二聚体（D - dimer） …………………………………………… 37

（五）血浆纤维蛋白降解产物（FDP） …………………………………… 37

（六）组织纤溶酶原激活物（t - PA：A） ………………………………… 37

（七）α2 - 抗纤溶酶 ……………………………………………………… 37

（八）纤溶酶- α2 - 抗纤溶酶复合物（PAP） …………………………… 37

（九）纤维蛋白单体 ……………………………………………………… 38

（十）纤溶酶原激活抑制物 1（PAI - 1） ………………………………… 38

六、其他相关检测项目 ………………………………………………………… 38

（一）血浆内皮素- 1（ET - 1） …………………………………………… 38

（二）血栓调节蛋白（TM） ………………………………………………… 38

（三）P 选择素（CD62p） ………………………………………………… 38

（四）血小板膜糖蛋白Ⅱb/Ⅲa 复合物（PAC - 1） …………………… 38

（五）血栓弹力图（TEG） ………………………………………………… 39

（六）血浆血栓烷 B2（TXB2） …………………………………………… 40

（七）华法林敏感性基因（CYP2C9/VKORC1）检测 …………………… 40

（八）细胞色素氧化酶 P4502C19 基因（CYP2C19）分型 …………… 40

（九）尿 11 脱氢血栓素 B2（11dhTxB2） ……………………………… 40

（十）抗因子 Xa（FXa）活性 ……………………………………………… 41

（十一）血小板因子 4 -肝素复合 IgG 抗体（PF4 - H 抗体） …………… 41

第6章　贫血相关检验 ·· 42

　　（一）红细胞渗透脆性试验（EOT）·························· 42

　　（二）红细胞自身溶血试验 ································· 42

　　（三）酸溶血试验（Ham's test）·························· 42

　　（四）蔗糖水溶血试验（SHT）···························· 43

　　（五）热溶血试验（HHT）······························· 43

　　（六）冷溶血试验 ·· 43

　　（七）血浆游离血红蛋白 ································· 43

　　（八）高铁血红蛋白还原试验（MRT）···················· 43

　　（九）红细胞 6-磷酸葡萄糖脱氢酶荧光点试验 ··········· 43

　　（十）还原型谷胱甘肽含量 ······························ 43

　　（十一）还原型谷胱甘肽稳定性试验 ····················· 43

　　（十二）抗人球蛋白试验（Coombs 试验）················· 43

　　（十三）异丙醇沉淀试验 ································· 43

　　（十四）变性珠蛋白小体 ································· 44

　　（十五）血红蛋白 H 包涵体生成试验 ···················· 44

　　（十六）抗碱血红蛋白 ··································· 44

　　（十七）血红蛋白 A2 ···································· 44

　　（十八）血红蛋白 F（HbF）······························ 44

　　（十九）红细胞镰变试验 ································· 44

　　（二十）叶酸（FA）······································ 44

　　（二十一）红细胞内叶酸（RBC FA）······················ 44

　　（二十二）维生素 B_{12}（$VitB_{12}$）··················· 44

　　（二十三）可溶性转铁蛋白受体（sTfR）·················· 45

　　（二十四）转铁蛋白（TRF）······························ 45

　　（二十五）转铁蛋白饱和度（Tfs）······················· 45

　　（二十六）锌原卟啉（Zpp）······························ 45

　　（二十七）红细胞内卟啉 ································· 45

　　（二十八）血浆卟啉 ····································· 46

　　（二十九）高铁血红蛋白（Hi）·························· 46

　　（三十）碳氧血红蛋白（COHb）·························· 46

　　（三十一）红细胞和白细胞 CD55/CD59 ··················· 46

第7章　骨髓细胞学及血细胞化学染色检验 ················ 47

一、骨髓细胞学检验 ··· 47

　　（一）正常骨髓象 ······································· 47

　　（二）白血病免疫分型 ································· 50

（三）白血病残留病灶（MRD）检测 ·················· 51

（四）造血干细胞计数（CD34/CD45）·············· 51

二、血细胞化学染色检验 ···································· 51

（一）过氧化物酶（POX）染色 ························· 51

（二）中性粒细胞碱性磷酸酶（NAP）染色 ·········· 52

（三）特异性酯酶（SE）染色 ··························· 52

（四）非特异性酯酶（NSE）染色 ····················· 52

（五）酸性磷酸酶（ACP）染色 ························· 52

（六）糖原染色或高碘酸希夫（PAS）反应 ··········· 53

（七）铁粒染色 ··· 53

第8章　血液流变学检验 ····································· 54

（一）全血黏度值 ·· 54

（二）血浆黏度值 ·· 54

（三）红细胞比容 ·· 54

（四）全血高切还原黏度 ································· 54

（五）全血低切还原黏度 ································· 54

（六）全血高切相对黏度 ································· 54

（七）全血低切相对黏度 ································· 55

（八）红细胞变形指数（TK） ··························· 55

（九）血沉方程 K 值 ····································· 55

（十）红细胞聚集指数 ··································· 55

（十一）红细胞电泳时间 ································· 56

第9章　血型鉴定与交叉配血 ································ 57

一、ABO 血型系统 ··· 57

二、Rh 血型系统 ··· 57

三、人类白细胞抗原（HLA） ······························ 58

四、交叉配血 ·· 58

第10章　肝功能检验 ·· 59

一、肝脏代谢指标 ·· 59

（一）总胆红素（TBIL） ································· 59

（二）直接胆红素（DBIL） ······························ 59

（三）间接胆红素（IBIL） ······························ 60

（四）总胆汁酸（TBA） ·································· 60

（五）血氨（AMM/NH$_3$） ······························ 60

二、肝脏合成指标 ·· 60

（一）总蛋白（TP） ······································ 60

（二）白蛋白（ALB） ……………………………………………………… 61

（三）球蛋白（G） ………………………………………………………… 61

（四）白蛋白与球蛋白比值（A/G） …………………………………… 61

三、肝实质损伤指标 …………………………………………………………… 61

（一）丙氨酸氨基转移酶或谷丙转氨酶（ALT） ……………………… 61

（二）天门冬氨酸氨基转移酶（AST）或谷草转氨酶（GOT） ……… 62

（三）乳酸脱氢酶（LDH） ………………………………………………… 62

（四）γ-谷氨酰转肽酶（γ-GT） ……………………………………… 63

（五）碱性磷酸酶（ALP/AKP） ………………………………………… 63

（六）胆碱酯酶（ChE） …………………………………………………… 64

（七）5′-核苷酸酶（5′-NT） …………………………………………… 64

（八）α-L-岩藻糖苷酶（AFU） ………………………………………… 65

（九）甘氨酰脯氨酸二肽氨基肽酶（GPDA） ………………………… 65

（十）腺苷脱氨酶（ADA） ………………………………………………… 65

（十一）甘胆酸（CG） ……………………………………………………… 65

（十二）天门冬氨酸氨基转移酶线粒体同工酶（mAST） …………… 65

四、肝纤维化指标 ……………………………………………………………… 66

（一）单胺氧化酶（MAO） ………………………………………………… 66

（二）血清透明质酸（HA） ………………………………………………… 66

（三）血清Ⅲ型前胶原肽（PCⅢ/SPⅢP） ……………………………… 66

（四）血清Ⅳ型胶原（Ⅳ-C/C-Ⅳ） …………………………………… 66

（五）层黏蛋白（LN） ……………………………………………………… 66

第11章　肾功能检验 ………………………………………………………… 67

（一）血尿素（Urea）或血尿素氮（BUN） ……………………………… 67

（二）肌酐（Cr） …………………………………………………………… 67

（三）尿酸（UA） …………………………………………………………… 68

（四）内生肌酐清除率（Ccr） …………………………………………… 68

（五）血 β_2-微球蛋白（β_2-MG） ……………………………………… 68

（六）中性粒细胞明胶酶相关载脂蛋白（NGAL） …………………… 69

（七）胱抑素 C（CysC） …………………………………………………… 69

（八）尿肾损伤分子 1（KIM-1） ………………………………………… 69

（九）尿白细胞介素 18（IL-18） ………………………………………… 69

（十）尿微量白蛋白/肌酐比值（ACR） ………………………………… 70

（十一）酚红排泄试验（PSP） …………………………………………… 70

第12章　血脂和脂蛋白分析 ………………………………………………… 71

（一）甘油三酯（TG） ……………………………………………………… 71

（二）总胆固醇（TC） ·············· 71

（三）高密度脂蛋白胆固醇（HDL‐C） ·············· 72

（四）低密度脂蛋白胆固醇（LDL‐C） ·············· 72

（五）载脂蛋白 A1（Apo‐A1） ·············· 72

（六）载脂蛋白 A2（Apo‐A2） ·············· 72

（七）载脂蛋白 B（Apo‐B） ·············· 73

（八）载脂蛋白 C2（Apo‐C2） ·············· 73

（九）载脂蛋白 C3（Apo‐C3） ·············· 73

（十）载脂蛋白 E（Apo‐E） ·············· 73

（十一）脂蛋白（a）［LP（a）］ ·············· 73

（十二）脂蛋白 X（LP‐X） ·············· 74

（十三）脂蛋白电泳 ·············· 74

（十四）游离胆固醇（Fch） ·············· 74

（十五）游离脂肪酸（FFA） ·············· 74

（十六）小而密低密度脂蛋白胆固醇（sdLDL‐C） ·············· 74

（十七）氧化修饰低密度脂蛋白（OX‐LDL） ·············· 74

（十八）脂联素（APN） ·············· 75

（十九）血清磷脂（PL） ·············· 75

第 13 章 糖尿病相关检查 ·············· 76

（一）空腹血糖（GLU） ·············· 76

（二）餐后 2 小时血糖 ·············· 76

（三）口服葡萄糖耐量试验（OGTT） ·············· 76

（四）糖化血红蛋白（GHb，HbA1c） ·············· 77

（五）糖化白蛋白（GA） ·············· 77

（六）糖化血清蛋白（GSP）或果糖胺 ·············· 77

（七）胰岛素（INS） ·············· 77

（八）胰岛素释放试验（Ins‐ST） ·············· 78

（九）C 肽（C‐P） ·············· 78

（十）C 肽释放试验（CP‐ST） ·············· 78

（十一）血清 1,5 脱水葡糖醇（1,5AG） ·············· 79

（十二）血清乳酸 ·············· 79

（十三）血清丙酮酸 ·············· 79

（十四）血清酮体 ·············· 79

（十五）胰岛素自身抗体（IAA，Ins‐Ab） ·············· 79

（十六）胰岛细胞抗体（ICA） ·············· 79

（十七）谷氨酸脱羧酶抗体（GAD‐Ab） ·············· 80

（十八）抗胰岛瘤抗原-2(IA-2)抗体 ·· 80

（十九）尿微量白蛋白(U-MA) ·· 80

（二十）24 小时尿 C 肽(UCP) ·· 80

（二十一）胰岛素原(PI) ·· 80

（二十二）血清 β-羟丁酸(β-HB) ·· 81

第 14 章　心脏、脑和肌肉疾病相关检查 ····································· 82

（一）肌酸激酶(CK) ·· 82

（二）肌酸激酶同工酶(CK-MB)活性 ······································ 83

（三）肌酸激酶同工酶(CK-MB)质量 ······································ 83

（四）α-羟丁酸脱氢酶(α-HBD) ·· 83

（五）血肌红蛋白(Mb) ··· 83

（六）肌钙蛋白(Tn) ··· 84

（七）B 型脑钠肽(BNP) ·· 84

（八）氨基末端脑钠肽前体(NT-proBNP) ·································· 84

（九）心脏型脂肪酸结合蛋白(h-FABP) ··································· 84

（十）髓过氧化物酶(MPO) ··· 85

（十一）脂蛋白磷脂酶 A2(Lp-PLA2) ······································ 85

（十二）同型半胱氨酸(Hcy) ··· 85

（十三）血清 S100-β ·· 85

（十四）血清胶质纤维酸性蛋白(GFAP) ···································· 86

（十五）缺血性修饰白蛋白(IMA) ·· 86

（十六）环鸟苷酸(cGMP) ·· 87

（十七）可溶性生长刺激表达基因 2 蛋白(ST2) ·························· 87

（十八）心肌肌球蛋白结合蛋白 C(cMyBP-C) ···························· 87

（十九）心脏型肌球蛋白结合蛋白 C(MYBPC3)基因突变 ················ 87

（二十）糖原磷酸化酶同工酶 BB(GPBB) ·································· 87

第 15 章　电解质和微量元素检测 ·· 88

一、电解质的检测 ··· 88

（一）血清钾(K) ·· 88

（二）尿钾(K) ·· 89

（三）血清钠(Na) ·· 89

（四）尿钠(Na) ·· 89

（五）血清氯(Cl) ··· 89

（六）尿氯(Cl) ··· 90

（七）血清钙(Ca) ·· 90

（八）尿钙(Ca) ·· 90

（九）血清无机磷（P） ·· 90

（十）尿无机磷（P） ·· 91

（十一）血清镁（Mg） ·· 91

二、微量元素的检测 ··· 91

（一）血清铁（Fe） ·· 91

（二）总铁结合力（TIBC） ·· 91

（三）血清铜（Cu） ·· 92

（四）血清锌（Zn） ·· 92

（五）血清硒（Se） ·· 92

（六）血清碘（I） ·· 92

（七）血清铅（Pb） ·· 92

（八）血清铬（Cr） ·· 92

（九）血清锰（Mn） ·· 93

（十）血清铝（Al） ·· 93

（十一）砷（As） ··· 93

（十二）镉（Cd） ··· 93

（十三）汞（Hg） ··· 93

（十四）铊（Tl） ··· 93

（十五）血清镍（Ni） ·· 93

第 16 章　血气分析 ··· 94

（一）酸碱度（pH） ·· 94

（二）氧分压（PO_2） ··· 94

（三）二氧化碳分压（PCO_2） ·· 94

（四）二氧化碳总量（TCO_2） ·· 95

（五）标准碳酸氢盐（SB） ··· 95

（六）实际碳酸氢盐（AB） ··· 95

（七）碱剩余（BE） ·· 95

（八）缓冲碱（BB） ·· 95

（九）血氧饱和度（$SatO_2$） ··· 95

（十）阴离子间隙（AG） ··· 96

（十一）血红蛋白 50％氧饱和时的氧分压（P_{50}） ······························· 96

（十二）氧含量 ··· 96

（十三）肺泡-动脉氧分压差（$A-aDO_2$） ·· 96

（十四）血乳酸（BLA） ··· 96

第 17 章　激素和内分泌功能检查 ·· 97

一、脑垂体功能检查 ·· 97

（一）生长激素(GH) ………………………………………… 97

（二）垂体催乳素(PRL) …………………………………… 97

（三）黄体生成素(LH) ……………………………………… 98

（四）卵泡刺激素(FSH) …………………………………… 98

（五）促甲状腺激素(TSH) ………………………………… 99

（六）高灵敏促甲状腺素(s-TSH) ………………………… 99

（七）促肾上腺皮质激素(ACTH) ………………………… 100

（八）促肾上腺皮质激素释放激素(CRH)兴奋试验 ……… 100

（九）赖氨酸血管加压素(LVP)试验 ……………………… 100

（十）促肾上腺皮质激素(ACTH)兴奋试验 ……………… 101

（十一）胰岛素诱发的低血糖试验 ………………………… 101

（十二）美替拉酮兴奋试验 ………………………………… 101

（十三）促甲状腺激素释放激素(TRH) …………………… 101

（十四）促甲状腺激素释放激素(TRH)兴奋试验 ………… 101

（十五）抗利尿激素(ADH) ………………………………… 102

（十六）促性腺激素释放激素(GnRH)兴奋试验 ………… 102

二、甲状腺及甲状旁腺功能检查 …………………………… 103

（一）血清总三碘甲状腺原氨酸(TT3) …………………… 103

（二）血清游离三碘甲状腺原氨酸(FT3) ………………… 103

（三）血清总甲状腺素或四碘甲状腺原氨酸(TT4) ……… 104

（四）血清游离甲状腺素或四碘甲状腺原氨酸(FT4) …… 104

（五）血清反三碘甲状腺原氨酸(rT3) …………………… 104

（六）甲状旁腺激素(PTH) ………………………………… 105

（七）全段甲状旁腺激素(iPTH) ………………………… 105

（八）降钙素(CT) …………………………………………… 105

（九）甲状腺球蛋白(TG) …………………………………… 105

（十）甲状腺素结合球蛋白(TBG) ……………………… 105

（十一）甲状腺素结合力(THBC) ………………………… 106

（十二）尿碘(UI) …………………………………………… 106

三、肾上腺功能检查 ………………………………………… 106

（一）血浆皮质醇(F) ……………………………………… 106

（二）血浆去甲肾上腺素(NE) …………………………… 107

（三）血浆肾上腺素(E) …………………………………… 107

（四）尿液游离儿茶酚胺 …………………………………… 107

（五）尿香草扁桃酸(VMA) ……………………………… 107

（六）血浆肾素(REN) ……………………………………… 107

（七）血浆血管紧张素Ⅱ（ATⅡ） ……………………………………… 108

（八）血管紧张素Ⅰ（ATⅠ） ……………………………………………… 108

（九）24 小时尿游离皮质醇（U－F） …………………………………… 109

（十）血儿茶酚胺（B－CA） ……………………………………………… 109

（十一）尿 17－酮类固醇（17－KS） …………………………………… 109

（十二）尿 17－羟皮质类固醇（17－OHCS） ………………………… 110

（十三）血浆醛固酮 ………………………………………………………… 110

（十四）尿醛固酮 …………………………………………………………… 110

（十五）尿高香草酸（HVA） ……………………………………………… 110

（十六）呋塞米试验 ………………………………………………………… 111

（十七）甲巯丙脯酸试验 …………………………………………………… 111

（十八）钠负荷试验 ………………………………………………………… 111

（十九）地塞米松抑制试验 ………………………………………………… 111

（二十）尿醛固酮-18-葡萄糖醛酸苷 …………………………………… 111

（二十一）18－羟皮质酮（18－OHB） ………………………………… 111

（二十二）尿四氢醛固酮 …………………………………………………… 111

（二十三）尿游离醛固酮 …………………………………………………… 111

（二十四）尿 11－去氧皮质酮（DOC） ………………………………… 111

（二十五）17α－羟孕酮（17α－OHP） ………………………………… 112

（二十六）硫酸去氢表雄酮（DHEAS） ………………………………… 112

（二十七）17－羟孕烯醇酮 ………………………………………………… 112

四、性腺激素检查 …………………………………………………………… 112

（一）血浆睾酮（T） ……………………………………………………… 112

（二）尿睾酮 ………………………………………………………………… 113

（三）血浆雌二醇（E2） …………………………………………………… 113

（四）血浆孕酮（P） ……………………………………………………… 113

（五）游离睾酮（FT） ……………………………………………………… 114

（六）抑制素 B（InhB） …………………………………………………… 114

（七）双氢睾酮（DHT） …………………………………………………… 114

（八）雄烯二酮 ……………………………………………………………… 115

五、消化腺激素检查 ………………………………………………………… 115

（一）血浆促胃液素（胃泌素） …………………………………………… 115

（二）胃泌素 17（G－17） ………………………………………………… 115

（三）血浆促胰液素（胰泌素） …………………………………………… 115

（四）血浆胆囊收缩素（缩胆囊素） ……………………………………… 116

（五）血浆胃动素（MTL） ………………………………………………… 116

（六）血浆肠高血糖素(EG) ·· 116

（七）血浆血管活性肠多肽(VIP) ·· 116

（八）血浆抑胃肽(GIP) ·· 116

（九）血浆胰多肽(PP) ·· 116

（十）胰高血糖素 ··· 116

（十一）胰高血糖素耐量试验 ··· 117

六、其他激素检查 ·· 117

（一）雌三醇(E3) ·· 117

（二）胎盘催乳素(HPL) ··· 117

（三）心钠素(ANP) ··· 118

（四）血浆前列腺素 A_2(PGA$_2$) ··· 118

（五）血浆前列腺素 E_1(PGE$_1$) ·· 118

（六）血浆 6-酮前列腺素(6-K-PG) ································· 118

（七）血浆前列腺素 F_2(PGF$_2$) ·· 118

（八）抗苗勒管激素(AMH) ··· 118

第 18 章 肿瘤标志物检测 ·· 119

（一）甲胎蛋白(AFP) ·· 119

（二）癌胚抗原(CEA) ·· 119

（三）糖类抗原 19-9(CA19-9) ·· 120

（四）糖类抗原 125(CA125) ·· 120

（五）糖类抗原 15-3(CA15-3) ·· 120

（六）糖类抗原 242(CA242) ·· 121

（七）糖类抗原 72-4(CA72-4) ·· 121

（八）糖类抗原 50(CA50) ··· 121

（九）组织多肽抗原(TPA) ··· 121

（十）前列腺特异抗原(PSA) ·· 121

（十一）前列腺特异抗原增长速率 ·· 122

（十二）复合前列腺特异抗原(cPSA) ···································· 122

（十三）游离前列腺特异抗原(F-PSA) ································· 122

（十四）F-PSA/PSA 比值 ··· 122

（十五）前列腺酸性磷酸酶(PAP) ·· 122

（十六）前列腺特异抗原密度(PSAD) ···································· 122

（十七）前列腺特异性抗原前体(p2PSA) ······························· 122

（十八）p2PSA/fPSA(％p2PSA) ·· 123

（十九）前列腺健康指数(PHI) ·· 123

（二十）尿前列腺癌抗原 3(PCA3)分数 ································· 123

（二十一）唾液酸(SA) ················· 123

（二十二）铁蛋白(SF) ················· 123

（二十三）血清神经元特异性烯醇化酶(NSE) ····· 124

（二十四）非小细胞肺癌抗原(CYFRA21-1) ····· 124

（二十五）鳞状上皮细胞癌相关抗原(SCCA) ····· 124

（二十六）血清人绒毛膜促性腺激素(β-HCG) ···· 124

（二十七）附睾蛋白4(HE4) ·············· 125

（二十八）ROMA指数 ················ 125

（二十九）甲胎蛋白异质体比率(AFP-L3%) ···· 125

（三十）异常凝血酶原(DCP/PIVKA-Ⅱ) ······ 125

（三十一）高尔基蛋白73(GP73) ··········· 125

（三十二）胃泌素释放肽前体(ProGRP) ········ 126

（三十三）嗜铬粒蛋白A(CgA) ············ 126

（三十四）血清肿瘤相关物质(TAM) ········· 126

（三十五）糖类抗原549(CA549) ··········· 126

（三十六）类黏蛋白癌相关抗原(MCA) ······· 126

（三十七）肿瘤特异性生长因子(TSGF) ······· 126

（三十八）循环肿瘤细胞(CTC) ············ 127

（三十九）循环肿瘤DNA(ctDNA) ·········· 127

（四十）DNA含量分析 ················ 127

（四十一）胃蛋白酶原Ⅰ(PGI) ··········· 127

（四十二）胃蛋白酶原Ⅱ(PGⅡ) ·········· 128

（四十三）PGⅠ/PGⅡ比值 ············· 128

第19章　体液免疫检测 ················· 129

一、免疫球蛋白检测 ·················· 129

（一）免疫球蛋白G(IgG) ·············· 129

（二）免疫球蛋白A(IgA) ·············· 129

（三）免疫球蛋白M(IgM) ·············· 130

（四）免疫球蛋白D(IgD) ·············· 130

（五）免疫球蛋白E(IgE) ·············· 130

（六）免疫球蛋白G1(IgG1) ············· 130

（七）免疫球蛋白G2(IgG2) ············· 130

（八）免疫球蛋白G3(IgG3) ············· 131

（九）免疫球蛋白G4(IgG4) ············· 131

（十）血清轻链κ型 ················· 131

（十一）血清轻链λ型 ················ 131

（十二）κ/λ 比值 ··· 131

（十三）游离轻链（FLC） ·· 131

二、补体活性检测 ·· 132

（一）补体 C3 ··· 132

（二）补体 C4 ··· 132

（三）总补体溶血活性（CH50） ······································· 132

（四）补体 C1q ··· 132

（五）补体 B 因子 ·· 132

（六）C1 - 酯酶抑制物（C1 - INH）活性 ·························· 133

三、常见过敏原检测 ··· 133

（一）吸入物过敏原过筛试验 ··· 133

（二）嗜酸性粒细胞阳离子蛋白（ECP） ····························· 133

（三）特异性 IgE（sIgE） ··· 133

（四）食物特异性 IgG 抗体 ··· 134

第 20 章 细胞免疫功能检测 ·· 135

一、T 淋巴细胞功能检查 ··· 135

（一）T 淋巴细胞亚群 ··· 135

（二）细胞毒性 T 细胞（CD8[+] /CD28[+]） ····················· 136

（三）抑制性 T 细胞（CD8[+] /CD28[-]） ························· 136

（四）E 玫瑰花结试验（E 花环形成试验） ·························· 136

（五）T 淋巴细胞植物血凝素（PHA）转化试验（T 淋巴细胞转化率）

·· 136

二、B 淋巴细胞功能检查 ··· 137

（一）B 淋巴细胞膜表面免疫球蛋白（SmIg） ····················· 137

（二）B 淋巴细胞表面抗原 CD19 ····································· 137

（三）B 淋巴细胞花环形成试验（EAC 花环） ····················· 137

三、NK 细胞功能检查 ··· 137

（一）外周血 NK 细胞活性 ··· 137

四、移植前免疫功能检查 ··· 138

（一）特定细胞群反应抗体（PRA） ··································· 138

（二）淋巴细胞毒交叉配型试验 ·· 138

第 21 章 细胞因子检测 ·· 139

（一）血清白细胞介素 1（IL - 1） ····································· 139

（二）血清白细胞介素 2（IL - 2） ····································· 139

（三）血清白细胞介素 3（IL - 3） ····································· 139

（四）血清白细胞介素 6（IL - 6） ····································· 139

（五）血清白细胞介素 8(IL-8) ……………………………………… 140

（六）血清白细胞介素 10(IL-10) …………………………………… 140

（七）血清白细胞介素 12(IL-12) …………………………………… 140

（八）血清集落刺激因子(CSF) ……………………………………… 140

（九）血清肿瘤坏死因子(TNF) ……………………………………… 141

（十）血清促红细胞生成素(EPO) …………………………………… 141

（十一）干扰素(IFN) ………………………………………………… 141

（十二）可溶性白细胞介素 2 受体(sIL-2R) ………………………… 141

第 22 章　自身抗体检测 …………………………………………… 142

一、生殖相关自身抗体的检测 ………………………………………… 142

（一）抗精子抗体(AsAb) …………………………………………… 142

（二）抗子宫内膜抗体(EmAb) ……………………………………… 143

（三）抗透明带抗体(AZPAb) ………………………………………… 143

（四）抗人绒毛膜促性腺激素抗体(AHCGAb) ……………………… 143

（五）抗卵巢抗体(AOAb) …………………………………………… 143

（六）抗滋养层细胞膜抗体 …………………………………………… 143

二、抗核抗体谱的检测 ………………………………………………… 143

（一）抗核抗体(ANA) ………………………………………………… 143

（二）抗双链 DNA 抗体(ds-DNA) …………………………………… 144

（三）抗可提取性核抗原抗体(ENA) ………………………………… 144

（四）抗 Sm 抗体 ……………………………………………………… 145

（五）抗 SmD1 抗体 …………………………………………………… 145

（六）抗核糖核蛋白(RNP)抗体 ……………………………………… 145

（七）抗 SS-A 抗体 …………………………………………………… 145

（八）抗 SS-B 抗体 …………………………………………………… 145

（九）抗 SS-A(Ro)抗体 ……………………………………………… 145

（十）抗 Jo-1 抗体 …………………………………………………… 145

（十一）抗 Scl-70 抗体 ……………………………………………… 146

（十二）抗 PM-Scl(PM-1)抗体 ……………………………………… 146

（十三）抗组蛋白(H2A-H2B 复合物)抗体 ………………………… 146

（十四）抗着丝点抗体 ………………………………………………… 146

（十五）抗增殖细胞核抗原(PCNA)抗体 …………………………… 146

（十六）抗核小体抗体(ANuA) ……………………………………… 146

（十七）抗核糖体 P 蛋白抗体(ARPA) ……………………………… 147

（十八）抗 M2 抗体 …………………………………………………… 147

（十九）抗 Mi2 抗体 …………………………………………………… 147

（二十）抗 Ku(p70/p80)抗体 ·············· 147

（二十一）抗单链 DNA(ssDNA)抗体 ·············· 147

（二十二）抗 p80 螺旋蛋白抗体 ·············· 147

三、抗磷脂抗体谱的检测 ·············· 148

（一）抗心磷脂抗体(ACA) ·············· 148

（二）狼疮抗凝物质(LAC) ·············· 148

（三）抗 β2 糖蛋白-Ⅰ(β2-GPⅠ)抗体 ·············· 148

（四）抗凝血酶原抗体(aPT) ·············· 148

（五）抗凝血素抗体(aPT) ·············· 149

（六）抗磷脂酰丝氨酸抗体(aPS) ·············· 149

（七）抗磷脂酰乙醇胺抗体(aPE) ·············· 149

（八）抗磷脂酰胆碱抗体(aPC) ·············· 149

（九）抗磷脂酰肌醇抗体(aPI) ·············· 149

（十）抗磷脂酸抗体(aPA) ·············· 149

四、自身免疫性肝病抗体谱的检测 ·············· 149

（一）抗平滑肌抗体(SMA) ·············· 149

（二）抗线粒体抗体(AMA) ·············· 150

（三）抗线粒体抗体 M2 型(AMA-M2) ·············· 150

（四）抗肌动蛋白抗体(AAA) ·············· 150

（五）抗肝特异性蛋白(LSP)抗体 ·············· 150

（六）抗去唾液酸糖蛋白受体(ASGPR)抗体 ·············· 150

（七）抗肝细胞膜抗体(LMA) ·············· 150

（八）抗肝肾微粒体抗体(LKM-1) ·············· 151

（九）抗可溶性肝抗原/肝胰抗原(SLA/LP)抗体 ·············· 151

（十）抗肝细胞溶质抗原-1(LC-1)抗体 ·············· 151

（十一）抗可溶性酸性核蛋白(Sp100)抗体 ·············· 151

（十二）抗核糖核蛋白(Gp210)抗体 ·············· 151

（十三）抗 p62 抗体 ·············· 152

（十四）抗核孔复合物抗体 ·············· 152

（十五）抗板层素抗体(ALA) ·············· 152

（十六）抗核膜抗体 ·············· 152

（十七）抗 3E(BPO)抗体 ·············· 152

（十八）抗板层相关多肽(LAP)抗体 ·············· 152

（十九）抗核板素受体(LBR)抗体 ·············· 152

（二十）抗早幼粒细胞白血病蛋白(PML)抗体 ·············· 153

五、类风湿性关节炎相关抗体谱的检测 ……………………………………… 153
　　(一)类风湿因子(RF) ……………………………………………………… 153
　　(二)抗瓜氨酸化蛋白/肽抗体(ACPA) …………………………………… 153
　　(三)抗环瓜氨酸肽抗体(Anti‐CCP) ……………………………………… 154
　　(四)抗核周因子(APF)抗体 ………………………………………………… 154
　　(五)抗角蛋白抗体(AKA) …………………………………………………… 155
　　(六)抗聚角微丝蛋白抗体(AFA) …………………………………………… 155
　　(七)抗瓜氨酸化纤维蛋白原(ACF)抗体 …………………………………… 155
　　(八)抗突变型瓜氨酸波形蛋白(MCV)抗体 ……………………………… 155
　　(九)抗病毒瓜氨酸肽(VCP)抗体 …………………………………………… 155
　　(十)抗 RA33 抗体 …………………………………………………………… 155
　　(十一)抗 Sa 抗体 …………………………………………………………… 155
　　(十二)抗 Ⅱ 型胶原(C Ⅱ)抗体 …………………………………………… 155
　　(十三)抗 Ⅱ 型胶原蛋白质 C 端多肽(CB10)抗体 ……………………… 155
　　(十四)抗钙蛋白酶抑素抗体(ACAST) …………………………………… 155
　　(十五)抗免疫球蛋白结合蛋白(BiP)抗体/抗 P68 抗体 ………………… 156
　　(十六)类风湿性关节炎相关核抗原抗体(RANA) ……………………… 156
六、抗中性粒细胞胞质抗体谱的检测 …………………………………………… 156
　　(一)抗中性粒细胞胞质抗体(ANCA) ……………………………………… 156
　　(二)抗蛋白酶 3(PR3)抗体 ………………………………………………… 157
　　(三)抗髓过氧化物酶(MPO)抗体 ………………………………………… 157
　　(四)抗弹性蛋白酶抗体(ANEA) …………………………………………… 157
　　(五)抗组织蛋白酶 G(CTSG)抗体 ………………………………………… 157
七、神经系统副肿瘤综合征相关抗体的检测 …………………………………… 157
　　(一)抗神经元核抗体 ………………………………………………………… 158
　　(二)抗 Hu 抗体 ……………………………………………………………… 158
　　(三)抗 Ri 抗体 ……………………………………………………………… 158
　　(四)抗浦肯野细胞(PCA‐1/Yo)抗体 …………………………………… 158
　　(五)抗坍塌反应调节蛋白(CRMP5/CV2)抗体 ………………………… 158
　　(六)抗 Ma2/Ta 抗体 ……………………………………………………… 158
　　(七)抗 AMPH 抗体 ………………………………………………………… 158
　　(八)抗 Tr 抗体 ……………………………………………………………… 159
　　(九)抗电压门控性钾离子通道复合物(VGKC)抗体 …………………… 159
　　(十)抗电压门控性钙离子通道复合物(VGCC)抗体 …………………… 159
　　(十一)抗钙结合蛋白(recoverin)抗体 …………………………………… 159
　　(十二)抗视网膜抗体 ………………………………………………………… 159

（十三）抗 Mal 抗体 ……………………………………………… 159

（十四）抗神经元核抗体 3 型（ANNA－3） ………………… 159

（十五）抗谷氨酸脱羧酶（GAD）抗体 ………………………… 159

（十六）抗 α－氨基－3－羟基－5－甲基－4－异噁唑丙酸（AMPA）受体抗体

……………………………………………………………… 159

（十七）抗 GluR1/GluR2 抗体 ………………………………… 159

（十八）抗髓磷脂碱性蛋白（MBP）抗体 ……………………… 159

（十九）抗髓磷脂少突胶质细胞糖蛋白（MOG）抗体 ……… 160

（二十）抗硫苷脂抗体 …………………………………………… 160

（二十一）抗瞬时受体电位离子通道蛋白 1（TRPM1）抗体 … 160

（二十二）抗 γ 氨基丁酸－B 受体（GABABR）抗体 ……… 160

（二十三）抗甘氨酸受体（GlyR）抗体 ………………………… 160

（二十四）抗髓鞘相关糖蛋白（MAG）抗体 ………………… 160

（二十五）抗富亮氨酸胶质瘤失活 1 蛋白（LGI1）抗体 …… 160

（二十六）抗接触蛋白相关样蛋白－2（CASPR2）抗体 …… 160

（二十七）抗硫苷脂抗体综合征变异性（GALOP）抗体 …… 160

（二十八）抗连接素（Titin）抗体 ……………………………… 160

（二十九）抗兰尼碱受体（RyR）抗体 ………………………… 160

（三十）抗 Y 染色体性别决定区相关高迁移率组合蛋白 1（SOX1）抗体

……………………………………………………………… 161

八、其他自身抗体检验 …………………………………………… 161

（一）抗内皮细胞抗体（AECA） ……………………………… 161

（二）抗心肌抗体（AHMA） …………………………………… 161

（三）抗骨骼肌抗体（ASA） …………………………………… 161

（四）抗甲状腺球蛋白抗体（ATG） …………………………… 161

（五）抗甲状腺微粒体抗体（ATM） …………………………… 161

（六）抗甲状腺刺激素（TSH）受体抗体 ……………………… 161

（七）抗甲状腺过氧化物酶（TPO）抗体 ……………………… 161

（八）抗脉络膜抗体 ……………………………………………… 162

（九）抗脑组织抗体（ABAb） ………………………………… 162

（十）抗肾上腺抗体（ACA） …………………………………… 162

（十一）抗结肠抗体 ……………………………………………… 162

（十二）内因子抗体（IFA） …………………………………… 162

（十三）抗胆小管抗体 …………………………………………… 162

（十四）抗网状蛋白抗体（ARA） ……………………………… 162

（十五）抗麦胶蛋白抗体（AGA） ……………………………… 162

（十六）抗肌内膜抗体（AEA） ··· 162

（十七）抗组织谷氨酰胺转移酶（tTG）抗体 ··· 162

（十八）抗去酰胺基麦胶蛋白肽（DGP）抗体 ··· 163

（十九）抗 Ki‑1 抗体 ··· 163

（二十）抗 α‑胞衬蛋白抗体 ··· 163

（二十一）抗表皮基底膜抗体 ··· 163

（二十二）抗桥粒核心糖蛋白（Dsg1/3）抗体 ··· 163

（二十三）抗 BP180 抗体 ··· 163

（二十四）抗胃壁细胞抗体（APA） ··· 163

（二十五）抗肾上腺皮质抗体（ALA） ··· 163

（二十六）抗乙酰胆碱受体抗体（AChR） ··· 163

（二十七）抗肾小球基底膜抗体（AGBM） ··· 164

（二十八）抗 p53 抗体 ··· 164

（二十九）抗 Clq 抗体 ··· 164

（三十）抗血小板抗体 ··· 164

（三十一）抗血小板膜糖蛋白抗体（PMGAA） ··· 164

（三十二）抗合成酶抗体 ··· 164

（三十三）抗 PL‑7/PL‑12 抗体 ··· 164

（三十四）抗 OJ/EJ 抗体 ··· 165

（三十五）抗 N‑甲基‑D‑天冬氨酸受体（NMDAR）抗体 ··· 165

（三十六）抗水通道蛋白 4（AQP4）抗体 ··· 165

（三十七）抗神经节苷脂抗体 ··· 165

（三十八）抗单唾液型神经节苷脂（GM1）抗体 ··· 165

（三十九）抗 GD1a/GD1b 抗体 ··· 165

（四十）抗 GQ1b 抗体 ··· 165

（四十一）抗锌转运体 8 抗体（ZnT8Ab） ··· 165

第 23 章　病毒性肝炎免疫标志物检测 ··· 166

一、甲型肝炎检验 ··· 166

（一）甲肝病毒抗体（HAV‑IgM/IgG） ··· 166

二、乙型肝炎检验 ··· 167

（一）乙肝病毒表面抗原（HBsAg） ··· 167

（二）乙肝病毒表面抗体（HBsAb） ··· 167

（三）乙肝病毒 e 抗原（HBeAg） ··· 167

（四）乙肝病毒 e 抗体（HBeAb） ··· 167

（五）乙肝病毒核心抗体（HBcAb） ··· 167

（六）前 S_1 抗原（PreS$_1$） ··· 167

（七）抗前 S_1 抗体（APreS$_1$）·· 168

（八）前 S_2 抗原（PreS$_2$）·· 168

（九）抗前 S_2 抗体（APreS$_2$）·· 168

（十）乙肝病毒大蛋白（HBV - LP）···································· 168

三、乙肝两对半的临床意义 ·· 168

四、丙型肝炎检验 ·· 170

（一）丙肝病毒抗体（Anti - HCV）·································· 170

五、丁型肝炎检验 ·· 170

（一）丁型肝炎病毒抗原（HDAg）·································· 170

（二）丁型肝炎病毒抗体（Anti - HDV）·························· 170

六、戊型肝炎检验 ·· 171

（一）戊型肝炎病毒抗体（Anti - HEV）·························· 171

七、庚型肝炎检验 ·· 171

（一）庚型肝炎病毒抗体（Anti - HGV）·························· 171

第 24 章　特殊病原体及其抗体检测 ······························ 172

一、细菌感染及其抗体检测 ·· 172

（一）肥达氏反应 ·· 172

（二）伤寒抗体 ·· 172

（三）副伤寒抗体 ·· 172

（四）血清抗链球菌 A 溶血素“O”（ASO）······················ 173

（五）布氏杆菌抗体 ·· 173

（六）涂片找革兰阴性双球菌 ·· 173

（七）淋球菌抗体 ·· 173

（八）涂片找杜氏嗜血杆菌 ·· 173

（九）抗脱氧核糖核酸酶 B 抗体 ······································ 173

（十）嗜肺军团菌抗体 ·· 173

（十一）幽门螺杆菌尿素酶试验 ·· 174

（十二）幽门螺杆菌尿素酶抗体 ·· 174

（十三）^{14}C 呼气试验 ·· 174

（十四）^{13}C 呼气试验 ·· 174

（十五）幽门螺杆菌抗体 ·· 175

（十六）结核分枝杆菌抗体 ··· 175

（十七）涂片找结核分枝杆菌 ·· 175

（十八）γ 干扰素释放试验（IGRA）·································· 175

二、病毒感染及其抗体检测 ·· 175

（一）嗜异性凝集试验 ·· 175

（二）嗜异性凝集吸收试验（HAAT） ·················· 176

（三）嗜人 T 淋巴细胞病毒 1 型（HTLV - 1）抗体 ·········· 176

（四）血清巨细胞病毒（CMV）抗体 ················· 176

（五）抗柯萨奇病毒（CSV）抗体 ·················· 176

（六）抗人类免疫缺陷病毒（HIV）抗体 ··············· 176

（七）人类免疫缺陷病毒蛋白印迹试验 ··············· 177

（八）汉坦病毒抗体（HTV - IgM/IgG） ··············· 177

（九）单纯疱疹病毒血清抗体（HSV - IgM/IgG） ·········· 177

（十）风疹病毒血清抗体（RV - IgM/IgG） ············· 177

（十一）腺病毒（AdV）抗体 ···················· 178

（十二）呼吸道合胞病毒（RSV）抗体 ··············· 178

（十三）血清 EB 病毒（EBV）抗体 ················· 178

（十四）EB 病毒早期抗原抗体（EA - IgM/IgG） ·········· 179

（十五）EB 病毒壳抗原抗体（VCA - IgM/IgG） ·········· 179

（十六）EB 病毒核抗原抗体（NA1 - IgG） ············· 179

（十七）流感病毒抗体 ······················ 179

（十八）流感病毒（IA/IB/P1/P2/P3）抗原 ············· 179

（十九）腺病毒（AdV）抗原 ···················· 179

（二十）呼吸道合胞病毒（RSV）抗原 ··············· 180

（二十一）麻疹病毒抗体（MV - IgM/IgG） ············· 180

（二十二）人细小病毒 B19 抗体（HPV B19 - IgM/IgG） ······ 180

（二十三）肠道病毒 71 型 IgM 抗体（EV71 - IgM） ········· 181

（二十四）柯萨奇病毒 A16 型 IgM 抗体（CA16 - IgM） ······· 181

（二十五）登革病毒抗体（DGV - IgM/IgG） ············ 181

（二十六）中东呼吸综合征冠状病毒（MERS - CoV）抗体 ······ 181

（二十七）流行性乙脑病毒抗体（IgM/IgG） ············ 181

（二十八）人类乳头瘤病毒（HPV）抗体 ·············· 181

（二十九）轮状病毒（RV）抗原 ·················· 181

（三十）肾病综合征出血热病毒抗体（IgM/IgG） ·········· 182

三、寄生虫感染及其抗体检测 ····················· 182

（一）血清抗弓形虫抗体 ····················· 182

（二）血液疟原虫（MP） ····················· 182

（三）疟原虫抗体（IgM/IgG） ··················· 182

（四）微丝蚴检查 ························· 182

（五）囊虫抗体 ·························· 182

（六）锥虫（Chagas）抗体 ···················· 182

（七）血吸虫抗体(IgM/IgG) ································ 183

（八）旋毛虫抗体(IgM/IgG) ································ 183

（九）肺吸虫抗体 ·· 183

（十）肝吸虫抗体(IgM/IgG) ································ 183

（十一）黑热病利-朵体检测 ································ 183

四、其他病原体及其抗体检测 ································ 184

（一）回归热螺旋体检查 ································ 184

（二）梅毒螺旋体检测 ································ 184

（三）血清不加热反应素试验(USR) ························ 184

（四）快速血浆反应素环状卡片试验(RPR) ················ 184

（五）性病研究实验室试验(VDRL) ······················ 184

（六）甲苯胺红不加热血清试验(TRUST) ·················· 184

（七）荧光螺旋体抗体吸收试验(FTA - ABS) ·············· 184

（八）梅毒螺旋体荧光抗体双染色试验(FTA - ABS - DS) ·········· 184

（九）梅毒螺旋体血球凝集试验(TPHA) ·················· 184

（十）沙眼衣原体(CT)抗体 ···························· 185

（十一）解脲支原体(UU)抗体 ·························· 185

（十二）肺炎支原体(MP)抗体 ·························· 185

（十三）人型支原体(MH)抗体 ·························· 185

（十四）生殖道支原体(MG)抗体 ························ 185

（十五）肺炎衣原体抗体(Cpn - IgM/IgG) ················ 185

（十六）抗酿酒酵母抗体(ASCA) ························ 185

（十七）冷凝集试验 ···································· 185

（十八）外-斐反应 ···································· 186

第25章　病原体核酸检测 ································ 187

一、病毒性肝炎的检测 ···································· 187

（一）甲肝病毒(HAV)RNA ···························· 187

（二）乙肝病毒(HBV)DNA ···························· 187

（三）丙肝病毒(HCV)RNA ···························· 187

（四）丁肝病毒(HDV)RNA ···························· 187

（五）戊肝病毒(HEV)RNA ···························· 187

（六）乙肝基因分型(HBV - G) ·························· 188

（七）丙肝基因分型(HCV - G) ·························· 188

（八）乙肝 YMDD 突变检测(HBV - YMDD) ·············· 189

（九）乙肝病毒(HBV)P 区测序 ························ 189

二、病毒核酸的检测 ·· 189
　　（一）人类乳头瘤病毒（HPV）DNA ······························ 189
　　（二）狂犬病毒 RNA ·· 190
　　（三）巨细胞病毒（CMV）DNA ·································· 190
　　（四）单纯疱疹病毒（HSV）DNA ······························ 190
　　（五）EB 病毒 DNA ·· 190
　　（六）人类免疫缺陷病毒（HIV）RNA ························ 190
　　（七）腺病毒 DNA ·· 190
　　（八）流行性乙型脑炎病毒 DNA ································· 190
　　（九）流行性出血热病毒或汉坦病毒（HTV）DNA ······ 190
　　（十）轮状病毒 RNA ·· 190
　　（十一）风疹病毒 RNA ··· 190
　　（十二）流感病毒 RNA ··· 191
　　（十三）人乳头瘤病毒基因分型（HPV‐G） ··············· 191
　　（十四）中东呼吸综合征冠状病毒（MERS‐CoV）核酸 ······ 191
三、细菌核酸的检测 ·· 191
　　（一）结核杆菌 DNA ·· 191
　　（二）嗜肺军团杆菌 DNA ··· 191
　　（三）淋病双球菌 DNA ··· 191
　　（四）脑膜炎奈瑟球菌 DNA ······································ 191
　　（五）霍乱弧菌 DNA ·· 191
　　（六）幽门螺杆菌（HP）DNA ···································· 191
四、寄生虫核酸的检测 ·· 192
　　（一）弓形虫 DNA ·· 192
　　（二）卡氏肺孢子虫 DNA ··· 192
　　（三）杜氏利什曼原虫 DNA ······································ 192
五、其他病原体核酸的检测 ·· 192
　　（一）沙眼衣原体（CT）DNA ···································· 192
　　（二）肺炎支原体（MP）DNA ···································· 192
　　（三）解脲支原体 DNA 或 RNA ································· 192
　　（四）钩端螺旋体 DNA ··· 192
　　（五）梅毒螺旋体 DNA ··· 192
第 26 章　非特异性感染的检测 ·· 193
　　（一）降钙素原（PCT） ··· 193
　　（二）中性粒细胞感染指数（CD64） ·························· 194
　　（三）细菌内毒素（BET） ·· 194

（四）血清淀粉样蛋白 A(SAA) ⋯⋯⋯⋯⋯⋯⋯⋯⋯⋯⋯⋯⋯⋯ 194

（五）可溶性 CD14 亚型(sCD14 - ST,Presepsin) ⋯⋯⋯⋯⋯ 195

（六）真菌 1,3 - β - D 葡聚糖(FBG)(G 试验) ⋯⋯⋯⋯⋯⋯⋯ 195

（七）半乳甘露聚糖抗原(GM 试验) ⋯⋯⋯⋯⋯⋯⋯⋯⋯⋯⋯ 195

（八）肝素结合蛋白(HBP) ⋯⋯⋯⋯⋯⋯⋯⋯⋯⋯⋯⋯⋯⋯⋯ 195

（九）新蝶呤(NPT) ⋯⋯⋯⋯⋯⋯⋯⋯⋯⋯⋯⋯⋯⋯⋯⋯⋯⋯ 195

第 27 章　细菌培养与药敏试验 ⋯⋯⋯⋯⋯⋯⋯⋯⋯⋯⋯⋯⋯ 196

（一）血液或骨髓细菌培养 ⋯⋯⋯⋯⋯⋯⋯⋯⋯⋯⋯⋯⋯⋯⋯ 196

（二）痰液细菌培养 ⋯⋯⋯⋯⋯⋯⋯⋯⋯⋯⋯⋯⋯⋯⋯⋯⋯⋯ 196

（三）尿液(中段尿)细菌培养 ⋯⋯⋯⋯⋯⋯⋯⋯⋯⋯⋯⋯⋯⋯ 197

（四）粪便细菌培养 ⋯⋯⋯⋯⋯⋯⋯⋯⋯⋯⋯⋯⋯⋯⋯⋯⋯⋯ 197

（五）胸水细菌培养 ⋯⋯⋯⋯⋯⋯⋯⋯⋯⋯⋯⋯⋯⋯⋯⋯⋯⋯ 198

（六）腹水细菌培养 ⋯⋯⋯⋯⋯⋯⋯⋯⋯⋯⋯⋯⋯⋯⋯⋯⋯⋯ 198

（七）关节液细菌培养 ⋯⋯⋯⋯⋯⋯⋯⋯⋯⋯⋯⋯⋯⋯⋯⋯⋯ 198

（八）脓液或伤口分泌物细菌培养 ⋯⋯⋯⋯⋯⋯⋯⋯⋯⋯⋯⋯ 198

（九）阴道分泌物细菌培养 ⋯⋯⋯⋯⋯⋯⋯⋯⋯⋯⋯⋯⋯⋯⋯ 198

（十）前列腺液细菌培养 ⋯⋯⋯⋯⋯⋯⋯⋯⋯⋯⋯⋯⋯⋯⋯⋯ 199

（十一）脑脊液细菌培养 ⋯⋯⋯⋯⋯⋯⋯⋯⋯⋯⋯⋯⋯⋯⋯⋯ 199

（十二）咽拭子或鼻咽拭子细菌培养 ⋯⋯⋯⋯⋯⋯⋯⋯⋯⋯⋯ 199

（十三）药敏试验 ⋯⋯⋯⋯⋯⋯⋯⋯⋯⋯⋯⋯⋯⋯⋯⋯⋯⋯⋯ 199

第 28 章　尿液常规检验 ⋯⋯⋯⋯⋯⋯⋯⋯⋯⋯⋯⋯⋯⋯⋯⋯ 200

一、理学检查 ⋯⋯⋯⋯⋯⋯⋯⋯⋯⋯⋯⋯⋯⋯⋯⋯⋯⋯⋯⋯⋯ 200

（一）尿量 ⋯⋯⋯⋯⋯⋯⋯⋯⋯⋯⋯⋯⋯⋯⋯⋯⋯⋯⋯⋯⋯⋯ 200

（二）尿液颜色 ⋯⋯⋯⋯⋯⋯⋯⋯⋯⋯⋯⋯⋯⋯⋯⋯⋯⋯⋯⋯ 201

（三）尿透明度 ⋯⋯⋯⋯⋯⋯⋯⋯⋯⋯⋯⋯⋯⋯⋯⋯⋯⋯⋯⋯ 202

（四）尿比密(尿比重) ⋯⋯⋯⋯⋯⋯⋯⋯⋯⋯⋯⋯⋯⋯⋯⋯⋯ 203

（五）尿渗透量 ⋯⋯⋯⋯⋯⋯⋯⋯⋯⋯⋯⋯⋯⋯⋯⋯⋯⋯⋯⋯ 203

（六）尿液气味 ⋯⋯⋯⋯⋯⋯⋯⋯⋯⋯⋯⋯⋯⋯⋯⋯⋯⋯⋯⋯ 203

二、显微镜检查 ⋯⋯⋯⋯⋯⋯⋯⋯⋯⋯⋯⋯⋯⋯⋯⋯⋯⋯⋯⋯ 203

（一）红细胞 ⋯⋯⋯⋯⋯⋯⋯⋯⋯⋯⋯⋯⋯⋯⋯⋯⋯⋯⋯⋯⋯ 203

（二）白细胞或脓细胞 ⋯⋯⋯⋯⋯⋯⋯⋯⋯⋯⋯⋯⋯⋯⋯⋯⋯ 203

（三）上皮细胞 ⋯⋯⋯⋯⋯⋯⋯⋯⋯⋯⋯⋯⋯⋯⋯⋯⋯⋯⋯⋯ 204

（四）吞噬细胞 ⋯⋯⋯⋯⋯⋯⋯⋯⋯⋯⋯⋯⋯⋯⋯⋯⋯⋯⋯⋯ 204

（五）多核巨细胞 ⋯⋯⋯⋯⋯⋯⋯⋯⋯⋯⋯⋯⋯⋯⋯⋯⋯⋯⋯ 204

（六）管型 ⋯⋯⋯⋯⋯⋯⋯⋯⋯⋯⋯⋯⋯⋯⋯⋯⋯⋯⋯⋯⋯⋯ 204

（七）黏液丝 ⋯⋯⋯⋯⋯⋯⋯⋯⋯⋯⋯⋯⋯⋯⋯⋯⋯⋯⋯⋯⋯ 206

（八）结晶 ································· 206

三、尿沉渣检验 ··························· 206

第29章　尿液生化检验 ··············· 208

一、一般生化检查 ······················· 208

（一）隐血（BLD）试验 ················ 208

（二）尿液酸碱度（pH） ··············· 208

（三）尿蛋白（Prot）定性试验 ·········· 209

（四）尿糖（Glu）定性试验 ············· 210

（五）尿酮体（Ket）定性试验 ·········· 210

（六）尿胆红素（Bil） ················· 210

（七）尿胆原（Uro） ·················· 210

（八）尿亚硝酸盐（NIT） ·············· 211

（九）尿白细胞酯酶 ··················· 211

（十）尿维生素C ····················· 211

二、特殊生化检查 ······················· 211

（一）尿蛋白定量 ····················· 211

（二）尿糖定量 ······················· 211

（三）尿血红蛋白 ····················· 211

（四）尿肌红蛋白 ····················· 211

（五）尿本周蛋白（BJP） ············· 212

（六）尿液β2-微球蛋白（β2-MG） ····· 212

（七）尿液 Tamm-Horsfall 蛋白（THP） ··· 212

（八）尿液纤维蛋白降解产物（FDP） ··· 212

（九）尿液溶菌酶 ····················· 212

（十）尿 N-乙酰-β-D-氨基葡萄糖苷酶（NAG） ··· 212

（十一）尿淀粉酶（AMY） ············· 213

（十二）尿胱氨酸 ····················· 213

（十三）尿苯丙酮酸 ··················· 213

（十四）尿酪氨酸 ····················· 213

（十五）尿 α₁-微球蛋白 ··············· 213

（十六）尿转铁蛋白 ··················· 213

（十七）尿免疫球蛋白 G（IgG） ········ 213

（十八）尿 γ-谷氨酰转肽酶（γ-GT） ···· 213

（十九）尿白蛋白（Alb） ·············· 214

（二十）尿尿素 ······················· 214

（二十一）尿肌酐 ····················· 214

（二十二）尿肌酸 ……………………………… 214

（二十三）尿碱性磷酸酶（AKP） ……………… 214

（二十四）尿酸性磷酸酶（ACP） ……………… 214

（二十五）尿羟脯氨酸 …………………………… 214

（二十六）尿Ⅳ型胶原 …………………………… 214

（二十七）尿视黄醇结合蛋白（RBP） ………… 215

（二十八）尿分泌型球蛋白 A（U－sIgA） ……… 215

（二十九）尿柠檬酸（枸橼酸） ………………… 215

第 30 章　尿液毒品检测 …………………………… 216

（一）尿液吗啡（MOP/MOR/OPI） …………… 216

（二）尿液甲基安非他明/甲基苯丙胺（MAMP） ……… 216

（三）尿液二亚甲基双氧安非他明/二甲二氧基苯丙胺（MDMA） …… 216

（四）尿液氯胺酮（KET） ……………………… 216

（五）尿液安非他明/苯丙胺（AMP） …………… 216

（六）尿液可卡因/古柯碱（COC） ……………… 216

（七）尿液苯二氮䓬（BZO） …………………… 217

（八）尿液四氢大麻酚酸（THC） ……………… 217

（九）尿液巴比妥（BAR） ……………………… 217

（十）尿液美沙酮（MTD） ……………………… 217

（十一）尿液苯环己哌啶（PCP） ……………… 217

（十二）尿液三环类抗抑郁药（TCA） ………… 217

（十三）尿液丁丙诺非（BUP） ………………… 217

（十四）尿液羟二氢可待因（OXY） …………… 217

第 31 章　尿液特殊检查 …………………………… 218

（一）尿红细胞形态 ……………………………… 218

（二）平均红细胞体积（MCV） ………………… 218

（三）尿含铁血黄素 ……………………………… 218

（四）尿卟啉（尿紫胆质） ……………………… 218

（五）尿卟胆原（尿紫胆原） …………………… 218

（六）乳糜试验 …………………………………… 218

（七）尿液人绒毛膜促性腺激素（hCG） ……… 218

（八）24 小时尿找抗酸杆菌 …………………… 219

（九）尿胆色素原（PBG） ……………………… 219

（十）尿 δ-氨基菊芋糖酸（ALA） ……………… 219

第 32 章　粪便常规检验 ………………………………………………… 220

一、理学检查 ……………………………………………………………… 220

　　（一）粪便性状 ………………………………………………………… 220

　　（二）粪便颜色 ………………………………………………………… 221

　　（三）粪便气味 ………………………………………………………… 221

二、显微镜检查 …………………………………………………………… 221

　　（一）白细胞（脓细胞） ……………………………………………… 221

　　（二）红细胞 …………………………………………………………… 222

　　（三）吞噬细胞 ………………………………………………………… 222

　　（四）上皮细胞 ………………………………………………………… 222

　　（五）脂肪小滴 ………………………………………………………… 222

　　（六）淀粉颗粒 ………………………………………………………… 222

　　（七）肌肉纤维 ………………………………………………………… 222

　　（八）弹性纤维 ………………………………………………………… 222

　　（九）植物细胞和植物纤维 …………………………………………… 222

　　（十）夏科-莱登结晶 ………………………………………………… 222

　　（十一）真菌 …………………………………………………………… 222

第 33 章　粪便特殊检查 ………………………………………………… 223

一、寄生虫检查 …………………………………………………………… 223

　　（一）虫卵 ……………………………………………………………… 223

　　（二）阿米巴原虫 ……………………………………………………… 223

　　（三）隐孢子虫 ………………………………………………………… 223

二、病原体抗原检测 ……………………………………………………… 224

　　（一）幽门螺杆菌（HP）抗原 ………………………………………… 224

　　（二）轮状病毒（RV）抗原 …………………………………………… 224

　　（三）腺病毒（AdV）抗原 …………………………………………… 224

三、化学检查 ……………………………………………………………… 224

　　（一）隐血试验 ………………………………………………………… 224

　　（二）粪胆素 …………………………………………………………… 224

　　（三）粪转铁蛋白（TRF） …………………………………………… 224

　　（四）粪脂肪总量 ……………………………………………………… 224

　　（五）粪胆原 …………………………………………………………… 225

　　（六）粪糜蛋白酶 ……………………………………………………… 225

　　（七）粪胰蛋白酶 ……………………………………………………… 225

　　（八）粪卟啉 …………………………………………………………… 225

　　（九）苏丹Ⅲ染色 ……………………………………………………… 225

（十）粪钙卫蛋白（FC） ……………………………………… 225

（十一）粪弹性蛋白酶-1（FE-1） ………………………… 225

（十二）粪乳铁蛋白（LF） …………………………………… 225

第34章 脑脊液常规检验 …………………………………… 226

一、理学检查 ……………………………………………………… 226

（一）颜色 ……………………………………………………… 226

（二）透明度 …………………………………………………… 226

（三）凝块 ……………………………………………………… 226

（四）比密 ……………………………………………………… 227

二、显微镜检查 …………………………………………………… 227

（一）红细胞 …………………………………………………… 227

（二）白细胞计数 ……………………………………………… 227

（三）白细胞分类 ……………………………………………… 227

（四）隐血试验 ………………………………………………… 228

第35章 脑脊液生化检验 …………………………………… 229

（一）酸碱度（pH） …………………………………………… 229

（二）潘氏（Pandy）试验 …………………………………… 229

（三）蛋白质定量 ……………………………………………… 229

（四）葡萄糖 …………………………………………………… 229

（五）氯化物 …………………………………………………… 230

（六）天冬氨酸氨基转移酶（AST） ………………………… 230

（七）乳酸脱氢酶（LDH） …………………………………… 230

（八）肌酸激酶（CK） ………………………………………… 230

（九）腺苷脱氨酶（ADA） …………………………………… 230

（十）溶菌酶 …………………………………………………… 230

（十一）蛋白质电泳 …………………………………………… 231

（十二）髓鞘碱性蛋白（MBP） ……………………………… 231

（十三）谷氨酰胺 ……………………………………………… 231

（十四）乳酸 …………………………………………………… 231

（十五）β_2-微球蛋白（β_2-MG） …………………… 231

（十六）C反应蛋白（CRP） ………………………………… 232

（十七）谷丙转氨酶（ALT） ………………………………… 232

（十八）可溶性黏附分子1（sICAM-1） …………………… 232

第36章 脑脊液特殊检查 …………………………………… 233

一、细菌检查 ……………………………………………………… 233

（一）新型隐球菌 ……………………………………………… 233

（二）白色念珠菌 ································· 233

（三）抗酸染色 ································· 233

（四）脑膜炎双球菌 ································· 233

二、寄生虫检查 ································· 233

（一）血吸虫卵 ································· 233

（二）肺吸虫卵 ································· 233

三、免疫学检查 ································· 234

（一）IgG 指数 ································· 234

（二）IgA 指数 ································· 234

（三）免疫球蛋白 A(IgA) ································· 234

（四）免疫球蛋白 G(IgG) ································· 234

（五）免疫球蛋白 M(IgM) ································· 234

（六）免疫球蛋白 E(IgE) ································· 234

（七）抗结核抗体 ································· 234

（八）梅毒螺旋体荧光抗体吸收试验(FTA‐ABS) ································· 234

（九）性病研究室玻片试验(VDRL) ································· 234

第 37 章　浆膜腔积液检验 ································· 235

一、胸腔积液(胸水)检查 ································· 235

（一）颜色 ································· 235

（二）透明度 ································· 235

（三）凝块 ································· 235

（四）酸碱度(pH) ································· 235

（五）红细胞 ································· 236

（六）白细胞 ································· 236

（七）白细胞分类 ································· 236

（八）李凡他试验 ································· 236

（九）葡萄糖 ································· 236

（十）溶菌酶 ································· 236

（十一）腺苷脱氨酶(ADA) ································· 236

（十二）乳酸脱氢酶(LDH) ································· 236

（十三）血管紧张素转换酶(ACE) ································· 236

（十四）淀粉酶(AMY) ································· 236

（十五）碱性磷酸酶(ALP) ································· 236

二、腹腔积液(腹水)检查 ································· 237

（一）颜色 ································· 237

（二）透明度 ································· 237

（三）凝块 ·················· 237

（四）酸碱度（pH） ·················· 237

（五）红细胞 ·················· 237

（六）白细胞 ·················· 237

（七）白细胞分类 ·················· 237

（八）李凡他试验 ·················· 238

（九）葡萄糖 ·················· 238

（十）乳酸铁 ·················· 238

（十一）腺苷脱氨酶（ADA） ·················· 238

（十二）乳酸脱氢酶（LDH） ·················· 238

（十三）淀粉酶（AMY） ·················· 238

（十四）碱性磷酸酶（ALP） ·················· 238

三、心包腔积液检查 ·················· 238

（一）颜色 ·················· 238

（二）酸碱度（pH） ·················· 238

（三）白细胞 ·················· 239

（四）白细胞分类 ·················· 239

（五）葡萄糖 ·················· 239

四、关节腔积液检查 ·················· 239

（一）量 ·················· 239

（二）颜色 ·················· 239

（三）透明度 ·················· 239

（四）黏稠度 ·················· 240

（五）凝块 ·················· 240

（六）黏蛋白凝块形成试验 ·················· 240

（七）蛋白质定量 ·················· 240

（八）葡萄糖定量 ·················· 240

（九）类风湿因子（RF） ·················· 240

（十）抗核抗体（ANA） ·················· 240

（十一）细胞计数 ·················· 240

（十二）白细胞分类 ·················· 240

（十三）结晶 ·················· 241

（十四）类风湿细胞 ·················· 241

（十五）赖特（Reiter）细胞 ·················· 241

（十六）狼疮细胞 ·················· 241

（十七）抗酸染色 ·················· 241

第38章　精液常规检验 ························ 242

一、精液理学检查 ························ 242

（一）精液量 ························ 242

（二）精液气味 ························ 242

（三）精液外观 ························ 242

（四）精液 pH(酸碱度) ························ 243

（五）精液液化时间 ························ 243

（六）精液黏稠度 ························ 243

二、精液显微镜检查 ························ 243

（一）精子浓度 ························ 243

（二）精子总数 ························ 243

（三）精子存活率 ························ 244

（四）精子活力 ························ 244

（五）正常形态精子百分率 ························ 244

（六）精液脱落细胞检查 ························ 245

（七）精液白细胞 ························ 245

（八）精子顶体完整率 ························ 246

（九）精子凝集 ························ 246

三、精液培养 ························ 246

（一）精液细菌培养 ························ 246

第39章　精液生化检验 ························ 247

（一）精浆总 α 葡糖苷酶 ························ 247

（二）精浆中性 α 葡糖苷酶 ························ 247

（三）精浆果糖 ························ 248

（四）精浆酸性磷酸酶(ACP) ························ 248

（五）精浆 γ-谷氨酰转肽酶(γ-GT) ························ 248

（六）精浆柠檬酸 ························ 248

（七）精浆锌 ························ 248

（八）精浆超氧化物歧化酶(SOD) ························ 249

（九）精浆尿酸(UA) ························ 249

（十）精浆肉碱(LC) ························ 249

（十一）精液游离弹性蛋白酶 ························ 249

（十二）精浆免疫抑制物质(MIM) ························ 249

第40章　精子功能检验 ························ 250

（一）精子顶体反应发生率 ························ 250

（二）精子顶体酶 ························ 250

（三）精子乳酸脱氢酶 C4(LDH - C4) ·········· 250

（四）精子尾部低渗膨胀率或膜完整精子百分率 ·········· 250

（五）精子 DNA 完整性(DFI) ·········· 251

（六）精子核成熟度 ·········· 251

（七）精子-仓鼠卵穿透试验(SPA) ·········· 251

第 41 章　前列腺液检验 ·········· 252

（一）前列腺液外观 ·········· 252

（二）卵磷脂小体 ·········· 252

（三）前列腺颗粒细胞 ·········· 252

（四）白细胞 ·········· 252

（五）红细胞 ·········· 252

（六）滴虫 ·········· 252

第 42 章　阴道分泌物(白带)检验 ·········· 253

一、白带常规检验 ·········· 253

（一）阴道分泌物(白带)外观 ·········· 253

（二）清洁度 ·········· 253

二、寄生虫检查 ·········· 254

（一）阴道毛滴虫 ·········· 254

（二）阿米巴滋养体 ·········· 254

（三）微丝蚴 ·········· 254

三、微生物学检查 ·········· 254

（一）白色念珠菌 ·········· 254

（二）真菌 ·········· 254

（三）淋病奈瑟菌 ·········· 254

（四）阴道加德纳菌 ·········· 255

（五）细菌唾液酸酶 ·········· 255

（六）白色念珠菌抗原 ·········· 255

（七）加德纳杆菌抗原 ·········· 255

（八）阴道毛滴虫抗原 ·········· 255

（九）B 族链球菌抗原 ·········· 255

（十）淋病奈瑟菌抗原 ·········· 255

（十一）沙眼衣原体抗原 ·········· 255

四、生化检验 ·········· 255

（一）过氧化氢(H_2O_2) ·········· 255

（二）白细胞酯酶活性(LE) ·········· 255

（三）唾液酸苷酶活性(SNA) ·········· 256

（四）脯氨酸氨基肽酶活性（PIP） ·············· 256

（五）乙酰氨基葡萄糖苷酶活性（NAG） ·············· 256

（六）pH 值 ·············· 256

（七）胺试验 ·············· 256

第 43 章　痰液与支气管肺泡灌洗液检查 ·············· 257

一、痰液理学检查 ·············· 257

（一）痰的颜色 ·············· 257

（二）痰的气味 ·············· 258

（三）痰的性状 ·············· 258

二、痰液显微镜检查 ·············· 258

（一）红细胞 ·············· 258

（二）白细胞 ·············· 258

（三）上皮细胞 ·············· 258

（四）肺泡吞噬细胞 ·············· 258

（五）抗酸染色 ·············· 258

（六）寄生虫和虫卵 ·············· 259

三、支气管肺泡灌洗液（BALF）检查 ·············· 259

第 44 章　胃液检查 ·············· 260

一、理学检查 ·············· 260

（一）基础胃液量 ·············· 260

（二）胃液颜色 ·············· 260

（三）黏液 ·············· 260

（四）气味 ·············· 260

（五）食物残渣 ·············· 260

（六）组织碎片 ·············· 261

（七）酸碱度（pH） ·············· 261

（八）分层 ·············· 261

二、显微镜检查 ·············· 261

（一）红细胞 ·············· 261

（二）白细胞 ·············· 261

（三）柱状上皮细胞 ·············· 261

（四）肿瘤细胞 ·············· 261

（五）细菌 ·············· 261

三、化学检查 ·············· 262

（一）基础胃酸分泌量（BAO） ·············· 262

（二）最大胃酸分泌量（MAO） ·············· 262

（三）胃液尿素 ·· 262

（四）胃液乳酸 ·· 262

（五）胃液隐血试验 ····································· 262

（六）胃液胆汁 ·· 262

第45章　十二指肠引流液检查 ··················· 263

一、理学检查 ·· 263

（一）颜色 ·· 263

（二）透明度 ··· 263

（三）黏稠度 ··· 263

（四）团絮状物 ·· 263

二、显微镜检查 ··· 264

（一）红细胞 ··· 264

（二）白细胞 ··· 264

（三）上皮细胞 ·· 264

（四）肿瘤细胞 ·· 264

（五）虫卵 ·· 264

（六）黏液丝 ··· 264

（七）结晶 ·· 264

三、十二指肠引流液（胰腺液）化学检查 ········· 264

（一）胰液流出量 ······································· 264

（二）最高碳酸氢盐浓度 ······························ 264

（三）淀粉酶排出量 ···································· 264

第46章　羊水检验 ································· 265

一、理学检查 ·· 265

（一）羊水一般性状 ···································· 265

（二）羊水量 ··· 265

二、胎儿成熟度检查 ····································· 266

（一）肺成熟度检查 ···································· 266

（二）羊水肌酐 ·· 266

（三）羊水葡萄糖 ······································· 266

（四）羊水胆红素 A_{450} ······························ 266

（五）羊水脂肪细胞百分率 ···························· 266

（六）羊水淀粉酶 ······································· 266

三、产前诊断 ·· 266

（一）X染色质细胞 ····································· 266

（二）Y染色质细胞 ····································· 266

（三）羊水甲胎蛋白（AFP）··· 266

（四）甲苯胺蓝试验 ··· 267

（五）羊水糖醛酸 ··· 267

（六）羊水胆碱酯酶（CHE）··· 267

（七）羊水雌三醇 ··· 267

（八）羊水反三碘甲状腺原氨酸（rT3）·· 267

（九）羊水快速贴壁细胞（RAC）··· 267

第 47 章　胃肠和胰腺功能检验 ·· 268

（一）促胰液素-促胰酶素试验 ··· 268

（二）Lundh 试验 ··· 268

（三）苯酪肽（NBT‐PABA）试验 ·· 269

（四）胰十二酰试验 ··· 269

（五）右旋木糖（D‐木糖）试验 ·· 269

（六）乳糖耐受试验（LTT）··· 269

（七）肠 α_1 ‐抗胰蛋白酶（α_1‐AT）清除率 ························ 270

第 48 章　骨代谢相关检查 ·· 271

（一）总 Ⅰ 型前胶原氨基端延长肽（tP1NP）··································· 271

（二）Ⅰ 型胶原羟基端肽 β 降解产物（β‐CTX）·································· 271

（三）甲状旁腺素相关蛋白（PTHrP）·· 271

（四）N 端骨钙素（N‐MID‐OT）·· 271

（五）骨钙素（OC）··· 272

（六）环腺苷单磷酸（cAMP）··· 272

（七）尿吡啶啉（PYD）··· 272

（八）尿脱氧吡啶啉（DPD）··· 272

（九）羟脯氨酸（HYP）··· 272

第 49 章　血清维生素检测 ·· 273

（一）血清 β‐胡萝卜素（β‐Car）··· 273

（二）血清维生素 A（VitA）··· 273

（三）维生素 A 耐量试验 ··· 273

（四）血清维生素 B_1（$VitB_1$）··· 274

（五）血清维生素 B_2（$VitB_2$）··· 274

（六）血清维生素 B_6（$VitB_6$）··· 274

（七）血清维生素 C（VitC）··· 274

（八）血清维生素 D（VitD）··· 274

（九）血清维生素 E（VitE）··· 274

第 50 章　产前筛查检测 ………………………………………… 275
　（一）胎儿纤维连接蛋白(fFN) ……………………………… 275
　（二）游离 β‑hCG(Free‑βHCG) …………………………… 276
　（三）甲胎蛋白(AFP) ………………………………………… 276
　（四）妊娠相关血浆蛋白 A(PAPP‑A) ……………………… 276
　（五）游离雌三醇(μE3) ……………………………………… 276
　（六）唐氏筛查 ………………………………………………… 277
　（七）抑制素 A(InhA) ………………………………………… 278
　（八）血型抗体效价 …………………………………………… 278
　（九）胎盘生长因子(PLGF) ………………………………… 278
　（十）可溶性 fms 样酪氨酸激酶 1(sFLT‑1) ……………… 278
　（十一）母体血浆游离胎儿 DNA(cfDNA) ………………… 279
第 51 章　遗传学检测 …………………………………………… 280
　（一）外周血淋巴细胞染色体核型 …………………………… 280
　（二）绒毛细胞染色体核型 …………………………………… 282
　（三）羊水细胞染色体核型 …………………………………… 282
　（四）无精子因子(AZF)基因 ………………………………… 282
　（五）Y 染色体微缺失 ………………………………………… 283
　（六）Y 染色体性别决定区域(SRY)基因 …………………… 283
　（七）HBA1/HBA2 基因突变 ………………………………… 283
　（八）HBB 基因突变 …………………………………………… 283
　（九）SMN1 基因突变 ………………………………………… 283
　（十）SLC26A4/GJB2 基因突变 …………………………… 283
　（十一）PKDH1 基因突变 …………………………………… 283
　（十二）OCA2/TYR/SLC45A2/TYRP1 基因突变 ………… 283
　（十三）ATP7B 基因突变 …………………………………… 283
　（十四）RHO/RPGR/CRB1 基因突变 ……………………… 283
　（十五）MMAA/MMAB/MUT/MMACHC 基因突变 ……… 283
　（十六）PAH/PTS/GCH1/QDPR 基因突变 ……………… 284
　（十七）DMD 基因突变 ……………………………………… 284
　（十八）G6PD 基因突变 ……………………………………… 284
　（十九）F8 基因突变 ………………………………………… 284
　（二十）FGFR3 基因突变 …………………………………… 284
　（二十一）RB1 基因突变 …………………………………… 284
　（二十二）TSC1/TSC2 基因突变 …………………………… 284
　（二十三）NF1/NF2 基因突变 ……………………………… 284

（二十四）PKD1/PKD2 基因突变 ……………………………………………………… 284

（二十五）FMR1 基因突变 …………………………………………………………… 284

（二十六）类固醇硫酸酯酶（STS）基因突变 ……………………………………… 284

（二十七）mtDNA 突变 ……………………………………………………………… 285

第 52 章　基因检测 ……………………………………………………………… 286

（一）人类白细胞抗原 B27（HLA-B27）基因分型 ……………………………… 286

（二）人类白细胞抗原 B＊5801（HLA-B＊5801）基因 ………………………… 286

（三）人类白细胞抗原 B＊5701（HLA-B＊5701）基因 ………………………… 286

（四）人类白细胞抗原 Cw6（HLA-Cw6）基因 ………………………………… 286

（五）人类白细胞抗原 DQ2/DQ8（HLA-DQ2/DQ8）基因 …………………… 286

（六）亚甲基四氢叶酸还原酶（MTHFR）基因多态性 …………………………… 287

（七）甲硫氨酸合成还原酶（MTRR）基因多态性（A66G）……………………… 287

（八）乙醛脱氢酶（ALDH2）基因多态性（G1510A）…………………………… 287

（九）载脂蛋白 E（ApoE）基因分型 ……………………………………………… 287

（十）BRAF 基因 V600E 突变 …………………………………………………… 287

（十一）Septin9（SEPT9）基因甲基化 …………………………………………… 287

（十二）N-ras 基因突变 …………………………………………………………… 287

（十三）酪氨酸激酶受体（C-kit）基因突变 …………………………………… 288

（十四）血小板源性生长因子受体 A（PDGFRA）基因突变 ………………… 288

（十五）错配修复（MMR）基因（MLH1/MSH2/MSH6/PMS2）缺失

　　　　（dMMR）…………………………………………………………………… 288

（十六）微卫星不稳定性（MSI）…………………………………………………… 288

（十七）O6-甲基鸟嘌呤 DNA 甲基转移酶（MGMT）基因启动子甲基化

　　　　…………………………………………………………………………………… 289

（十八）着色性干皮病（XPD）基因多态性（A751C）…………………………… 289

（十九）二氢叶酸还原酶（DHFR）基因多态性（C829T）……………………… 289

（二十）CYP2B6＊6 基因多态性 ………………………………………………… 289

（二十一）CYP2C19＊2 基因多态性（G681A）………………………………… 290

（二十二）CYP19A1 基因多态性（rs4646）…………………………………… 290

（二十三）CYP3A4＊4 基因多态性（A13989G）……………………………… 290

（二十四）CYP2D6＊10 基因多态性（C188T）………………………………… 290

（二十五）CYP2C9＊3 基因多态性（A1075C）………………………………… 290

（二十六）CYP2C8＊3 基因多态性 ……………………………………………… 290

（二十七）SLCO1B1 基因多态性 ………………………………………………… 290

（二十八）ADRB1 基因多态性（G1165C）……………………………………… 291

（二十九）TP53 基因突变 ………………………………………………………… 291

（三十）HEF 基因突变 ·· 291

（三十一）巯基嘌呤甲基转移酶（TPMT）基因多态性（A719G）········· 291

（三十二）切除修复交叉互补基因 1（ERCC1）基因多态性（C118T）
·· 291

（三十三）二氢嘧啶脱氢酶（DPYD/DPD）基因多态性（IVS14＋1G＞A）
·· 291

（三十四）乳腺癌 21 基因检测 ······································· 292

（三十五）乳腺癌 1/2 号（BRCA1/2）基因突变 ···················· 292

（三十六）PML/RARα 融合基因 ···································· 292

（三十七）BCR/ABL 融合基因 ······································ 292

（三十八）AML1 - ETO 融合基因 ··································· 292

（三十九）间变性淋巴瘤激酶（ALK）基因重排 ···················· 292

（四十）表皮生长因子受体（EGFR/HER1/ErbB1）基因突变 ········ 293

（四十一）表皮生长因子受体 2（HER2/ErbB2）基因突变 ·········· 293

（四十二）KRAS 基因突变 ·· 293

（四十三）多药耐药（MDR）基因（P170）·························· 293

（四十四）矮小同源盒（SHOX2）基因甲基化 ······················ 293

（四十五）RAS 相关家族 1A（RASSF1A）基因甲基化 ·············· 293

（四十六）维生素 D 受体（VDR）多态性 ··························· 294

第 53 章　疫苗免疫抗体的检测 ····································· 295

（一）破伤风疫苗免疫抗体 ··· 295

（二）乙型脑炎疫苗免疫抗体 ······································· 295

（三）风疹疫苗免疫抗体 ··· 295

（四）腮腺炎疫苗免疫抗体 ··· 295

（五）麻疹疫苗免疫抗体 ··· 295

（六）白喉疫苗免疫抗体 ··· 296

（七）百日咳疫苗免疫抗体 ··· 296

（八）A 群脑膜炎疫苗免疫抗体 ····································· 296

（九）狂犬疫苗免疫抗体 ··· 296

（十）脊髓灰质炎疫苗免疫抗体 ····································· 296

第 54 章　常见药物血药浓度的监测 ································· 297

（一）地高辛（Digoxin）··· 297

（二）万古霉素（Vancomycin）····································· 297

（三）苯巴比妥（PBT）··· 298

（四）卡马西平（CBZ）··· 298

（五）苯妥英钠（Phenytoin sodium）······························ 298

（六）丙戊酸钠（Sodium valproate）······ 298

（七）环孢素 A（CsA） ······ 299

（八）他克莫司（FK506） ······ 299

（九）氨甲蝶呤（MTX） ······ 299

（十）霉酚酸（MPA） ······ 299

（十一）茶碱（Theo） ······ 300

（十二）洋地黄（Digitoxin） ······ 300

（十三）血锂（Li） ······ 300

（十四）乙琥胺 ······ 300

（十五）单乙基甘氨酸二甲苯胺（MEGX）试验 ······ 300

（十六）普鲁卡因 ······ 301

（十七）N-乙酰普鲁卡因（NAPA） ······ 301

（十八）奎尼丁 ······ 301

（十九）丙吡胺 ······ 301

（二十）氨基糖苷类 ······ 301

（二十一）氯霉素 ······ 301

（二十二）氟胞嘧啶 ······ 301

第 55 章　血浆蛋白检验 ······ 302

（一）血清蛋白电泳（SPE） ······ 302

（二）前白蛋白（PA） ······ 303

（三）C-反应蛋白（CRP） ······ 303

（四）超敏 C-反应蛋白（HS-CRP） ······ 303

（五）结合珠蛋白/触珠蛋白（HP） ······ 303

（六）α_1-酸性糖蛋白（AAG） ······ 303

（七）α_1-抗胰蛋白酶（AAT） ······ 304

（八）铜蓝蛋白（CER/Cp） ······ 304

（九）α_2-巨球蛋白（AMG） ······ 304

（十）糖缺失性转铁蛋白（CDT） ······ 304

（十一）α_1-微球蛋白（α_1-MG） ······ 304

（十二）冷球蛋白（CG） ······ 304

（十三）视黄醇结合蛋白（RBP） ······ 304

（十四）心肌肌球蛋白（Ms） ······ 305

（十五）脂肪酸结合蛋白（FABP） ······ 305

（十六）纤维连接蛋白（Fn） ······ 305

（十七）性激素结合球蛋白（SHBG） ······ 305

第 56 章　血清酶类检验 ·················· 306

（一）酸性磷酸酶（ACP）·················· 306

（二）血清淀粉酶（AMY）·················· 306

（三）脂肪酶（LPS）····················· 306

（四）丙酮酸激酶（PK）··················· 306

（五）葡萄糖 - 6 -磷酸脱氢酶（G - 6 - PDH）······· 307

（六）超氧化物歧化酶（SOD）··············· 307

（七）精氨酸酶（ARG）··················· 307

（八）醛缩酶（ALD）···················· 307

（九）胰蛋白酶······················· 307

（十）溶菌酶（Lys）···················· 308

（十一）精氨酸代琥珀酸裂解酶（ASAL）········· 308

（十二）铜蓝蛋白氧化酶（CP）·············· 308

（十三）谷氨酸脱氢酶（GLDH）·············· 308

（十四）异柠檬酸脱氢酶（ICD）············· 308

（十五）血清血管紧张素转换酶（ACE）·········· 308

（十六）脯氨酰羟化酶（PH）··············· 309

（十七）亮氨酸氨基肽酶（LAP）············· 309

（十八）乙醇脱氢酶（AD）················· 309

（十九）山梨醇脱氢酶（SD）··············· 309

（二十）弹性蛋白酶（MTL）··············· 309

（二十一）血浆纤溶酶（PL）··············· 309

（二十二）芳香基硫酸酯酶（ARS）············ 309

（二十三）胸苷激酶（TK）················· 309

（二十四）脂蛋白酯酶（LPL）·············· 309

第 57 章　其他检测指标 ·················· 310

（一）人类白细胞抗原- B27（HLA - B27）········· 310

（二）循环免疫复合物（CIC）··············· 310

（三）胰岛素样生长因子结合蛋白 1（IGFBP1）······ 310

（四）胰岛素样生长因子结合蛋白 3（IGFBP3）······ 310

（五）类胰岛素生长因子Ⅰ（IGF -Ⅰ）·········· 310

（六）血浆渗透压····················· 311

（七）血清肉碱（LC）··················· 311

（八）过敏性疾病检查（CD23）·············· 311

（九）血管内皮生长因子（VEGF）············· 311

（十）二胺氧化酶（DAO）················· 312

（十一）血清 D 乳酸(DLC) ································· 312

（十二）人Ⅱ型肺泡细胞表面抗原/涎液化糖链抗原(KL－6) ········· 312

（十三）亮氨酸(Leu) ······································ 312

（十四）异亮氨酸(Ile) ····································· 312

（十五）血液酒精浓度(BAC) ································· 313

（十六）尿 5－羟色胺(5－HT) ······························ 313

（十七）尿 5－羟基吲哚乙酸(5－HIAA) ······················ 313

检测项目中文汉语拼音索引 ······························· 314

检测项目英文缩写索引 ································· 332

主要参考文献 ····································· 343

第1章 如何正确看待医学检验报告及其结果

当患者到医院就医时,医生往往会开出大量化验单,这常让许多患者难以理解,他们认为只要开几种药就行了。其实,这是认识上的一个误区。现代医学的发展已使许多疾病的病因得以明确,许多疾病有相同或相似的临床表现,医生仅凭患者的口诉常常难以作出正确的诊断。为了对症下药,查出疾病的病因就十分重要了。因此,必要的化验检查是必不可少的。举个简单的例子,一个普通的感冒症状可以是由病毒感染引起的,亦可由细菌感染引起,而两者的用药完全不同。病毒感染时你用抗生素,不但没有多少效果,还会增加未来对抗生素的耐药;细菌感染时你用抗病毒的药物,同样不合适。而此时你做一个简单的血液常规检测,病因就会一目了然。白细胞显著升高,基本为细菌感染所致;而白细胞降低或处于正常范围,基本为病毒感染所致。化验检查的目的就是为了获得与疾病诊断和治疗有关的信息,有时也是为了获得人体健康状态的信息。进行化验检查,从正面讲,是期望查出阳性结果来协助疾病诊断;但从反面讲,出现阴性结果也可以排除某种疾病。因此,化验检查实际上有双重临床意义。

化验单又叫医学检验报告单。目前,主要有两种化验单,一种是医院印制好的化验单,医生开好检验项目之后,检验结果直接填写在同一张化验单上,这在中小医院比较常见;另一种是电脑打印出来的报告单,这常与医生给患者开出的单子不同,这在大中型医院比较常见。患者需要注意,医生开出的只是检查项目申请,经检验技术人员检查后,项目申请单由检验人员存档,发出的是有具体检查结果的化验报告单。但两种化验单的基本内容是类似的,一般包括医院的名称,患者的姓名、性别、年龄,科室,门诊号或住院号,可能的诊断,标本的类别,开单医生的姓名和时间,检验人员的姓名和时间等。

化验单的主要内容为检验结果,一般包括所检验的项目名称、具体结果、正常参考范围、结果提示等。在结果提示中,如果检测结果位于正常参考范围内,往往没有任何显示;如果结果高于正常参考范围,往往以"↑"、H 或 HIGH 表示;如果结果低于正常参考范围,往往以"↓"、L 或 LOW 表示。对于阴性或阳性的结果报告方式,往往以阴性、"—"或阳性、"＋"表示。有的化验单上还注明

1

检测所用的仪器和方法,目的是告诉患者,由于不同的仪器或方法,其检测结果可能有所不同,往往由同一种仪器或同一种方法检测的结果才具有可比性。另外,目前许多大医院的化验单上往往带有 ID 号,保管好此号码对未来检测结果的查询将很有帮助。

目前,各种各样的检测项目有上千种之多,任何一项指标都只能从某一个方面、部分地反映患者的生理或病理状态,或者是患者的某个组织或器官的变化情况。正常生理情况下,随着个人所处的环境、状态不同,一些指标也不尽相同,有时变化还非常大。因此,应该正确、科学、辩证地看待化验结果。尤其重要的是,患者也应主动地告知医生最近可能有的特殊饮食、是否服用某些药物,以及某些特殊的习惯等,以便医生能作出客观、正确的诊断结果。

另外,患者也应正确看待异常结果。虽然你的结果也许超过了正常参考范围,但应正确理解正常参考范围的含义,这个范围是指 95% 的正常人的结果,仍有 5% 的正常人的结果不在此范围内。而且,每种仪器和方法都有一定的误差。对于有疑问的结果,正确的做法应该是:在相似或相同的条件下检验 2 次或 2 次以上之后再作出判断。而不要因为一次结果的高低、阴性或阳性,就背上沉重的心理负担,或给自己扣上某种疾病的帽子。

虽然化验单上一般都提供了正常参考范围,但一般都是针对成人的。儿童和老年人、成年人中的男性和女性、以及平原地区和高原地区,正常参考范围都是有所差异的,但由于化验单篇幅的有限,不同年龄和性别的正常参考范围不可能一一列出。当你的化验结果处在"异常"范围内时,你应该请临床医师帮助,结合你自身情形和所处的环境综合分析化验结果。

许多检验结果的异常变化,往往与发病时间有关,在疾病发展的不同时期,结果有所不同。例如,急性胰腺炎的患者,在腹痛 6 小时内血、尿淀粉酶的结果往往正常,随后,血淀粉酶先增加,而尿淀粉酶的增加还需要一段时间;又如,一些病毒性感染如甲型肝炎,在与相应患者接触后立即去医院检查,往往结果都是正常的,但不能排除你未被传染,因为甲型肝炎从感染到发病有 2~4 周的潜伏期。如此等等的例子还有很多,这就是我们为什么一些化验项目需要复查的原因。因此,我们对化验结果的分析要注意时效性。

化验结果除受疾病影响之外,还受到年龄、性别、地区、饮食、药物、情绪、活动与否等的影响。例如,儿童的血清碱性磷酸酶(ALP)水平明显高于成人,因为其仍处于生长期;儿童的淋巴细胞百分比和总数明显高于成人,5 岁之后才逐渐接近成人水平;女性的红细胞数和血红蛋白水平略低于男性;高原地区人群的血红蛋白水平和红细胞数显著高于平原地区;普通饮食后,血清甘油三酯、血糖、钾及谷丙转氨酶等水平明显升高,而高蛋白膳食可使血液尿素、尿酸、血氨增高,高脂肪饮食可使甘油三酯大幅度增高,高核酸饮食(如动物内脏、啤酒、海鲜、豆制品等)可导致血液尿酸明显增高;而饥饿尤其是长期饥饿可使血浆蛋白质、胆固醇、甘油三酯、载脂蛋白、尿素等降低；一些药物如抗结核药、抗肿瘤药等可使肝功能、胃肠道等指标异常；精神紧张、激动和运动可使儿茶酚胺、皮质醇、血糖、白细胞总数、中性粒细胞等增高；一些激素随生物钟而变化，如促肾上腺皮质激素、皮质醇在上午 6:00～7:00 最高，凌晨 0:00～2:00 最低，而与生殖有关的激素随女性月经周期而改变；长期饮酒者谷丙转氨酶、谷草转氨酶、γ-谷氨酰转肽酶等增高，而长期吸烟者白细胞总数、血红蛋白、碳氧血红蛋白、癌胚抗原等增高，免疫球蛋白 G 和血管紧张素转换酶（ACE）活性降低。另外，一些诊疗活动，如外科手术、输液或输血、穿刺或活检、透析、使用细胞因子等可影响检查结果；采血时间、采血部位、采血时的体位、压脉带压迫时间过长、溶血、低温保存等也会对某些检测结果造成影响。因此，对于某种疾病的确诊，患者不能简单地根据某次检验结果就对号入座，而应由临床医生综合各种检查结果及各种影响因素后作出判断。对于检验结果，患者必须学会辩证地看待。

第2章　样本采集的注意事项及其意义

　　化验检查结果的准确性与采集样本的质量密切相关。采集的样本如血、尿、粪便或其他各种体液必须能代表你身体存在的情况,检测的结果才能反映你身体的病理状态。因此,化验检查前的准备工作非常重要,必须引起重视,这样才能保证检查结果的有效性,避免不必要的重新采样或者复查以及可能的错误诊断。

　　临床上,样本采集一般有一定的时间要求。早晨空腹样本是最常用的样本,所谓空腹,是指在前一天晚饭后,不再吃食物,但可以照常饮水,到次日早上8点左右采集样本。绝大多数的血液检查样本都是抽取空腹血。这是因为:① 我们提供的各种检查项目的正常参考值,绝大多数都是抽取正常人的空腹血,经过检测后统计而确定的。为了使你的检测结果具有可比性,要尽可能在相同条件下进行比较,因为人体血液中许多成分都随时间而动态地变化着;② 人体经过一个晚上的休息,体内的成分达到相对的动态平衡,波动较小;③ 由于许多检查项目的检测过程受血液中糖、脂肪等成分的影响,而糖和脂肪等受饮食影响很大,而且,饮食后出现脂血的比率很高,这样血清或血浆就会混浊,严重干扰许多项目的检测结果,甚至得出错误的结果,导致临床医生误诊。为了保证结果的准确性,必须使用空腹血。临床上,除了急诊患者之外,一般患者或正常体检者都应该遵循此原则。另外,尿液样本绝大多数情况下要求留取晨尿,即早晨的第一次小便,这是因为晨尿比较浓缩,会大大提高病理结果的检出率。

　　除空腹样本外,临床上常用的样本就是急诊样本。也就是患者在危急状态下,为了疾病诊断和抢救生命的需要,随时采集的样本。常见的急诊项目有血液常规分析、血糖、肾功能检查项目、电解质、血气分析等。这些项目24小时都做,并且会在较短的时间内完成检查。需要注意的是,急诊血样本采集时,如果患者左臂在输注液体,应该从右臂采集血样本,或者是在输液前采集血液样本送检验科化验。

　　一些特殊的样本检测有特定的时间要求,即必须在规定的时间段内采集样本。例如,24小时尿蛋白、尿肌酐的检测,必须准确留取24小时的尿,即在开始计时时,排干净小便后,以后收集每次的小便,到24小时整时收集最后一次小便,混合所有小便送检。又如,做糖耐量试验时,需在准确时间点抽取口服一定量葡萄糖后的血液,即口服后 30 分钟、1 小时整、2 小时整、3 小时整时各抽一次血。这些特殊检查只有严格遵守时间采集样本,结果才会有意义。

采集样本时,一般要求在平静的生活状态下采集,应当避免剧烈的运动或者体育锻炼。这是因为运动时人体处于一种应急状态,通过机体的动员和调节,血液中的许多成分都会发生改变。剧烈运动,也会使尿液极度浓缩,会造成尿蛋白阳性或尿液中出现红细胞,使检测结果呈现假阳性。

采集样本前一般要求禁食 10～12 小时。在抽血前几天如暴饮暴食,或抽血前一天吃了过多的油腻食物,或抽血前一天晚上饮过多奶制品,由于被吸收的脂肪不能及时转化,会影响血脂的测定,甚至影响血液中其他物质的测定结果;大量饮酒,尤其是高度酒,会使血液化验出现异常结果;食用大量含有食用色素的食物,会影响某些化验结果的准确性。为了保证检验结果的可信性,你需严格遵循此原则。

采集样本的目的就是为了查找你身体不适的原因,以便医生对症治疗,让你及早恢复健康;或者查出你身体内可能存在的病原体,这就要求你选取合适的标本,如果是粪便标本,你应挑取有脓液、黏液或血液的部分送检;如果是痰液样本,你应先漱口,再咳出气管深部的痰液送检。采集样本的目的也许就是普通的健康普查,这便于早期发现你身体可能隐藏的"毛病"。因此,你必须正确认真地对待每一次样本的采集。

第3章　常见疾病的相关检测项目

当你发觉自己的哪个系统可能出问题的时候，你一定渴望了解你应该进行哪些检验。本章就是基于此目的而编写的。根据全身各个系统可能出现的疾病，我们列出了相关检测项目。结合书末的两个有用索引——检测项目中文汉语拼音索引和检测项目英文缩写索引，你可以很方便地查阅出相关检查项目的正常参考范围、临床意义和注意事项。

一、呼吸系统疾病

疾病名称	相关检测项目
急性上呼吸道感染	血液常规检验
流行性感冒	血液常规检验
慢性支气管炎	血液常规检验、痰液检查、痰液细菌培养
支气管哮喘	血液嗜酸性粒细胞计数、血清免疫球蛋白 E（IgE）检查、血气分析、痰液检查、常见过敏原检测
肺结核	痰液抗酸染色、痰液细菌培养、血沉、胸腔积液检查
肺脓肿	血液细菌培养、痰液检查、痰液细菌培养
恶性胸腔积液	胸腔积液检查、血清肿瘤标志物检测
乳糜胸	胸腔积液检查、脂蛋白电泳
肺炎	血液常规检验、血液培养、痰液细菌培养、痰液检查、血气分析、外-斐反应、肺炎支原体抗体检测
肺癌	肿瘤标志物检测
肺血吸虫病	痰液检查找血吸虫卵、粪便检查找血吸虫卵
慢性呼吸衰竭	血气分析
成人呼吸窘迫综合征	血气分析、血清乳酸测定、血清丙酮酸测定
慢性肺源性心脏病	血液流变学检验、血气分析、血液常规分析

二、消化系统疾病

疾病名称	相关检测项目
肝硬化	肝功能检验、病毒性肝炎标志物检验、尿液常规检验、血液常规分析、凝血因子检验、血浆某些蛋白质和酶类检验
原发性肝癌	甲胎蛋白检测、肝功能检验、病毒性肝炎标志物检验、血液常规分析
急性胰腺炎	血液淀粉酶、尿液淀粉酶、血钙、肝功能检验、血液常规分析
胃癌	粪便隐血检验、肿瘤标志物检测、胃液检查
胆道蛔虫病	粪便检验找虫卵、十二指肠引流液显微镜检查
十二指肠溃疡	血液常规分析、粪便隐血检验
肠炎	血液常规分析、粪便检验、粪便细菌培养
直肠癌	血液常规分析、粪便检验、肿瘤标志物检测

三、心血管系统疾病

疾病名称	相关检测项目
高脂蛋白血症	血脂和脂蛋白分析、血液流变学检验
感染性心内膜炎	血液或骨髓细菌培养、血沉检测、类风湿因子检测
病毒性心肌炎	肝功能检验、血浆某些酶类检测、病原体抗体检测
风湿热	血清抗链球菌 A 溶血素"O"检测、血沉检验、血浆某些蛋白检验、自身抗体检测、体液免疫检测、咽拭子细菌培养
心肌梗死	心脏和肌肉疾病相关检查、血浆某些蛋白和酶类检测、血脂分析

四、血液系统疾病

疾病名称	相关检测项目
缺铁性贫血	血清铁和总铁结合力检测、血清铁蛋白和转铁蛋白检测、骨髓细胞学检查、血液常规分析、贫血检验、铁粒染色
巨幼红细胞性贫血	骨髓细胞学检查、血液常规分析、血清维生素 B_{12} 和叶酸检测
再生障碍性贫血	血液常规分析、骨髓细胞学检查、酸溶血试验
溶血性贫血	肝功能检验、尿液生化检验、骨髓细胞学检查、红细胞脆性试验

疾病名称	相关检测项目
自身免疫性溶血性贫血	抗人球蛋白试验、自身抗体检测
阵发性睡眠性血红蛋白尿症	肝功能检验、尿液生化检验、酸溶血试验
卟啉病	尿卟啉、卟胆原检测
白细胞减少症或粒细胞缺乏症	血液常规分析、骨髓细胞学检查、自身抗体检测
白血病	血液常规分析、骨髓细胞学检查、骨髓细胞化学染色检查
原发性血小板性紫癜	血液常规分析、骨髓细胞学检查、抗血小板抗体检测
血栓性血小板减少性紫癜	血液常规分析、出血和血栓性疾病检验、骨髓细胞学检查
血小板增多症	血液常规分析、骨髓细胞学检查、血小板功能检测
淋巴瘤	免疫球蛋白检测、血液常规分析、骨髓细胞学检查
多发性骨髓瘤	血液常规分析、血沉检测、免疫球蛋白检测、血清蛋白电泳、尿液特殊生化检查、骨髓细胞学检查
原发性骨髓纤维化	血液常规分析、骨髓细胞学检查
恶性组织细胞病	血液常规分析、骨髓细胞学检查
弥散性血管内凝血	血液常规分析、血小板功能检验、凝血因子检验、纤维蛋白溶解系统检测、血浆某些蛋白的检测
血友病	血液常规分析、凝血因子检验

五、泌尿系统疾病

疾病名称	相关检测项目
急性肾小球肾炎	尿液常规检验、抗链球菌A溶血素"O"检测、肾功能检验、尿液生化检验
慢性肾炎	尿液常规检验、尿液生化检验、肾功能检验
类脂质肾病	尿液常规检验、血沉、血脂分析、血清蛋白分析
慢性肾功能不全	尿液常规分析、尿液生化检验、电解质检验、血气分析
肾盂肾炎	尿液常规分析、肾功能检验、尿液细菌培养

疾病名称	相关检测项目
IgA 肾病	尿液常规分析、肾功能检验、免疫球蛋白 A 检测
肾小管性酸中毒	电解质检验、尿液生化检验、尿液常规检验
肾结核	尿液常规分析、尿液特殊检查(找抗酸杆菌)、血沉、尿液细菌培养
肾结石或输尿管结石	尿液常规分析、血液常规分析
尿路感染	尿液常规分析、中段尿培养、血液常规分析

六、内分泌系统疾病

疾病名称	相关检测项目
甲状腺功能亢进	甲状腺功能检查、脑垂体功能检查
甲状腺功能减退症	甲状腺功能检查、脑垂体功能检查
单纯性甲状腺肿	甲状腺功能检查、脑垂体功能检查、血脂分析
亚急性甲状腺炎	甲状腺功能检查、血沉、血清蛋白电泳、抗甲状腺球蛋白抗体、抗甲状腺微粒体抗体
皮质醇增多症	肾上腺功能检查、电解质分析、糖尿病相关检查
原发性醛固酮增多症	肾上腺功能检查、电解质分析、血气分析、糖尿病相关检查、尿液常规分析、尿液生化检查
嗜铬细胞瘤	激素和内分泌功能检查、糖尿病相关检查
慢性肾上腺皮质功能减退症	肾上腺功能检查、电解质分析、脑垂体功能检查
甲状旁腺功能亢进症	甲状旁腺功能检查、电解质分析、血浆蛋白分析、血气分析
巨人症和肢端肥大症	脑垂体功能检查、电解质分析、血脂分析、糖尿病相关检查
侏儒症	脑垂体功能检查、糖尿病相关检查、甲状腺功能检查、性腺激素检查

七、传染性疾病

疾病名称	相关检测项目
病毒性肝炎	肝功能检验、病毒性肝炎标志物检验、甲胎蛋白检测、免疫球蛋白检测、血浆某些蛋白或酶的检测、细胞免疫功能检测、血液常规分析、尿液检验
流行性脑脊髓膜炎	脑脊液常规、生化及特殊检查、脑脊液细菌培养
流行性乙型脑炎	脑脊液常规、生化检查
伤寒与副伤寒	粪便细菌培养、肥达氏反应、血液常规分析
细菌性痢疾	粪便细菌培养、粪便常规检验
阿米巴痢疾	粪便常规检验、粪便特殊检查
血吸虫病	粪便虫卵检查
猩红热	咽拭子细菌培养、嗜酸性细胞计数
疟疾	血液疟原虫检查、肝功能检验
白喉	咽拭子细菌培养
霍乱	粪便常规检验、粪便细菌培养
脊髓灰质炎	脑脊液常规及生化检查
艾滋病	细胞免疫功能测定、抗人类免疫缺陷病毒抗体检测、人类免疫缺陷病毒 RNA 检测
单纯疱疹	单纯疱疹病毒血清抗体检测、单纯疱疹病毒 DNA 检测
百日咳	痰液细菌培养、血液常规分析、血沉
传染性单核细胞增多症	血液常规分析、骨髓细胞学检验、嗜异性抗体检测、血清 EB 病毒抗体检测、EB 病毒 DNA 检测、冷凝集试验
流行性出血热	血液常规分析、尿液检验、流行性出血热病毒或汉坦病毒 DNA 检测、汉坦病毒抗体检测
炭疽病	分泌物细菌培养
肺吸虫病	痰液检验
弓形体病	血清抗弓形虫抗体检测、弓形虫 DNA 检测

八、妇产科疾病

疾病名称	相关检测项目
流产	性腺激素检测、脑垂体功能检查、血或尿绒毛膜促性腺激素检测、血液常规分析
妊娠期高血压综合征	尿液常规分析、血液常规分析、凝血因子检验、电解质分析、性腺激素分析
卵巢肿瘤	肿瘤标志物检测、性腺激素分析
闭经	阴道分泌物检验、性腺激素分析、垂体激素检查
宫外孕	尿绒毛膜促性腺激素检测、血液常规分析
不孕症	性腺激素检查、阴道分泌物检验、自身抗体检测
更年期综合征	脑垂体激素检查、性腺激素分析、阴道分泌物检验、血脂分析
多囊卵巢综合征	脑垂体激素检查、性腺激素分析
阴道炎	阴道分泌物检验

九、皮肤科疾病

疾病名称	相关检测项目
淋病	尿道或阴道分泌物找革兰阴性双球菌、淋球菌抗体检测、淋病双球菌 DNA 检测
梅毒	血清不加热反应素试验、梅毒螺旋体检查、快速血浆反应素环状卡片试验、梅毒螺旋体 DNA 检测

十、儿科疾病

疾病名称	相关检测项目
新生儿溶血病	肝功能检验、尿液生化检验、血型鉴定
婴儿腹泻	轮状病毒 RNA 检测、粪便检验、粪便细菌培养
营养性巨幼红细胞性贫血	血液常规分析、骨髓细胞学检查、血清维生素 B_{12} 和叶酸检测
遗传性球形红细胞增多症	血液常规分析、骨髓细胞学检查、红细胞脆性试验、肝功能检验

十一、代谢系统疾病

疾病名称	相关检测项目
糖尿病	尿液生化分析、糖尿病相关检查、血液流变学检验、尿液常规分析
糖尿病酮症酸中毒	尿液生化分析、糖尿病相关检查、血气分析、电解质分析、肾功能检验
高渗性非酮症糖尿病昏迷	糖尿病相关检查、电解质分析、血气分析
水中毒	血液常规分析、电解质分析
酸碱平衡失调	血气分析、电解质分析
系统性红斑狼疮	系统性红斑狼疮细胞检查、血沉、自身抗体检测、补体分析
硬皮病	自身抗体检测
皮肌炎和多肌炎	自身抗体检测、肝功能检验、心脏和肌肉疾病相关检查、血浆某些酶类检测
免疫缺陷病	血液常规分析、细胞免疫功能分析、免疫球蛋白检测、补体检测
痛风	肾功能检验
类风湿性关节炎	血沉、类风湿因子检验、自身抗体检测、血清蛋白电泳
苯丙酮尿症	尿液特殊生化检测

十二、男科疾病

疾病名称	相关检测项目
不育症	精液常规检验、精浆生化检验、精子功能检验
前列腺炎	前列腺液检验、精浆生化检验
精囊炎	精液常规分析、精浆生化检验
附睾炎	精液常规分析、精浆生化检验

第4章 血液常规检验

血液是由血细胞和血浆组成的红色黏稠混悬液,血液通过循环系统与全身各组织器官密切联系,参与机体呼吸、运输、防御、调节体液渗透液和酸碱平衡等各项生理活动,维持机体正常新陈代谢和内外环境的平衡。在病理情况下,造血系统的各种疾患,除直接累及血液外,常会影响全身组织器官,反之,各组织器官的病变也可直接或间接地引起血液发生相应的变化。因此,血液检验不仅是诊断各种血液病的主要依据,对其他系统疾病的诊断和鉴别也可提供许多信息,是临床医学检验中最常用、最重要的基本内容,也是健康普查的重要项目之一。

血液常规检验是对血液中红细胞、白细胞和血小板的数量和质量进行的化验检查。血液常规检验包括三部分内容:白细胞计数和分类,主要用于感染性疾病的筛查和疗效观察;红细胞、血红蛋白及其相关参数,主要用于贫血的诊断和鉴别诊断;血小板计数及其相关参数,主要用于出血性疾病的诊断和监测。进行血液常规检验不仅仅是为了诊断疾病,更多的是为了与其他疾病鉴别,以及观察病情变化,因此,常需要连续化验检查。

一、红细胞检查

检验项目及正常参考值	临床意义及注意事项
红细胞(RBC)计数: 男:$(4\sim5.5)\times10^{12}/L$ 女:$(3.5\sim5.0)\times10^{12}/L$ 新生儿:$(6\sim7)\times10^{12}/L$	**降低:**最常见于各种贫血,如营养不良(维生素 B_{12}、叶酸、铁等缺乏)、消化性溃疡、痔疮、十二指肠钩虫病、输血不合溶血反应、蚕豆病、遗传性球形红细胞增多症、慢性肾功能衰竭、原发性再生障碍性贫血等,也可见于某些药物的使用,如异烟肼、硫唑嘌呤、乙醇等引起的造血原料不足,或抗肿瘤药物、磺胺类药物、保泰松、有机砷、马利兰等对骨髓的抑制。另外,放射照射也可抑制骨髓造血,引起贫血。红细胞数降低也可见于脾功能亢进、大量失血、肝硬化腹水、尿毒症、癌症骨髓转移、慢性炎症、结缔组织病、内分泌病等。还可继发于某些疾病,如类风湿性关节炎、血友病、甲状腺功能亢进、慢性肾功能不全等。 **增多:**可见于原发性红细胞增多性疾病如真性红细胞增多症、良性家族性红细胞增多症等,也可见于继发性红细胞增多性疾病,如各种先天性心血管疾病(如房室间隔缺损、法洛

13

检验项目及正常参考值	临床意义及注意事项
	四联症)、肺疾病(如肺气肿、肺源性心脏病、肺纤维化、矽肺等)、异常血红蛋白病、肾上腺皮质功能亢进等。另外,肾上腺素、糖皮质激素、雄激素、大量失水(如连续呕吐、出汗过多、大面积烧伤等)等也可引起红细胞增多。 注意事项:RBC 数量的高低受年龄、性别、精神因素、运动、妊娠等的影响。初生儿的红细胞明显增高,随着年龄增大而逐渐降低,男性儿童 6～7 岁时最低,到 25～30 岁时达高峰,30 岁后有逐渐下降趋势;女性儿童 13～15 岁时达高峰,而后受月经、内分泌等因素影响逐渐下降,到 21～35 岁维持最低水平后又逐渐增高至与男性水平相近。感情冲动、兴奋、恐惧、冷水浴刺激等均可使肾上腺素增多,导致红细胞暂时增加;剧烈体力运动和劳动时需氧量增加,红细胞亦可增加;高山地区的居民和登山运动员由于缺氧,红细胞可代偿性地增加;长期或多次鲜血者,红细胞也可代偿性增高;而妊娠中后期的孕妇由于血浆容量增加、6 个月至 2 岁的婴幼儿由于生长迅速而致造血原料相对不足,某些老年人造血功能减退都可以导致红细胞减少。另外,RBC 在一天内不同的时间存在着波动,上午 7:00 时出现高峰,随后下降。 检测 RBC 时,常采集手指末梢血或静脉血,正常情况下,由于静脉血的流速比末梢血快,静脉血的结果一般比末梢血高 10%～15%。采集末梢血时应避免用力挤压,以免挤出大量组织液,从而稀释血液使结果偏低。目前,一般倾向于采集静脉血检测,结果更加可靠、准确。 贫血有许多类型,要区分不同类型,一般情况下需同时检测红细胞计数、血红蛋白含量以及血细胞比容。正常情况下,红细胞与血红蛋白之间成正比关系,但在有些患者,这两者并不成比例。
血红蛋白(Hb): 　男:120～160 g/L 　女:110～150 g/L 　新生儿:170～200 g/L	升高:常见于真性红细胞增多症、代偿性红细胞增多症(如先天性青紫性心脏病、慢性肺心病、脱水等)。 降低:常见于各种贫血、白血病、产后、手术后、大量失血、脾功能亢进等。也可见于肝硬化腹水、严重营养不良、尿毒症、癌症骨髓转移、慢性炎症、结缔组织病、内分泌病等。 注意事项:血红蛋白升高和降低的临床意义与红细胞升高和降低的意义相同,请参见"红细胞(RBC)计数"。但对贫血程度的判断上血红蛋白测定优于红细胞计数。 血红蛋白测定结果与红细胞计数结果不一致常见于大细胞性贫血或小细胞低色素性贫血。大细胞性贫血时,血红蛋白浓度相对偏高而红细胞数降低;小细胞低色素性贫血时,血红蛋白浓度低于正常,而红细胞计数却可正常。测定血红

续表

检验项目及正常参考值	临床意义及注意事项
	蛋白时,常用手指采血和静脉采血。手指采血时应避免用力挤压,以免流入大量组织液,使血液稀释,致结果偏低,而且血液容易凝固;静脉采血时,用止血带时间不宜过长,最好不超过半分钟,否则易致血液浓缩,结果偏高。患者应结合当时的抽血情况正确看待结果。
红细胞形态: 　　双凹圆盘形,细胞大小相似,直径 6~9.5 μm(平均 7.2 μm),淡粉红色,中央 1/3 为淡染区,胞质内无异常结构	小红细胞:见于缺铁性贫血、珠蛋白生成障碍性贫血、遗传性球形红细胞增多症。后者常可见中心淡染区消失。 大红细胞:常见于巨幼细胞性贫血,也可见于溶血性贫血、恶性贫血等。 巨红细胞:最常见于叶酸及维生素 B_{12} 缺乏所致的巨幼细胞性贫血。如同时存在分叶过多的中性粒细胞则更有助于诊断。 红细胞大小不均:常见于严重的增生性贫血,巨幼细胞性贫血时尤为明显。 正常色素性:见于正常人,亦可见于急性失血、再生障碍性贫血和白血病等。 低色素性:常见于缺铁性贫血、珠蛋白生成障碍性贫血、铁粒幼细胞性贫血、某些血红蛋白病。 高色素性:最常见于巨幼细胞性贫血。 多色性:多见于溶血性或急性失血性贫血。 细胞着色不一:多见于铁粒幼红细胞性贫血。 球形红细胞:主要见于遗传性和获得性球形红细胞增多症(如自身免疫溶血性贫血或烧伤等),偶尔见于小儿,但无临床意义。 椭圆形红细胞:见于遗传性椭圆形细胞增多症、大细胞性贫血,偶见于缺铁性贫血、骨髓纤维化、巨幼细胞性贫血、镰形细胞性贫血。正常人血液中约占 1%,但不超过 15%。 靶形红细胞:常见于各种低色素性贫血,尤于珠蛋白生成障碍性贫血、血红蛋白 C 病,也见于阻塞性黄疸、脾切除后状态。 口形红细胞:常见于口形红细胞增多症、小儿消化系统疾患引起的贫血,也可见于酒精中毒、某些溶血性贫血及肝病患者等。正常人偶见($<4\%$)。 镰形红细胞:常见于镰状细胞贫血。 棘形红细胞:多见于遗传性或获得性 β-脂蛋白缺乏症,也可见于脾切除后、酒精中毒性肝脏疾病、尿毒症等。 新月形红细胞:见于某些溶血性贫血,如阵发性睡眠性血红蛋白尿症。 泪滴形红细胞:多见于贫血、骨髓纤维化,偶见于正常人。

检验项目及正常参考值	临床意义及注意事项
	裂红细胞:见于弥散性血管内凝血、微血管病性溶血性贫血、重型珠蛋白生成障碍性贫血、巨幼细胞性贫血、严重烧伤等。正常人低于2%。
	红细胞形态不整:多见于某些感染或严重贫血,最常见于巨幼细胞性贫血。
	有核红细胞:常见于溶血性贫血(如新生儿溶血性贫血、自身免疫性溶血性贫血、巨幼细胞性贫血等)、造血系统恶性疾患或骨髓转移性肿瘤(如各种急、慢性白血病及红白血病)、慢性骨髓增生性疾病(如骨髓纤维化)、脾切除后等。
	嗜碱性点彩红细胞:见于重金属中毒(如铅中毒)、各类贫血等。
	豪焦小体(Howell-Jolly小体):最常见于巨幼细胞性贫血,也可见于脾切除术后、无脾症、脾萎缩、脾功能低下、红白血病和某些贫血等。
	卡波环(Cabot ring):可见于白血病、巨细胞性贫血、增生性贫血、铅中毒或脾切除后。常与豪焦小体同时存在。
	红细胞内有寄生虫:当患者感染疟原虫、微丝蚴、杜利什曼原虫等时,可见红细胞内有相应的病原体。
	注意事项:红细胞形态学检查应与血红蛋白测定、红细胞计数结果相结合,才能对贫血的诊断和鉴别诊断有重要的临床价值。
红细胞压积或红细胞比容(HCT): 男:0.40～0.54 女:0.37～0.47 新生儿:0.47～0.67	增高:见于真性红细胞增多症和继发性红细胞增多症,以及各种原因引起的血液浓缩,如大面积烧伤、大量呕吐、大手术后、腹泻、失血等。也可见于剧烈运动或情绪激动的正常人。 降低:见于各类贫血。也可见于正常孕妇,以及应用干扰素、青霉素、吲哚美辛、维生素A等药物时。 注意事项:由于贫血种类不同,红细胞压积降低的程度并不与红细胞计数值完全一致。 红细胞压积是形成血液黏度的重要因素,高血压患者红细胞压积增高,可直接影响收缩压和舒张压。红细胞压积可直接影响全血黏度、血液凝固过程、血液流变性等,故有助于判断某些疾病的发生、发展及转化过程,以及临床疗效观察等。
红细胞平均体积(MCV): 80～100 μm^3(fl)	增高:常见于大红细胞性贫血如巨幼红细胞性贫血。 降低:常见于单纯小细胞性贫血、小细胞低色素性贫血(如缺铁性贫血,其常见于慢性痔疮出血、胃十二指肠溃疡、十二指肠钩虫病、月经过多等;铁幼粒细胞贫血)等。 注意事项:如果标本溶血,结果会偏低。 红细胞平均体积、红细胞平均血红蛋白含量、红细胞平均血

续表

检验项目及正常参考值	临床意义及注意事项
	红蛋白浓度三者统称为红细胞平均指数,三者应结合起来考虑,从而作为贫血类型的鉴别依据(其余两项指标见下面)。但需注意,即使这三项指标都在正常范围内,也不能排除没有贫血。急性失血、急性溶血性贫血、再生障碍性贫血、球形红细胞增多症、脾功能亢进或一些恶性肿瘤患者的贫血,这三项指标都在正常参考值范围内。
红细胞平均血红蛋白含量 (MCH): 27~31 pg	**增高**:常见于大细胞性贫血(如维生素 B_{12} 和叶酸缺乏引起的贫血、恶性贫血、胃癌或慢性萎缩性胃炎引起的贫血、严重的十二指肠钩虫病引起的贫血等)。 **降低**:常见于单纯小细胞性贫血、小细胞低色素性贫血。
红细胞平均血红蛋白浓度 (MCHC): 320~360 g/L	**降低**:常见于小细胞低色素性贫血,如缺铁性贫血、慢性失血性贫血等。
红细胞体积分布宽度 (RDW): 11.5%~14.5%	**增高**:见于缺铁性贫血、β-珠蛋白生成障碍性贫血(非轻型)、HbH 病、混合型营养缺乏性贫血、部分早期铁缺乏、血红蛋白病性贫血、骨髓纤维化、铁粒幼细胞贫血、巨幼细胞贫血、某些肝病性贫血等。 **注意事项**:RDW 比红细胞形态的观察更客观、准确,但单独 RDW 不足以鉴别诊断贫血,要与 MCV 结合起来分析。缺铁性贫血和轻型地中海贫血的 MCV 均降低。但缺铁性贫血时 RDW 升高,而轻型地中海贫血患者 RDW 正常。RDW 还可用于缺铁性贫血的诊断和疗效观察:RDW 可作为早期缺铁的重要指标,当给予铁剂治疗有效时,RDW 将较给药前增大,以后逐渐下降至正常水平。
网织红细胞计数(Ret): 成人:0.005~0.015 新生儿:0.02~0.06	**增多**:常见于溶血性贫血、失血性贫血、放射治疗和化学治疗后、红系无效造血时。也可见于妇女月经后及妊娠期。 **减少**:见于再生障碍性贫血、溶血性贫血再障危象时、阵发性睡眠性血红蛋白尿症、急慢性中毒、铅中毒、肾脏疾病、内分泌疾病及多次输血后等。 **注意事项**:网织红细胞计数可用于观察贫血疗效。例如,缺铁性贫血、巨幼细胞性贫血治疗过程中,如果网织红细胞增高,表明治疗有效;如果网织红细胞不增高,则表明治疗无效,需进一步检查。网织红细胞也可用于骨髓移植后监测骨髓造血恢复,如果骨髓移植后第 21 天,网织红细胞大于 $15×10^9/L$,常表示无移植并发症;若网织红细胞小于 $15×10^9/L$,且伴中性粒细胞和血小板增高,可能为骨髓移植失败。

检验项目及正常参考值	临床意义及注意事项
	网织红细胞计数也可用流式细胞仪检测,其中一些参数指标的临床意义如下:高荧光强度网织红细胞(HFR)和低荧光强度网织红细胞(LFR)可作为鉴别诊断指标,例如,溶血性贫血时,网织红细胞计数和 HFR、LFR 明显增高,而肾性贫血时,HFR 增高,LFR 降低,网织红细胞不增高;未成熟的网织红细胞比率(IRF)增高见于骨髓移植后造血恢复的早期;网织红细胞成熟指数(RMI)增高见于溶血性贫血、特发性血小板减少性紫癜、慢性淋巴细胞白血病、急性白血病、真性红细胞增多症、再生障碍性贫血和多发性骨髓瘤,但特发性血小板减少性紫癜患者的网织红细胞绝对值正常。RMI 降低通常与骨髓衰竭或无效造血有关,如巨幼细胞性贫血。
网织红细胞成熟度(IRF): 0.2~0.4 MI	增高:见于溶血性贫血、失血、慢性阻塞性肺疾病的隐匿性缺氧、急性心梗、肝硬化、慢性肾炎等。 降低:见于骨髓增生不良、造血营养缺乏、骨髓浸润性贫血等。 注意事项:IRF 为不成熟网织红细胞占所有网织红细胞的比例。在血细胞分析中,不成熟网织红细胞为中荧光强度网织红细胞(MFR)与高荧光强度网织红细胞(HFR)之和,其代表有更多 RNA。IRF 可更好地反映骨髓红系造血功能,可用于肿瘤放、化疗过程中骨髓造血功能的监测,可作为早期评价肿瘤患者放、化疗后骨髓抑制和恢复的较敏感指标,早于网织红细胞和白细胞的变化;IRF 亦是骨髓移植后造血功能恢复的较敏感指标,早于白细胞、血小板、网织红细胞和中性粒细胞计数等;IRF 亦可反映透析患者贫血改善程度,可作为透析治疗监测指标。
平均网织红细胞体积(MRV): 100~125 fl	增高:见于巨幼细胞性贫血、肝硬化、慢性肾炎、自身免疫性溶血性贫血(AIHA)、6-磷酸葡萄糖脱氢酶缺陷性贫血等。 降低:见于非贫血性地中海贫血、地中海贫血、遗传性球形红细胞增多症等。 注意事项:MRV 为所有网织红细胞体积的平均值。
血沉或红细胞沉降率(ESR): 男:0~15 mm/h 女:0~20 mm/h	增高:常见于急性细菌性炎症、以及慢性炎症如结核病、风湿热、结缔组织病等的活动期。也可见于恶性肿瘤、高球蛋白血症(多由系统性红斑狼疮、多发性骨髓瘤、巨球蛋白血症、恶性淋巴瘤、亚急性感染性心内膜炎、肝硬化、慢性肾炎等引起)、贫血(遗传性红细胞增多症和镰形细胞性贫血等除外)、组织严重破坏(如较大范围的组织损伤或手术创伤、心肌梗死等)、重金属中毒、高胆固醇血症(多由动脉粥样硬化、糖尿病、肾病综合征、黏液性水肿、原发性家族性高胆固

续表

检验项目及正常参考值	临床意义及注意事项
	醇血症等引起)等。 降低:一般临床意义较小。主要见于红细胞明显增多、纤维蛋白原含量严重减低时,如真性或相对性红细胞增多症、DIC消耗性低凝血期、继发性纤溶期等。这常需要结合以往的检查结果动态分析后作出判断。 注意事项:感染是 ESR 增高最常见的原因。ESR 测定可以动态观察患者的病情变化,为疾病是否活动的监测指标。 患者应尽可能空腹抽血,避免脂血影响检测结果。 另外,妇女月经期、妊娠期、幼儿和老年人血沉可加快。 血沉亦可用于鉴别心肌梗死与心绞痛、胃癌与胃溃疡、盆腔炎性包块与无并发症卵巢囊肿,前者血沉明显增加,而后者正常或轻度增加。
嗜碱性点彩红细胞计数: 　百分比:$<3 \times 10^{-4}$ 　绝对值:$< 300/10^6$ 红细胞	增高:主要见于铅、汞、银、铋等金属中毒及硝基苯、苯胺等中毒,以及各类贫血(如溶血性贫血、巨幼细胞性贫血、恶性贫血等)、白血病、恶性肿瘤等。

二、白细胞检查

检查项目及正常参考值	临床意义及注意事项
白细胞(WBC)计数: 　成人:$(4.0 \sim 10.0) \times 10^9/L$ 　儿童:$(5.0 \sim 12.0) \times 10^9/L$ 　新生儿:$(15.0 \sim 20.0) \times 10^9/L$	增加:常见于急性细菌性感染和化脓性炎症、尿毒症、严重组织损伤、传染病、严重烧伤、单核细胞增多症、传染性淋巴细胞增多症、手术创伤后、急性出血或溶血、白血病、恶性肿瘤、心肌梗死、肾移植术后排斥等。 减少:常见于病毒感染(如流感),伤寒,副伤寒,自身免疫性疾病(如系统性红斑狼疮等),黑热病,再生障碍性贫血,疟疾,极度严重感染,肿瘤化疗后,放射线及镭照射后,非白血病性脾功能亢进,化学物质如铅、苯等中毒,长期服用氯霉素等。 注意事项:白细胞异常时,患者经治疗后要复查。另外,新生儿、妇女妊娠期、分娩期、月经期、饭后、剧烈运动后、暴热、严寒及极度恐惧等情况下,白细胞亦可增加。正常人在安静和休息时白细胞数较低,活动或进食后较高;早晨较低,下午较高,一日之间最高值和最低值之间可相差1倍,故不同日期复查时应选择在相同的时间段内,如都在上午或下午。

检查项目及正常参考值	临床意义及注意事项
白细胞分类计数(DC)： 　中性粒细胞(GRAN)百分比：$0.5\sim0.7$ 或 $50\%\sim70\%$ 　淋巴细胞(LYM)百分比：$0.2\sim0.4$ 或 $20\%\sim40\%$ 　中间细胞(MID)或单核细胞百分比：$0.03\sim0.08$ 或 $3\%\sim8\%$ 　嗜酸性粒细胞(E)百分比：$0.005\sim0.05$ 或 $0.5\%\sim5\%$ 　嗜碱性粒细胞(B)百分比：$0\sim0.01$ 或 $0\sim1\%$ 　中性粒细胞绝对值：$(2.0\sim7.0)\times10^9$/L 　淋巴细胞绝对值：$(0.8\sim4.0)\times10^9$/L 　中间细胞或单核细胞绝对值：$(0.12\sim0.8)\times10^9$/L	中性粒细胞增多：常见于急性感染或炎症(如急性化脓性胆囊炎、急性胰腺炎、肠缺血或坏死破裂、局限性的轻度感染等)、广泛组织损伤或坏死(如严重外伤、手术创伤、大面积烧伤、冻伤以及血管栓塞如心肌梗死和肺梗死)、急性溶血、急性失血、急性中毒(如汞、铅、安眠药、昆虫毒、蛇毒及植物毒素等的外源性中毒，以及尿毒症、糖尿病酮症酸中毒、子痫、内分泌疾病危象等内源性中毒)、恶性肿瘤、粒细胞性白血病、类白血病反应、骨髓增殖性疾病(如真性红细胞增多症、原发性血小板增多症和骨髓纤维化症)等，也可见于类风湿性关节炎、自身免疫性溶血性贫血、痛风、严重缺氧、应用皮质激素、肾上腺素及氯化锂等。 中性粒细胞减少：主要见于伤寒、副伤寒、疟疾、流感、布氏杆菌病、麻疹、抗癌药物化疗、化学药物中毒、X线及镭照射、再生障碍性贫血、粒细胞缺乏症、白细胞减少性白血病、自身免疫性疾病(如系统性红斑狼疮等)、重度感染、脾功能亢进(如门脉性肝硬化、班替综合征等)、过敏性休克、长期服用氯霉素等。 核左移：即外周血中性粒细胞杆状核大于 5% 或出现晚幼粒、中幼粒或早幼粒等幼稚细胞。分为再生性左移和退行性左移。再生性左移常见于感染(尤其是化脓性感染)、急性中毒、急性溶血、急性失血等，中度左移提示有严重感染，重度左移常见于粒细胞白血病或中性粒细胞型类白血病反应。退行性左移常见于再生障碍性贫血、粒细胞减低症、严重感染(如伤寒、败血症)等。 核右移：即外周血 5 叶核以上的中性粒细胞大于 3%。主要见于营养性巨幼细胞性贫血、恶性贫血、应用抗代谢药物如阿糖胞苷或 6-巯基嘌呤等之后、炎症恢复期等。在疾病进行期突然出现核右移，常提示预后不良。 嗜酸性粒细胞增多：常见于寄生虫感染、过敏性疾病、某些皮肤病、某些白血病、手术后、烧伤及药物过敏等。亦参见"嗜酸性粒细胞计数"。 嗜酸性粒细胞减少：主要见于伤寒、副伤寒及使用肾上腺皮质激素后等。亦参见"嗜酸性粒细胞计数"。 嗜碱性粒细胞增多：常见于过敏性或炎症性疾病(如荨麻疹、溃疡性结肠炎等)、骨髓增生性疾病(如真性红细胞增多症、原发性纤维化、慢性粒细胞白血病等)、嗜碱性粒细胞白血病、霍奇金病、癌转移、铅中毒等。 嗜碱性粒细胞减少：一般无临床意义。 淋巴细胞增多：常见于病毒性感染(如风疹、麻疹、腮腺炎、

检查项目及正常参考值	临床意义及注意事项
	传染性淋巴细胞增多症、传染性单核细胞增多症、传染性肝炎等)、某些细菌感染(如百日咳、结核、梅毒、鼠疫等)、白血病(如急、慢性淋巴细胞性白血病,白血性淋巴肉瘤)、肾移植术后等。另外,再生障碍性贫血、粒细胞缺乏症时,由于中性粒细胞显著降低,淋巴细胞可相对增多。 淋巴细胞减少:多见于传染病急性期、放射病、细胞免疫缺陷病、严重化脓性感染、应用肾上腺皮质激素或促肾上腺皮质激素等。 单核细胞增多:常见于某些感染(如亚急性感染性心内膜炎、疟疾、黑热病等)、急性感染的恢复期、活动性肺结核(如严重的浸润性和粟粒性结核)、某些白血病(如粒细胞缺乏症的恢复期、恶性组织细胞病、淋巴瘤、单核细胞白血病、骨髓增生异常综合征)等。 单核细胞减少:临床意义不大。 注意事项:白细胞分类结果异常时,患者要注意复查。正常情况下,白细胞分类随年龄而变化,新生儿的中性粒细胞占绝对优势,以后淋巴细胞渐渐增多,可达 70%,到 2～3 岁后,淋巴细胞逐渐减低,到 4～5 岁时淋巴细胞和中性粒细胞基本相等,随后淋巴细胞又逐渐减低,至青春期与成人基本相同。
嗜酸性粒细胞计数: 　(0.05～0.5)×10^9/L	增多:最常见于寄生虫病(如肠道钩虫感染、肠外血吸虫、华支睾吸虫、肺吸虫、丝虫、包虫等感染)、变态反应性疾病(如支气管哮喘、坏死性血管炎、药物过敏反应、荨麻疹、血管神经性水肿、血清病、异体蛋白过敏、枯草热等)、皮肤病(如湿疹、剥脱性皮炎、天疱疮、银屑病等)、血液病(如慢性粒细胞白血病、真性红细胞增多症、多发性骨髓瘤、脾切除术后、霍奇金病等)、某些恶性肿瘤(如肺癌等)、某些传染病(如猩红热急性期)、风湿性疾病、脑垂体前叶功能减低症、肾上腺皮质功能减低症、过敏性间质性肾炎等。 减少:临床意义较小。见于长期应用肾上腺皮质激素后、某些急性传染病(如伤寒极期,如果嗜酸性粒细胞持续减低,甚至完全消失,提示病情严重)等。 注意事项:正常人嗜酸性粒细胞浓度白天低夜间高;上午波动大,下午较恒定,差异可达 30 倍之多。因此,宜在早晨 8 时测定嗜酸性粒细胞基础水平。 嗜酸性粒细胞计数也可用于观察手术和烧伤患者的预后。大面积烧伤患者,数小时后嗜酸性粒细胞完全消失,且持续时间较长。若大手术或大面积烧伤后,患者嗜酸性

检查项目及正常参考值	临床意义及注意事项
	粒细胞不减低或减低很少,均表明预后不良。另外,嗜酸性粒细胞计数也可用于测定肾上腺皮质功能。
白细胞形态: 　五种类型(中性粒细胞、嗜酸性粒细胞、嗜碱性粒细胞、淋巴细胞、单核细胞)的白细胞根据其大小、形态、所含颗粒、着色情况各有其特征	中性粒细胞大小不均、含有中毒颗粒或空泡、退行性变,甚至出现 Döhle 小体:常见于严重传染病、化脓性感染、中毒、恶性肿瘤、大面积烧伤等,如猩红热、白喉、肺炎、麻疹、败血症等。 巨多分叶核中性粒细胞:常见于巨幼细胞贫血、抗代谢药物治疗后。 粒细胞胞质中出现棒状小体:只出现于急性白血病,如急性粒细胞白血病、急性早幼粒细胞白血病、急性单核细胞白血病,而急性淋巴细胞白血病中缺乏,故可用于白血病细胞类型的鉴别。 粒细胞出现 Pelger-Huet 畸形:为常染色体显性遗传性疾病,一般无临床症状。也可继发于某些严重感染、白血病、骨髓增生异常综合征、肿瘤转移和某些药物(如秋水仙胺、磺基二甲基异噁唑)治疗后。 粒细胞出现 Chediak-Higashi 畸形:为常染色体隐性遗传。 粒细胞出现 Alder-Reilly 畸形:为遗传性疾病。患者常伴有脂肪软骨营养不良或遗传性黏多糖代谢障碍。 粒细胞出现 May-Hegglin 畸形:为遗传性疾病。也可见于严重感染、中毒等。 异型淋巴细胞:常见于传染性单核细胞增多症、病毒性肺炎、病毒性肝炎、肾综合征出血热等。 出现浆细胞:可见于传染性单核细胞增多症、肾综合征出血热、弓形体病、梅毒和结核病等。 出现 Mott 细胞:常见于反应性浆细胞增多症、疟疾、黑热病及多发性骨髓瘤。 出现火焰状浆细胞:可见于 IgA 型骨髓瘤。 出现 Russell 小体:见于多发性骨髓瘤、伤寒、疟疾、黑热病等。 注意事项:放射线损伤、白血病时淋巴细胞可出现异常形态改变。

三、血小板检查

检查项目及正常参考值	临床意义及注意事项
血小板(PLT)计数: 　$(100\sim300)\times10^9/L$	增多:常见于骨髓增生性疾病(如慢性粒细胞性白血病、真性红细胞增多症)、原发性血小板增多症、急性失血、急性

检查项目及正常参考值	临床意义及注意事项
	溶血、急性化脓性感染、近期外科手术(尤其是脾切除术后)等,也可见于心脏疾病、肝硬化、慢性胰腺炎、烧伤、肾功能衰竭、先兆子痫、低温等。值得注意的是,在不明原因的血小板增高标本中,约有 50％来自恶性疾病患者。 减少:常见于血小板生成障碍性疾病(如急性白血病、再生障碍性贫血)、血小板破坏过多(如原发性血小板减少症、脾功能亢进、系统性红斑狼疮)、血小板消耗增多性疾病(如弥漫性血管内凝血、血栓性血小板减少性紫癜)、巨大血小板综合征、急性放射病等。血小板减少最常见的临床表现就是出血。联合检测血小板计数和平均血小板体积,有助于分析血小板减少的原因。 注意事项:血小板计数结果异常时,患者应注意复查。正常人血小板计数随时间和生理状态而变化。午后略高于早晨;春季较冬季低;平原居民较高原居民低;月经前减低,月经后增高;妊娠中晚期增高,分娩后即减低;运动、饱餐后增高,休息后恢复。静脉血血小板计数约比手指血高 10％。
血小板比容(PCT): 　男:0.108～0.272 　女:0.114～0.282	增高:多见于慢性粒细胞性白血病早期、骨髓纤维化、脾切除等。 降低:常见于再生障碍性贫血、血小板减少症、肿瘤化疗后等。
平均血小板体积(MPV): 　6.8～13.5 fl	增大:常见于巨大血小板综合征、原发性血小板减少性紫癜、骨髓纤维化、脾切除、血栓前状态及血栓性疾病、慢性粒细胞性白血病、镰状细胞性贫血等。 减小:常见于巨幼细胞性贫血、脾功能亢进、再生障碍性贫血、肿瘤化疗后等。 注意事项:MPV 可鉴别血小板减少的原因。若是由于周围血小板破坏过多,MPV 增高;若是由于骨髓病变,MPV降低。MPV 也可作为骨髓功能恢复的早期指标,若MPV 随血小板计数持续降低,为骨髓衰竭的表现;骨髓功能恢复时,MPV 首先增高。MPV 也与血小板功能明显相关,MPV 降低时出血倾向增加。
血小板体积平均宽度(PDW): 　15.5％～18.1％	增大:多见于巨幼细胞性贫血、巨大血小板综合征、脾切除、慢性粒细胞白血病、急性非淋巴细胞白血病化疗后、血栓性疾病等。 注意事项:PDW 是反映血小板体积大小差异程度的参数。

四、血液常规检验一般项目正常参考范围汇总表

名称	英文缩写	参考值
白细胞	WBC	成人：$(4.0\sim10.0)\times10^9/L$ 儿童：$(5.0\sim12.0)\times10^9/L$ 新生儿：$(15.0\sim20.0)\times10^9/L$
中性粒细胞（百分比）	GRAN	$0.5\sim0.7$
中间细胞（百分比）	MID	$0.03\sim0.08$
淋巴细胞（百分比）	LYM	$0.2\sim0.4$
中性粒细胞（绝对值）	GRAN	$(2.0\sim7.0)\times10^9/L$
中间细胞（绝对值）	MID	$(0.12\sim0.8)\times10^9/L$
淋巴细胞（绝对值）	LYM	$(0.8\sim4.0)\times10^9/L$
血红蛋白	HGB	男：$120\sim160$ g/L 女：$110\sim150$ g/L 新生儿：$170\sim200$ g/L
红细胞	RBC	男：$(4.0\sim5.5)\times10^{12}/L$ 女：$(3.5\sim5.0)\times10^{12}/L$ 新生儿：$(6\sim7)\times10^{12}/L$
平均红细胞体积	MCV	$80\sim100$ μm^3(fl)
红细胞比容	HCT	男：$0.40\sim0.54$ 女：$0.37\sim0.47$ 新生儿：$0.47\sim0.67$
平均红细胞血红蛋白浓度	MCHC	$320\sim360$ g/L
平均红细胞血红蛋白含量	MCH	$27\sim31$ pg
红细胞体积分布宽度	RDW	$11.5\%\sim14.5\%$
血小板	PLT	$(100\sim300)\times10^9/L$
平均血小板体积	MPV	$6.8\sim13.5$ μm^3(fl)
血小板体积分布宽度	PDW	$15.5\%\sim18.1\%$

五、其他检查

检查项目及正常参考值	临床意义及注意事项
系统性红斑狼疮细胞(LEC)： 阴性	**阳性**：多见于活动性、未治疗的系统性红斑狼疮(SLE)患者血液中。也可见于部分结缔组织病患者,某些非结缔组织性疾病如慢性活动性肝炎、药物过敏性疾病、结核、肾炎、白血病、胶原细胞疾病(风湿病、硬皮病)等。服用肼屈嗪、盐酸普鲁卡因酰胺、甲基多巴等的患者也可偶尔找见 LEC。 **注意事项**：LEC 不能作为诊断 SLE 的唯一标准,可结合抗核抗体同时检测。LEC 通常在疾病活动期易找到,缓解期不易找到,使用激素治疗后 LEC 会消失。

第5章　出血和血栓性疾病检验

正常生理情况下,机体的止血与抗凝血、纤维蛋白溶解系统处于相互制约、动态平衡状态,从而始终维持人体血管内血液流动畅通。当局部血管受损伤出血时,机体就迅速启动止血机制,在损伤处形成血凝块,使出血停止;同时,抗凝血系统和纤溶系统也被激活,限制了血凝块的进一步延伸。止血生效后,机体的止血功能中止,而转向纤维蛋白溶解、血栓溶解,使局部暂时阻塞的血管再通,血液流动又恢复正常。

在病理情况下,止血、抗凝血或纤维蛋白溶解任何一个或数个系统发生异常,则可因失去动态平衡而导致出血或血栓形成。与出血和血栓性疾病相关的检验主要有毛细血管脆性试验(CFT)、出血时间(BT)、血小板计数(PLT)、血块收缩试验(CRT)、凝血时间(CT)、血浆凝血酶原时间(PT)、活化部分凝血活酶时间(APTT)、凝血酶时间(TT)、纤维蛋白原降解产物(FDP)、D-二聚体等。其中,CFT、PLT、BT、CRT主要反映血管壁和血小板在止血和血栓形成中的作用,PT、APTT、CT则检查凝血途径有无异常,TT主要反映是否存在纤维蛋白溶解亢进和抗凝物质,FDP和D-二聚体则反映血栓形成前后纤维蛋白溶解系统是否亢进。血小板计数及其相关检查已在"血液常规检验"一章中叙述,本章将介绍其他检验项目的正常参考值和临床意义。

一、血管壁结构或功能的相关检验

检查项目及正常参考值	临床意义及注意事项
毛细血管脆性试验(CFT): 男性:<5个出血点 女性:<10个出血点	阳性:见于毛细血管壁缺陷性疾病(如遗传性出血性毛细血管扩张症、维生素C缺乏病、过敏性紫癜、老年性紫癜、亚急性感染性心内膜炎等)、血小板有缺陷的疾病[如原发性血小板减少性紫癜(ITP)、血小板无力症、原发性血小板增多症、血管性血友病等]等,偶见于严重凝血异常的疾病和毛细血管损伤性疾病,如败血症、尿毒症、肝脏疾病、血栓性血小板减少性紫癜(TTP)等。另外,慢性胃炎、糖尿病、类风湿、恶病质及白血病初期CFT也可以阳性。 注意事项:毛细血管脆性试验又称束臂试验,一般由临床医师实施。

续表

检查项目及正常参考值	临床意义及注意事项
出血时间(BT)： 　2～7 分钟	延长：见于血小板数量异常(如原发性血小板减少性紫癜、血栓性血小板减少性紫癜、原发性血小板增多症等)、血小板功能缺陷(如血小板无力症、巨大血小板综合征、药物引起的血小板病、骨髓增生异常综合征等)、血管性血友病、纤溶亢进症等，偶见于遗传性出血性毛细血管扩张症、严重凝血因子缺乏、纤维蛋白原缺乏、弥散性血管内凝血以及接受大量输血后的患者。 缩短：主要见于妊娠期高血压综合征、心肌梗死、脑血管病变、弥散性血管内凝血高凝期等，也可见于使用去氨加压素、促红细胞生成素的患者。 注意事项：出血时间是指皮肤毛细血管受伤后，从出血到自然止血所需的时间，主要用于血小板功能测定，但也不能排除血管因素。 　一些药物可引起出血时间延长，如服用阿司匹林、非类固醇抗炎药、口服抗凝药及某些抗生素等，如果正在服用这些药物，则至少应停用药物 7～10 天后再检测。 　由于 BT 检测方法的局限性，BT 异常发生率较低，因而对筛检出凝血疾病的价值相对较小。目前临床上已较少应用。
凝血时间(CT)： 　1.1～2.1 分钟	延长：见于Ⅷ因子和Ⅸ因子减低的血友病甲和乙、Ⅺ因子缺乏症、血管性血友病、严重的Ⅴ、Ⅹ、Ⅱ因子和纤维蛋白原缺乏(如肝病、阻塞性黄疸、新生儿出血症、吸收不良综合征、口服抗凝剂、应用肝素、低或无纤维蛋白原血症等)、继发性或原发性纤溶活性增强、循环血液中有抗Ⅷ因子抗体或抗Ⅸ因子抗体、系统性红斑狼疮等。 缩短：常见于弥散性血管内凝血高凝期，以及心肌梗死、不稳定心绞痛、脑血管病变、糖尿病血管病变、肺梗死、深静脉血栓形成、妊娠期高血压综合征、肾病综合征、高血糖、高血脂等血栓性疾病。 注意事项：目前检测 CT 的方法有几种，正常参考值也有所不同，这里提供的正常参考值为活化凝血时间法(ACT)的，而普通试管法为 5～10 分钟，硅管法为 15～32 分钟。另外，CT 也可用于监测肝素抗凝治疗的用量。 　与 BT 一样，由于其检测方法的局限性，目前临床上已较少应用。

二、血小板功能的检测

检查项目及正常参考值	临床意义及注意事项
血块收缩试验(CRT)： 48%～60%	降低：提示血块收缩不良，见于血小板减少、血小板无力症、原发性血小板减少性紫癜、纤维蛋白原或凝血因子严重减少、红细胞增多症、异常球蛋白血症等。 增高：提示血块收缩过度，主要见于凝血因子 XIII 缺乏、严重贫血或失血等。 注意事项：血块收缩情况主要取决于血小板的数量和纤维蛋白原的浓度。
血小板黏附试验： 玻球法：52.6%～71.4% 玻璃珠柱法： 男性：28.9%～40.9% 女性：34.2%～44.6%	黏附率增高：见于血栓前状态与血栓性疾病，如心肌梗死、心绞痛、脑血栓形成、糖尿病、深部静脉栓塞、妊娠期高血压综合征、肾小球疾病等。 黏附率降低：见于血管性假性血友病、巨大血小板综合征、血小板无力症、尿毒症、肝硬化等，也可见于服用阿司匹林、双嘧达莫、保泰松等药物后。
血小板聚集试验(PAgT)： 10～15 s	血小板聚集功能降低：见于血小板无力症、原发性血小板增多症、真性红细胞增多症、尿毒症等，也可见于口服阿司匹林、保泰松等药物后。 血小板聚集功能增高：见于血栓前状态和血栓性疾病，如急性心肌梗死、心绞痛、糖尿病、脑血管病、深部静脉栓塞、β-球蛋白血症、口服避孕药、吸烟等。
血浆血小板凝血酶敏感蛋白(TSP)： 57.6～215.6 μg/L	增高：见于血栓前状态和血栓性疾病，如急性心肌梗死、脑血栓形成、糖尿病伴微血管病变、深部静脉栓塞、肺栓塞、高血压病、弥散性血管内凝血、肾病综合征等。
血浆 β-血小板球蛋白(β-TG)： 放免法：16.8～33.2 μg/L ELISA 法：6.6～26.6 μg/L	增高：临床意义同"血浆血小板凝血酶敏感蛋白(TSP)"。
血小板第三因子有效性试验(PF₃AT)： 凝血时间延长<5 s	凝血时间延长>5 s：提示血小板第三因子有效性降低，见于先天性血小板第三因子缺乏症、血小板无力症、肝硬化、尿毒症、骨髓增生异常综合征、弥散性血管内凝血、血小板减少症及某些药物的影响。
血浆血小板第四因子(PF₄)： 放免法：1.6～6.4 μg/L ELISA 法：4.6～6.4 μg/L	增高：临床意义同"血浆血小板凝血酶敏感蛋白(TSP)"。

三、凝血因子检验

检查项目及正常参考值	临床意义及注意事项
血浆纤维蛋白原（Fg）： 　2～4 g/L	增高：常见于脑血栓形成、心肌梗死、动脉粥样硬化症、妊娠期高血压综合征、结核、恶性肿瘤、糖尿病、肾病综合征、风湿病、骨髓瘤、结缔组织病、急性肾炎和尿毒症、放射病等。也可见于烧伤或大手术后，以及剧烈运动后。 降低：见于肝脏疾病（如肝硬化、重症肝炎、肝功能衰竭等）、弥散性血管内凝血（DIC）、使用药物（如雄激素、鱼油、纤溶酶原激活剂、同化类固醇、高浓度肝素、纤维蛋白聚合抑制剂等）、遗传性异常纤维蛋白原血症或无纤维蛋白原血症、低或无球蛋白血症、原发性纤溶症、重症贫血、恶性肿瘤、新生儿及早产儿，某些产科急症等。 注意事项：Fg 为一种急性反应蛋白，在有组织坏死和炎症时可增高数倍；妊娠或使用雌激素时，Fg 也可增高。Fg 增高为冠状动脉粥样硬化心脏病和脑血管发病的独立危险因素之一。Fg 测定还可用于溶栓治疗的监测。 血浆纤维蛋白原增高，可使血液黏度增加，因此，纤维蛋白原检测也是血液流变学的重要指标之一。
凝血酶原时间（PT）： 　10～14 s 国际标准化比值（INR）： 　0.82～1.25	PT 延长或 INR 增加：主要见于先天性 Ⅱ、Ⅴ、Ⅶ、Ⅹ 因子缺乏症、低纤维蛋白原血症或异常纤维蛋白原血症，亦可见于弥散性血管内凝血（DIC）、原发性纤溶亢进症、新生儿自然出血症、维生素 K 缺乏症、急性暴发型肝炎、肝硬化、阻塞性黄疸、血循环中有抗凝物质（如口服抗凝剂和纤维蛋白降解产物存在）等。 PT 缩短或 INR 降低：常见于先天性 Ⅴ 因子增多症、弥散性血管内凝血早期、口服避孕药和血栓性疾病等。 注意事项：由于不同厂家甚至同一厂家不同批号的试剂所测得的 PT 值没有可比性，经过计算转化成的 INR 值具有可比性，因此，用 INR 报告凝血酶原时间符合国际标准化。一般认为，PT 超过正常对照 3 s 以上为异常。另外，PT 检测也常用于口服抗凝药的监测。
活化部分凝血活酶时间（APTT）： 　25～35 s	延长：见于凝血因子 Ⅷ、Ⅸ、Ⅺ、Ⅻ 减低（如血友病）、严重的凝血酶原、因子 Ⅴ 和 Ⅹ、纤维蛋白原缺乏（如肝脏疾病、阻塞性黄疸、新生儿出血症等）、原发性纤溶、继发性纤溶、系统性红斑狼疮、大量输入库存血、血液中有抗凝物质存在等。 缩短：见于弥散性血管内凝血（DIC）的高凝期，促凝物质进入血流，血小板增多症以及凝血因子的活性增高，血栓性疾病如脑梗死、肺梗死、心肌梗死及静脉血栓形成等。

检查项目及正常参考值	临床意义及注意事项
	注意事项:结果比正常对照延长超过 10 s 以上为异常。由于缺乏标准的试剂和技术,APTT 测定的参考值也随所用检测方法、仪器和试剂而变化,因此,不同实验室往往有其相应的参考值。
凝血因子Ⅷ活性(FⅧ:C): 80%~120%	**降低**:主要见于甲型血友病(血友病甲或 A),FⅧ:C 活性 <1%为重型,1%~5%为中间型,5%~40%为轻型,>40%为亚临床型。亦可见于血管性血友病、弥散性血管内凝血等。 **增高**:主要见于血液高凝状态和血栓性疾病,如深部静脉血栓形成、肺栓塞、肾病综合征、妊娠期高血压综合征、恶性肿瘤、肝脏疾病等。
凝血因子Ⅸ活性(FⅨ:C): 80%~120%	**降低**:主要见于乙型血友病(血友病乙或 B),FⅨ:C 活性 <1%为重型,1%~5%为中间型,5%~25%为轻型,>25%为亚临床型。亦可见于肝脏疾病、维生素 K 缺乏、弥散性血管内凝血、口服抗凝药等。 **增高**:主要见于血液高凝状态和血栓性疾病,如深部静脉血栓形成、肺栓塞、肾病综合征、妊娠期高血压综合征、恶性肿瘤等。
凝血因子Ⅺ活性(FⅪ:C): 80%~120%	**降低**:主要见于遗传性凝血因子Ⅺ缺陷症、维生素 K 缺乏、弥散性血管内凝血等。 **增高**:主要见于血液高凝状态和血栓性疾病,如深部静脉血栓形成、肺栓塞、肾病综合征、妊娠期高血压综合征、恶性肿瘤等。 **注意事项**:遗传性凝血因子Ⅺ缺陷症纯合子的 FⅪ:C 多小于 15%,杂合子的 FⅪ:C 常为 40%~60%。
凝血因子Ⅻ活性(FⅫ:C): 80%~120%	**降低**:主要见于遗传性凝血因子Ⅻ缺陷症、弥散性血管内凝血、肝脏疾病等。 **增高**:主要见于血液高凝状态和血栓性疾病,如深部静脉血栓形成、肺栓塞、肾病综合征、妊娠期高血压综合征、恶性肿瘤等。 **注意事项**:遗传性凝血因子Ⅻ缺陷症纯合子的 FⅫ:C 多小于 10%,杂合子的 FⅫ:C 常为 40%~60%。
凝血因子Ⅱ活性(FⅡ:C): 80%~120%	**降低**:主要见于遗传性凝血酶原缺陷症、肝脏疾病、维生素 K 缺乏、弥散性血管内凝血、口服抗凝药及血液中存在抗凝物质等。 **增高**:主要见于血液高凝状态和血栓性疾病,如深部静脉血栓形成、肺栓塞、肾病综合征、妊娠期高血压综合征、恶性肿瘤等。

续表

检查项目及正常参考值	临床意义及注意事项
凝血因子 V 活性(F V :C): 80%～120%	降低:主要见于遗传性凝血因子 V 缺陷症、肝脏疾病、维生素 K 缺乏、弥散性血管内凝血、口服抗凝药及血液中存在抗凝物质等。 增高:主要见于血液高凝状态和血栓性疾病,如深部静脉血栓形成、肺栓塞、肾病综合征、妊娠期高血压综合征、恶性肿瘤等。 注意事项:遗传性凝血因子 V 缺陷症纯合子的 F V :C 多小于 10%,杂合子的 F V :C 常为 30%～60%。
凝血因子 Ⅶ 活性(F Ⅶ :C): 80%～120%	降低:主要见于遗传性凝血因子 Ⅶ 缺陷症、肝脏疾病、维生素 K 缺乏、弥散性血管内凝血、口服抗凝药及血液中存在抗凝物质等。 增高:主要见于血液高凝状态和血栓性疾病,如深部静脉血栓形成、肺栓塞、肾病综合征、妊娠期高血压综合征、恶性肿瘤等。 注意事项:遗传性凝血因子 Ⅶ 缺陷症纯合子的 F Ⅶ :C 多小于 10%,杂合子的 F Ⅶ :C 常为 40%～60%。
凝血因子 Ⅹ 活性(F Ⅹ :C): 80%～120%	降低:主要见于遗传性凝血因子 Ⅹ 缺陷症、肝脏疾病、维生素 K 缺乏、弥散性血管内凝血、口服抗凝药及血液中存在抗凝物质等。 增高:主要见于血液高凝状态和血栓性疾病,如深部静脉血栓形成、肺栓塞、肾病综合征、妊娠期高血压综合征、恶性肿瘤等。 注意事项:遗传性凝血因子 Ⅹ 缺陷症纯合子的 F Ⅹ :C 多小于 10%,杂合子的 F Ⅹ :C 常为 40%～60%。
凝血因子 ⅩⅢ 活性(F ⅩⅢ : C): 60%～160%	降低:见于遗传性凝血因子 ⅩⅢ 缺陷症、系统性红斑狼疮、自身免疫性溶血性贫血、尿毒症、白血病、恶性淋巴瘤、多发性骨髓瘤、肝硬化、急性重型肝炎、血循环中存在 F ⅩⅢ 抑制物等。 增高:主要见于血液高凝状态和血栓性疾病,如深部静脉血栓形成、肺栓塞、肾病综合征、妊娠期高血压综合征、恶性肿瘤等。 注意事项:遗传性凝血因子 ⅩⅢ 缺陷症纯合子的 F ⅩⅢ :C 多小于 5%,杂合子的 F ⅩⅢ :C 常为 30%～60%。
凝血因子 Ⅷ（F Ⅷ）基因突变: 阴性	阳性:主要见于甲型血友病。 注意事项:甲型血友病为一种 X 连锁的隐性遗传性出血性疾病,几乎特有在男性中发病,女性为携带者。患者表现为皮肤黏膜出血、关节腔出血、肌肉及软组织出血、内脏

续表

检查项目及正常参考值	临床意义及注意事项
	出血、创伤或手术后出血等。凝血因子Ⅷ基因突变常发生于14号外显子,基因突变可导致因子Ⅷ缺乏。对甲型血友病家系中相关女性进行该基因突变检测,对确诊为携带者的女性在其妊娠早期进行产前诊断,可避免血友病患儿的出生。
凝血因子Ⅸ(FⅨ)基因突变: 　阴性	阳性:主要见于乙型血友病。 注意事项:乙型血友病为一种X连锁的隐性遗传性出血性疾病,重型患者比甲型血友病少见,但女性携带者发病比甲型血友病高,也有出血倾向。凝血因子Ⅸ基因突变可导致因子Ⅸ缺乏。对乙型血友病家系中相关女性进行该基因突变检测,对确诊为携带者的女性在其妊娠早期进行产前诊断,可避免血友病患儿的出生。
凝血因子Ⅺ(FⅪ)基因突变: 　阴性	阳性:主要见于遗传性凝血因子Ⅺ缺陷症。 注意事项:遗传性凝血因子Ⅺ缺陷症为常染色体隐性遗传,男女均可患病,自发出血少见。
凝血因子Ⅻ(FⅫ)基因突变: 　阴性	阳性:主要见于遗传性凝血因子Ⅻ缺陷症。 注意事项:遗传性凝血因子Ⅻ缺陷症又称Hageman因子缺陷症,为常染色体隐性遗传,男女均可患病。已报道的突变有G1706A等。该病有两种类型:一是遗传性凝血因子Ⅻ缺乏症,FⅫ:C及FⅫ:Ag同时降低;二是遗传性凝血因子Ⅻ异常症,FⅫ:C降低而FⅫ:Ag正常。
凝血因子Ⅱ(FⅡ)基因突变: 　阴性	阳性:主要见于遗传性凝血酶原缺陷症。 注意事项:该病是由于凝血酶原基因异常导致血浆凝血酶原水平降低和/或功能异常,进而导致凝血障碍的一种常染色体隐性遗传性疾病。突变主要位于其外显子8～14,已报道的突变有20210G>A等。纯合子常有较严重的出血倾向,而杂合子出血倾向轻或无症状。该病分为两种类型:一是先天性凝血酶原缺乏症,FⅡ:C及FⅡ:Ag同时降低;二是异常凝血酶原血症,FⅡ:C降低而FⅡ:Ag正常。
凝血因子Ⅴ(FⅤ)基因突变: 　阴性	阳性:主要见于遗传性凝血因子Ⅴ缺陷症,可导致出血或血栓,表现为易栓症、皮肤瘀斑、鼻出血、月经过多、静脉血栓等。 注意事项:遗传性凝血因子Ⅴ缺陷症又称Owren病,为常染色体隐性遗传,男女均可患病。该病有两种类型:一是遗传性凝血因子Ⅴ缺乏症,FⅤ:C及FⅤ:Ag同时降低;二是遗传性凝血因子Ⅴ异常症,FⅤ:C降低而FⅤ:Ag

续表

检查项目及正常参考值	临床意义及注意事项
	正常。因子Ⅴ突变又称莱顿（Leiden）突变，主要发生于外显子。
凝血因子Ⅶ（FⅦ）基因突变： 阴性	阳性：主要见于遗传性凝血因子Ⅶ缺陷症，可导致出血或血栓，表现为易栓症、皮肤瘀斑、鼻出血、月经过多、静脉血栓等。 注意事项：遗传性凝血因子Ⅶ缺陷症为常染色体隐性遗传，18％的患者父母有近亲婚配史。常见突变为 C329G 突变。该病有两种类型：一是遗传性凝血因子Ⅶ缺乏症，FⅦ：C及FⅦ：Ag 同时降低；二是遗传性凝血因子Ⅶ异常症，FⅦ：C 降低而 FⅦ：Ag 正常。
凝血因子Ⅹ（FⅩ）基因突变： 阴性	阳性：主要见于遗传性凝血因子Ⅹ缺陷症。 注意事项：遗传性凝血因子Ⅹ缺陷症又称 Stuart-Prower 因子缺陷症，为常染色体隐性遗传，50％的患者父母有近亲婚配史。突变主要发生于外显子 1。该病有两种类型：一是遗传性凝血因子Ⅹ缺乏症，FⅩ：C 及 FⅩ：Ag 同时降低；二是遗传性凝血因子Ⅹ异常症，FⅩ：C 降低而 FⅩ：Ag正常。
凝血因子ⅩⅢ（FⅩⅢ）基因突变： 阴性	阳性：见于遗传性凝血因子ⅩⅢ缺陷症。 注意事项：遗传性凝血因子ⅩⅢ缺陷症为常染色体隐性遗传，男女均可患病。突变主要发生于 A 亚单位，外显子 2、5 和 12 的突变均有报道。纯合子有延迟性出血倾向、创面愈合不佳、生育能力低下（孕妇反复流产）、新生儿脐带出血等表现；杂合子一般无出血倾向。但也有某些突变会增加 FⅩⅢ：C，增加患血栓性疾病的危险。
von Willebrand 因子抗原（vWF：Ag）： 　70％～150％	降低：主要见于先天性或获得性血管性假血友病（vWD）。亦可见于类风湿疾病、脉管炎、恶性肿瘤、器官移植后、妊娠、新生儿期等。 注意事项：先天性 vWD 为常染色体显性或隐性遗传性出血性疾病，男女均可发病。出血以皮肤、黏膜为主，很少累及关节和肌肉。女性患者常有月经过多，并可发生分娩后大出血。
瑞斯托霉素辅助因子（vWF：RC）： 　聚集力＜20％	增高：参见"vonWillebrand 因子抗原（vWF：Ag），临床意义同"vWF：Ag 降低"。

续表

检查项目及正常参考值	临床意义及注意事项
凝血因子Ⅱ抗原(FⅡ:Ag) 含量: 100～150 mg/L	降低及注意事项:见"凝血因子Ⅱ活性(FⅡ:C)"及"凝血因子Ⅱ(FⅡ)基因突变"。
凝血因子Ⅴ抗原(FⅤ:Ag) 含量: 5～10 mg/L	降低及注意事项:见"凝血因子Ⅴ活性(FⅤ:C)"及"凝血因子Ⅴ(FⅤ)基因突变"。
凝血因子Ⅶ抗原(FⅦ:Ag) 含量: 0.5～2 mg/L	降低及注意事项:见"凝血因子Ⅶ活性(FⅦ:C)"及"凝血因子Ⅶ(FⅦ)基因突变"。
凝血因子Ⅹ抗原(FⅩ:Ag) 含量: 6～8 mg/L	降低及注意事项:见"凝血因子Ⅹ活性(FⅩ:C)"及"凝血因子Ⅹ(FⅩ)基因突变"。
凝血因子Ⅻ抗原(FⅫ:Ag) 含量: 13.73～141.34 mg/L	降低及注意事项:见"凝血因子Ⅻ活性(FⅫ:C)"及"凝血因子Ⅻ(FⅫ)基因突变"。
抗凝血因子ⅩⅢ(FⅩⅢ)抗体: 阴性	阳性:见于长期服用异烟肼、肼屈嗪的患者、肿瘤及自身免疫性疾病等,可引起严重的出血。
抗凝血因子Ⅻ(FⅫ)抗体: 阴性	阳性:常见于系统性红斑狼疮患者,亦可见于动脉血栓、反复流产女性患者等。
抗凝血因子Ⅺ(FⅪ)抗体: 阴性	阳性:见于自身免疫性疾病如系统性红斑狼疮等、病毒性肺炎等。
抗凝血因子Ⅹ(FⅩ)抗体: 阴性	阳性:见于感染、肿瘤、服用某些药物后等,该抗体是一种非中和性抗体,不引起临床的出血症状。
抗凝血因子Ⅶ(FⅦ)抗体: 阴性	阳性:见于肿瘤、自身免疫病、应用某些药物后等。
抗凝血因子Ⅴ(FⅤ)抗体: 阴性	阳性:见于用牛凝血酶(有微量Ⅴ因子残留)治疗的患者、肿瘤、单克隆免疫球蛋白病、自身免疫等。
抗凝血酶原抗体: 阴性	阳性:主要见于抗磷脂综合征、狼疮抗凝物-低凝血酶原综合征(LAHS),亦可见于因手术而使用过凝血酶的患者。

续表

检查项目及正常参考值	临床意义及注意事项
抗纤维蛋白原(Fg)抗体： 阴性	阳性：见于出血性疾病、骨髓瘤等。
抗凝血因子Ⅷ(FⅧ)抗体： 阴性	阳性：见于获得性 FⅧ 缺乏者，如老年人、自身免疫性疾病、恶性肿瘤、妊娠等。患者出血程度较重，皮肤黏膜、软组织出血常见，关节出血少见。
抗凝血因子Ⅸ(FⅨ)抗体： 阴性	阳性：见于获得性 FⅨ 缺乏者，如老年人、自身免疫性疾病、妊娠及产后状态等。出血表现与血友病相似，但出血程度较重。
抗 von Willebrand 因子(vWF)抗体： 阴性	阳性：主要见于获得性血管性假血友病(vWD)、自身免疫性疾病等。
凝血酶-抗凝血酶复合物(TAT)： 1.0～4.1 μg/L	增高：见于机体高凝状态，如弥散性血管内凝血(DIC)、深静脉血栓、肺栓塞、恶性肿瘤(如肺癌、卵巢癌、消化道肿瘤等)、急性白血病、心肌梗死、先兆子痫或妊高征等。 降低：主要见于抗凝治疗、先天性抗凝血酶缺乏等。 注意事项：TAT 为凝血酶活化标志物。
凝血酶原片段 1+2(F1+2)： 0.1～1.1 mmol/L	增高或降低：同"凝血酶-抗凝血酶复合物(TAT)"。 注意事项：F1+2 为凝血酶活化标志物，可用于抗凝治疗监测。

四、抗凝物质检测

检查项目及正常参考值	临床意义及注意事项
凝血酶时间(TT)： 10～16 s	延长：见于肝素增多或类肝素抗凝物质存在时(如低或无纤维蛋白原血症、遗传性或获得性异常纤维蛋白原血症、肝素治疗、系统性红斑狼疮、肝脏疾病、肾病、胰腺疾病、过敏性休克等)、纤维蛋白原降解产物(FDP)增多及弥散性血管内凝血(DIC)等。 缩短：见于血标本有微小凝块或钙离子存在时。 注意事项：TT 可以反映患者体内抗凝物质的数量和功能。由于仪器和试剂不同，各实验室间的结果及参考范围会有差异，一般化验单上会有参考范围，超过正常参考值3 s 以上为异常。

续表

检查项目及正常参考值	临床意义及注意事项
抗凝血酶Ⅲ（ATⅢ）活性： 210～360 mg/L	降低：见于先天性 ATⅢ 缺陷、肝脏疾病、外科手术后、血栓前期、血栓性疾病（如心绞痛、心肌梗死、脑血管疾病、肾小球疾病、弥散性血管内凝血、脑梗死、妊高征等）等。 增高：见于血友病、口服抗凝剂、应用黄体酮等。 注意事项：ATⅢ 是抗凝系统中最重要的抗凝血酶，占血浆总抗凝活性的 50％～67％。ATⅢ 活性增高见于出血性疾病，而 ATⅢ 活性降低会导致血栓性疾病。 ATⅢ 结果随仪器和试剂不同而不同，请参考所在实验室的正常参考值。
蛋白 C(PC)： 3.0～5.2 μg/ml	增加：见于冠心病、糖尿病、肾病综合征、妊娠后期等。 降低：见于先天性与获得性 PC 缺陷、弥散性血管内凝血、肾功能不全、呼吸窘迫综合征、肝病、手术后及口服双香豆素等。 注意事项：随仪器和试剂不同，结果会有所差异。
蛋白 S(PS)活性： 0.88～1.07	降低：见于 PS 缺陷（患者常伴有严重的深部静脉栓塞）、获得性 PS 降低（如肝脏疾病、口服双香豆素等）等。

五、纤维蛋白溶解系统检测

检查项目及正常参考值	临床意义及注意事项
血浆纤溶酶原(PLG)： 血浆浓度：0.06～0.25 g/L 活性：75％～150％	增高：见于血栓性疾病或血栓前状态、肿瘤、糖尿病等。 降低：见于原发性或继发性纤溶亢进，如弥散性血管内凝血（DIC）、先天性纤溶酶原缺乏症、肝脏疾病、脓毒症、溶栓治疗等。 注意事项：随仪器和试剂不同，结果会有所差异。
血浆硫酸鱼精蛋白副凝固试验(3P 试验)： 阴性	阳性：见于弥散性血管内凝血早期或中期。 注意事项：上消化道出血、恶性肿瘤、外科大手术后、败血症、肾小球疾病、人工流产、分娩等可出现假阳性。样本置于冰箱保存亦可出现假阳性。
优球蛋白溶解时间(ELT)： 不同方法有不同参考值	缩短：见于原发性或继发性纤溶亢进，后者常见于手术、广泛烧伤、应激状态、创伤、休克、输血反应、变态反应、前置胎盘、胎盘早期剥离、羊水栓塞、恶性肿瘤广泛转移、急性白血病、慢性肾炎、晚期肝硬化等。也可见于弥散性血管内凝血晚期。

续表

检查项目及正常参考值	临床意义及注意事项
	延长:见于血栓前状态、血栓形成性疾病和应用抗纤溶药物等。 注意事项:当纤溶极度亢进时,机体内纤溶酶原基本耗尽,该实验可呈假阴性。
D-二聚体(D-dimer): 　ELISA法:<400 μg/L 　乳胶凝集法:阴性	阳性或明显升高:常见于继发性纤溶亢进症(如弥散性血管内凝血)、组织纤溶酶原激活物的溶纤疗法、动脉或静脉血栓性疾病(如深静脉血栓形成、肺栓塞、动脉血栓栓塞、镰形细胞性贫血血管阻塞危象等),以及其他疾病如妊娠(尤其产后)、恶性肿瘤、重症肝炎、手术等。 注意事项:D-二聚体可作为监测溶栓药物的疗效判断指标,也可用于鉴别原发性和继发性纤溶:D-二聚体在继发性纤溶时增高,在原发性纤溶时正常。
血浆纤维蛋白降解产物(FDP): 　阴性,或<5 mg/L	阳性或增高:见于血栓性疾病(如心肌梗死、血栓形成、肺梗死等)、原发性和继发性纤溶症(如弥散性血管内凝血)、溶栓和去纤维蛋白治疗、恶性疾病、肝病、肾脏疾病(如急慢性肾炎、尿毒症等)、妊娠期高血压综合征、中毒性休克、胎盘早期剥离、急性心肌梗死、类风湿性关节炎、器官移植、运动或紧张等。 注意事项:不同实验室血浆FDP检测的方法不同,这里的参考值为胶乳凝集法的,这是目前应用最普遍的方法。但需注意类风湿因子(RF)阳性者、使用肝素、异常纤维蛋白原血症者,FDP可产生假阳性结果。一般而言,不同实验室会提供各自的正常参考值。
组织纤溶酶原激活物(t-PA:A): 　1.0～12.0 μg/ml	增高:见于原发性、继发性纤溶症及弥散性血管内凝血。 降低:见于血栓前状态及血栓性疾病。 注意事项:随仪器和试剂不同t-PA:A结果会有所差异。
α2-抗纤溶酶: 　血浆浓度:0.06～0.10 g/L 　活性:80%～120%	降低:主要见于遗传性缺陷、肝脏疾病、弥散性血管内凝血(DIC)、含纤溶酶原激活物的器官(如肺、前列腺、子宫)手术或溶栓治疗、感染、淀粉样变等。 增高:见于妊娠、月经期等。
纤溶酶-α2-抗纤溶酶复合物(PAP): 　120～700 μg/L	增高:提示纤溶活性增高,出血危险增加。主要见于弥散性血管内凝血(DIC)、溶栓治疗、肿瘤、风湿病等。 注意事项:PAP为纤溶亢进的标志物,其敏感性高于纤溶酶原和α2-抗纤溶酶,前者为纤维蛋白溶解实际状态的敏感标志物,而后两者为消耗性指标,只能间接反映纤溶活性。

续表

检查项目及正常参考值	临床意义及注意事项
纤维蛋白单体： ＜2 mg/L	增高：提示凝血活力增强，机体处于高凝状态。主要见于弥散性血管内凝血(DIC)、创伤、脓毒血症、休克、深静脉血栓等。 注意事项：纤维蛋白单体增高是凝血块形成的紧急危险因子(凝血前状态)，是急性血栓形成的指标。
纤溶酶原激活抑制物 1 (PAI-1)： 抗原：4～43 ng/ml 活性：0.1～1.0 AU/ml	增高：常见于深静脉血栓形成、心肌梗死、败血症、正常妊娠后期等。炎症、感染、恶性肿瘤、术后及肝脏功能异常等亦会增高。 降低：常见于原发性和继发性纤溶症。

六、其他相关检测项目

检查项目及正常参考值	临床意义及注意事项
血浆内皮素-1(ET-1)： ＜5 ng/L	增高：见于各种类型心绞痛和心肌梗死发作期、冠状动脉手术患者、原发性高血压、肺动脉高压、原发性醛固酮增多症、高脂血症、缺血性脑中风、急慢性肾衰、支气管哮喘、细菌毒素引起的休克或弥散性血管内凝血、血管内皮广泛受损时。
血栓调节蛋白(TM)： 25～52 μg/L	增高：常见于糖尿病、系统性红斑狼疮、弥散性血管内凝血、急性心肌梗死、血栓性血小板减少性紫癜、溶血性尿毒症综合征、脑血栓、白血病等。 降低：无太多临床意义。
P 选择素(CD62p)： ＜2.8%	增高：主要见于血栓性疾病或易于形成血栓的疾病，如急性心肌梗死、下肢深静脉血栓、冠心病、动脉粥样硬化、高血压、房颤、感染性心内膜炎、心力衰竭、短暂性脑缺血发作(TIA)、糖尿病、慢性肺心病、恶性肿瘤如淋巴瘤等。 注意事项：CD62p 与 PAC-1(血小板膜糖蛋白Ⅱb/Ⅲa复合物)均为血小板活化的标志物，前者为血小板活化后期的标志物，后者为早期血小板活化的标志物，而血小板活化为血栓形成的重要环节之一，是血栓性疾病的基础。 CD62p 与 PAC-1 均可用于监测血小板活化相关疾病过程，抗血小板药物如氯吡格雷、阿司匹林、缓释双嘧达莫等的疗效或治疗药物的影响，以及预测血栓形成。
血小板膜糖蛋白Ⅱb/Ⅲa复合物(PAC-1)： ＜5.4%	增高及注意事项：同 CD62p，参见"P 选择素(CD62p)"。

检查项目及正常参考值	临床意义及注意事项
血栓弹力图（TEG）： 　R 值：5～10 min 　K 值：1～3 min 　α - Angle：53～72 deg 　MA：50～70 mm 　EPL：0～15％ 　LY30：0～8％ 　阿司匹林（AA）通道抑制率：50％～95％ 　腺苷二磷酸（ADP）通道抑制率：30％～90％ 　腺苷二磷酸诱导的血小板‐纤维蛋白凝块强度（MAADP）：31～47 mm	R 值和 K 值降低，MA 和 α‐Angle 增高：主要见于血栓性疾病，如肾病综合征、尿毒症、冠状动脉粥样硬化性心脏病（冠心病）、心绞痛、心肌梗死、脑梗死（脑梗塞）、动静脉血栓形成等。 R 值和 K 值增高，MA 和 α‐Angle 降低：主要见于血小板异常性疾病（如原发性和继发性血小板减少症）及凝血因子缺陷性疾病（如血友病类出血性疾病），血小板功能异常性疾病时 MA 和 α‐Angle 明显降低。 EPL 和 LY30 增高：主要见于纤维蛋白溶解亢进性疾病，如原发性纤溶症、播散性血管内凝血（弥散性血管内凝血）的继发性纤溶等。 AA 和 ADP 通道抑制率降低：提示患者发生血栓风险增加。 AA 和 ADP 通道抑制率增高：提示患者发生出血风险增加。 MAADP 增高：提示患者发生缺血风险增加。 MAADP 降低：提示患者发生出血风险增加。 注意事项：血栓弹力图（TEG）能提供从凝血启动‐纤维蛋白形成‐血小板聚集‐纤维蛋白联结‐血块形成‐溶解的连续过程的全部信息，是一种可检测凝血全貌的检测系统，可反映凝血过程中除血管壁和内皮细胞以外的所有出凝血因素。因此，影响血栓弹力图的因素主要有：红细胞的聚集状态、红细胞的刚性、血凝的速度，纤维蛋白溶解系统活性的高低等。 血栓弹力图的主要指标有：① 凝血因子反应时间（R），反映凝血因子活性，表示被检样品中尚无纤维蛋白形成；② 凝固时间（K），即纤维蛋白原反应时间，即从 R 点达到最大振幅的时间，表示被检样品中开始形成纤维蛋白，血凝块具有一定的强度；③ 弹力图最大切角（α‐Angle），表示血栓弹性的大小。凝固时间和弹力图最大切角均反映纤维蛋白原功能；④ 最大振幅（MA），表示血栓形成的最大幅度，反映血小板功能；⑤ 血块溶解速率参数（LY30），即达 MA 后 30 分钟振幅下降速率；⑥血块溶解速率预测值（EPL），其与 LY30 均反映纤维蛋白溶解活性。 目前血栓弹力图均用血栓弹力图仪进行检测。不同的仪器和不同的检测方法（如自然全血法、全血复钙法、血浆复钙法等），其正常参考值有所不同，请参照所用仪器及试剂说明书。

续表

检查项目及正常参考值	临床意义及注意事项
血浆血栓烷 B2(TXB2)： 　　54.2～217.8 ng/L （不同检测方法参考值有 所不同）	增高：主要见于血栓前状态和血栓性疾病,如心肌梗死、心 　　绞痛、糖尿病、恶性肿瘤、动脉粥样硬化、妊高征、深静脉 　　血栓形成、肺梗死、肾小球疾病、高脂血症、大手术后等。 降低：主要见于先天性花生四烯酸代谢缺陷性疾病(环氧酶 　　或血栓烷合成酶缺乏症),服用抑制环氧酶或血栓烷合成 　　酶的药物,如阿司匹林、磺吡酮、咪唑及其衍生物等。 注意事项：应避免血小板体外被活化,否则导致结果假性增 　　高。试验前 10 天停用阿司匹林类药物。
华法林敏感性基因 (CYP2C9/VKORC1)检测： CYP2C9： 　　*1 型为野生型,*2 型 和 *3 型为突变型 VKORC1： 　　分为-1639A＝1173T 基 因型和-1639G＝1173C 基 因型	*2 型和 *3 型阳性：该类患者出现严重出血事件的风险显 　　著高于野生型患者,且达到稳定剂量所需时间更长,故华 　　法林使用剂量较野生型患者低。 －1639A＝1173T 基因型：使用低剂量华法林。 －1639G＝1173C 基因型：使用高剂量华法林。 注意事项：华法林(warfarin)是香豆素类口服抗凝血药,广 　　泛应用于多种疾病的抗凝治疗,但临床疗效和不良反应 　　个体差异大,剂量很难掌握,尤其是不同基因型患者所需 　　华法林剂量差异明显,故进行此项检测。一般检测细胞 　　色素氧化酶 P4502C9(CYP2C9)和维生素环氧化物还原 　　酶复合体 1(VKORC1)基因的突变。
细胞色素氧化酶 P4502C19 基因(CYP2C19)分型： 　　*1 型为野生型,*2 型 和 *3 型为突变型	*2 型和 *3 型阳性：该类患者缺乏 CYP2C19 酶活性,使用 　　氯吡格雷治疗后发生心血管事件(如支架内血栓等)的风 　　险显著增加,建议该类患者使用其他抗血小板药物如普 　　拉格雷、替格瑞洛等治疗。 注意事项：CYP2C19 为药物代谢酶 P450 家族中的一员,存 　　在于肝脏微粒体内,许多内源性底物、环境污染物以及临 　　床上的治疗药物均由其催化代谢。CYP2C19 基因突变 　　是导致 CYP2C19 酶活性个体差异,进而引起个体间和种 　　族间对同一药物表现出不同代谢能力的原因之一。 　　氯吡格雷为一种临床常用抗凝药,其只有通过 CYP2C19 　　代谢才能产生抗凝血生物活性。
尿 11 脱氢血栓素 B2 (11dhTxB2)： 　　<2 500 pg/mg 肌酐	增高：见于动脉粥样硬化、糖尿病、代谢综合征、急性冠脉综 　　合征、血脂异常等。 注意事项：11dhTxB2 为血小板活性标志物,常用于监测阿 　　司匹林(ASA)治疗有无反应,如果服用 ASA 后, 　　11dhTxB2<1 500 pg/mg 肌酐,说明 ASA 应答反应良 　　好;如果大于 1 500 pg/mg 肌酐,说明应答反应差,应该 　　增加剂量并联合其他抗血小板治疗等。

检查项目及正常参考值	临床意义及注意事项
抗因子 Xa(FXa)活性： 　0.3～0.7 IU/ml	增高：提示患者可能有出血风险。 降低：提示患者抗凝效果不足。 注意事项：抗 Xa 抗体为低分子量肝素(LMWH)监测的金标准,并适用于所有因子 Xa 直接或间接抑制类药物的监测,可帮助临床更合理地使用药物,充分发挥抗凝效果,同时避免出血问题,其不受患者本身凝血障碍、血小板减少或血液稀释的干扰。
血小板因子 4－肝素复合 IgG 抗体(PF4－H 抗体)： 　阴性	阳性：主要见于肝素诱导的血小板减少症(HIT,一种引起血液凝固的肝素的免疫不良反应)、肝素诱导的血小板减少症和血栓形成(HITT)。亦可见于血液透析、心脏手术后等。

第6章 贫血相关检验

贫血是指单位容积血液内的红细胞和血红蛋白含量明显低于正常参考范围的下限。根据病因，贫血可以分为溶血性贫血、失血性贫血、缺铁性贫血等；根据成熟红细胞形态可以分为正细胞性、大细胞性、单纯小细胞性、小细胞低色素性贫血等。贫血是临床上很常见的一类疾病，不同类型的贫血，其治疗方法有很大不同，因此贫血相关检验非常重要。血液常规分析可以确定你是否患有贫血，但究竟患有何种类型贫血，往往需要进行下列相关检查。

检查项目及正常参考值	临床意义及注意事项
红细胞渗透脆性试验(EOT)： 始溶：71.8~78.6 mmol/L 全溶：54.7~58.1 mmol/L	增加：主要见于遗传性球形红细胞增多症、自身免疫性溶血性贫血等。 降低：多见于各型地中海贫血(珠蛋白生成障碍性贫血)、缺铁性贫血、脾切除术后、异常血红蛋白病、阻塞性黄疸等。 注意事项：与正常对照相差7.18 mmol/L时，才具有诊断价值。
红细胞自身溶血试验： 正常人仅轻度溶血(<3.5%)，加葡萄糖或ATP后溶血程度低于1%	溶血程度增加：见于先天性球形红细胞增多症、后天获得性球形红细胞增多症和非球形红细胞溶血性贫血等。 注意事项：非球形红细胞溶血性贫血Ⅰ型(以6-磷酸葡萄糖脱氢酶缺乏为主)的溶血程度增加较少，加入葡萄糖后可以纠正；Ⅱ型(以丙酮酸激酶缺乏为主)的溶血程度增加较大，加入葡萄糖后不能纠正，但加入ATP后可以纠正。
酸溶血试验(Ham's test)： 阴性	阳性：主要见于阵发性睡眠性血红蛋白尿症(PNH)。也可见于某些自身免疫性溶血性贫血发作严重时、先天性或后天性溶血性贫血等。 注意事项：阴性并不能排除PNH，应多次复查。

续表

检查项目及正常参考值	临床意义及注意事项
蔗糖水溶血试验(SHT)： 阴性	阳性：主要见于阵发性睡眠性血红蛋白尿症。也可见于某些自身免疫性溶血性贫血、遗传性球形红细胞增多症等。 注意事项：再生障碍性贫血和巨幼红细胞贫血偶尔也会阳性。
热溶血试验(HHT)： 正常人无溶血现象	阳性：主要见于阵发性睡眠性血红蛋白尿症。 注意事项：其他溶血性贫血可有不同程度的溶血现象，但较弱。
冷溶血试验： 阴性	阳性：主要见于阵发性寒冷性血红蛋白尿症。 注意事项：此试验说明患者血清异常，而非红细胞异常。借此可与阵发性睡眠性血红蛋白尿症相鉴别。
血浆游离血红蛋白： <40 mg/L	增加：见于血管内溶血性疾病，如阵发性睡眠性血红蛋白尿症、阵发性寒冷性血红蛋白尿症、温抗体型自身免疫性溶血性贫血、微血管性溶血性贫血、溶血性输血反应、溶血性链球菌败血症、疟疾，以及使用某些药物如磺胺类、苯肼、砷剂等引起的溶血反应等。
高铁血红蛋白还原试验(MRT)： 高铁血红蛋白还原率$>75\%$	降低：主要见于蚕豆病和伯喹啉药物溶血性贫血。
红细胞6-磷酸葡萄糖脱氢酶荧光点试验： 10分钟内出现荧光点	无荧光点出现：见于6-磷酸葡萄糖脱氢酶缺乏所致溶血性贫血，如药物性溶血性贫血(常见药物有喹啉等抗疟疾药，安替比林、氨基比林等解热止痛药，抗结核药，以及少数磺胺类药、呋喃类、维生素K等)、蚕豆病、遗传性非球形红细胞性溶血性贫血等。
还原型谷胱甘肽含量： >0.45 g/L红细胞 还原型谷胱甘肽稳定性试验： 稳定度下降$<20\%$	还原型谷胱甘肽含量降低或稳定性下降：主要见于伯喹啉型溶血性贫血、蚕豆病等。
抗人球蛋白试验(Coombs试验)： 阴性	阳性：主要见于自身免疫性溶血性贫血、恶性淋巴瘤、结缔组织病、白血病、蚕豆病、某些感染、服用某些药物如甲基多巴胺等。也可见于新生儿溶血性贫血、多次输血、少数类风湿关节炎和溃疡性结肠炎等。
异丙醇沉淀试验： 阴性	阳性：主要见于血红蛋白病。

检查项目及正常参考值	临床意义及注意事项
变性珠蛋白小体： ＜0.8％	增高：多见于红细胞缺乏 6-磷酸葡萄糖脱氢酶的溶血性贫血、蚕豆病、不稳定血红蛋白病、某些药物中毒（如伯喹啉）引起的血红蛋白变性等。也可见于脾切除者、先天性无脾症的小儿。
血红蛋白 H 包涵体生成试验： 阴性	阳性：主要见于血红蛋白 H 病、不稳定血红蛋白病等。
抗碱血红蛋白： 成人：0～2％ 新生儿：55％～85％	增加：主要见于珠蛋白生成障碍性贫血（地中海贫血），也可见于再生障碍性贫血、白血病、恶性贫血、骨髓转移癌等，但增加幅度较轻。
血红蛋白 A2： 1.78％～2.70％	增高：主要见于 β 珠蛋白生成障碍性贫血（地中海贫血）。也可见于恶性贫血，多为轻度增高。
血红蛋白 F（HbF）： 成人：＜3％ 新生儿：70％～90％	增高：主要见于纯合子 β 珠蛋白生成障碍性贫血。也可见于杂合子 β 珠蛋白生成障碍性贫血、镰状红细胞贫血、白血病、多发性骨髓瘤、恶性贫血等，多为轻度增高。
红细胞镰变试验： 阴性	阳性：主要见于镰状红细胞贫血。
叶酸（FA）： 4.2～19.9 μg/L	降低：主要见于营养性和巨细胞性贫血。 注意事项：怀孕期血清叶酸水平低下可导致胎儿神经管缺损。膳食营养不良和吸收不良是人体叶酸缺乏的主要原因。
红细胞内叶酸（RBC FA）： 401～1 338 nmol/L （不同地区人群有所不同）	降低：主要见于营养性和巨细胞性贫血。 注意事项：血液中 95％的叶酸存在于红细胞内，红细胞内叶酸含量能更真实地反映组织中叶酸的实际含量。
维生素 B_{12}（$VitB_{12}$）： 197～866 pg/ml	降低：主要见于营养性和巨细胞性贫血，多由胰腺功能低下、胃萎缩或胃切除术、肠损坏、肠内维生素 B_{12} 结合蛋白（内因子）损耗、体内产生了针对内因子的自身抗体或相关因素引起。 注意事项：膳食中缺乏肉类和菌类可致维生素 B_{12} 缺乏。

检查项目及正常参考值	临床意义及注意事项
可溶性转铁蛋白受体(sTfR)： 1.9～4.4 mg/L	增高：主要见于缺铁性贫血、儿童铁缺乏等。可用于缺铁性贫血与非缺铁性贫血、慢性疾病引起的贫血(ACD)的鉴别诊断，后两者不增高。 降低：见于再生障碍性贫血、骨髓增生异常综合征(MDS)、遗传性色素沉着症、铁过多导致的非胰岛素依赖性糖尿病(NIDDM)等。 注意事项：sTfR为功能性铁状态的一项特异性检测指标，不受急慢性炎症、怀孕等的影响。sTfR与铁蛋白、血红蛋白联合检测可准确分析患者铁缺乏状态，并可预测促红细胞生成素治疗效果。sTfR亦可评价再生障碍性贫血患者的造血衰竭严重程度和治疗效果。
转铁蛋白(TRF)： 2.2～4.0 g/L	降低：主要见于炎症、再生障碍性贫血、恶性病变、营养不良、慢性肝脏疾病等。 增高：主要见于缺铁性的低色素性贫血，此点可用于贫血的鉴别诊断，再生障碍性贫血时血浆TRF正常或降低。也可见于急性肝炎、妊娠末期及口服避孕药等。
转铁蛋白饱和度(Tfs)： 20%～55%	增高：见于再生障碍性贫血、溶血性贫血、巨幼细胞性贫血、遗传性血色素沉着症、症状性的血色素沉着症等。 降低：见于缺铁性贫血、红细胞增多症、炎症等。
锌原卟啉(Zpp)： 19～38 μmol/mol 血红蛋白	增高：主要见于铅接触和铅中毒者，为其早期诊断的一项指标。亦可见于严重缺铁性贫血、红细胞生成型血卟啉病等。 注意事项：锌原卟啉为铅干扰血红素合成在红细胞中积聚的一种代谢物。铅接触者由于亚铁络合酶受抑制，使原卟啉代谢的最后产物原卟啉不能与二价铁等合成血红素，而与二价锌结合成锌原卟啉聚集在红细胞中。
红细胞内卟啉： 锌原卟啉：90～150 nmol/L 血 粪卟啉：5～30 nmol/L RBC 原卟啉：90～640 nmol/L RBC	增高：见于红细胞生成性卟啉症、先天性红细胞生成性卟啉症(Gunther's病)、铅中毒、缺铁性贫血、急性肝性卟啉症、溶血性贫血、滥用酒精等。

续表

检查项目及正常参考值	临床意义及注意事项
血浆卟啉： 　原卟啉：2～15 nmol/L 　粪卟啉：<3 nmol/L 　尿卟啉：<0.1 nmol/L	增高：见于红细胞生成性原卟啉症、先天性红细胞生成性卟啉症（Gunther's 病）、肝性卟啉症急性期（急性间断性卟啉症、杂色性卟啉症、遗传性卟啉症）、溶血性贫血、铅中毒（粪卟啉升高为主）、慢性肝性卟啉症和迟发性皮肤卟啉症（粪、尿卟啉升高为主）等。
高铁血红蛋白（Hi）： 　0.2%～1.0%	增高：主要见于遗传性高铁血红蛋白血症、中毒性高铁血红蛋白血症等。
碳氧血红蛋白（COHb）： 　非吸烟者：0.4%～1.6% 　吸烟者：3%～6%	增高：主要见于一氧化碳中毒，亦可见于红细胞溶血、肌溶血、新生儿高胆红素血症等。
红细胞和白细胞 CD55/CD59： 　>95%	CD55/CD59 降低：主要见于阵发性睡眠性血红蛋白尿症（PNH），亦可见于其他原因的贫血。 注意事项：CD55/CD59 为诊断 PNH 的首选实验之一，敏感性和特异性优于传统的糖水溶血试验和酸溶血试验。

第7章 骨髓细胞学及血细胞化学染色检验

　　骨髓细胞学检验即根据骨髓象的改变,以做出肯定性、辅助性的诊断或排除其他疾病。例如,根据骨髓象可以诊断白血病、巨幼细胞性贫血、多发性骨髓瘤等血液系统疾病,可以通过查找黑热病原虫或疟原虫诊断感染性疾病;如果在骨髓细胞学检验中查到肿瘤细胞,可以诊断肺癌、肝癌、乳腺癌等恶性肿瘤的骨髓转移;利用骨髓细胞学检验,还可协助诊断戈谢病和尼曼-匹克病等脂质贮积病。因此,骨髓细胞学检验是临床上十分重要的检验项目之一。其专业性很强,往往由特定的专业技术人员完成。

　　由于单凭细胞的形态学很难对不同细胞类型进行分类,尤其是在病理情况下,此时对骨髓细胞进行化学染色后观察就特别有意义了。由于不同类型的细胞其化学成分和代谢产物有所不同,应用化学或生物化学技术对特定化学成分或代谢产物进行染色以精确定位,就可鉴别不同的细胞类型,从而为临床血液病的诊断、鉴别诊断以及疗效观察与预后判断提供依据。

一、骨髓细胞学检验

检查项目及正常参考值	临床意义及注意事项
正常骨髓象: 　①骨髓增生程度:活跃(Ⅲ级)、粒/红比例为(3～4):1 　②红细胞系统:幼红细胞约占有核细胞的20%,其中原红细胞<1%,早幼红细胞<5%,以中、晚幼红细胞为主,平均各占10%左右,成熟红细胞的大小、形态、染色正常 　③粒细胞系统:约占有核细胞的50%～60%,其中原始粒细胞<2%,早幼粒细胞<5%,中、晚幼粒细胞均<15%,成熟粒细胞中杆状核多于分叶核,嗜酸性粒细胞<5%,嗜碱性粒细胞<1%	骨髓增生极度活跃(Ⅰ级)或明显活跃(Ⅱ级):主要见于各类白血病和增生性贫血。 骨髓增生减低(Ⅳ级)或极度减低(Ⅴ级):主要见于再生障碍性贫血。 骨髓增生明显活跃或活跃、粒/红比例降低、中幼红细胞和晚幼红细胞显著增多、红细胞分裂象多见、红细胞染色深浅不一致、粒细胞和巨核细胞系一般正常:提示增生性贫血,如缺铁性贫血、溶血性贫血、失血性贫血等,应同时进行血液常规分析,怀疑缺铁性贫血时,应进行铁染色试验、血清铁和总铁结合力检测。 骨髓涂片外观油滴较多、骨髓增生程度减低或明显减低、粒系细胞显著减少、红细胞减少、淋巴细胞相对增多、巨核细胞不易见到、浆细胞、网状细胞、组织细胞等明显增多:提示再生障碍性贫血。再生障碍性贫血可分为急性型和慢性型,急性型骨髓增生程度明显减低、粒系、红系显著减少,而慢性型相对较轻。患者应同时进

检查项目及正常参考值	临床意义及注意事项
④ 淋巴细胞系统:约占有核细胞的20%,小儿偏高,可达40%,原始淋巴细胞和幼淋极罕见 ⑤ 单核细胞系统:一般<4%,均系成熟阶段细胞 ⑥ 巨核细胞系统:通常在一张骨髓片上可见7～35个巨核细胞,其中无原始巨核细胞,幼巨核细胞占0～5%,颗粒巨核细胞占10%～27%,产血小板巨核细胞占44%～60%,裸核占8%～30% ⑦ 浆细胞系统:一般<4%,均系成熟阶段细胞 ⑧ 其他细胞:可见到极少量内皮细胞、网状细胞、组织嗜碱性粒细胞等。不易见到核分裂象,无异常细胞和寄生虫	行血液常规分析,提示红细胞、白细胞和血小板均明显降低。有一种纯红细胞再生障碍性贫血,表现为幼红细胞显著减少、粒细胞系相对增多、巨核细胞系和血小板不受影响。 骨髓增生明显活跃、粒/红比例降低、红细胞系显著增多、巨幼样改变典型、粒系出现巨型晚幼粒细胞、巨型杆状核粒细胞、巨核细胞大致正常、血小板减少:见于巨幼红细胞性贫血,可同时进行血液常规分析和维生素B_{12}和叶酸的检测。 原始粒细胞≥90%、过氧化物酶染色阳性率>3%:提示急性粒细胞白血病未分化型(M1型)。 原始粒细胞为30%～90%、单核细胞<20%、早幼粒细胞以下阶段>10%:提示急性粒细胞白血病部分分化型M2a亚型。 原始及早幼粒细胞明显增多、异常的中性中幼粒细胞(可见核仁,有明显的核浆发育不平衡)>30%:提示急性粒细胞白血病部分分化型M2b亚型。 颗粒增多的异常早幼粒细胞(胞核大小不一,胞质中有粗大、密集、融合的颗粒,或密集而细小的颗粒)>30%:提示急性颗粒增多的早幼粒细胞白血病(M3型)。若以粗大颗粒为主,为M3a亚型;若以细小颗粒为主,为M3b亚型。 原始粒细胞和早幼粒细胞比例增加、原始单核细胞、幼单和单核细胞>20%:提示急性粒-单核细胞白血病(M4型)M4a亚型。 原始单核细胞、幼单核细胞增生为主、原始粒细胞和早幼粒细胞>20%:提示急性粒-单核细胞白血病(M4型)M4b亚型。 具有粒细胞系和单核细胞系特征的原始细胞>30%:提示急性粒-单核细胞白血病(M4型)M4c亚型。若胞质中同时伴有粗大的嗜酸颗粒或嗜碱颗粒(占5%～30%),提示为M4d亚型。 原始单核细胞≥80%:提示急性单核细胞白血病(M5型)M5a亚型。 原始单核细胞和幼单核细胞>30%:提示急性单核细胞白血病(M5型)M5b亚型。 红细胞系>50%、原始粒细胞>30%:提示红白血病(M6型)。 原始巨核细胞≥30%:提示急性巨核细胞白血病(M7型)。

续表

检查项目及正常参考值	临床意义及注意事项
	原始和幼稚淋巴细胞大小不一、以小细胞为主:提示急性淋巴细胞白血病 L1 亚型。
	原始和幼稚淋巴细胞大小较一致、以大细胞为主、核型不规则:提示急性淋巴细胞白血病 L2 亚型。
	原始和幼稚淋巴细胞大小较一致、以大细胞为主、核型较规则:提示急性淋巴细胞白血病 L3 亚型。
	粒系增生极度活跃、以中性中幼粒细胞、晚幼粒细胞、杆状核粒细胞增多为主,原始粒细胞<10%、嗜酸性和嗜碱性粒细胞明显增高、巨核细胞可增多或减少:提示慢性粒细胞白血病。若同时检测出 pH 染色体阳性,诊断意义更大。
	骨髓增生活跃或明显活跃、淋巴细胞≥40%、以成熟淋巴细胞为主、原幼淋巴细胞<5%:提示慢性淋巴细胞白血病。
	骨髓增生减低、有核细胞少、原始细胞>30%:提示低增生性急性白血病。
	浆细胞明显增生、伴有形态异常的原始与幼稚浆细胞>10%:提示浆细胞白血病。
	伴有形态异常的浆细胞>15%:提示多发性骨髓瘤,应同时检测本周蛋白和 M 蛋白。要与浆细胞白血病鉴别,可结合临床表现、血液常规分析、血沉等检查进行综合分析,浆细胞白血病的外周血浆细胞>20%、白细胞数增高、骨髓浆细胞大小一致、胞体小、异型性小、单克隆免疫球蛋白少见,而多发性骨髓瘤的外周血浆细胞<2%、骨髓浆细胞异型性明显、大小不一、单克隆免疫球蛋白多见、血沉明显加快。
	肥大细胞明显增多、占有核细胞的 50% 以上:提示肥大细胞白血病。
	嗜酸性粒细胞增多、可见各阶段的幼稚嗜酸性粒细胞、形态异常、核左移、可见粗大的嗜酸颗粒、原粒细胞>5%:提示嗜酸性粒细胞白血病。
	原粒细胞>5%、嗜碱性中幼和晚幼粒细胞增多、胞质中有粗大嗜碱性颗粒:提示嗜碱性粒细胞白血病。
	骨髓增生明显活跃、以淋巴细胞为主、有核仁的幼淋细胞占 17%~80%:提示幼淋巴细胞白血病。
	红系细胞增生低下、髓系细胞成熟障碍、大颗粒淋巴细胞增多:提示大颗粒淋巴细胞白血病。
	形态异常的组织细胞明显增多:提示恶性组织细胞病。
	骨髓穿刺多次干抽或增生低下、纤维组织明显增生:提示骨髓纤维化。

检查项目及正常参考值	临床意义及注意事项
	注意事项:骨髓细胞学检查除用于各类贫血和白血病的诊断外,也可协助诊断某些疾病如骨髓增生异常综合征、骨髓增生症、各种恶性肿瘤的骨髓转移、淋巴瘤的骨髓浸润、脾功能亢进等,还可提高某些疾病的诊断率,如利用骨髓检验疟原虫、黑热病原虫等。
白血病免疫分型: 根据 CD1a、CD2、CD3、sCD3、CD7、CD9、CD10、CD11b/c、CD13、CD14、CD15、CD16、CD19、CD22、CD33、CD34、CD36、CD38、CD41、CD42、CD45、CD56、CD57、CD61、CD62、CD64、CD138、MPO,CyIgM SmIg,Gly - A/B、HLA - DR、CyCD3、sIgM、TdT 等阳性与否,确定白血病的类型	急性粒细胞白血病未分化型(M1 型)/部分分化型(M2 型):CD13＋、CD15＋、CD33＋、HLA - DR＋、CD34＋,其中 CD34 在 M1 型中的表达强于 M2 型,而 CD15 在 M2 型的表达较强。 急性早幼粒细胞白血病(M3 型):CD13＋、CD15＋、CD33＋、CD9＋、CD38＋、CD34－/＋、HLA - DR－,部分患者可能出现 CD2＋、CD56＋。 急性粒-单核细胞白血病(M4 型)/急性单核细胞白血病(M5 型):HLA - DR＋、CD15＋、CD14＋、CD64＋、CD33＋/－、CD34－/＋、CD11b/c＋。 红白血病(M6 型):HLA - DR－/＋、CD36＋、血型糖蛋白 A 或 B(Gly - A/B)＋、CD34＋/－。 急性巨核细胞白血病(M7)型:CD41＋、CD42＋、CD61＋,部分也可 CD36＋。 早期前 B 急性淋巴细胞白血病(early Pre - B - ALL):HLA - DR＋、CD19＋、CD34＋、CD10－。 普通型 B 急性淋巴细胞白血病(common - B - ALL):HLA－DR＋、CD19＋、CD34＋、CD10＋。 前 B 急性淋巴细胞白血病(Pre - B - ALL):HLA - DR＋、CD19＋、CD34－、CD10＋/－、CyIgM＋。 成熟 B 急性淋巴细胞白血病(mature - B - ALL):CD34－、CD10－/＋、sIgM＋。 早期前 T 急性淋巴细胞白血病(Pro/Pre - T - ALL):TdT＋、CyCD3＋、CD7＋、CD2－、sCD3－、CD1a－。 成熟 T 急性淋巴细胞白血病(T - ALL):TdT＋、CyCD3＋、CD7＋、CD2＋、sCD3＋、CD1a＋/－。 NK 淋巴细胞白血病:CD16＋、CD56＋、CD57＋。 多发性骨髓瘤:CD38＋、CD138＋、CD56＋、CD45－/＋、CD19＋。 注意事项:一般怀疑有白血病的患者方进行此项检查。白血病免疫分型是基于白血病细胞表面的分化抗原(CD)的差异,从而判断白血病的类型,为其临床治疗和药物选择提供依据。一般来说,白血病分型可以确定淋巴系肿瘤细胞的来源和分化程度、诊断形态学分

检查项目及正常参考值	临床意义及注意事项
	型难以分类的急性髓系白血病、诊断一些少见类型的急性白血病、辅助诊断多发性骨髓瘤以及检测微小残留病变等。对白血病进行免疫分型，一般通过流式细胞仪检测。
白血病残留病灶(MRD)检测：残存白血病细胞$<10^{-4}$	$10^{-4}<$残存白血病细胞$<10^{-3}$：三年复发率约为$10\%\sim20\%$。 $10^{-3}<$残存白血病细胞$<10^{-2}$：三年复发率约为$40\%\sim50\%$。 残存白血病细胞$>10^{-2}$：三年复发率可达$75\%\sim95\%$。 注意事项：MRD 是白血病复发的根源，其水平是判断治疗效果的关键指标，MRD 升高提示白血病复发。定期检测 MRD，可根据 MRD 水平调整治疗方法、方案及治疗时间，从而达到治愈的目的。
造血干细胞计数(CD34/CD45)： 　外周血 CD34/CD45：$0.1\%\sim$ 0.3% 　骨髓 CD34/CD45：$1\%\sim3\%$	临床意义：临床上快速而准确地检测移植物中造血干细胞水平，能够决定造血干细胞的采集时机，是否继续使用生长因子刺激，从而确保移植成功。 注意事项：造血干细胞移植已被广泛用于治疗各种恶性血液疾病、遗传性疾病、实体肿瘤、重症联合免疫缺陷病等。用于临床移植的造血干细胞来源有外周血、骨髓和脐带血。移植后造血功能的重建主要取决于输入造血干细胞的数量和质量，因此，保证移植物中造血干细胞数量，可以减少移植次数，降低移植不良反应发生率。 骨髓、动员后外周血和脐带血均是造血干细胞计数的备选原材料，脐带血在 $12\sim24$ 小时内可保持稳定，骨髓及动员后的外周血在 $24\sim48$ 小时内可保持稳定。若超过稳定时间，细胞形态就会发生改变，造血干细胞计数结果会受到很大影响。

二、血细胞化学染色检验

检查项目及正常参考值	临床意义及注意事项
过氧化物酶(POX)染色： 　粒系除早期原始粒细胞为阴性外，其余均为阳性；原始单核细胞为阴性，幼单核细胞和成熟单核细胞为弱阳性；淋	临床意义：常用于鉴别急性白血病。急性粒细胞性白血病多呈阳性反应；多颗粒性早幼粒细胞性白血病呈强阳性反应；急性单核细胞性白血病多呈弱阳性反应；急性淋巴细胞性白血病呈阴性反应，即使有阳性反应，原幼细胞阳性率$<3\%$；巨核细胞性白血病呈阴性反应。

检查项目及正常参考值	临床意义及注意事项
巴细胞系、巨核细胞系和红细胞系为阴性	注意事项：由于原始粒细胞和原始单核细胞的过氧化物酶染色为阴性，因此急性粒细胞白血病未分化型(M1)和急性单核细胞未成熟型白血病(M5a)可以为阴性反应，甚至全部阴性。 POX染色还可有助于小原粒细胞白血病与急性淋巴细胞白血病的鉴别，两者细胞形态难以区别，但前者POX染色阳性率常大于10%，而后者小于3%。POX染色也用于诊断POX缺乏症，即中性粒细胞和单核细胞中缺乏POX。
中性粒细胞碱性磷酸酶(NAP)染色： 　阳性率一般低于40%，积分为13～130，以弱阳性为主，主要见于粒系成熟阶段细胞	增高：见于化脓性感染（球菌感染一般比杆菌感染高，而病毒性感染一般不增高）、类白血病反应、妊娠、再生障碍性贫血、急性淋巴细胞白血病、恶性淋巴瘤、骨髓纤维化、慢性粒细胞白血病急性变、恶性肿瘤、真性红细胞增多症、应用雌激素、垂体或肾上腺皮质功能亢进、应用皮质激素等。 降低：见于急慢性粒细胞白血病、病毒性或寄生虫感染、再生障碍性贫血之外的其他类型贫血等。
特异性酯酶(SE)染色： 　阳性反应主要见于中性粒细胞，原始粒细胞呈弱阳性反应，其他阶段中性粒细胞呈阳性或强阳性反应，单核细胞呈阴性或弱阳性反应，其他细胞呈阴性反应	临床意义：主要用于鉴别急性白血病。急性粒细胞白血病呈阳性反应，急性单核细胞白血病、急性淋巴细胞白血病、巨核细胞性白血病均呈阴性反应。
非特异性酯酶(NSE)染色： 　原始单核细胞、幼单核细胞呈弱阳性反应，成熟单核细胞呈中度或强阳性反应，粒细胞和淋巴细胞多呈阴性反应	临床意义：主要用于鉴别急性粒细胞性白血病和急性单核细胞性白血病。前者呈阴性或弱阳性反应（不被氟化钠抑制），后者呈阳性反应（可被氟化钠抑制）。
酸性磷酸酶(ACP)染色： 　网状细胞、吞噬细胞、组织细胞、单核细胞、高雪细胞呈阳性反应	临床意义：主要用于急性单核细胞性白血病、组织细胞性淋巴瘤和毛细胞性白血病的诊断，也可用于戈谢病和尼曼-匹克病的鉴别诊断，戈谢病中的高雪细胞呈阳性反应，而尼曼-匹克病中的尼曼-匹克细胞呈阴性反应。

检查项目及正常参考值	临床意义及注意事项
糖原染色或高碘酸希夫(PAS)反应: 　粒细胞中,原始粒细胞为阴性反应,早幼粒细胞、中幼粒细胞、晚幼粒细胞及中性粒细胞呈阳性反应;单核细胞呈弱阳性反应;成熟巨核细胞和血小板呈阳性反应;淋巴细胞阳性反应率小于 30%;红细胞系呈阴性反应	临床意义:① 鉴别淋巴细胞增生性疾病,恶性淋巴瘤、霍奇金病、慢性淋巴细胞性白血病时,PAS 阳性反应率增高,传染性单核细胞增多症时 PAS 反应阳性率轻度增高,而其他病毒性感染时 PAS 反应多在正常参考范围内。 ② 鉴别幼红细胞增生的性质,溶血性贫血、再生障碍性贫血、巨幼细胞性贫血时,幼红细胞 PAS 反应呈阳性,骨髓增生异常综合征时幼红细胞 PAS 反应可以为阳性,而红白血病时幼红细胞 PAS 反应呈强阳性。 ③ 鉴别高雪细胞和尼曼-匹克细胞、不典型巨核细胞和李-斯细胞,两组前者均为强阳性反应,而后者一般为阴性反应或弱阳性反应。
铁粒染色: 　细胞外铁:多数人为"+",少数人为"++" 　细胞内铁:铁粒幼红细胞阳性率为 19%～44%	临床意义:① 鉴别缺铁性贫血与非缺铁性贫血:缺铁性贫血的细胞外铁消失,铁粒幼红细胞阳性率降低;而非缺铁性贫血的细胞外铁和铁粒幼红细胞均增加。 ② 诊断铁粒幼细胞性贫血:细胞外铁增多,铁粒幼红细胞增多,环形铁粒幼红细胞占幼红细胞 15%以上。 ③ 可反映机体内铁的贮存及利用情况。若患者为小细胞低色素性贫血,而骨髓涂片的细胞外铁和细胞内铁均正常甚至增多,表示铁不能被利用。

第8章　血液流变学检验

血液流变学研究血液组分与血液接触的血管流变性质及其变化规律。血液流变学的主要检测指标为血黏度,它是一项综合的物理指标,血液中的红细胞、血小板、血浆蛋白浓度和其他一些成分都会对其测定产生影响。血黏度包括全血黏度、血浆黏度、红细胞比容等项目,血黏度的改变预示可能存在潜在的疾病,应进一步做相关检查。

检查项目及正常参考值	临床意义及注意事项
全血黏度值: 　切变率为 200 时,男性为 3.42～4.97,女性为 3.32～4.03;切变率为 30 时,男性为 5.41～6.33,女性为 4.33～5.26;切变率为 5 时,男性为 8.73～10.27,女性为 6.86～8.52;切变率为 1 时,男性为 14.56～20.98,女性为 14.38～17.86 血浆黏度值: 　男性为 1.35～1.75,女性为 1.31～1.61 红细胞比容: 　男性为 0.40～0.53,女性为 0.37～0.45 全血高切还原黏度: 　男性为 6.98～9.93,女性为 5.16～8.32 全血低切还原黏度: 　男性为 34.82～51.68,女性为 29.73～45.57 全血高切相对黏度: 　男性为 2.82～3.48,女性为 2.06～2.91	全血黏度、血浆黏度、红细胞比容、红细胞变形指数等指标中一项或多项增高:提示为血液高黏滞综合征,多见于闭塞性脑血管病、冠心病、心肌梗死、高血压、肺心病、糖尿病、周围血管瘤、妊娠期高血压综合征、恶性肿瘤、血液病、休克、真性红细胞增多症、高山病、高脂血症、烧伤、先兆子痫等。 全血黏度、血浆黏度、红细胞比容、红细胞变形指数等指标中一项或多项降低:提示为血液低黏滞综合征,多见于出血、贫血、尿毒症、晚期恶性肿瘤、肝硬化等。 血浆黏度增高、红细胞比容正常:常见于多发性骨髓瘤、巨球蛋白血症、高纤维蛋白血症等。 注意事项:血黏度各项指标存在着年龄和性别差异,而且不同型号和厂家的仪器,其正常参考值也有所不同。请参考你所检查的实验室提供的正常参考范围。 患肿瘤时,血液黏度特别是血浆黏度明显增高。 不同切变率下全血黏度的高低对选择治疗措施有一定帮助,高切黏度增高时,说明红细胞变形性差,应采用改善红细胞功能的治疗方案;低切黏度增高时,说明红细胞容易聚集,临床上应采用抗凝治疗。 全血还原黏度反映了红细胞自身的流变性质对全血黏度的贡献大小。若全血黏度高而还原黏度正常,说明红细胞压积高(血液稠)引起的血液黏度大,而红细胞自身流变性质并无异常;若全血黏度正常而还原黏度增高,说明红细胞压积正常(血液不稠),血液黏度增高是由于红细胞自身流变性质异常所致。

续表

检查项目及正常参考值	临床意义及注意事项
全血低切相对黏度： 　　男性为 11.50～15.15，女性为 8.93～12.76 红细胞变形指数（TK）： 　　男性为 0.693～0.982，女性为 0.558～0.940	血液黏度可以用于心绞痛和心肌梗死的鉴别。心绞痛的低切黏度在非发作时增高的幅度不如心肌梗死明显，心绞痛患者血液黏度起伏变化不大，而心肌梗死患者却有明显的起伏变化。 重度妊娠期高血压综合征患者的全血黏度在不同切变率时均明显升高，而且先于血压升高，因此，全血黏度是一项预示妊娠期高血压综合征的早期指征。治疗前后血液黏度的变化可以作为对妊娠期高血压综合征的疗效判断指标。 利用血液流变学指标可以观察肿瘤发生和转移的情况。早期癌症患者的血液黏度增高，红细胞比容增高；晚期患者则表现为血液黏度降低，红细胞比容降低，血沉加快。对癌症患者来说，不论早期还是晚期，血浆黏度均表现为明显增高。降低血液黏度，有利于减少肿瘤的远处转移。 糖尿病的很多并发症是在高黏度血症基础上发生和发展的，因此，糖尿病患者应及时观察血液黏度的变化。糖尿病患者血液黏度持续增高，提示有并发症的可能，特别是糖尿病性冠心病。 血液黏度的异常除见于以上疾病外，还可见于外伤性骨折、血液系统的疾病、泌尿系统的疾病、肝病、急性胰腺炎、过敏性紫癜、流行性出血热、股骨头坏死、银屑病等，但改变程度不及上述疾病明显。
血沉方程 K 值： 　　男性：0～77.6 　　女性：0～88.8	增高：临床意义同"血沉增高"，参见"血沉或红细胞沉降率（ESR）"。 注意事项：由于血沉与红细胞压积之间有一定的关系，红细胞压积高，血沉慢；红细胞压积低，血沉快。而血沉方程 K 值，把血沉转换成一个不依赖于红细胞压积的指标，从而排除了红细胞压积的影响，因此，血沉方程 K 值比血沉更能客观地反映红细胞聚集性的变化，是较能真正代表血沉快慢的指标，比血沉的可靠性大得多。
红细胞聚集指数： 　　男性：5.165～9.857 　　女性：5.075～9.846	增高：见于急性心肌梗死、脑梗死、肺心病、糖尿病、高脂血症、周围血管病等。 注意事项：红细胞聚集性主要与红细胞本身性质有关，但受人体内纤维蛋白原含量和血浆中某些球蛋白含量的影响。红细胞聚集性增高是引起全血低切黏度升高的主要原因之一，是体内微循环障碍、血液瘀滞、血栓形成的危险因素之一。

续表

检查项目及正常参考值	临床意义及注意事项
红细胞电泳时间： 　男性:15~20.025 s 　女性:14.438~18.075 s	增加:主要见于血栓性疾病、冠心病等。 注意事项:红细胞电泳时间可以反映红细胞的聚集功能。

第 9 章　血型鉴定与交叉配血

血型是血液系统的一种遗传多态性,人类常见的血型系统为 ABO 血型系统和 Rh 血型系统。临床上检测血型常用于亲子鉴定、输血前检测和手术前备血。

一、ABO 血型系统

检查项目及正常参考值	临床意义及注意事项
ABO 血型: 　A 型、B 型、O 型或 AB 血型	临床意义:① 输血前检测。人体循环血量不足或血细胞减少(如大失血或贫血等),都会发生许多临床症状,甚至危及生命,此时输血是治疗与抢救生命的重要措施,输血前必须检查血型,选择血型相同的供血者进行交叉配血,完全相合才能输血。② 器官移植前检测。受者和供者的 ABO 血型必须相符才能提高成功率。③ 检测新生儿溶血。新生儿溶血在我国较多见,但症状常较轻。ABO 血型的新生儿溶血病在第一胎即可发病,多见于 O 型母亲和 A 型或 B 型婴儿(A 型略多于 B 型)。主要是因为胎儿红细胞由于胎盘表面扩张变薄或有微细缺损进入母体血液循环,从而刺激母体产生相应抗体,此抗体可通过胎盘进入胎儿的血液循环,造成新生儿溶血病。在已发生新生儿溶血时,做血型检查可以明确诊断,利于救治。 ④ 用于亲子鉴定以及法医学上用于罪犯的认定。 注意事项:血型是由父母遗传的,没有好坏之分。ABO 血型系统中以 AB 型最少。

二、Rh 血型系统

检查项目及正常参考值	临床意义及注意事项
Rh 血型: 　Rh 阳性、Rh 阴性	临床意义:① 输血前检测。Rh 阴性的人第一次接受 Rh 阳性的血,一般不会发生输血反应,但若多次输血或曾经妊娠,即可因接触过 Rh 阳性血而产生 Rh 抗体,以后再输入 Rh 阳性血会发生溶血反应。② 检测新生儿溶血。Rh 阴性产妇第一胎怀孕 Rh 阳性胎儿,胎儿多能正常分娩存活。由于经过第一次

检查项目及正常参考值	临床意义及注意事项
	分娩,母亲已接触胎儿 Rh 阳性血,母体中已产生 Rh 抗体,当母亲以后再次怀孕时,母体中已产生的 Rh 抗体会通过胎盘进入胎儿体内,与胎儿的 Rh 阳性红细胞发生反应,从而引起胎儿水肿、贫血、死胎或出生后患新生儿溶血病。 **注意事项:**Rh 系统中 Rh 阴性者非常少见,汉族人 99.6% 为 Rh 阳性。

三、人类白细胞抗原(HLA)

检查项目及正常参考值	临床意义及注意事项
人类白细胞抗原(HLA)分型: 　HLA 可分为 A、B、C、D、DR、DQ、DP 共 7 类,每一类抗原还可以进一步分亚型,如 HLA - A1、HLA - A2 等	**临床意义:**① 器官移植前检测。供者和受者应分别检测 HLA 分型,只有 HLA 型别相符,器官移植成功的可能性才很大,才可避免移植物排斥反应。② 输血前检测。在输血前供者和受者分别检测 HLA 分型,HLA 型别相符者相互输血,可避免或减少寒战发热、呼吸困难、血压下降等输血反应,从而大大提高疗效。③ 用于亲子鉴定。HLA 是迄今所知人类最复杂的一个遗传多态系统,且在新生儿出生时已表达完整,是目前亲子鉴定中的一个有力工具。④ 用于疾病诊断。许多疾病与 HLA 有关,如 HLA - B27 抗原可用于强直性脊柱炎(AS)的检测。 **注意事项:**HLA 抗原又称组织相容性抗原,是引起器官移植排斥的主要抗原。

四、交叉配血

检查项目及正常参考值	临床意义及注意事项
交叉配血: 　患者血清与献血员红细胞:无凝集、无溶血 　患者红细胞与献血员血清:无凝集、无溶血	**临床意义:**只有患者血清或红细胞与每一位献血员的红细胞或血清均无凝集、无溶血,才可进行输血,而且,所有献血员之间也均应无凝集、无溶血。 **注意事项:**交叉配血的目的是进一步验证血型是否正确,以防止输血后发生溶血反应,是保证安全输血的一项重要检查。若发现有任何凝集或溶血现象,都不能随便输血。临床医生和化验人员比较重视此项检查,作为患者及其家属也应引起重视,要多关注化验单上的血型与患者以往检查血型是否一致,有任何疑问要及时向医生或化验人员提出来。

第 10 章　肝功能检验

　　肝功能检验是临床上常见的检查,也是正常人健康普查项目之一,许多单位招工体检往往都要进行肝功能检查。肝功能检查的项目比较多,一般可分为四类:反映肝脏代谢功能的指标,如胆红素、胆汁酸等;反映肝脏合成功能的指标,如总蛋白、白蛋白等;反映肝脏实质性损伤的指标,如谷丙转氨酶、谷草转氨酶等;反映肝纤维化的指标,如单胺氧化酶、透明质酸酶等。

　　分析肝功能指标时,患者必须注意的是:肝功能检查的许多指标都不是特异的,有许多其他疾病也会引起这些指标的异常,而这些指标正常时,也不能简单地认为不存在肝脏损伤,因为肝脏的代偿能力很强,早期可不表现出一些指标的异常。肝功能检验的一些指标与出血和血栓性疾病检验等中的一些指标相同,因此,在此所列的肝功能检验的一些指标如果与你化验单上的不一致,可以参见本书的其他章节。

一、肝脏代谢指标

检查项目及正常参考值	临床意义及注意事项
总胆红素(TBIL): 　1.70～17.2 $\mu mol/L$	增高:主要见于① 肝胆疾病,如原发性胆汁性肝硬化、急性黄疸型肝炎、慢性活动性肝炎、病毒性肝炎、阻塞性黄疸、肝硬化等;② 肝外疾病,如溶血性黄疸、新生儿黄疸、闭塞性黄疸、胆石症、胰头癌、输血错误等。 降低:主要见于再生障碍性贫血、慢性肾炎引起的继发性贫血。 注意事项:胆红素明显升高,提示有较严重的肝细胞损伤,如胆红素长期异常,提示病情有转为慢性肝炎的可能;如胆红素短期内急剧增加,表示病情危重。 　血清总胆红素是观察黄疸的客观指标,但不能区分为哪一种黄疸。总胆红素>34 $\mu mol/L$ 时,患者的巩膜乃至皮肤、黏膜往往会出现黄染,这也被称为显性黄疸。
直接胆红素(DBIL): 　0.85～6.8 $\mu mol/L$	增高:见于肝细胞性黄疸,如病毒性肝炎、肝硬化、肝癌等;阻塞性黄疸,如原发性胆汁性肝硬化、胆汁淤积性病毒性肝炎、胆道结石、肿瘤、胆道蛔虫症等;某些先天性疾病,如 Dubin-Johnson 综合征、Rotor 综合征等。

检查项目及正常参考值	临床意义及注意事项
	注意事项:总胆红素、直接胆红素、间接胆红素常与尿胆原、尿胆红素一起综合分析以区分黄疸类型。溶血性黄疸主要是间接胆红素升高;肝细胞性黄疸和阻塞性黄疸以直接胆红素升高为主。
间接胆红素(IBIL): 1.7～12.0 μmol/L	增高:见于溶血性黄疸,如遗传性球形红细胞增多症、遗传性葡萄糖-6-磷酸脱氢酶缺乏症、血红蛋白病、自身免疫性溶血性贫血、异型输血后溶血、新生儿溶血症、恶性疟疾等;肝细胞性黄疸,如肝硬化、病毒性肝炎等;先天性非溶血性黄疸,如 Gilbert 综合征、Crigler-Najjar 综合征等。
总胆汁酸(TBA): 1～7 μmol/L	增高:见于肝硬化、慢性活动性肝炎、急性病毒性肝炎、肝癌、急性肝内胆汁淤滞、肝外阻塞性黄疸、酒精性肝硬化、中毒性肝炎等。 降低:见于甲状腺功能减退、回肠切除、炎症等。 注意事项:慢性肝病肝硬化时血清总胆汁酸比胆红素升高早。总胆汁酸检测是一项较灵敏的肝功能检查项目。
血氨(AMM/NH₃): 12～59 μmol/L	增高:见于严重肝功能障碍(如肝性脑病、重型肝炎)、上消化道出血、肾病无尿期、尿毒症、儿科 Reye's 综合征等。也可见于高蛋白饮食或运动后。 注意事项:血氨检测主要用于评价肝功能状况以及营养患者的氮平衡监测。

二、肝脏合成指标

检查项目及正常参考值	临床意义及注意事项
总蛋白(TP): 60～80 g/L	增高:常见于血液浓缩,如腹泻、呕吐、持续高热、失水性休克及肾上腺皮质功能减退等;蛋白异常合成增加,如多发性骨髓瘤、巨球蛋白血症、冷球蛋白血症、系统性红斑狼疮、多发性硬化等。 降低:常见于血液稀释(如大量输液、肾病综合征、水钠潴留等)、营养不良(如长期蛋白质摄入不足、慢性肠道消化吸收不良等)、消耗增加(如严重结核、甲状腺功能亢进、恶性肿瘤等)、合成障碍(如慢性肝脏损害)、蛋白丢失(如严重烧伤、急性大出血、慢性肾脏病变、蛋白丢失性肠病、溃疡性结肠炎等)等。 注意事项:血清总蛋白是血清各种蛋白质的总称,通常分为两大类:白蛋白和球蛋白。检测时只检测总蛋白和白蛋白,球蛋白和白蛋白与球蛋白之比是换算出来的。

续表

检查项目及正常参考值	临床意义及注意事项
白蛋白（ALB）： 35～50 g/L	增高：较少见。常见于血液浓缩，如腹泻、呕吐、大量出汗等。 降低：常见于营养不良（如摄入不足或消化吸收不良）、消耗增加（如恶性肿瘤、严重结核、甲状腺功能亢进、风湿热、妊娠晚期、慢性感染性疾病、外科手术或创伤等）、合成障碍（如急性或慢性肝脏疾病、肝硬化等）、蛋白丢失（如慢性胃肠道疾病、慢性肾小球肾炎、系统性红斑狼疮、糖尿病、肾病综合征、大面积烧伤、渗出性皮炎、门静脉高压引起的腹水及各种原因引起的浆膜腔大量积液等）、遗传性缺陷（如无白蛋白血症）等。 注意事项：输入白蛋白可直接影响 ALB 检测结果。血浆白蛋白浓度亦受饮食中蛋白质摄入量影响。
球蛋白（G）： 20～30 g/L	增高：常见于炎症或感染性疾病（如黑热病、结核病、麻风病、疟疾、血吸虫病等）、自身免疫性疾病（如系统性红斑狼疮、风湿热、类风湿性关节炎、硬皮病等）、某些恶性疾病（如多发性骨髓瘤、恶性淋巴瘤等）、慢性肝脏疾病（如慢性活动性肝炎、肝硬化）等。 降低：多见于低 γ 球蛋白血症（一种先天性或后天获得性的免疫缺陷）、使用免疫抑制剂（如长期使用肾上腺皮质类固醇制剂）、烧伤、肾上腺皮质功能亢进等。也可见于出生后至 3 岁的正常幼儿。 注意事项：该结果是由总蛋白减去白蛋白计算而来的，因此应结合总蛋白和白蛋白结果综合分析。
白蛋白与球蛋白比值（A/G）： 1.50～2.50	增高：见于白蛋白增高或球蛋白降低，此种情况少见。 降低：主要见于肝脏损害（如肝硬化）、肾病综合征、慢性疟疾、黑热病、风湿热、亚急性心内膜炎、自身免疫性疾病、巨球蛋白血症、多发性骨髓瘤等。 注意事项：A/G＜1.5，称白/球比例倒置。A/G＜1.25，提示有肝脏损害；A/G＜1 时，病变严重，常见于肝硬化。

三、肝实质损伤指标

检查项目及正常参考值	临床意义及注意事项
丙氨酸氨基转移酶或谷丙转氨酶（ALT）： 0～40 U/L	增高：常见于急性肝炎（ALT 可在短期内达到高峰，以后随病情好转而逐渐下降，徘徊一段时间后恢复正常，预后较好）、慢性肝病（如慢性迁延性肝炎、慢性活动性肝炎、肝癌、肝硬化等，ALT 可持续升高达 1 年以上）、胆道疾病

检查项目及正常参考值	临床意义及注意事项
	（如胆道梗阻、胆管炎、胆囊炎等）、心血管疾病（如急性心肌梗死、心肌炎、充血性心力衰竭时的肝淤血）等。也可见于支气管炎、大叶性肺炎、溃疡病、结缔组织病、多发性肌炎、肌营养不良、传染性单核细胞增多症、疟疾、血吸虫病、外伤、严重烧伤、休克、外科手术、麻醉、剧烈运动后、妊娠等。一些药物和毒物也可引起 ALT 升高，如异烟肼、水杨酸、氯丙嗪、奎宁、酒精、铅、汞、有机磷等。 **注意事项**：ALT 是肝功能受损害最灵敏的指标，轻微的肝细胞受损，ALT 活性可增高一倍。ALT 的升高程度、持续的时间对各型肝炎的鉴别诊断和预后监测有重要意义。一般而言，ALT 水平与病情严重程度一致，但也有部分 ALT 升高而无自觉症状。ALT 检查时应为早晨空腹，且避免剧烈运动。
天门冬氨酸氨基转移酶（AST）或谷草转氨酶（GOT）： 　　0～40 U/L	**增高**：常见于急性黄疸型肝炎，慢性肝炎，肝癌，肝硬化，药物性肝细胞坏死，胆道梗阻，胆管炎，急性心肌梗死，充血性心力衰竭，急、慢性心肌炎，心脏手术后，以及骨骼肌疾病（如进行性肌营养不良、皮肌炎、肌肉挫伤等）等。也可见于肾病、胸膜炎、肺炎、多发性肌炎、传染性单核细胞增多症、疟疾、流行性出血热、急性胰腺炎、肺栓塞、坏疽、溶血性疾病、心包炎和口服避孕药等。 **注意事项**：AST 既是肝功能的重要指标，又是临床上心肌酶谱的指标之一。在反映肝炎、肝损伤时，AST 的灵敏度和特异性都不及 ALT，当 AST 明显升高时，常提示有严重肝炎、严重肝损伤。心肌梗死时血清 AST 活性在发病后 6～12 小时之内显著增高，在 48 小时达到高峰，约在 3～5 天恢复正常。
乳酸脱氢酶(LDH)： 　　114～240 U/L	**增高**：常见于心血管疾病（如急性心肌梗死、心肌炎、伴有肝淤血的心力衰竭、重度休克及缺氧）、溶血性疾病（任何原因引起的溶血性疾病均可导致 LDH 升高）、肝脏疾病（如伴有黄疸的中毒性肝炎、肝硬化、梗阻性黄疸、病毒性肝炎等）、肾脏疾病（如肾小管坏死、肾盂肾炎、肾梗死等）、血液系统疾病（如急性淋巴细胞性白血病、镰状细胞贫血、恶性贫血等）、肿瘤（如肝癌、霍奇金病、腹部及肺部肿瘤、胚胎细胞肿瘤、恶性淋巴瘤等）、肺梗死、进行性肌营养不良等。 **注意事项**：某些肿瘤转移所致的胸腹水 LDH 活力往往升高；红细胞内的 LDH 活力是血清的 100 倍，因此，如果抽血时不顺利往往会造成溶血，造成 LDH 假性升高。

检查项目及正常参考值	临床意义及注意事项
	LDH 广泛分布于机体的各组织,其对疾病诊断的特异性不高,在许多种疾病 LDH 都可有升高,其同工酶测定更有价值。LDH 有 LDH1、LDH2、LDH3、LDH4、LDH5 五种同工酶,心肌梗死时 LDH1、LDH2 均增高,LDH1 增高更显著;急性肾小球肾炎、肾移植排斥反应时 LDH1、LDH2 也增高;肝实质病变时,LDH4、LDH5 增高,但 LDH5 明显增高,肺梗死时 LDH2、LDH3 增高;恶性肿瘤时 LDH3 增高明显。 LDH 与 AST 联合测定可鉴别黄疸,LDH/AST＞12.5,以溶血性黄疸多见;LDH/AST＜12.5,以肝细胞性黄疸多见。 心肌梗死患者可在发生胸痛后 8～12 小时 LDH 开始升高,并可维持 5～7 天左右达高峰,2 周后恢复正常,增高水平通常为正常的 3～4 倍。 LDH 总活性增高对心血管、肌肉疾病的诊断并不特异,临床上通常和 α-羟丁酸脱氢酶(α-HBD)联合测定有助于判断 LDH 来自肝脏还是心脏。LDH/α-HBD 正常人为 1.2～1.6,实质性肝病为 1.6～2.5,心肌梗死为 0.5～1.2。但需注意,比值大小还取决于两种酶测定的方法。
γ-谷氨酰转肽酶(γ-GT): 　0～50 U/L	增高:常见于原发性肝癌(手术后 γ-GT 迅速下降,复发后又上升,故 γ-GT 可动态观察肝细胞癌的诊断、疗效及预后)、阻塞性黄疸、胆道梗阻(但对鉴别梗阻是良性还是恶性无意义)、急性胰腺炎、胰腺癌、胰头癌、胆汁性肝硬化、病毒性肝炎(若 γ-GT 持续升高,提示转变为慢性或迁延性肝炎的可能)、肝硬化(当 γ-GT 增高时提示癌变的可能)、脂肪肝等。也可见于急性肾炎、未经治疗的脂肪肾、心肌梗死、前列腺肿瘤等。 注意事项:嗜酒或长期服用某些药物,如苯巴比妥、苯妥英钠、安替比林、避孕药等,血清 γ-GT 均会升高,其中口服避孕药可升高 20%。 γ-GT 有四种同工酶:γ-GT1、γ-GT2、γ-GT3、γ-GT4。原发性或继发性肝癌患者同工酶 γ-GT2 比例明显升高。
碱性磷酸酶(ALP/AKP): 　成人:30～150 U/L 　儿童:<350 U/L	增高:常见于胆道梗阻、胆道结石、阻塞性黄疸、急性或慢性黄疸型肝炎、肝癌、肝脓肿、肝硬化、胆汁淤积性肝炎、肝结核、胰头癌、骨骼疾病(如变形性骨炎即 Paget 病、骨折愈合期、骨软化症、佝偻病、骨细胞癌、骨质疏松、原发性或继发性甲状旁腺功能亢进、Fanconi 综合征等)、白血病等。

检查项目及正常参考值	临床意义及注意事项
	降低:见于服用氯贝丁酯(安妥明)、硫唑嘌呤,摄入高钙或高蛋白饮食等。 **注意事项**:ALP 主要来源于肝和骨骼,随胆汁排泄,胆道梗阻时升高,故又称胆道酶,但它不能区分梗阻是良性的还是恶性的。 儿童生长期、妊娠妇女和新生儿,此酶高于成人。 ALP 可协助区黄疸类型:ALP 正常,多为溶血性黄疸;ALP 轻度升高,多为肝细胞性黄疸;ALP 明显升高,多为阻塞性黄疸。 ALP 有 6 种同工酶:ALP1,正常血清不含此型同工酶,肝外胆道梗阻、继发性肝癌、肝脓肿、肝淤滞血症等时,ALP1 阳性率很高,且常伴有 ALP2 的增高;急性肝炎、肝内胆汁淤积、原发性肝癌、肝硬化、胆道疾病等时,ALP2 增高,而 ALP1 缺乏,尿毒症、肠梗阻时,ALP2 亦增高;乳、幼儿血清几乎只含 ALP3,主要来自生长旺盛的骨骼,发育为成人后其量减少,在成骨肉瘤、继发性成骨癌、畸形性骨炎、甲状腺功能亢进、甲状旁腺功能亢进、佝偻病、肾功能不全、先天性缺乏 25 -羟维生素 D_3 - 1 -羟化酶等时,ALP3 增加;ALP4 为胎盘型 ALP,只存在于孕妇血清中,孕妇并发糖尿病、高血压、妊毒症时,ALP4 降低,妊娠中 ALP4 急剧下降,常常提示胎盘功能不全或胎儿已经死亡,妇科恶性肿瘤患者血清 ALP4 升高;ALP5 升高见于高脂饮食后、肝病,肝炎恢复期血清 ALP5 可一过性升高;溃疡性结肠炎患者血清 ALP6 升高。
胆碱酯酶(ChE): 4 500~13 000 U/L	**降低**:常见于有机磷农药中毒、肝脏的实质性损害(如急性肝炎、慢性肝炎活动期、肝硬化、肝癌等)、恶病质、烧伤、白血病等 **注意事项**:胆碱酯酶为诊断有机磷农药中毒,判断其预后的重要指标。
5′-核苷酸酶(5′- NT): 0~9 U/L	**增高**:主要见于影响胆汁分泌的肝胆疾病,如阻塞性黄疸、原发性或继发性肝癌、胆汁淤积性肝硬化、急性胰腺炎、原发性乳腺癌、卵巢浆液性腺瘤等。 **注意事项**:5′- NT 对肝胆疾病的诊断意义与 ALP 类同,但骨骼疾病引起 ALP 增高时,5′- NT 不增高,这有利于鉴别 ALP 增高是肝胆问题还是骨骼疾病。

续表

检查项目及正常参考值	临床意义及注意事项
α-L-岩藻糖苷酶(AFU)： 　64～173 nKat/L	增高：常见于原发性肝癌(与 ALP 同时测定,可提高早期原发性肝癌的检出率),也可见于转移性肝癌、肝硬化、急性病毒性肝炎等。 降低：主要见于遗传性岩藻糖苷酶缺乏症。 注意事项：妊娠妇女 AFU 可升高。
甘氨酰脯氨酸二肽氨基肽酶(GPDA)： 　44～116 U/L	增高：主要见于肝胆疾病(如原发性肝癌、继发性肝癌、原发性胆汁性肝硬化、药物性肝损害、胃癌肝转移、慢性肝炎、肝硬化、急性肝炎等)和肾脏疾病(如慢性肾小球肾炎)。 降低：见于胃癌,胃、十二指肠溃疡,急性淋巴性白血病,淋巴肉瘤,淋巴细胞瘤,类风湿性关节炎,系统性红斑狼疮等。
腺苷脱氨酶(ADA)： 　3～22 U/L	增高：见于急、慢性肝炎,原发性肝癌,肝硬化,传染性单核细胞增多症,风湿热,溶血性贫血,网状细胞瘤,淋巴瘤,急性白血病等。 降低：主要见于严重联合免疫缺陷病(腺苷脱氨酶缺乏症)。 注意事项：ADA 反映肝脏损害时不如 ALT 敏感,但反映肝病残存病变时优于 ALT。ALT 恢复正常而 ADA 持续升高,或急性肝炎 2～4 个月后仍未下降,提示隐匿性慢性活动性肝炎复发的可能。
甘胆酸(CG)： 　0.4～2.98 μg/ml	增高：见于急性肝炎、慢性活动性肝炎、原发性肝癌、肝硬化、慢性迁延性肝炎、胆石症、梗阻性肝病、黄疸、肠-肝循环障碍、酒精性肝损害、胆汁淤积症等。 注意事项：正常妊娠时孕妇血清 CG 水平随孕周逐步增高,至足月时增加 30%～60%,但明显增高时要考虑胆汁淤积症的存在。
天门冬氨酸氨基转移酶线粒体同工酶(mAST)： 　<15 U/L	增高：主要见于肝细胞严重损伤或坏死,如急性肝炎等,其迅速下降时可提示预后良好。肝硬化、肝癌、酒精性肝炎、急性心肌梗死等亦会增高。

四、肝纤维化指标

检查项目及正常参考值	临床意义及注意事项
单胺氧化酶(MAO)： 　12~40 U/L	增高：主要见于肝硬化,增高水平与硬化结节的程度呈正相关,早期肝硬化时增高不明显。也可见于肝细胞大量坏死或慢性活动性肝炎、原发性肝癌、糖尿病、甲状腺功能亢进、肢端肥大症、全身性进行性硬皮病、慢性心功能不全等。 降低：见于烧伤、高尿酸血症、应用单胺氧化酶抑制剂等。
血清透明质酸(HA)： 　2~110 μg/L	增高：主要见于急性肝炎、慢性迁延性肝炎、慢性活动性肝炎、肝纤维化、肝硬化、原发性肝癌患者。也可见于胃、直肠、卵巢、支气管癌伴肝或骨转移者。
血清Ⅲ型前胶原肽(PCⅢ/SPⅢP)： 　<120 μg/L	增高：见于慢性活动性肝炎、肝硬化、原发性肝癌伴肝硬化、原发性胆汁性肝硬化等。 注意事项：PCⅢ对肝硬化的早期诊断有意义。一般 PCⅢ逐渐增高的慢性肝炎患者,发生肝硬化的可能性较大。
血清Ⅳ型胶原(Ⅳ-C/C-Ⅳ)： 　63~110.8 μg/L	增高：主要见于急慢性肝炎、肝硬化、肝纤维化,也可见于活动性肾盂肾炎、膜增生性肾炎、糖尿病性肾病等。 注意事项：血清C-Ⅳ水平与肝硬化程度密切相关,其在急性肝炎、慢性肝炎、肝硬化这三种患者中水平依次增高,原发性肝癌伴肝硬化时明显升高。
层黏蛋白(LN)： 　45~175 μg/L	增高：主要见于肝硬化、肝纤维化和慢性活动性肝炎,也可见于肺心病、慢性阻塞性肺病、恶性肿瘤、糖尿病、先兆子痫孕妇等。 降低：见于多脏器衰竭、严重感染、重症肝炎、肝癌转移、严重营养不良等。 注意事项：LN 与肝纤维化、肿瘤转移、糖尿病等有关,是形成门脉高压的基础,通常与透明质酸一起测定,用于肝纤维化的早期诊断。

第 11 章 肾功能检验

肾功能检验包括血液肾功能检查项目和尿液肾功能检查项目。一般而言，尿液肾功能检查的各项指标比血液肾功能指标要敏感，有助于早期诊断。而血液肾功能检查项目对早期诊断缺乏敏感性，通常在疾病的后期才开始出现异常。尿液肾功能检查项目主要有尿 α_1-微球蛋白、尿转铁蛋白、尿白蛋白、尿免疫球蛋白 G、尿 N-乙酰-β-D-氨基葡萄糖苷酶（NAG）和尿 γ-谷氨酰转肽酶（GGT）等，这些指标检测的临床意义请参见"尿液生化检验"一章。血液肾功能检查项目主要有尿素氮、肌酐、内生肌酐清除率、尿酸等。

检查项目及正常参考值	临床意义及注意事项
血尿素（Urea）： 3.10～7.10 mmol/L 血尿素氮（BUN）： 1.45～3.32 mmol/L	增高：见于肾前因素（如长期腹泻、剧烈呕吐、严重脱水、出血性休克、急性心功能不全、上消化道出血、幽门梗阻、肠梗阻、严重灼伤、挤压伤、大手术后等）、肾性因素（如急性肾小球肾炎、慢性肾炎、慢性肾盂肾炎、肾病晚期、肾功能衰竭、中毒性肾炎、肾病综合征、多囊肾、肾小管酸中毒等）、肾后因素（如前列腺肥大、尿路结石、尿道狭窄、膀胱肿瘤等）。 降低：见于肝脏疾病、蛋白质摄入不足、乳糜泻、严重营养不良等。 注意事项：以往尿素常被称为尿素氮（BUN），而目前临床上实际检测的为尿素。尿素检测值/2.14 为尿素氮的值。因饮食对尿素的检测影响较大，患者应空腹抽静脉血检测。高蛋白饮食时，血尿素增加；随年龄增加，尿素有增加趋势；而妊娠妇女尿素浓度偏低。
肌酐（Cr）： 44.0～132 $\mu mol/L$	增高：常见于急性肾小球肾炎、慢性肾小球肾炎、肾纤维化、多囊肾、肾移植排斥反应、严重的高血压、糖尿病肾损害等。 降低：主要见于严重肝病、肌营养不良等。 注意事项：在肾脏疾病初期，血清肌酐通常不升高，直至肾脏实质损害，血清肌酐才升高，所以血清肌酐检测对晚期肾脏病临床意义较大。

续表

检查项目及正常参考值	临床意义及注意事项
尿酸(UA)： 　　150~420 μmol/L	**增高**：常见于痛风(尿酸测定对痛风诊断最有帮助,这是由于血中尿酸浓度升高时,尿酸会形成钠盐,沉积于关节、软组织,引起皮下结节和关节疼痛。痛风症常有家族史)。也可见于急慢性肾小球肾炎、白血病、多发性骨髓瘤、真性红细胞增多症、恶性肿瘤、有机物中毒等。 **降低**：见于 Fanconi 综合征,肝豆状核变性,严重的肝细胞病变,过度使用别嘌呤醇、糖皮质激素、秋水仙碱、阿司匹林等。 **注意事项**：高浓度维生素 C 可使尿酸结果偏低。
内生肌酐清除率(Ccr)： 　　男:85~125 ml/min 　　女:75~115 ml/min	**降低**：常见于急性肾小球肾炎、慢性肾小球肾炎、急性肾功能不全、原发性高血压伴肾脏损害、肾血管痉挛及充血性心力衰竭等。肾脏损害程度越重,Ccr 越低。Ccr 还可用于指导治疗,低于 30~40 ml/min 时,应限制蛋白质摄入;低于 10 ml/min 时,应进行人工透析疗法。 **注意事项**：内生肌酐清除率是通过测定血和尿的肌酐浓度,计算出肾脏每分钟内清除多少毫升血中肌酐,来评价肾脏滤过功能的方法。因此,留取尿液时,不但 24 小时的时间要准确,而且 24 小时的尿液不能丢失,否则直接影响结果计算的准确性。因肾脏的大小有个体差异,内生肌酐清除率还要用身高和体重计算出表面积后,来校正这种个体差异,使测得的结果有更好的可比性。检测前应禁食肉类 3 天,不饮咖啡和茶,停用利尿剂,避免剧烈运动,饮足量的水。 Ccr 可反映肾小球滤过功能减退程度。Ccr 为 50~70 ml/min 时,肾功能轻度损害;31~50 ml/min 时,肾功能中度损害;<30 ml/min 时,肾功能重度损害;11~20 ml/min 时,早期肾功能不全;6~10 ml/min 时,晚期肾功能不全;<5 ml/min 时,肾功能不全终末期。
血 β_2-微球蛋白(β_2- MG)： 　　<320 μg/L	**增高**：常见于肾功能不全、肾小球疾病、急性肾功能衰竭、尿毒症、肾病综合征、肾移植排斥反应等。也可见于恶性肿瘤,如多发性骨髓瘤、多发性肌瘤、非霍奇金淋巴瘤、恶性淋巴肉瘤、慢性淋巴细胞白血病、Walenstrom 病、肝癌、胃癌、结肠癌等,以及真性红细胞增多症、珠蛋白生成障碍性贫血、脾功能亢进、传染性单核细胞增多症、炎症活动期等。 **注意事项**：在没有恶性或免疫性疾病的人中,血清 β_2- MG 与血清肌酐浓度呈高度相关。

检查项目及正常参考值	临床意义及注意事项
中性粒细胞明胶酶相关载脂蛋白(NGAL)： 　血清 NGAL：<106 ng/ml 　尿液 NGAL：<100 ng/ml	增高：主要见于急性肾损伤(AKI)，如缺血性肾损伤、毒性肾损伤等，也可见于慢性肾病、糖尿病肾病、心肾综合征(CRS)等。 注意事项：血清 NGAL 在急性肾损伤后 2 小时即升高，明显早于血清胱抑素 C(12 小时)和肌酐(24 小时)水平的升高，是诊断早期急性肾损伤、糖尿病并发肾损伤的敏感指标。血清 NGAL 水平随 AKI 病程而变化，可反映病变严重程度，并可作为 AKI 治疗的疗效监测指标和评估 AKI 预后的指标。
胱抑素 C(CysC)： 　0.51～1.09 mg/L	增高：见于肾功能受损，尤其是肾小球滤过率降低患者，如肾衰竭、糖尿病肾损害、肾移植术后的急慢性排斥反应、儿童肾脏病、化疗后肾损伤等。若肾小球滤过率正常，而肾小管功能失常时，会阻碍 CysC 在肾小管吸收并迅速分解，此时尿中 CysC 浓度会增加 100 多倍。另外，心血管疾病如冠心病、肝硬化伴肾功能损害、先兆子痫等患者血清 CysC 亦可增高。 注意事项：CysC 为一种反映肾小球滤过率变化的理想内源性标志物，因为 CysC 经肾小球滤过后在近曲小管重吸收，但重吸收后被完全代谢分解，不返回血液，因此，其血中浓度由肾小球滤过率决定，而不依赖任何外来因素如性别、年龄、饮食等的影响。其诊断准确性明显优于血清肌酐。
尿肾损伤分子 1(KIM-1)： 　不同方法有不同参考值	增高：主要见于缺血性肾小管损伤、中毒性肾小管损伤、蛋白负荷过重性肾小管损伤等，脓毒症、糖尿病肾病、感染继发性肾损伤、肝硬化继发肾功能损害、慢性心衰等，尿 KIM-1 亦可增高。 注意事项：KIM-1 能迅速、灵敏、特异地反映各种肾脏疾病的损伤及恢复过程，为一种检测早期肾损伤的可靠生物学标记物，其在肾脏损害 4～6 小时就可出现改变。尿 KIM-1 为急性肾损伤(AKI)发生时出现较早的指标，敏感性高于尿 N-乙酰-β-D-氨基葡萄糖苷酶(NAG)。尿 KIM-1 为肾小管损伤最敏感的因子，其增高早于血肌酐、尿素氮、尿糖及尿蛋白的异常。
尿白细胞介素 18(IL-18)： 　<15.8 ng/L	增高：见于急性肾损伤(AKI)、肾病综合征、造影剂肾病、糖尿病肾病、脓毒症等。 注意事项：尿 IL-18 为急性肾损伤(AKI)危重患者死亡率预测有价值的指标。

续表

检查项目及正常参考值	临床意义及注意事项
尿微量白蛋白/肌酐比值（ACR）： 　　＜30 mg/g 　　或＜3.4 mg/mmol	增高：见于各种原因引起的早期肾损伤，如糖尿病早期肾损伤、高血压早期肾损伤等。 注意事项：ACR 可替代 24 小时尿蛋白定量（过程复杂、患者依从性差）。单一检测尿微量白蛋白，受尿量影响大，而肌酐可反映尿量，因为尿中肌酐含量极为恒定，用肌酐做校正可消除尿量对蛋白浓度的影响，因而可准确反映肾功能状态。
酚红排泄试验（PSP）： 　　成人静脉注射酚红后，15 分钟排泄率＞25%，120 分钟排泄率＞55%	排泄率降低：见于肾小管排泌功能损害。2 小时排泄率在 50%～40% 为轻度损害，39%～25% 为中度损害，24%～10% 为重度损害，＜10% 为严重损害。 注意事项：PSP 为诊断近端肾小管排泌功能较为敏感的指标。

第 12 章　血脂和脂蛋白分析

血清中的脂类主要有胆固醇、胆固醇酯、磷脂及游离脂肪酸等，它们在血中的浓度与人们的饮食习惯密切相关。总胆固醇、甘油三酯是血脂分析的最基本指标，当它们持续增高时，提示体内存在脂质代谢紊乱，容易诱发心血管疾病；其他血脂分析指标有低密度脂蛋白、高密度脂蛋白、脂蛋白(a)、载脂蛋白 A1、载脂蛋白 B 等。

血脂和脂蛋白分析主要针对肥胖症、高血压、糖尿病、冠心病、动脉硬化以及脂质代谢障碍性疾病患者。目前，血脂分析也是 40 岁以上人群的健康体检项目之一。

检查项目及正常参考值	临床意义及注意事项
甘油三酯(TG)： 　0.56～1.7 mmol/L	增高：见于动脉粥样硬化、家族性高脂血症、糖尿病、甲状腺功能减退、肾病综合征、阻塞性黄疸、脂肪肝、胰腺炎等。过度的高脂饮食会使 TG 升高，且影响 TG 的清除时间，应于正常膳食后四周抽血复查。 降低：见于甲状腺功能亢进、肾上腺皮质功能减退、重症肝病及吸收不良等。 注意事项：检查前三天应忌饮酒及高脂饮食。 　TG 降低时应结合总胆固醇(TC)结果，若 TC 正常，则 TG 降低的临床意义不大；若合并有 TC 及磷脂降低，则提示肝脏疾病，且预后不良。
总胆固醇(TC)： 　3.10～5.70 mmol/L	增高：见于原发性高胆固醇血症、动脉粥样硬化、冠心病、肾病综合征、类脂性肾病、胆石症、胆汁淤滞、绿色瘤、甲状腺功能减退、糖尿病、长期高脂饮食、精神紧张等。 降低：见于原发性低胆固醇血症、甲状腺功能亢进、严重贫血、严重肝功能衰竭、营养不良、慢性消耗性疾病(如恶性肿瘤、结核、消化不良综合征、严重感染等)等。 注意事项：饮食、遗传、运动、年龄等因素都会对总胆固醇有影响，胆固醇水平随年龄增长有所增高。在男性，胆固醇冬季较其他季节高，夏季降低，女性则相

续表

检查项目及正常参考值	临床意义及注意事项
	反。妇女排卵期胆固醇水平降低,排卵后渐渐增高,月经前期急剧下降,月经后再次升高,变化幅度有10%~25%;妊娠妇女胆固醇增高。另外,检查胆固醇前三天应忌饮酒及高脂饮食。
高密度脂蛋白胆固醇(HDL-C): 0.80~1.60 mmol/L	增高:主要见于原发性高 HDL-C 血症、接受雌激素、胰岛素或某些药物(如烟酸、维生素 E、肝素等)治疗者。 降低:见于动脉粥样硬化、糖尿病、冠心病、心肌梗死、急慢性肝炎、肝硬化、慢性贫血、严重营养不良、长期吸烟、肥胖等。 注意事项:HDL-C 是冠心病的保护因子,被称为"好胆固醇"。HDL-C 增高者动脉粥样硬化发病率低。运动和适量饮酒可提高 HDL-C 水平;吸烟可降低 HDL-C 水平;体重增加可使 HDL-C 水平下降;控制饮食和减轻体重可使 HDL-C 增高。另外,检查前三天应忌高脂饮食。
低密度脂蛋白胆固醇(LDL-C): 1.50~3.36 mmol/L	增高:主要见于动脉粥样硬化、冠心病、原发性家族性高胆固醇血症、肾上腺皮质激素治疗时。也可见于甲状腺功能低下、糖尿病、肾病综合征、阻塞性黄疸、异球蛋白血症、原发性胆汁性肝硬化等。 降低:见于慢性消耗性疾病、消化性营养不良、甲状腺功能亢进、急性或慢性肝炎、肝硬化等。 注意事项:LDL-C 是冠心病、动脉粥样硬化的主要危险因素,被称为"坏胆固醇",降低可改善冠心病的症状。
载脂蛋白 A1(Apo-A1): 1.0~1.6 g/L	降低:见于冠心病、动脉粥样硬化、肝外胆道阻塞、急性和慢性肝炎、肝硬化、Apo-A1 缺乏症、糖尿病等。 增高:非常少见,未见有意义的临床报道。 注意事项:Apo-A1 为高密度脂蛋白胆固醇(HDL-C)的主要结构蛋白,血清中其含量与 HDL-C 呈正相关。Apo-A1 通常与 Apo-B 联合测定,其比值有一定的临床参考价值。
载脂蛋白 A2(Apo-A2): 250~520 mg/L	降低:见于冠心病、糖尿病、肾病综合征、遗传性 Apo-A1 缺乏症(Tangier 病)、家族性低 α 脂蛋白血症、鱼眼病、重度营养不良、肝炎活动期、肝功能低下等。

续表

检查项目及正常参考值	临床意义及注意事项
载脂蛋白 B(Apo-B)： 0.60～1.10 g/L	增高：见于冠心病、动脉粥样硬化、胆汁淤滞、肾病、肾病综合征、甲状腺功能减退、糖尿病、活动性肝炎等。 降低：见于急性肝炎、肝硬化、甲状腺功能亢进、严重消耗性疾病、家族性低 β 脂蛋白血症(临床表现为脂肪吸收不良、棘性红细胞症、视网膜色素沉着和神经性肌肉退变)等。 注意事项：Apo-B 为低密度脂蛋白胆固醇(LDL-C)的主要结构蛋白，血清中其含量与 LDL-C 呈正相关。Apo-B 增高是发生动脉粥样硬化和冠心病的危险信号。
载脂蛋白 C2(Apo-C2)： 16～67 mg/L	增高：见于Ⅰ、Ⅱ型高脂蛋白血症、原发胆汁性肝硬化、肾病综合征等。 降低：见于 Apo-C2 缺乏症(一种常染色体隐性遗传病)、冠心病、肝硬化等。 注意事项：血清 Apo-C2 水平的改变比血清胆固醇异常更早、更敏感，从而反映脂质代谢异常状态。
载脂蛋白 C3(Apo-C3)： 90～164 mg/L	增高：见于高脂血症、脂质代谢紊乱、代谢综合征(MS)、动脉粥样硬化(AS)、心血管疾病(CVD)、2 型糖尿病、肥胖等。 降低：见于慢性乙肝、肝硬化、肝癌等。
载脂蛋白 E(Apo-E)： 3.05～4.85 mg/dl	增高：见于Ⅰ、Ⅲ、Ⅴ型高脂蛋白血症、动脉粥样硬化、冠心病、阻塞性黄疸、肾病综合征、急性肝炎、阿尔兹海默病等。 降低：见于 Apo-E 缺乏症、肝功能障碍(合成蛋白能力下降时)等。 注意事项：Apo-E 的检测可用于降脂药物治疗反应的监测。
脂蛋白(a)[LP(a)]： <300 mg/L	增高：见于急性心肌梗死、脑血管疾病、家族性高胆固醇血症、糖尿病、恶性肿瘤、肾病综合征、急性炎症、妇女妊娠或绝经后等。 降低：主要见于严重肝脏疾病、嗜酒过度、烟酸与新霉素同时服用时。 注意事项：LP(a)高低主要由遗传因素决定，与饮食、性别、年龄等关系不大，是动脉粥样硬化、心脑血管疾病重要的独立危险因素。

检查项目及正常参考值	临床意义及注意事项
脂蛋白X(LP-X)： 　0～90 mg/L	增高：主要见于阻塞性黄疸、胆汁淤积，且与胆汁淤积程度相关，是诊断胆汁淤积较灵敏的生化指标。
脂蛋白电泳： 　α-脂蛋白：0.265～0.371 　前β-脂蛋白：0.110～0.192 　β-脂蛋白：0.480～0.582	乳糜微粒阳性：主要见于高脂蛋白血症 I 、V型。 α-脂蛋白降低：主要见于肝炎、动脉粥样硬化等。 α-脂蛋白增加：主要见于胆汁性肝硬化。 前β-脂蛋白降低：主要见于门静脉性肝硬化、急性肝炎早期等。 前β-脂蛋白增加：主要见于高脂血症 II a 型。 β-脂蛋白增加：主要见于高脂血症 I 、 II b、IV、V型，糖尿病及动脉粥样硬化等。
游离胆固醇(Fch)： 　0.25～0.30(占胆固醇总量)	增高：主要见于肝脏实质性病变患者，如严重肝炎、肝硬化等。 注意事项：此指标不够灵敏，不适于作为肝功能的指标，但可以反映胆固醇酯化水平(肝脏中进行)。
游离脂肪酸(FFA)： 　0.3～0.9 mmol/L	增高：见于糖尿病、糖原累积病、甲状腺功能亢进症、褐色细胞瘤、肢端肥大症、巨人症、库欣综合征、重症肝损害、心肌梗死、妊娠后期、阻塞性黄疸、肝炎、肝硬化、血色病等。 降低：见于甲状腺功能减低症、艾迪生病、胰岛细胞瘤、脑垂体功能减退症、降糖药或胰岛素使用过量等。 注意事项：游离脂肪酸又称非酯化脂肪酸(NEFA)，由油酸、软脂酸、亚油酸等组成。
小而密低密度脂蛋白胆固醇 (sdLDL-C)： 　0.25～1.17 mmol/L	增高：见于冠心病、缺血性卒中、外周动脉疾病、2型糖尿病、高血压、血脂异常、肥胖等。 注意事项：sdLDL-C致动脉粥样硬化能力比LDL更强，其与LDL-C受体亲和力更低，半衰期更长，清除缓慢，因体积小，对动脉内膜的穿透力更强，更容易被氧化而被巨噬细胞摄取形成泡沫细胞，沉积在血管内壁上，故为比LDL-C更危险的致病因子。
氧化修饰低密度脂蛋白(OX-LDL)： 　<50 μg/dl	增高：见于冠心病、心绞痛、脑梗死、糖尿病、高血压、肾病综合征等。 注意事项：OX-LDL是导致动脉粥样硬化形成的关键，与动脉粥样硬化的发展、病情严重程度及预后密切相关，为动脉粥样硬化性心血管病的特异性诊断指标，对心血管疾病有早期预警作用。

检查项目及正常参考值	临床意义及注意事项
脂联素（APN）： 　3～30 μg/ml	**降低：**主要见于糖尿病、动脉粥样硬化症、各种肿瘤如子宫肌瘤、前列腺癌、胃癌、乳腺癌、结直肠癌等。 **增高：**临床意义不大。脂联素可用于临床抗糖尿病、抗动脉粥样硬化、抗炎及抗肿瘤等的治疗。 **注意事项：**脂联素是脂肪细胞分泌的一种内源性生物活性多肽或蛋白质，是一种胰岛素增敏激素，能改善胰岛素抗性和动脉硬化症，具有抗糖尿病、抗动脉粥样硬化和抗炎症的作用，对酒精性肝损伤等有重要的细胞保护作用。
血清磷脂（PL）： 　41.98～71.04 mmol/L 　1.7～3.2 mmol/L（以 P 计）	**增高：**见于梗阻性黄疸、原发性胆汁性肝硬化、原发性硬化性胆管炎、糖原累积病、肥胖症、糖尿病、急慢性胰腺炎、肾病综合征、甲状腺功能减低症、脂肪肝、脂肪营养不良、妊娠、口服避孕药等。 **降低：**见于重症肝炎、失代偿肝硬化、Tangier 病（无 α 脂蛋白血症）、甲状腺功能亢进症、吸收不良综合征、骨髓增殖性疾病、多发性骨髓瘤、Wolman 病（溶酶体酸性酯酶缺乏症）、Reye 综合征（一种以急性脑病合并肝脏为主的内脏脂肪变性为特征的临床综合征）、多发性硬化症等。

第 13 章　糖尿病相关检查

糖尿病相关检查主要包括空腹血糖、餐后两小时血糖、葡萄糖耐量试验、糖化血红蛋白、糖化血清蛋白、胰岛素、C 肽及相关自身抗体等的检测。

检查项目及正常参考值	临床意义及注意事项
空腹血糖(GLU)： 3.90~6.10 mmol/L	增高：主要见于糖尿病。若空腹血糖≥7.8 mmol/L,又有多食、多饮、多尿、体重减轻症状,即可确诊为糖尿病。也可见于垂体前叶及肾上腺皮质功能亢进的疾病(如肢端肥大症、巨人症、库欣综合征等)、肾上腺髓质功能亢进(如嗜铬细胞瘤)、甲状腺功能亢进、中枢性疾病(如颅内疾病、脑震荡、脑出血、重症脑炎等),以及其他如脱水、缺氧窒息、情绪紧张、妊娠、运动后等。 降低：见于胰腺 B 细胞瘤、功能性胰岛素分泌过多、倾倒综合征、胰岛素或其他降血糖药物用量过多、类固醇皮质激素分泌不足(如垂体前叶功能减退、肾上腺皮质功能减退等)、甲状腺功能减退(如呆小症、黏液性水肿等)、血糖来源减少(如严重肝炎或肝硬化、长期营养不良、糖原贮积病、酒精中毒等)等。 注意事项：正常情况下,摄入高糖食物后,饭后 1~2 小时内血糖会增高。因此,必须空腹 4 小时以上采血检测。正常情况下,哺乳、饥饿、长时间剧烈运动后血糖会降低。空腹血糖在 6.1~7.7 mmol/L 之间,应做糖耐量试验以明确诊断。
餐后 2 小时血糖： 3.90~6.10 mmol/L	血糖升高和降低：意义同空腹血糖。 注意事项：餐后 2 小时血糖>11 mmol/L,且有糖尿病"三多一少"的症状,可诊断为糖尿病。
口服葡萄糖耐量试验(OG-TT)： 空腹:3.90~6.10 mmol/L 进食糖后半小时:7.8~10 mmol/L	临床意义：若空腹血糖正常,服糖后 2 小时血糖>7.8 mmol/L,怀疑早期糖尿病;若空腹血糖正常,服糖后 2 小时血糖>11 mmol/L,可诊断为糖尿病;若空腹血糖>7.8 mmol/L,服糖后 2 小时血糖在 8~10.9 mmol/L,也可诊断为糖尿病。 在非妊娠的成年人,空腹血糖<7.0 mmol/L,口服葡萄

续表

检查项目及正常参考值	临床意义及注意事项
进食糖后 1 小时:7.8～10 mmol/L 　进食糖后 2 小时:3.9～6.1 mmol/L 　进食糖后 3 小时:3.9～6.1 mmol/L	糖后半小时、1 小时血糖水平≥11 mmol/L,而 2 小时在 8～11 mmol/L 之间,称为亚临床或无症状的糖尿病。 　注意事项:当空腹血糖或餐后 2 小时血糖水平高于正常但又未达到诊断糖尿病标准时,应进行该试验。试验前三天,每天食物中的糖含量应不低于 150 g,且维持正常活动;应停用影响试验的药物,如噻嗪类利尿剂、水杨酸钠、烟酸等。试验前患者应禁食过夜,且整个试验过程中不可吸烟、喝咖啡、喝茶和进食。而且,每次采血的时间点必须准确。 　正常糖耐量的表现:空腹血糖≤6.1 mmol/L,口服葡萄糖后 30～60 分钟达高峰,峰值不超过 10 mmol/L,2 小时后回到空腹水平。
糖化血红蛋白（GHb,HbA1c): 　4%～6%	增高:主要见于糖尿病,可反映 4～8 周内血糖的控制情况。亦可见于珠蛋白生成障碍性贫血、白血病等。 　降低:见于溶血性贫血、失血性贫血、尿毒症、缺铁性贫血、慢性肾功能衰竭、低血糖症、酒精中毒等。 　注意事项:GHb 是监测糖尿病患者病情的良好指标,但不能作为诊断糖尿病的依据。目前我国将糖尿病患者GHb 的控制标准定为 6.5% 以下。
糖化白蛋白(GA): 　11%～17%	增高:说明糖尿病患者近 2～3 周内血糖平均水平较高。 　注意事项:GA 在糖尿病治疗效果的确认和临床用药量调整方面优于糖化血红蛋白(GHb 或 HbA1c)。许多血红蛋白代谢异常的患者可影响糖化血红蛋白水平,但 GA 不受影响,故对糖尿病肾病透析患者、贫血患者、妊娠性糖尿病等 GA 明显优于糖化血红蛋白,应作为首选指标。
糖化血清蛋白（GSP）或果糖胺: 　1.65～2.15 mmol/L	增高:说明糖尿病患者近 2～3 周内血糖平均水平较高。 　降低:主要见于各种原因所致的低蛋白血症。 　注意事项:GSP 可作为糖尿病观察和治疗监控的指标,但不能作为诊断糖尿病的依据。
胰岛素(INS): 　5～25 mU/L	增高:常见于胰岛素 B 细胞瘤、糖尿病(非依赖型)、胰岛素结构异常和受体异常者、库欣综合征、胰岛素自身免疫综合征、急性脑血管病等。也可见于慢性肝病、肥胖者、妊娠者、皮质醇增多症、肢端肥大症等。 　降低:常见于糖尿病(1 型或部分 2 型,或嗜铬细胞瘤、醛固酮增多症、多发性垂体功能减退等继发引起的糖尿病)、胰腺炎、胰岛素抗体阳性患者等。 　注意事项:血浆胰岛素和 C 肽水平测定有助于了解胰岛

检查项目及正常参考值	临床意义及注意事项
	B 细胞功能和指导治疗,但不作为诊断糖尿病的依据。临床上常同时测定血糖、胰岛素和 C 肽来判断是否存在胰岛素抵抗、肝摄取处理胰岛素的能力、胰岛 B 细胞的分泌功能及机体对胰岛素的依赖性,从而指导用药。
胰岛素释放试验(Ins - ST): 　　餐后 1 小时血浆 INS:15～50 mU/L 　　餐后 2 小时血浆 INS:15～40 mU/L 　　餐后 3 小时血浆 INS:3～15 mU/L	正常胰岛素释放的表现:口服 75 g 无水葡萄糖后,血浆胰岛素在 30～60 分钟后上升至高峰,高峰值为基础值的 5～10 倍,3～4 小时应恢复到基础(空腹)水平。 异常胰岛素释放:一般有以下三种类型:① 胰岛素分泌不足型:即空腹胰岛素水平明显低于正常,服糖刺激后胰岛素释放也不上升,表现为低平的曲线,见于 1 型糖尿病,即胰岛素依赖型糖尿病,需终身胰岛素治疗;② 胰岛素分泌增多型:即空腹胰岛素水平正常或高于正常,服糖刺激后曲线上升迟缓,高峰在 2～3 小时出现,峰值明显高于正常,呈分泌延迟高峰后移,多见于非胰岛素依赖型肥胖者,该型患者经严格饮食控制、增加运动或服用降血糖药物,常可获得良好控制;③ 胰岛素释放障碍型:即空腹胰岛素水平略低于正常或稍高,服糖刺激后呈迟缓反应,峰值低于正常,多见于成年起病、体形消瘦或正常的糖尿病患者,该型患者应用磺胺类药物治疗有效。 注意事项:当空腹血糖或餐后 2 小时血糖水平高于正常但又未达到诊断糖尿病标准时,应进行该试验。试验前三天,每天食物中的糖含量应不低于 150 克,且维持正常活动;应停用影响试验的药物,如噻嗪类利尿剂、水杨酸钠、烟酸、口服避孕药等。试验前患者应禁食过夜,且整个试验过程中不可吸烟、喝咖啡、喝茶和进食。而且,每次采血的时间点必须准确。胰岛素释放试验有助于糖尿病的分型以及指导糖尿病的治疗。 另外,胰岛素瘤患者的血浆胰岛素水平明显高于正常,且其分泌不受血糖调节。
C 肽(C - P): 　　0.3～0.6 mmol/L	增高:见于胰岛素瘤、胰岛素自身免疫综合征、肾病、慢性肝病、肥胖者等。 降低:主要见于糖尿病。 注意事项:测定血清 C 肽对接受胰岛素治疗的糖尿病患者更能精确地判断胰岛 B 细胞的功能。C 肽和胰岛素联合检测可有助于肝硬化的诊断,其 C 肽/胰岛素的值降低。
C 肽释放试验(CP - ST): 　　口服葡萄糖后 30 分钟至1 小时出现高峰,峰值为空腹 C 肽的 5～6 倍	临床意义:同"胰岛素释放试验(Ins - ST)"。 注意事项:C 肽释放试验类似胰岛素释放试验。C 肽和胰岛素是等同分泌的,血清中游离的 C 肽不被肝脏破坏,半衰期较胰岛素明显长,故测定 C 肽更能反映胰岛细胞功

检查项目及正常参考值	临床意义及注意事项
	能。而且 C 肽不受胰岛素抗体干扰,对接受胰岛素治疗的患者,可以直接测定 C 肽浓度,以判定患者胰岛细胞功能。C 肽释放试验有助于胰岛细胞瘤的诊断及判断胰岛素瘤手术效果。胰岛素瘤血中 C 肽水平升高,若手术后血中 C 肽水平仍高,说明有残留的瘤组织;若随访中 C 肽水平不断上升,提示肿瘤有复发和转移的可能。
血清 1,5 脱水葡糖醇(1,5AG): 69～265 μmol/L	降低:主要见于糖尿病、尿毒症等。 注意事项:血清1,5AG 水平与血糖、糖化血红蛋白、果糖胺呈负相关关系,糖尿病患者的血清 1,5AG 显著低于健康人,1 型糖尿病患者比 2 型尤其显著。
血清乳酸: <2.4 mmol/L	增高:常见于缺氧、血容量减少、左心室衰竭、酸中毒、休克、严重贫血、白血病、肺痉挛、糖尿病、肝功能衰竭、维生素 B 缺乏症、某些药物(如甲醇、乙醇、阿司匹林)中毒等。也可见于剧烈运动后。
血清丙酮酸: 30～100 μmol/L (或 0.3～0.9 mg/dl)	增高:常见于缺氧(如循环不全、高血压、肺病、休克、情绪激动等)、酒精中毒、糖尿病、严重肝病、充血性心力衰竭、严重腹泻、细菌感染、冠状动脉硬化、严重贫血、慢性高乳酸血症、酮症酸中毒、维生素 B_1 缺乏、脚气病等。
血清酮体: 阴性	阳性:见于糖尿病酮症酸中毒、非糖尿病性酮症者(如肺炎、伤寒、败血症、结核、严重腹泻、禁食过久、全身麻醉后等)、氯仿和乙醚麻醉后、磷中毒、服用双胍类降糖药等。
胰岛素自身抗体(IAA,Ins-Ab): 阴性	阳性:见于 1 型糖尿病、自身免疫性糖尿病、自身免疫性胰岛炎等。 注意事项:IAA 与胰岛素结合后,可使胰岛素失去生物活性,因此,IAA 的测定能为改进糖尿病的治疗方案提供重要依据,也是评价药用胰岛素的一个可靠指标。 IAA、胰岛细胞抗体(ICA)及谷氨酸脱羧酶抗体(GAD-Ab)的联合检测,可大大提高 1 型糖尿病的检出率。三者均可用于 1 型糖尿病与 2 型糖尿病的鉴别及指导治疗。如果 2 型糖尿病患者三种自身抗体中任一阳性,应考虑自身免疫性糖尿病的可能。
胰岛细胞抗体(ICA): 阴性	阳性:见于 1 型糖尿病、自身免疫性糖尿病、自身免疫性胰岛炎等。 注意事项:见"胰岛素自身抗体(IAA,Ins-Ab)"。

检查项目及正常参考值	临床意义及注意事项
谷氨酸脱羧酶抗体(GAD-Ab)： 　阴性	阳性：见于 1 型糖尿病、自身免疫性糖尿病、自身免疫性胰岛炎等。 注意事项：在针对胰岛 β 细胞的自身抗体中，GAD-Ab 最具特异性，是胰岛细胞自身免疫反应的特异性标志。与其他自身抗体相比，GAD-Ab 具有出现早、持续时间长、灵敏度高、特异性好的特点，对 I 型糖尿病的早期诊断具有重要价值。
抗胰岛瘤抗原-2(IA-2)抗体： 　阴性	阳性：主要见于 1 型糖尿病、成人隐匿性自身免疫性糖尿病(LADA)等。 注意事项：自身抗原 IA-2 为蛋白酪氨酸磷酸酶。IA-2 抗体阳性的 1 型糖尿病具有起病年龄轻、病程短、体重指数(BMI)低、糖化血红蛋白高、胰岛功能低下、对外源性胰岛素需求量大的特点。
尿微量白蛋白(U-MA)： 　<20 mg/L	增高：见"尿蛋白定性试验阳性"。 注意事项：U-MA 为早期发现肾病最敏感、最可靠的指标。U-MA 增高为糖尿病肾病的临床特征之一，也是糖尿病肾病的主要诊断依据。 U-MA 也是高血压患者和普通人群血管性并发症的敏感预警指标，比眼底检查更敏感。其对肾脏移植后的功能监视、区分肾小球与肾小管疾病亦具有重要意义，临床上将 U-MA 检测作为判断肾小球损伤的一个重要参考指标。
24 小时尿 C 肽(UCP)： 　45～117 μg/24 小时尿	增高和降低：参见"C 肽(C-P)"。 注意事项：C 肽可以准确地反映胰岛 β 细胞的贮备功能。胰岛素在肝肾内分解而 C 肽不被分解，完整地从肾脏排出。C 肽在尿中的浓度高于血浆中的浓度。生理状态下每日尿中排出 C 肽约占 4%。尿 C 肽可反映受检者一段时间内血中 C 肽的平均值，且尿 C 肽不受胰岛素原的影响，留取标本方便，一般首次留取时加防腐剂，24 小时尿留取完成后，混合后记录总量并取部分尿液送检即可。24 小时尿 C 肽检测亦可用于胰岛移植判断胰岛细胞是否存活。
胰岛素原(PI)： 　<3 pmol/L	增高：主要见于胰岛瘤、2 型糖尿病、成年发病型青幼年糖尿病(MODY)、家族性高胰岛素血症、慢性肾功能不全、甲亢等。 注意事项：人类产生胰岛素是首先合成 109 个氨基酸的肽链，然后脱去 23 个氨基酸形成 86 个氨基酸的胰岛素原，

续表

检查项目及正常参考值	临床意义及注意事项
	胰岛素原再从中间脱去一段 C 肽而形成 A、B 链组成的胰岛素。胰岛素原有一定的降糖活性,但比胰岛素差很多。
血清 β-羟丁酸(β-HB): 0.031～0.263 mmol/L	增高:主要见于糖尿病性酮症酸中毒、酒精性酮症酸中毒、乳酸酮症酸中毒,用于酮症酸中毒的早期诊断、治疗监控、指导临床治疗和疗效观察。亦可见于减肥、限食、长期饥饿(如食道癌、胃癌等不能进食)、妊娠毒血症等。 注意事项:β-羟丁酸又称 D3 羟丁酸(D3-HB)。酮体包括乙酰乙酸、β-羟丁酸和丙酮,其中 β-羟丁酸含量最高(约占 78%),且比丙酮和乙酰乙酸稳定,而且,酮症酸中毒时,β-羟丁酸水平的增高高于丙酮和乙酰乙酸,故 β-羟丁酸可反映血中酮体生成情况,是酮症酸中毒比较敏感的指标。β-羟丁酸亦可用于糖尿病昏迷的诊断及鉴别诊断;亦是肝移植后肝能量代谢指标,其比尿酮体检测更敏感;用于监测胰岛素治疗时,血中 β-羟丁酸下降早于血糖下降 2 小时;亦可用于监测儿童癫痫的正确酮源饮食,以及低血糖(如神经性低血糖、酮症酸中毒、胰岛瘤)及糖原累积病的诊断及鉴别诊断等。但需注意,严重溶血和黄疸标本,血清 β-羟丁酸可显著降低,导致假阴性结果。

第14章 心脏、脑和肌肉疾病相关检查

人体大部分器官都由肌肉构成,因此肌肉疾病会影响大部分器官。目前,最常见的肌肉疾病是心脏病,其他肌肉疾病大多数是遗传性的或是由病毒诱发的。当临床症状不明显、不典型,或是心电图、脑电图、肌电图未出现典型改变时,心脏、脑和肌肉疾病相关实验室检查不失为一种有效的辅助诊断手段。目前,这些检查项目主要包括心肌酶谱(由肌酸激酶、乳酸脱氢酶和谷草转氨酶组成)、肌钙蛋白和肌红蛋白等,它们水平的高低对监测疾病的预后有一定的指导意义。由于乳酸脱氢酶和谷草转氨酶检测的临床意义已在"肝功能检验"一章中叙述,本章不再介绍。

检查项目及正常参考值	临床意义及注意事项
肌酸激酶(CK): 　24~200 U/L	**增高**:见于急性心肌梗死、心脏手术(CK 的增高与心肌损伤成正比,随着手术创伤的恢复,CK 下降)、严重的心肌炎(如病毒性心肌炎)和充血性心力衰竭、骨骼肌疾病(如各种类型的肌营养不良、病毒性肌炎、多发性肌炎、皮肌炎、肌肉坏死或梗死、创伤或手术所致的肌肉损伤等)、中枢神经系统疾病(如急性脑外伤、脑血管意外、脑膜炎、脑缺血等),以及全身性惊厥、心包炎、癫痫、甲状腺功能低下等。 **注意事项**:CK 是诊断心肌和骨骼肌疾病的较好指标,有 CK-MM、CK-MB、CK-BB 三种同工酶,CK-MB 升高为急性心肌梗死的重要指标;CK-BB 升高是脑部疾患的重要指标;CK-MM 升高是骨骼肌损伤的重要指标。 急性心肌梗死后 4~8 小时 CK 开始升高,16~36 小时达高峰,2~4 天恢复正常。CK 检测常与乳酸脱氢酶和谷草转氨酶同时进行,心肌梗死时,三种酶均会异常升高。 全身性的肌肉病变时,CK 是一个非常敏感的指标。一些非疾病因素,如剧烈运动、各种插管、手术、肌肉注射氯丙嗪和抗生素等,也可引起 CK 活性增高。

检查项目及正常参考值	临床意义及注意事项
肌酸激酶同工酶（CK - MB）活性： 　　<18 U/L	增高：主要见于心肌梗死、严重的心肌炎和充血性心力衰竭等。 注意事项：CK - MB 对诊断心肌梗死特异性较高，酶活力升高程度与心肌损伤严重程度相一致。于发病后 6 小时、12 小时、24 小时分别测定 CK 和 CK - MB 有助于心肌梗死的诊断和预后观察。在心肌梗死后 4～6 小时 CK - MB 活性增高 2 倍，12～24 小时内达到峰值。CK - MB 活性对评价心肌的再梗死和梗死范围亦有重要价值。
肌酸激酶同工酶（CK - MB）质量： 　　0.8～5.0 μg/L	增高：主要见于急性心肌梗死（AMI）、心肌炎、肌肉疾病和脑疾病如脑梗死、脑膜炎、脑炎等。 注意事项：血清中 CK - MB 质量测定是诊断 AMI 最重要的指标之一，用于 AMI 早期诊断以及对病情严重程度的判断，心肌梗死之后其浓度下跌要比心肌钙蛋白 I(cTnI)下降更快，可更好地用于疾病的预后监测等。CK - MB 质量测定联合 cTnI 检查，对于两周内再梗死有意义。CK - MB 质量测定比 CK - MB 活性测定更为可靠，可避免检测方法（免疫抑制法）对 CK - MB 活性测定结果的影响。
α-羟丁酸脱氢酶（α - HBD）： 　　70～182 U/L	增高：主要见于心肌梗死、活动性风湿性心肌炎、急性病毒性心肌炎等。也可见于溶血性贫血、肌营养不良及叶酸、维生素 B_{12} 缺乏。 注意事项：α - HBD 活性基本上代表了 LDH1 和 LDH2 的活性，灵敏度和专一性略高于 LDH 总活力，但不及 LDH1 同工酶。
血肌红蛋白（Mb）： 　　16.0～29.8 μg/L	增高：见于阵发性肌红蛋白尿（发生于肌肉痛痉挛发作后 72 小时）、肌肉局部缺血（如急性心肌梗死、动脉阻塞等）、创伤（如挤压综合征、电击、烧伤、手术创伤及痉挛等）、原发性肌肉疾病（如皮肌炎、多发性肌炎、肌肉萎缩、严重肌无力、肌营养不良等）、行军性肌红蛋白尿（非习惯性过度运动）、中毒性肌红蛋白尿（如酒精中毒、化学药物中毒、海蛇咬伤等），以及急性肾功能衰竭、心功能衰竭、休克、甲状腺功能减退等。 注意事项：急性心肌梗死发病后 1～3 小时血清肌红蛋白升高，4～12 小时达到高峰，72 小时后恢复正常。Mb 为心肌损伤最早的生化标志物之一。 在心肌损害和广泛软组织损伤时，Mb 也可增高。Mb 亦可作为外科手术时观察肌肉损伤情况的一个指标。

检查项目及正常参考值	临床意义及注意事项
肌钙蛋白(Tn)： 　肌钙蛋白 T(TnT)：<0.5 μg/L 或阴性 　肌钙蛋白 I(TnI)：<0.3 μg/L 或阴性	增高或阳性：主要见于急性心肌梗死、不稳定型心绞痛、充血性心衰、病毒性心肌炎、围手术期心肌损害及其他心肌损害等。 注意事项：在心肌细胞损伤时，血中肌钙蛋白明显升高，是诊断心肌梗死的灵敏指标，比 CK-MB 特异性强、灵敏度高、持续时间长，发病 4 小时后可增高。
B 型脑钠肽(BNP)： 　<100 pg/ml	增高：见于心衰、急性冠脉综合征及冠心病、高血压及糖尿病等高危人群。 注意事项：BNP 为心衰诊断的金标准，可用于诊断心力衰竭，评估心力衰竭的严重程度，快速区分心源性呼吸困难与肺源性呼吸困难(前者显著升高，后者变化不明显)，以及预测心力衰竭、窦性心律失常和心源性猝死的风险。
氨基末端脑钠肽前体(NT-proBNP)： 　<300 pg/ml	增高：见于心衰、急性冠脉综合征、急性心肌损伤(如急性心肌梗死、心肌缺血等)、心房颤动、高血压等。 注意事项：NT-proBNP 相比于 BNP，半衰期更长、更稳定，且在心衰时比 BNP 高 2~10 倍，且可反映短时间内新合成的而不是贮存的 BNP 释放，故其筛查、诊断、监测和预后评估心衰比 BNP 更加敏感。NT-proBNP 为心功能敏感且特异的标志物，其浓度与心衰严重程度相关，且可快速鉴别诊断心源性呼吸困难和肺源性呼吸困难，前者显著升高，后者变化较小。
心脏型脂肪酸结合蛋白(h-FABP)： 　<5 ng/ml	增高：见于急性心肌梗死(AMI)、心肌缺血、心力衰竭、肺栓塞等。可用于 AMI 及心脏手术后心肌损伤与搭桥手术后心肌梗死的早期诊断，以及 AMI 后再梗死的诊断；可评估心肌早期微损伤、心肌缺血再灌注及心力衰竭与肺栓塞的预后，以及 AMI 的梗死面积大小。 注意事项：h-FABP 具有高度心脏特异性，为一种心肌损伤的特异性高、敏感性强的标志物，在心肌受损 90 分钟后即可迅速地测定出来。其敏感性高于肌钙蛋白 T，特异性约是肌红蛋白的 20 倍。h-FABP 与 TnI 联合诊断心肌梗死，能够全面覆盖诊断时间

检查项目及正常参考值	临床意义及注意事项
	窗口,比传统的心梗三项(TnI/CK‐MB/Mb)具有更优的诊断价值,是目前心肌梗死诊断的最优标志物组合。 h‐FABP 的正常参考值范围可因检测方法不同而有所差异。
髓过氧化物酶(MPO): 　<94 ng/ml	增高:主要见于急性冠状动脉综合征(ACS)、冠心病(CAD)、心力衰竭及血管性炎症等。 注意事项:血中 MPO 水平可以早期预测心血管疾病的危险性,对发生心肌梗死或再梗死等严重心血管事件有一定的预见性,特别是在肌钙蛋白 T 水平较低的患者,MPO 能够识别那些将来发生心血管事件危险性较高的患者。血中 MPO 的升高一般先于肌钙蛋白 T。但 MPO 并非心脏疾病特异,在一些炎症和感染患者 MPO 亦会升高。 MPO 的正常参考值范围可因检测方法不同而有所差异。
脂蛋白磷脂酶 A2(Lp‐PLA2): 　<200 ng/ml	增高:见于冠心病、动脉粥样硬化、缺血性脑卒中、急性脑梗死等。 注意事项:血浆 Lp‐PLA2 活性可反映冠状动脉粥样硬化病变的严重程度,对心脑血管栓塞性疾病的发生有预测价值,并可作为心脑血管疾病治疗的疗效监测指标。
同型半胱氨酸(Hcy): 　男性:5.46~16.2 μmol/L 　女性:4.44~13.56 μmol/L	增高:主要见于有明显血管性疾病(如动脉粥样硬化和血栓性疾病)的患者,以及冠心病高危人群。亦可见于骨软弱症,精神疾病如阿尔茨海默病、精神分裂症等,亚甲基四氢叶酸还原酶缺乏的遗传病,维生素 B_6、B_{12} 和叶酸缺乏,肾功能衰竭,使用一些药物如卡马西平、异烟肼等,恶性肿瘤、银屑病、甲状腺功能低下等,大量摄入咖啡、乙醇、吸烟等。
血清 S100‐β: 　<0.2 ng/ml	增高:见于脑梗死、脑外伤、心脏外科手术时、新生儿缺血缺氧性脑病(HIE)、急性脑卒中(脑梗死和脑出血)、创伤性颅脑损伤等。

续表

检查项目及正常参考值	临床意义及注意事项
	注意事项:S100-β蛋白作为脑损伤的生化标志物,与脑损伤程度密切相关,故可用于脑损伤的早期诊断、评估损伤程度及判断预后,并可用于指导治疗。S100-β蛋白浓度随着病情的加重呈递增趋势,而随着病情的好转逐渐下降。S100-β蛋白浓度越高,预后越差。
血清胶质纤维酸性蛋白(GFAP): <10.665 ng/L	增高:见于脑卒中、脑出血、脑梗死、外伤性颅脑损伤、胶质瘤、阿尔茨海默病(AD)、癫痫患儿、高血压、脑出血等。 注意事项:GFAP为星形胶质细胞的特异性标志物,可以反映脑损伤程度及病情严重程度,提示脑梗死灶的大小,但不能准确预测梗死的部位。血清GFAP含量与血肿体积呈正相关,但血清GFAP的增高梗死患者晚于出血患者。血清GFAP含量亦可用于鉴别胶质瘤和其他颅内恶性肿瘤,前者显著增高,后者增高不明显。
缺血性修饰白蛋白(IMA): <84 U/ml	增高:主要见于急性冠状动脉综合征(ACS)、急性心肌缺血、急性心肌梗死、短暂性脑缺血发作、脑梗死、脑出血、蛛网膜下腔出血等。经皮冠脉介入术后、射频消融术后、直流电复律术后、终末期肾病、系统性硬化症、休克、某些肿瘤、马拉松运动员赛后所致的迟发性胃肠缺血等,IMA亦可增高。 注意事项:IMA为理想的检测早期心肌缺血的标志物之一,在心肌缺血发生后5～10分钟迅速升高,其比肌钙蛋白、肌红蛋白和CK-MB升高出现得早,在肌钙蛋白阴性和心电图正常的胸痛患者,IMA检测可以排除有无心肌缺血。IMA在ACS的早期诊断、危险分层、指导治疗等方面有重要意义,但其不能鉴别心肌梗死和心肌缺血。IMA亦可用于心肌再缺血的诊断。脑梗死和脑出血患者IMA均可增高,但脑梗死患者在24小时内IMA持续增高,而脑出血患者相对比较恒定。

检查项目及正常参考值	临床意义及注意事项
环鸟苷酸(cGMP)： 　血浆：3.0～9.4 nmmol/L 　尿液：<1 μmol/g 肌酐	增高：主要见于心衰、慢性血透的体液超负荷状态。亦可见于恶性肿瘤、肝硬化、肾病等。 注意事项：肝硬化时尿液中 cGMP 的分泌增加,但血浆中浓度不增高;肾病时血浆中浓度大量增加,但尿液中几乎检测不出。因此,同时检测血浆和尿液中的 cGMP 可用于鉴别诊断。血浆 cGMP 的检测亦可用于心衰病程和疗效的监测。
可溶性生长刺激表达基因 2 蛋白(ST2)： 　≤35 ng/ml	增高：主要见于急性心衰、慢性心衰,与心衰严重程度相关。 注意事项：ST2 为心力衰竭标志物,是心肌纤维化指标,可准确反映心衰患者的心肌纤维化状态,鉴别心衰患者风险程度,其水平不受年龄、性别、种族及肾功能因素等干扰。
心肌肌球蛋白结合蛋白C(cMyBP-C)： 　<30 μg/L	增高：主要见于急性心肌梗死(AMI)。 注意事项：cMyBP-C 为早期 AMI 标志物,其在 AMI 后比心肌肌钙蛋白(cTnT/I)更早释放,对早期 AMI 的诊断优于 cTnT/I。
心脏型肌球蛋白结合蛋白C(MYBPC3)基因突变： 　阴性(野生型)	阳性：主要见于家族性肥厚型心肌病。 注意事项：家族性肥厚型心肌病是一种以常染色体显性遗传为特征的、具有遗传异质性的心脏疾病。大多数患者无症状或只有轻微的症状,在身体疲劳时可能会感到胸痛、呼吸急促、心悸、头晕等,但这种疾病会产生严重的后果,会引起心脏异常(心律不齐),可能危及生命。
糖原磷酸化酶同工酶BB(GPBB)： 　0～7.0 μg/L	增高：主要见于急性心肌梗死,也可见于不稳定性心绞痛及冠状动脉搭桥术患者(增高幅度较小)等。

第15章　电解质和微量元素检测

　　人体内主要的电解质有:钾、钠、氯、钙、镁、磷等,分布在人体的细胞内液和细胞外液中,虽然其含量不足体重的 5%,但在维持人体的生命活动中却起着重要作用。电解质的主要生理功能有:维持细胞内外渗透压平衡,保证细胞有正常的新陈代谢环境;参与机体酸碱平衡调节,使人体始终保持稳定的酸碱度;维持神经肌肉的正常兴奋性;构成骨骼;以及作为细胞生命活动酶催化作用的激活剂等。体内的电解质来源于体外的食物供给,机体不能合成。正常情况下,体内的电解质保持动态平衡,多余的电解质从肾脏、肠道、汗液排泄。如果体外供给的电解质不足,会引起电解质紊乱,导致疾病,重者可危及生命。因此,电解质检测是常规急诊项目之一,在紧急救护患者、高血糖昏迷胰岛素治疗过程中,以及大量脱水、严重腹泻或呕吐、长时间禁食或饮食困难者、输血或输液治疗过程中,都需要密切监测电解质的变化。

　　在人体中含量甚微,但具有重要生理功能的元素称为微量元素。人体必需的微量元素有十余种,如铁、锌、铜、硒、碘、硫、锰、氟、钴等。微量元素常由饮水、食物或土壤提供,因此,易出现地方性的某些元素缺乏症。但微量元素过多,也会导致疾病。当某人出现不明原因的体格或智力发育不良、长期接触某种微量元素(与职业有关)时,都要首先考虑微量元素的检测。

一、电解质的检测

检查项目及正常参考值	临床意义及注意事项
血清钾(K): 3.5～5.5 mmol/L	**增高**:见于重症慢性支气管炎引起的呼吸性酸中毒、糖尿病酮症酸中毒、大面积烧伤、急性溶血性疾病、急性或慢性肾功能不全、肾上腺皮质功能减退、呼吸障碍、休克或循环衰竭、重度溶血、缺氧、酸中毒、口服或大量输注钾或含钾药物、使用保钾利尿剂时等。静脉输钾过多过快、输血反应或输入贮存时间较长的血液时,也可引起血清钾增高。 **降低**:见于严重腹泻、呕吐、肠瘘等使大量钾随消化液排泄丢失;肾上腺皮质功能亢进或长期使用皮质激素;大量输入葡萄糖及胰岛素,或代谢性碱中毒;长期使用排钾利尿

检查项目及正常参考值	临床意义及注意事项
	剂、钡盐与棉籽油中毒等。周期性麻痹发作期间,血清钾明显降低,血透也可能引起低钾。正常情况下,钾盐摄入量不足、禁食而没有及时静脉输液补钾,也可引起血清钾降低。 注意事项:血清钾高于 7 mmol/L 时可引起严重的肌肉、心肌甚至呼吸肌抑制,高于 10 mmol/L 时会发生心脏停搏而死亡,而低钾可致手足无力。
尿钾(K): 　25 ～ 100 mmol/24 小时尿	增高:见于糖尿病酮症酸中毒,使用排钾利尿剂时;肾小管功能不全,如肾小管酸中毒、Fanconi 综合征、慢性肾炎、慢性肾盂肾炎、慢性肾功能衰竭等;原发性或继发性醛固酮增多症、心力衰竭、长期使用促肾上腺皮质激素和肾上腺皮质激素、肝病;以及正常情况下,钾摄入过量或输液时钾补充过量,尿钾排出增多等。 降低:见于艾迪生病、严重肾小球肾炎、肾上腺皮质功能减退、急性肾功能衰竭、肾硬化、使用保钾利尿剂、选择性醛固酮缺乏症、摄入麻醉剂、肾上腺素、丙氨酸等药物等。
血清钠(Na): 　135～145 mmol/L	增高:多见于高渗性脱水(如昏迷患者、食管疾患不能下咽者、高温环境大量出汗、肝硬化、脑外伤、脑血管意外、严重脱水、尿崩症、渗透性利尿等)和内分泌疾病(如原发性或继发性醛固酮增多症、肾上腺皮质功能亢进、长期服用肾上腺皮质激素等)等。 降低:多见于腹泻、呕吐、肠及胆道造瘘、大量出汗、大面积烧伤后只补充水分等钠损失过多的情况;以及急性或慢性肾功能衰竭、肾上腺功能低下、糖尿病并发酸中毒等。 注意事项:输液患者要避开输液期检查,否则应采取对侧肢体采集标本。使用火焰光度法测定时,高脂血症、高蛋白血症(如多发性骨髓瘤、巨球蛋白血症)可造成假性低血清钠,而改用电极法测定可防止。
尿钠(Na): 　130 ～ 210 mmol/24 小时尿	增高:见于严重多尿,糖尿病,碱中毒,慢性肾盂肾炎,急性肾小管坏死,肾病综合征,急性或慢性肾功能衰竭,多囊肾,艾迪生病,尿崩症,使用利尿剂、咖啡因、肝素、钾盐、大剂量孕酮及钠盐输入过多等。 降低:见于长期低盐饮食、慢性肾功能衰竭晚期、腹泻、大面积烧伤、库欣综合征、原发性醛固酮增多症、肝硬化腹水、充血性心衰、吸收不良、摄入皮质类固醇、肾上腺素等药物等。
血清氯(Cl): 　95～108 mmol/L	增高:多见于高渗性脱水(如昏迷患者、食管疾患不能下咽者、高温环境大量出汗、肝硬化、脑外伤、脑血管意外、严

检查项目及正常参考值	临床意义及注意事项
	重脱水、尿崩症、渗透性利尿等)、内分泌疾病(如原发性或继发性醛固酮增多症、肾上腺皮质功能亢进、长期服用肾上腺皮质激素等)、急性或慢性肾小球肾炎、尿道或输尿管阻塞、呼吸性碱中毒、高氯性代谢性酸中毒、以及输入含氯离子高的药物或大量服用氯化铵等。 降低:多见于严重呕吐(胃幽门梗阻时)、腹泻、消化液大量丢失、慢性支气管炎引起的呼吸性酸中毒、糖尿病、肺炎、肠梗阻、肾小管严重损害、肾上腺皮质功能不全、肾上腺皮质功能亢进表现为低钾低氯性碱中毒时、应用呋塞米等利尿剂、长期低盐饮食等。 注意事项:输液患者要避开输液期检查,否则应采取对侧肢体采集标本。
尿氯(Cl): 　170～250 mmol/L	增高:见于肾小管功能障碍、糖尿病酮症酸中毒、使用利尿剂等。 降低:见于大量出汗、剧烈呕吐、严重腹泻、肠道造瘘、高氯性酸中毒、长期低盐饮食等。
血清钙(Ca): 　2.05～2.60 mmol/L	增高:主要见于原发性甲状旁腺功能亢进、维生素D过多症、肾癌、支气管腺癌等,也可见于多发性骨髓瘤、结节病、真性红细胞增多症、肾炎并发尿毒症、艾迪生病、肿瘤广泛的骨转移等。 降低:主要见于甲状旁腺功能减退、维生素D缺乏症、钙及维生素D吸收不良、佝偻病、软骨病等,也可见于慢性肾炎、尿毒症、慢性肾功能衰竭、急性胰腺炎、妊娠后期等。 注意事项:血清钙降低可引起神经肌肉应激性增强而手足抽搐。
尿钙(Ca): 　2.75～7.5 mmol/L	增高:见于甲状旁腺功能亢进、多发性骨髓瘤、高钙血症、甲状腺功能亢进、维生素D摄入过多、恶性肿瘤骨转移、结节病、肢端肥大症、溶解性骨癌、骨质疏松症、肾小管功能障碍、肾小管酸中毒、以及摄入氯化铵、降钙素、皮质类固醇、生长激素、甲状旁腺激素等药物时。 降低:见于甲状旁腺功能低下、低钙血症、维生素D缺乏症、肾病综合征、急性胰腺炎、软骨病、佝偻病、慢性腹泻、钙摄入不足、黏液性水肿、尿毒症、妊娠晚期,以及摄入利尿剂、雌激素、口服避孕药等时。
血清无机磷(P): 　成人:0.87～1.45 mmol/L 　儿童:1.29～1.94 mmol/L	增高:多见于甲状旁腺功能减退、甲状腺功能亢进、垂体前叶功能亢进(如肢端肥大症)、维生素D过多症、慢性肾炎晚期、急性酸中毒、尿毒症、多发性骨髓瘤、骨折愈合期、

续表

检查项目及正常参考值	临床意义及注意事项
	淋巴瘤、白血病等。 降低:多见于甲状旁腺功能亢进、维生素 D 缺乏、佝偻病、软骨病、严重糖尿病、肾小管功能障碍、肾小管酸中毒、肺心病、肠道吸收不良等。 注意事项:正常妊娠时血清无机磷可轻度减低,服用雌激素、避孕药等血清无机磷也会减低。
尿无机磷(P): 　成人:22～48 mmol/24 小时尿 　儿童:16～48 mmol/24 小时尿	增高:见于甲状旁腺功能亢进、代谢性酸中毒、肾小管功能障碍、进食过多含磷食物等。 降低:见于甲状旁腺功能减退、佝偻病、维生素 D 缺乏、乳糜泻、肾功能不全等。 注意事项:妊娠、哺乳期妇女,尿无机磷可降低。
血清镁(Mg): 　0.80～1.20 mmol/L	增高:多见于急性或慢性肾功能衰竭、尿毒症、甲状腺功能减退、糖尿病酮症酸中毒、艾迪生病、多发性骨髓瘤、严重脱水、痛风、铅中毒等。 降低:见于长期摄入不足(如长期禁食、厌食、吸收不良等)、丢失过多(如严重腹泻、胃肠道减压、脂肪泻等)、肾小管酸中毒、糖尿病酸中毒、佝偻病、甲状腺功能亢进、甲状旁腺功能减退、高钙血症等,也可见于长期使用糖皮质激素、利尿剂、大量维生素 D、新生霉素、庆大霉素、洋地黄等。

二、微量元素的检测

检查项目及正常参考值	临床意义及注意事项
血清铁(Fe): 　男性:11～30 μmol/L 　女性:9～27 μmol/L	增高:多见于溶血性贫血、血型不合的输血、再生障碍性贫血、巨幼红细胞性贫血、恶性贫血、铅中毒、维生素 B_6 缺乏症、急性病毒性肝炎、肝坏死、冠心病等。 降低:多见于缺铁性贫血、急性或慢性感染、尿毒症、恶病质、恶性肿瘤、妊娠及婴儿生长发育期、营养不良、慢性腹泻、胃肠道疾病、铁丢失增加等。
总铁结合力(TIBC): 　男性:50～70 μmol/L 　女性:54～77 μmol/L	增加:主要见于缺铁性贫血和急性肝炎。 降低:主要见于肝硬化、肾病、尿毒症和血色素沉着症等。 注意事项:总铁结合力即运铁蛋白结合铁的能力,因为人体血清中的铁是以与运铁蛋白结合形式存在的。

续表

检查项目及正常参考值	临床意义及注意事项
血清铜(Cu)： 11.0～22.0 μmol/L	增高：主要见于毛细胆管性肝炎、胆汁淤滞。也可见于甲状腺功能亢进、结核、风湿热、恶性肿瘤、急性心肌梗死、心力衰竭、肺心病、阻塞性黄疸、白血病、贫血等。 降低：主要见于肝豆状核变性(Wilson病)。也可见于门脉性肝硬化、低蛋白血症、肾病综合征、卷发综合征、婴儿营养不良、某些缺铁性贫血等。 注意事项：血清铜降低时血清锌相对增高。
血清锌(Zn)： 7.7～23 μmol/L	增高：主要见于工业污染引起的急性中毒、儿童补锌不当。也可见于甲状腺功能亢进、垂体及肾上腺皮质功能减退、溶血性贫血、真性红细胞增多症、嗜酸性粒细胞增多症、原发性高血压等。 降低：多见于酒精性肝炎、病毒性肝炎、慢性活动性肝炎、原发性肝癌、肝硬化等肝损伤疾病，白血病、恶性贫血、缺铁性贫血、再生障碍性贫血、多发性骨髓瘤等血液病，以及急性心肌梗死、急性组织损伤、慢性肾功能不全、肾病综合征、尿毒症、肺癌、糖尿病、慢性感染、严重烧伤、胃肠吸收障碍、发育迟缓、男性生殖功能低下、食欲减退、伤口愈合迟缓等。
血清硒(Se)： 1.3～4.3 μmol/L	增高：主要见于急性硒中毒和慢性硒中毒。急性硒中毒患者表现为盲人步态，严重者可致心、肝、肾等脏器出血坏死；慢性硒中毒患者表现为脱发、脱甲、皮损、牙齿坏死及神经系统异常。 降低：主要见于克山病、心血管疾病、脑血管疾病、IgA肾病、慢性肾功能衰竭、肝硬化、肌营养不良症、糖尿病性视网膜病变、白内障、恶性肿瘤等。
血清碘(I)： 4.5～9.0 μg/L	增高：主要见于长期从事以碘为原料的工作人员、碘制剂用量过大、作造影剂的碘化物游离等。 降低：远离海洋的内陆居民易患地方性缺碘，从而出现地方性甲状腺肿和呆小症。
血清铅(Pb)： <0.3 mg/L	增高：主要见于职业暴露于铅加工者、居住在交通繁忙的马路边者等。急性铅中毒可致腹部疼痛和绞痛、四肢瘫痪、肝肾衰竭等；慢性铅中毒可致贫血、苍白、神经质、齿龈变色(铅线)、腹部疼痛和绞痛、铅毒性脑病、多发性神经炎等。
血清铬(Cr)： 2.3～40.3 μmoL/L	增高：主要见于铬中毒及从事含铬作业人员的慢性铬中毒，以及由于铬中毒造成的胃肠综合征、肝炎、肺癌等。

检查项目及正常参考值	临床意义及注意事项
血清锰(Mn)： 73～255 nmol/L	增高：主要见于职业接触者。也可见于急性肝炎、肝硬化、透析患者、急性缺血性心脏病、肿瘤或中毒等。 降低：多见于贫血患者。
血清铝(Al)： 2.1～4.3 μg/L	增高：见于吸入和从事铝土矿生产金刚砂氧化铝和炼炉提纯瓷土或与合成铝粉有关烟雾后、长期使用铝制品微波炉烹调食物以及饮用主要富含铝土的水、血透患者等，可致肾功能不全、脑病、肌病、肺纤维化等。
砷(As)： 全血：0.4～12 μg/L 尿液：2.3～31 μg/L	增高：见于以海洋食品作为营养主要来源者、从事含砷作业人员等。急性砷中毒可出现头痛、恶心、头晕、循环障碍、发绀、无尿等；慢性砷中毒可出现过度角化病、气管炎、结膜炎、皮肤色素沉着、神经炎、慢性贫血等。
镉(Cd)： 全血：0.32～2.72 μg/L 尿液：0.12～2.58 μg/L	增高：见于从事电镀、PVC生产、干电池生产者等。急性中毒者可致胃肠炎、肺气肿、急性肝损伤等；慢性中毒者可致充血或感冒症状、牙齿变黄、肺气肿、肾功能不全等。
汞(Hg)： 全血：<7.2 μg/L 尿液：<26.4 μg/L	增高：见于汞职业暴露者、意外吸入汞蒸汽或摄入汞溶液者等。急性中毒可致胃炎、金属味觉、唾液增加、胃出血等；慢性中毒可伴有神经焦虑、失眠、发抖、皮肤变色、弥漫性脱发等。
铊(Tl)： 全血：<5.0 μg/L 尿液：<20.0 μg/L	增高：见于意外摄入无味的兔和鸽子的饲料(铊种子和铊糊)、杀虫剂硫酸铊等。急性和慢性铊中毒者可致腹部疼痛和痉挛、恶心、便秘、坐骨神经痛、肌肉无力、严重脱发、心动过速等。
血清镍(Ni)： 0.05～1.08 μg/L	增高：见于镍职业暴露者等。皮肤与镍接触可引起接触性皮炎；长期接触镍后有致癌潜能。

第16章　血气分析

血气分析即血液酸碱度和气体的分析。血气分析的主要目的是为了评估患者的酸碱平衡和呼吸功能状况。血气分析常与电解质联合测定,为临床上危重患者的重要检测指标。通常情况下,血气分析多用于各种状态下的昏迷患者,心、脑、肺大手术的监测,肺心病呼吸功能障碍的患者,使用呼吸机维持呼吸的患者,重症肾功能衰竭和糖尿病酮症酸中毒患者等。

血气分析通常检测三个指标,即酸碱度、氧分压和二氧化碳分压,其余指标如总二氧化碳、标准碳酸氢盐、实际碳酸氢根浓度、剩余碱、氧饱和度等都是通过复杂的演算获得的,这些指标常常需综合分析,以判断患者的状况。

检查项目及正常参考值	临床意义及注意事项
酸碱度(pH): 　7.35～7.45	pH＞7.45:提示为碱中毒。 pH＜7.35:提示为酸中毒。 注意事项:单凭 pH 不能区别是代谢性还是呼吸性酸碱失衡,而且 pH 在正常参考范围内亦不能肯定没有酸碱平衡紊乱,因此 pH 作为酸碱失衡的指标,需结合其他指标具体分析。
氧分压(PO_2): 　动脉血:9.98～13.3 kPa 　静脉血:3.99～6.65 kPa	降低:提示低氧血症,见于成人型呼吸窘迫综合征、通气功能障碍(如慢性阻塞性肺气肿、支气管哮喘等)、肺肿瘤、肺梗死、吸烟者、一氧化碳中毒及麻醉者等。 增高:见于吸入高氧气体。测定氧分压的一个重要意义就在于氧疗时避免出现氧中毒。 注意事项:随年龄增长,肺部换气功能降低,PO_2有所下降。
二氧化碳分压(PCO_2): 　动脉血:4.66～6.0 kPa 　静脉血:5.05～6.65 kPa	增高:主要见于呼吸性酸中毒、急性或慢性呼吸功能衰竭(如成人型呼吸窘迫综合征、呼吸道阻塞、肺源性心脏病、严重肺气肿等)和代谢性碱中毒(常见于频繁呕吐丢失大量胃酸、不适当的补充碱性药物、大量输血等)。 降低:主要见于呼吸性碱中毒(常见于剧烈疼痛、脑出血、癔症等)和代谢性酸中毒(如糖尿病酮症酸中毒、肾功能不全等)。 注意事项:PCO_2为判断呼吸性酸碱失衡的重要指标,是衡

续表

检查项目及正常参考值	临床意义及注意事项
	量肺通气功能的指标。肺通气不足,PCO_2升高;肺通气过度,PCO_2降低。
二氧化碳总量(TCO_2): 　动脉血:23~27 mmol/L 　静脉血:24~29 mmol/L	增高:见于代谢性碱中毒(如幽门梗阻、库欣综合征、肾上腺皮质功能亢进、肾上腺素使用过多、缺钾及碱性药物服用过多等)和呼吸性酸中毒(如呼吸中枢抑制、呼吸道阻塞、呼吸肌麻痹、重症肺气肿、支气管扩张、气胸等)。 降低:见于代谢性酸中毒(如严重腹泻、肾功能衰竭、糖尿病酮症、尿毒症、休克、重度脱水等)和呼吸性碱中毒(如长期呼吸增速、过度换气、呼吸中枢兴奋等)。 注意事项:动脉血 TCO_2 增高和降低受呼吸和代谢双重因素的影响。
标准碳酸氢盐(SB): 　21.3~24.8 mmol/L	增高:见于代谢性碱中毒、呼吸性酸中毒代偿期。 降低:见于代谢性酸中毒、呼吸性碱中毒代偿期。 注意事项:SB 通常与实际碳酸氢盐(AB)结合起来考虑,以判断呼吸对血浆碳酸氢根浓度的影响程度。正常情况下,AB=SB;当 SB>AB 时,表示二氧化碳排出增加;当 SB<AB 时,表示二氧化碳潴留。代谢性碱中毒和代谢性酸中毒相关的疾病可参见"二氧化碳总量(TCO_2)"。
实际碳酸氢盐(AB): 　21.4~27.3 mmol/L	增高:见于代谢性碱中毒、呼吸性酸中毒代偿期。 降低:见于代谢性酸中毒、呼吸性碱中毒代偿期。 注意事项:代谢性碱中毒和代谢性酸中毒相关的疾病可参见"二氧化碳总量(TCO_2)"。AB 需与 SB 结合起来考虑,以判断呼吸对血浆碳酸氢根浓度的影响程度。
碱剩余(BE): 　−3~+3 mmol/L	BE 为负值增加:提示为代谢性酸中毒。 BE 为正值增加:提示为代谢性碱中毒。 注意事项:代谢性碱中毒和代谢性酸中毒相关的疾病可参见"二氧化碳总量(TCO_2)"。
缓冲碱(BB): 　45~55 mmol/L	增高:见于代谢性碱中毒或呼吸性酸中毒。 降低:见于代谢性酸中毒或呼吸性碱中毒。 注意事项:代谢性酸、碱中毒和呼吸性酸、碱中毒的相关疾病可参见"二氧化碳总量(TCO_2)"。
血氧饱和度($SatO_2$): 　95%~98%	临床意义:同氧分压,参见"氧分压(PO_2)"。 注意事项:尽管血氧饱和度和氧分压的升高和降低的临床意义相同,但两者并非呈平行关系。

检查项目及正常参考值	临床意义及注意事项
阴离子间隙(AG)： 8～16 mmol/L	增高：多见于有机酸积累，如糖尿病酮症酸中毒、乳酸酸中毒、肾功能不全导致排酸障碍等，K^+、Na^+、Mg^{2+} 等阳离子降低时阴离子间隙亦增高。 降低：多见于低蛋白血症，K^+、Na^+、Mg^{2+} 等阳离子升高时。 注意事项：为了明确诊断，往往需同时检测血清乳酸、丙酮酸等。
血红蛋白50%氧饱和时的氧分压(P_{50})： 3.19～3.72 kPa	增高：称为氧解离曲线右移，即血红蛋白与氧亲和力降低，见于高温、酸血症、红细胞中2,3-二磷酸甘油酸(2,3-DPG)增高、血中有异常血红蛋白等。 降低：称为氧解离曲线左移，即血红蛋白与氧亲和力增高，见于低温、急性碱血症、低碳酸血症、红细胞中2,3-二磷酸甘油酸(2,3-DPG)下降等。 注意事项：影响 P_{50} 的因素很多，有体温、PCO_2、pH、红细胞内2,3-二磷酸甘油等。
氧含量： 7.6～10.3 mmol/L	降低：见于贫血、低氧血症、高铁血红蛋白血症、一氧化碳血红蛋白血症等。
肺泡-动脉氧分压差(A-aDO_2)： 吸空气时≤2.66 kPa 吸纯氧气时≤6.66 kPa	增高：提示肺淤血或肺水肿、肺功能严重减退。
血乳酸(BLA)： 全血：0.5～1.7 mmol/L	增高：主要见于高乳酸血症。 注意事项：此处检测的乳酸一般为L-乳酸。高乳酸血症一般见于组织严重缺氧，多见于休克的不可逆期、无酮中毒的糖尿病昏迷和各种疾病的终末期。亦参见"血清乳酸"。

第 17 章　激素和内分泌功能检查

激素是由人体内分泌细胞生成和分泌的一类生物活性物质,通过血液循环可被运送至全身或扩散到周围组织,从而向特定的器官、组织或细胞传递信息,产生特定的生物学效应。极低浓度的激素就可发挥强烈的生物学效应。激素参与调节人体的新陈代谢、生长发育、生殖衰老等基本生理功能,如激素的分泌或代谢出现异常,将导致生理活动的紊乱甚至引发一定的疾病。临床上通过测定不同激素的分泌水平来判断相应内分泌腺如脑垂体、甲状腺、肾上腺、性腺等的功能状态,从而作出诊断和采取相应的治疗措施。

一、脑垂体功能检查

检查项目及正常参考值	临床意义及注意事项
生长激素(GH): 　新生儿:15~40 μg/L 　成人:1~5 μg/L	增高:主要见于巨人症、肢端肥大症、垂体腺瘤、Loron 侏儒等。也可见于低血糖、糖尿病、肾功能衰竭、创伤、麻醉、肝病等非垂体因素。 降低:主要见于垂体性侏儒症、全垂体功能减退、Turner 综合征等。也可见于垂体部的脑肿瘤、肝硬化、使用皮质类固醇过量等。 注意事项:GH 的分泌具有昼夜节律性,半夜 23:00~24:00时浓度最高,年龄和性别间有较大差别;运动、高蛋白膳食、应激状态、饥饿时 GH 有轻度生理性增高。GH 的检测对巨人症和侏儒症的诊断及垂体腺瘤的诊断、疗效和预后判断有重要意义。某些药物如胰岛素、胰高血糖素、雌激素、消炎痛等可使生长激素升高;而葡萄糖、甲状腺素、芬妥拉明等可使生长激素降低。
垂体催乳素(PRL): 　非妊娠女性:<20 ng/ml 　男性:<15 ng/ml	增高:主要见于垂体催乳素腺瘤(PRL 大于 200 ng/ml)、泌乳素瘤(PRL 大于 300 ng/ml)、垂体肿瘤及垂体柄的中断如外伤、手术以及下丘脑或蝶鞍旁的肿瘤(100~200 ng/ml)等。也可见于下丘脑紊乱、急性脑血管病、原发性甲状腺功能减退、肾功能不全、肾上腺皮质功能不全、男性乳房发育症、异位垂体催乳素分泌综合征、未分化支气管癌、乳腺肿瘤、肝硬化及服用冬

检查项目及正常参考值	临床意义及注意事项
	眠灵、利血平、口服避孕药、多巴胺药物后等。在应激或垂体茎受压下,PRL 亦可升高。 降低:常见于垂体前叶功能减退症、原发性不孕症、功能性子宫出血、应用某些药物如多巴胺、去甲肾上腺素、降钙素和溴隐停等。 注意事项:PRL 的主要生理作用是促进乳腺发育和乳汁生成,并可抑制促性腺激素,参与月经周期的调节。PRL 水平女性较男性高,有昼夜节律变化。男性 PRL 水平增高的主要症状是性欲减退和阳痿,而女性主要表现为溢乳。PRL 测定结果应结合被检者的生理和临床表现分析。 正常情况下,PRL 升高的主要生理性因素为妊娠和哺乳。妊娠期血清 PRL 随孕龄增加而逐渐增高,临产时可达 200 ng/ml,如产后不哺乳,1～2 周后降至妊娠前水平。PRL 水平在睡眠、剧烈运动、紧张、乳头刺激时有轻微升高,一般低于 50 ng/ml。 不同医院检验科报告的 PRL 单位会有所不同,如果将 ng/ml 的单位换算成 nmol/L,检测结果乘以 0.0455 即可。
黄体生成素(LH): 　成年男性:1.1～8.2 mIU/ml 　成年女性: 　滤泡期:1.2～13.5 mIU/ml 　排卵期:12～82 mIU/ml 　黄体期:0.4～19 mIU/ml 　绝经期:14.0～48 mIU/ml	增高:见于原发性性腺功能低下、真性性早熟、多囊卵巢瘤、黄体生成素瘤、更年期综合征、XYY 综合征及 Noonan 综合征等。急性脑外伤后 12 小时即可出现 LH 升高。 降低:见于继发性性腺功能低下、假性性早熟、孤立性黄体生成素缺乏症、不孕症、Kallman 综合征、Prader-Willi 综合征、Laurence-Moon-Biedl 综合征、Friedriech 综合征等。 注意事项:LH 可促进女性排卵及黄体生成并分泌孕酮和雌激素,对男性则促进睾酮合成。青春期 LH 水平增高,男女性别差异不大。女性随月经周期而变化,且有排卵峰值。LH 测定可预测排卵,确定受精时间,并有助于对男性性功能低下的判断。LH 和 FSH 同时测定,是鉴别卵巢性或垂体、下丘脑性闭经最有效的方法,亦可用于鉴别诊断儿童真性性早熟。 LH 的报告单位亦可为 U/L,正常参考值不变。
卵泡刺激素(FSH): 　成年男性:1.5～11.5 mIU/ml 　成年女性: 　滤泡期:3.2～10 mIU/ml	增高:见于睾丸精原细胞瘤、Klinefelter 综合征、原发性闭经、肾上腺皮质激素治疗、原发性性腺功能减退、真性性早熟、促性腺激素垂体腺瘤、更年期以后等。急性脑外伤后 12 小时即可出现 FSH 升高。

检查项目及正常参考值	临床意义及注意事项
排卵期:7.5~20 mIU/ml 黄体期:1.3~11 mIU/ml 绝经期:36~138 mIU/ml	**降低:** 见于男女不孕症、垂体功能障碍(如席汉综合征、垂体侏儒症、垂体腺瘤等)、继发性性腺功能减退、假性性早熟、多囊卵巢、雌激素治疗、孕酮治疗等。 **注意事项:** FSH 的主要功能是促进卵巢的卵泡发育及睾丸的生精功能。女性 FSH 随月经周期而变化。除女性排卵峰值外,正常成年男女 FSH 相差不大。FSH 常和 LH 联合测定,以评价性腺轴的功能。口服避孕药和正常妊娠时,FSH 水平常较低。 FSH 的报告单位亦可为 U/L,正常参考值不变。
促甲状腺激素(TSH): 0.5~5.0 mIU/L	**增高:** 见于原发性甲状腺功能低下(如淋巴细胞性甲状腺炎)、伴有甲状腺功能低下的桥本病、亚急性甲状腺炎恢复期、垂体 TSH 瘤、特发性黏液性水肿、甲状腺摘除术或放射性碘治疗后、服用抗甲状腺药物时、地方性缺碘性甲状腺肿、高碘性甲状腺肿、急性脑梗死、有高血压史者等。低碘饮食、寒冷刺激、新生儿、年老及妊娠时,TSH 也可增高。摄入金属锂、碘化钾、促甲状腺激素释放激素等,可使 TSH 增高。 **降低:** 见于继发性甲状腺功能低下(如垂体瘤压迫垂体正常组织、近旁肿瘤压迫垂体、白血病等侵袭垂体等)、慢性甲状腺炎、突眼性甲亢、毒性多结节性甲亢、毒性甲状腺结节、皮质醇增多症、催乳素瘤、库欣综合征、肢端肥大症、抑郁症等。 **注意事项:** TSH 作用于甲状腺,调节甲状腺激素的合成和分泌,测定 TSH 是诊断甲状腺功能重要的检查方法之一,是诊断原发性及继发性甲状腺功能低下的最敏感指标之一。某些药物如溴隐亭、泼尼松、阿司匹林、肝素等可造成 TSH 降低。
高灵敏促甲状腺素(s-TSH): 0.3~4.4 mIU/L	**增高:** 见于原发性甲状腺功能减退(术后或治疗后)、亚临床性甲减、缺碘性地方性甲状腺肿、下丘脑甲状腺功能亢进、桥本氏甲状腺病及产后甲状腺炎等,以及垂体分泌性 TSH 腺瘤。 **降低:** 见于甲状腺功能亢进、继发性甲状腺功能减退(垂体和下丘脑性)、席汉氏病、糖皮质激素过量、催乳素瘤以及甲状腺激素替代治疗过量等。 **注意事项:** 在甲状腺功能亢进治疗过程中,由于垂体的甲状腺激素的变化反应较迟,s-TSH 恢复正常也较迟,因此,如果 s-TSH 测值仍低下,不论 TT3、TT4、FT3、FT4 是否正常,均应判断为甲状腺功能亢进尚未得到

检查项目及正常参考值	临床意义及注意事项
	控制,不可过早停药。对于 TT3、TT4、FT3、FT4 正常而 s-TSH 降低的亚临床性甲亢患者,特别是 s-TSH <0.1 mIU/L 时,尤需定期监测甲状腺功能,以便及时发现早期的临床甲亢而及早给予治疗。
促肾上腺皮质激素(ACTH): 　成年人早晨8时:5.5～22.2 pmol/L	增高:同时伴有皮质醇增高时,见于严重应激反应、垂体 ACTH 瘤、异源 ACTH 瘤或分泌综合征、药物性(如注射垂体后叶素等)等;同时伴有皮质醇降低时,见于家族性艾迪生病、先天性肾上腺皮质增生等;同时伴有皮质醇正常时,见于原发性肾上腺功能减退或不全。 降低:见于垂体非 ACTH 瘤、垂体前叶受损、外源性大量糖皮质激素治疗后等;若同时伴有皮质醇增高,见于肾上腺癌、肾上腺瘤等。 注意事项:ACTH 水平呈昼夜节律性,早晨6～8时最高,晚上6～11时最低。血浆 ACTH 测定结合皮质醇测定对评价肾上腺皮质功能有重要意义,有助于原发性或继发性肾上腺功能不全和皮质醇增多症的病因诊断。
促肾上腺皮质激素释放激素(CRH)兴奋试验: 　给予 CRH 后15分钟可出现 ACTH 分泌增高,皮质醇高峰在30～60分钟	异常结果:垂体促肾上腺皮质激素(ACTH)分泌细胞破坏所致继发性肾上腺皮质功能减退者,对 CRH 兴奋试验无反应;下丘脑病变者为延迟反应;原发性肾上腺皮质功能减退者,ACTH 基础值增高,并对 CRH 刺激反应过强;异位 ACTH 分泌综合征时,肿瘤自主性分泌 ACTH,对 CRH 兴奋试验无反应。 注意事项:进行该试验时,于注射 CRH 后15、30、60、90分钟抽血查 ACTH 和皮质醇。部分患者注射 CRH 后出现颜面潮红、呼吸急促、脉搏增快、低血压等;试验前2周应停用肾上腺皮质激素或影响肾上腺、脑垂体分泌功能的药物。
赖氨酸血管加压素(LVP)试验: 　给予 LVP 后15分钟可出现 ACTH 分泌增高,皮质醇高峰在30～60分钟	异常结果:参见"促肾上腺皮质激素释放激素(CRH)兴奋试验"。 注意事项:在生理性调节 ACTH 分泌方面,LVP 与 CRH 意义相同。进行该试验时,于注射 LVP 后15、30、60、90分钟抽血查 ACTH 和皮质醇。部分患者注射 LVP 后出现血管收缩伴面色苍白、血压轻度升高、便意、可忍受的腹痛等。

检查项目及正常参考值	临床意义及注意事项
促肾上腺皮质激素（ACTH）兴奋试验： 　　给予 ACTH 后，尿 17 - 羟皮质类固醇（17 - OHS）和 17 - 酮皮质类固醇（17 - KS）以及血皮质醇较基础值升高 2～4 倍	异常结果：肾上腺皮质良性增生者，反应明显增高；单侧增生和良性腺瘤者，反应正常或稍增高；肾上腺皮质癌和异位 ACTH 综合征，基础值较高，但对 ACTH 刺激无反应；原发性肾上腺皮质功能减退者，基础值降低且对 ACTH 刺激无反应；继发于腺垂体功能不全的肾上腺皮质功能减退者，基础值降低，病情较轻者对 ACTH 刺激基本正常，病情较重者无反应，介于两者之间呈延迟反应；先天性肾上腺皮质醇增多症者，17 - OHS 无反应或反应低，而 17 - KS 反应增高。 注意事项：试验前停用糖皮质激素，另外，少数患者对 ACTH 可有过敏反应。
胰岛素诱发的低血糖试验： 　　注射胰岛素后，血糖值降至基础值的 50%以下，血浆生长激素、皮质醇和 ACTH 出现明显峰值	一项或多项缺乏峰值：主要见于下丘脑-垂体型侏儒症、库欣综合征（皮质醇增多症）、甲状腺功能减退症、甲状腺功能亢进症、肥胖症、肢端肥大症等。 注意事项：进行该试验时，注射胰岛素前和注射后 30、60、90、120 分钟分别检测血糖、ACTH、皮质醇和生长激素水平。多数患者会有出汗、震颤和饥饿症状，如果出现低血糖的神经系统症状如精神错乱和定向障碍，应静脉应用葡萄糖，并终止试验。有心、脑血管疾病患者，禁止进行该试验。只有出现适当的低血糖，如血糖水平 <2.2 mmol/L 或低于基础值的 50%时，该试验方有评价的意义。
美替拉酮兴奋试验： 　　服用美替拉酮后，血浆皮质醇水平 <280 nmol/L，11 - 脱氧皮质醇水平 >180 nmol/L	对美替拉酮低反应或无反应：主要见于原发性或继发性肾上腺皮质功能减退症、自主肿瘤性与多数异位 ACTH 综合征引起的库欣综合征等。
促甲状腺激素释放激素（TRH）： 　　14～168 pmol/L	增高：常见于原发性甲状腺功能低下、垂体性甲状腺功能低下、亚甲类和结节类甲状腺肿、席汉综合征、乳腺癌晚期等。 降低：常见于促甲状腺激素释放激素缺乏症、甲状腺功能亢进、老年性痴呆等。
促甲状腺激素释放激素（TRH）兴奋试验： 　　正常反应型：△TSH 5～25 mIU/L，高峰时间在 30 分钟	过度反应型：△TSH >25 mIU/L，见于原发性甲状腺功能减退、下丘脑性甲状腺功能减退等。 低弱反应型：△TSH <5 mIU/L，主要见于垂体性甲状腺功能减退。 无反应型：△TSH$=0$ mIU/L，见于垂体性甲状腺功能减

检查项目及正常参考值	临床意义及注意事项
	退、亚临床性 Graves 病(毒性弥漫性甲状腺肿)或隐匿性 Graves 病、甲状腺功能正常的内分泌突眼者等。 延迟反应型:高峰出现在 30 分钟以后,见于原发性甲状腺功能减退、下丘脑性甲状腺功能减退等。 注意事项:由于 TRH 在外周血中浓度极微,又很快被酶所灭活,因此检测较困难,也难以普及,目前多采用 TRH 兴奋试验代替 TRH 测定。 TRH 兴奋试验的原理:TRH 能促进 TSH 的合成和释放,静脉注射 TRH 20 分钟后,血清 TSH 升高,此试验可反映 TSH 的储备功能。患者分别在注射前和注射后 15、30、60、120 分钟时采集静脉血测定 TSH。然后根据注射前的基础 TSH(BTSH)和兴奋后 TSH(ATSH)计算出 TSH 增加值(△TSH),然后再根据△TSH 值将垂体对 TRH 的反应分为如上五型。 TRH 兴奋试验是诊断原发性甲状腺功能减退(甲减)最灵敏的指标。下丘脑性甲减,其 BTSH 低于正常,病程长者最初对 TRH 兴奋试验可能呈低弱反应,加大 TRH 剂量后仍可呈延迟反应;Graves 病患者对 TRH 无反应,若出现反应则可排除 Graves 病的诊断。TRH 兴奋试验还可用于溢乳和/或闭经的病因分析:患者在多巴胺阻滞剂的作用下给予一定量的 TRH 后,仍不引起 PRL 分泌,则应高度怀疑下丘脑产生多巴胺的组织存在着功能或器质性损害,可能同时并发垂体病变;若 TSH 和 PRL 均不能分泌而呈弱反应,病变可能在垂体。另外,TRH 兴奋试验对甲状腺激素抵抗综合征的诊断亦有重要意义。 雌激素、茶碱与过量的抗甲状腺药物治疗能增强垂体前叶对 TRH 的刺激反应;而皮质醇、甲状腺制剂、左旋多巴能抑制垂体对 TRH 的反应,故试验前应停药一个月。
抗利尿激素(ADH): 　1.0～1.5 ng/L	增高:常见于低血压、渗透压降低、吸烟、恶性肿瘤组织中抗利尿激素异位分泌等。 降低:见于寒冷、原发性或因感染、损伤、肿瘤等引起的垂体尿崩症等。
促性腺激素释放激素(GnRH)兴奋试验: 　青春期前儿童:LH 和 FSH 峰值比基础值增高小于 3 倍	异常结果:下丘脑功能不全时,基础值较低,GnRH 兴奋反应正常;垂体功能不全时,基础值较低,GnRH 兴奋反应弱或无,常见于手术或放射破坏垂体组织和席汉综合征;卵巢功能不全时,基础值较高,GnRH 兴奋反

续表

检查项目及正常参考值	临床意义及注意事项
成年男性:LH 峰值比基础值高 5 倍以上,出现在 30～60 分钟 　成年女性: 　卵泡期,LH 增加>20 U/L,FSH 增加 5～10 U/L 　排卵期,LH 增加>40 U/L,FSH 增加 5～15 U/L 　黄体期,LH 增加>30 U/L,FSH 增加 5～10 U/L	应增强;多囊卵巢综合征时,FSH 基础值正常或偏低,LH 基础值较高,GnRH 兴奋反应 LH 增强,FSH 正常。 注意事项:进行该试验时,注射 GnRH 前和注射后 30 分钟分别抽血检测黄体生成素(LH)和卵泡刺激素(FSH)。

二、甲状腺及甲状旁腺功能检查

检查项目及正常参考值	临床意义及注意事项
血清总三碘甲状腺原氨酸(TT3): 　1.2～3.4 nmol/L	增高:见于甲状腺功能亢进。也可见于亚急性甲状腺炎、垂体腺瘤、急性肝炎、妊娠等。 降低:见于甲状腺功能减退、低甲状腺结合球蛋白血症、以及危重患者如慢性肾衰、糖尿病、高热及严重肝病、肝硬化等。 注意事项:血清 TT3 是诊断甲状腺功能最敏感的指标,甲亢时 TT3 可高于正常 4 倍,而 TT4 仅高出 2 倍,而且 TT3 增高往往在临床典型症状和 TT4 增高之前出现。血清 TT3 测定对观察甲亢药物治疗后是否复发也有重要参考价值,因为甲亢复发时 TT3 升高比 TT4 早。血清 TT3 与 TT4 水平一般呈平行变化,增高机制和临床意义类似于 TT4。但对 T3 型甲亢、甲状腺自主性高功能腺瘤有特异诊断价值,可能与 TT3 合成和分泌明显超过 TT4 有关。 另外,血清 TT3 检测受甲状腺结合球蛋白的影响。
血清游离三碘甲状腺原氨酸(FT3): 　2.16～6.78 pmol/L	增高:主要见于甲状腺功能亢进。 降低:主要见于甲状腺功能减退。 注意事项:血清 FT3 测定基本不受甲状腺结合球蛋白的影响,即使在病理状态及治疗期间也能直接且准确地反映甲状腺功能状况,其敏感性和特异性高于 TT3 和 TT4。对甲亢的诊断价值最大,但对甲状腺功能减退的诊断价值较小。

检查项目及正常参考值	临床意义及注意事项
血清总甲状腺素或四碘甲状腺原氨酸(TT4): 59～163 nmol/L	**增高:**主要见于甲状腺功能亢进。也可见于亚急性甲状腺炎、垂体腺瘤、急性肝炎、妊娠等。甲状腺激素不敏感综合征、高甲状腺结合球蛋白血症、高原反应等可有短暂性升高。 **降低:**见于甲状腺功能低下、桥本氏甲状腺炎、萎缩性自身免疫性甲状腺疾病、地方性甲状腺肿、慢性淋巴细胞性甲状腺炎、低甲状腺结合球蛋白血症、甲状腺全部切除等。也可见于危重患者,如慢性肾衰、肝硬化、心肌梗死、糖尿病等。 **注意事项:**血清 TT4 测定是了解甲状腺功能状态的最基本的体外筛选试验,其浓度一般能反映甲状腺的功能。但单项 TT4 测定不能诊断 TT3 型甲亢和低 TT3 综合征,通常需联合测定 TT3、FT3、FT4 等指标,并结合临床作出判断。
血清游离甲状腺素或四碘甲状腺原氨酸(FT4): 8.56～25.6 pmol/L	**增高:**见于甲状腺中毒症、突眼性甲状腺功能亢进症、无痛性甲状腺炎伴甲亢、亚急性甲状腺炎伴甲亢、甲状腺制剂服用过量、甲状腺受体不应症、慢性甲状腺炎伴甲亢等。 **降低:**主要见于甲状腺功能减退(原发性)、垂体性或者无痛性亚急性甲状腺炎的一过性功能减退期、低白蛋白血症。也可见于肝脏疾病、肾功能衰竭等。 **注意事项:**血清 FT4 测定基本不受甲状腺结合球蛋白的影响,即使在病理状态及治疗期间也能直接且准确地反映甲状腺功能状况,其敏感性和特异性高于 TT3 和TT4。对甲亢的诊断价值仅次于 FT3,但高于 TT3 和TT4;对甲减(甲状腺功能减退)的诊断价值较大,高于TT4、FT3、TT3。
血清反三碘甲状腺原氨酸(rT3): 0.54～1.46 nmol/L	**增高:**主要见于甲状腺功能亢进。也可见于慢性肝病、糖尿病、肾功能不全等。部分甲亢初期或复发早期仅有rT3 增高。 **降低:**主要见于甲状腺功能减退。 **注意事项:**rT3 可用于监测甲状腺疾病的药物治疗。治疗甲亢过程中,若 TT4 及 rT3 都低于正常,提示用药过量;甲减治疗过程中,TT3 及 rT3 正常,提示用药适当,若 TT3 及 rT3 增高,TT4 正常或增高,提示用量过大。rT3 还有助于对非甲状腺疾病的病情及预后判断,如急性心肌梗死、肝硬化、糖尿病、尿毒症等疾病,rT3 含量与疾病程度有关,rT3 及 TT3/ rT3 比值可作为判断疾病严重情况的指标。

检查项目及正常参考值	临床意义及注意事项
甲状旁腺激素(PTH)： 15.0～68.3 pg/ml	增高：常见于原发性甲状旁腺功能亢进、继发性甲状旁腺功能亢进、散发性和假性甲状旁腺功能亢进、甲状旁腺癌、慢性肾功能衰竭等。 降低：常见于特发性甲状旁腺功能低下、激素增多性甲状旁腺功能低下等。
全段甲状旁腺激素(iPTH)： 12～65 pg/ml	增高和降低：见"甲状旁腺激素(PTH)"。 注意事项：正常人血浆 PTH 随钙离子水平调节而释放，呈日节律波动。PTH 释放入血后称全段 PTH,有生物活性但极不稳定,主要裂解成 C 端 PTH、中端 PTH 和 N 端 PTH,PTH 生物活性取决于 N 端 PTH。
降钙素(CT)： 男：0～14 ng/L 女：0～28 ng/L	增高：常见于甲状腺髓样癌、继发性甲状腺功能亢进、异位降钙素的分泌、高胃泌素血症、胰腺炎等。 降低：见于甲状腺缺如、手术切除后等。
甲状腺球蛋白(TG)： 5～40 μg/L	增高：主要见于甲状腺滤泡状腺癌,升高程度与肿瘤大小、分化程度及远处转移有关,并可作为术后复发与转移的监测指标。亦可见于 Graves 病、甲亢、亚急性甲状腺炎、缺碘性地方性甲状腺肿等,并可作为它们的疗效监测指标,治疗有效时,TG 降低。甲状腺瘤、甲状腺囊肿时,TG 正常或轻度增高。 降低：主要见于先天性甲状腺功能低下(甲状腺完全缺损、发育不全)、假性甲状腺毒症、甲状腺髓样癌等。 注意事项：TG 被认为是甲状腺体形态完整性的特殊标志物,正常人血液中可有低浓度的 TG 存在,甲状腺滤泡壁的损伤可导致大量 TG 进入血液。TG 的检测应在抗甲状腺球蛋白抗体(TGAb)阴性的情况下才有意义,因为 TGAb 的存在将会严重干扰 TG 的检测结果。TG 与降钙素(CT)同时检测则意义更大。在进行甲状腺穿刺术后或甲状腺扫描后的 1～2 周内,血清 TG 可有不同程度的升高。
甲状腺素结合球蛋白(TBG)： <20 mg/L	增高：见于甲状腺功能减退、肝硬化或肝功能损害、妊娠、新生儿、急性间歇性卟啉症、结缔组织病、口服避孕药以及使用雌激素治疗等。 降低：见于甲状腺功能亢进、各种严重疾病、重度营养不良、糖尿病未控制、恶性肿瘤、急性肾衰、肾病综合征、活动性肢端肥大症等,以及大量使用糖皮质激素、雄激素、苯妥英钠、水杨酸盐等药物。

检查项目及正常参考值	临床意义及注意事项
	注意事项:TBG 是甲状腺素在血循环中主要的载体蛋白,对甲状腺激素的运输、贮备、代谢和游离甲状腺激素的相对恒定具有重要的意义。其浓度的改变直接影响 TT3、TT4 的水平,给甲状腺功能异常患者的诊断增加了难度,此时应检测 FT3、FT4 方可提高准确率。
甲状腺素结合力(THBC): 0.66～1.27 TBI	注意事项:测定 THBC 的试验为甲状腺摄取试验(T-up)。大部分甲状腺素与其运载蛋白质结合,结合部分与游离部分处于平衡状态。在很多情况下,尽管游离的甲状腺素在正常范围,但运载蛋白质含量的变化可导致总甲状腺素测定值的改变。因此,只有在 T-up 正常的情况下,测定总甲状腺素才能提供准确的信息。T-up 测定可了解甲状腺素的结合位点数,即甲状腺素结合指数(TBI)。由总甲状腺素 T4 和 TBI 可得出游离甲状腺素指数(FT4I),从而反映结合甲状腺素和游离甲状腺素之间的平衡。
尿碘(UI): 100～500 μg/L	增高:见于高碘性地方性甲状腺肿、甲状腺功能亢进、甲状腺炎、服用碘剂过量者(如长期服用胺碘酮等)等。 降低:见于地方性甲状腺肿、地方性克汀病(地方性呆小症)、甲状腺功能减退、小儿碘缺乏症、小肠吸收不良症等。 注意事项:肾脏是碘的主要排泄器官,90%经尿排出。尿碘排泄基本恒定,排出量基本可以反映其摄入量。

三、肾上腺功能检查

检查项目及正常参考值	临床意义及注意事项
血浆皮质醇(F): 165～440 nmol/L(上午 8 时)	增高:见于库欣综合征、肾上腺皮质瘤、肾上腺癌、异位 ACTH 综合征(如异位产生促肾上腺皮质激素的肿瘤,如肺燕麦细胞癌、胰腺癌、甲状腺癌、乳腺癌、甲状旁腺癌等)、急性脑血管病(ACVD)、单纯性肥胖、应激状态如发热、术后创伤、心肌梗死、肝硬化、妊娠等。 降低:主要见于原发性或继发性肾上腺功能减退症(如艾迪生病、垂体前叶功能减退等)、长期接受类固醇激素治疗的患者。也可见于家族性皮质醇结合球蛋白(CBG)缺陷症、严重肝病、肾病综合征等。 注意事项:正常人的血浆皮质醇有明显的昼夜节律性,午夜最低,至晨间最高,其余时间则显著下降。测定血浆

续表

检查项目及正常参考值	临床意义及注意事项
	皮质醇前患者应有正常的睡眠规律,避免剧烈运动和较大的刺激,并停服类固醇激素。一般建议上午 8 时采集静脉血检测。
血浆去甲肾上腺素(NE): 　100～350 pg/ml	增高:主要见于阵发性高血压、嗜铬细胞瘤的发作期、急性冠状动脉供血不足、原发性高血压病、神经母细胞瘤等。也可见于甲状腺功能亢进、糖尿病、肝脏疾病等。正常情况下,运动、寒冷等应激状态下或食用巧克力、咖啡、香蕉等含植物儿茶类物质时,NE 亦可见升高。 降低:主要见于直立性低血压。 注意事项:儿茶酚胺是一类含有儿茶酚胺结构的胺类化合物,由肾上腺髓质和一些交感神经元嗜铬细胞所分泌,包括肾上腺素(E)、去甲肾上腺素(NE)和多巴胺(DA)。NE 和 E 的基本生理功能是引起平滑肌收缩,升高血压。
血浆肾上腺素(E): 　20～50 pg/ml	增高、降低的临床意义及注意事项:同"血浆去甲肾上腺素(NE)"。
尿液游离儿茶酚胺: 　15～24 mg/24 小时尿	增高、降低的临床意义及注意事项:同"血浆去甲肾上腺素(NE)"。
尿香草扁桃酸(VMA): 　20.2～40.4 mmol/24 小时尿	增高:主要见于嗜铬细胞瘤发作期、神经节细胞瘤、神经母细胞瘤、肾上腺髓质增生等。也可见于原发性高血压、甲状腺功能亢进、糖尿病、肝病、更年期综合征等。正常人运动、寒冷、精神不安等应激状态下,或服用左旋多巴、亚硝酸甘油等药物时,可造成假性增高。 降低:见于直立性低血压、服用地塞米松、溴隐停等药物后。 注意事项:VMA 为人体内去甲肾上腺素和肾上腺素的降解产物,从尿中排出。其检测方便,常用来作为嗜铬细胞瘤的筛选试验。 VMA 测定前三天,不应进食巧克力、咖啡、香蕉、柠檬等,停用阿司匹林和一些含有酚氧酸类的药物。24 小时尿液应准确留取,且应加防腐剂。
血浆肾素(REN): 　卧位:0.08～1.0 ng/(L·s) 　立位:0.08～0.53 ng/(L·s) 　低钠饮食卧位:1.14～2.53 ng/(L·s)	增高:见于继发性醛固酮增多症、肾素瘤、原发性高血压中肾素依赖性高血压、恶性高血压、肾性高血压、Bartter综合征、肝硬化、水肿、肾病、肾小球旁细胞瘤、充血性心力衰竭、甲状腺功能亢进等。也可见于口服避孕药、利尿剂、米诺地尔(长压定)、硝普钠、肼苯达嗪及低钠饮食等。

检查项目及正常参考值	临床意义及注意事项
	降低:见于原发性醛固酮增多症、低肾素型高血压、皮质激素一致性醛固酮增多症、肾上腺皮质功能亢进、11,17-羟化酶缺乏症、甲状腺功能减低、糖尿病、痛风、肾结石、妊娠中毒等。也可见于服用外源性皮质激素、普萘洛尔(心得安)、甲基多巴、利血平及高钠饮食等。 注意事项:肾素的分泌可因体位的改变而产生较大的变异,故在采血进行肾素活性的检测时应采取相同的姿势,以利于对比诊断。同时,肾素的分泌还会受不同生理时段的影响,受月经周期、孕期、年龄等因素的影响,还会受许多药物的影响,应尽量避免这些因素的干扰。
血浆血管紧张素Ⅱ(ATⅡ): 卧位:16.2～64.2 ng/L 坐位:15～95 ng/L 立位:25.3～145.3 ng/L 低钠饮食卧位:36.1～148.9 ng/L	增高和降低的临床意义:同"血浆肾素(REN)"。 注意事项:见"血管紧张素Ⅰ(ATⅠ)"。
血管紧张素Ⅰ(ATⅠ): 11～88 ng/L	增高:见于各种原因所致的继发性醛固酮增多症,如高肾素型原发性高血压、单侧肾脏疾病伴高血压、肾素瘤、肝硬变、充血性心衰、低钾血症、肾球旁器增生、口服避孕药等,以及应用氯塞酮、低压唑、雌激素、速尿、安体舒通等药过程中。 降低:见于原发性醛固酮增多症、特发性或假性醛固酮增多症、糖皮质类固醇可抑制醛固酮增多症、肾上腺癌、肾上腺盐皮质激素合成酶系缺陷、植物神经病变伴体位性低血压、高钾血症等,以及应用血管紧张素、可乐定、脱氧皮质酮、甲基多巴、β-肾上腺素能阻滞剂等药物后。 注意事项:血管紧张素是一类具有极强的缩血管和刺激肾上腺皮质分泌醛固酮等作用的肽类物质,参与血压及体液的调节,可分为血管紧张素Ⅰ～Ⅶ,临床应用较多的是血管紧张素Ⅰ、血管紧张素Ⅱ和血管紧张素Ⅲ。肝脏合成的血管紧张素原,在肾脏球旁细胞分泌的肾素(一种酸性蛋白酶)作用下,水解为血管紧张素Ⅰ(10肽),其随血液流经肺循环时,受肺所含的转化酶作用,被水解为8肽的血管紧张素Ⅱ,部分血管紧张素Ⅱ受血浆和组织液中血管紧张素酶A的作用,被水解为7肽的血管紧张素Ⅲ。血管紧张素Ⅱ能刺激肾上腺髓质分泌

检查项目及正常参考值	临床意义及注意事项
	肾上腺素,但直接收缩血管的作用不明显;血管紧张素Ⅱ能使全身小动脉收缩而升高血压,促进肾上腺皮质分泌醛固酮,从而起到保钠、保水、排钾作用,引起血量增多;血管紧张素Ⅲ的缩血管作用较弱,只有血管紧张素Ⅱ的 1/5,但促进醛固酮分泌的作用却强于血管紧张素Ⅱ。
24 小时尿游离皮质醇(U-F): 69.0～345 nmol/24 h 尿	增高:主要见于皮质醇增多症,异位产生 ACTH 的肿瘤如燕麦型肺癌、胰、甲状腺、甲状旁腺、卵巢、睾丸、大肠、胆囊、乳腺以及纵隔瘤等,垂体前叶功能亢进症等。单纯性肥胖者可轻度增高。 降低:主要见于肾上腺皮质功能低下如阿狄森、西蒙、席汉综合征,长期使用类固醇激素,先天性肾上腺皮质增生症等。 注意事项:正常人血液中的皮质醇 90％以上与蛋白质结合成大分子物质,不能透过肾小球,仅少数游离状态的皮质醇可通过肾小球随尿排出。当血中总皮质醇浓度增高,超过结合蛋白质的饱和限度时,血游离皮质醇浓度明显升高,尿游离皮质醇浓度也随之大为增加,成为反映血皮质醇变化的敏感指标。因 U-F 不受血中类固醇结合球蛋白含量的影响,相比于血皮质醇能更准确地反映实际的肾上腺皮质功能状态。一般留取 24 h 尿量,用 10 ml 冰醋酸作防腐剂。月经期女性不适宜进行此项检查。
血儿茶酚胺(B-CA): 一般以血浆去甲肾上腺素(NE)或肾上腺素(E)浓度表示	增高、降低的临床意义及注意事项:参见"血浆去甲肾上腺素(NE)"。
尿 17-酮类固醇(17-KS): 男性:27.8～76.3 μmol/24 小时尿 女性:20.8～52.03 μmol/24 小时尿	增高:常见于库欣综合征、肾上腺癌、肾上腺性变态综合征、肢端肥大症、睾丸间质细胞瘤、多毛症、先天性 21-羟化酶或 11-β-羟化酶缺乏症等。 降低:见于慢性肾上腺皮质功能减退(艾迪生病)、垂体功能减退、男性性腺功能减退、甲状腺功能减退、某些全身性慢性病(如结核、肝病、贫血、糖尿病、神经性厌食、严重营养不良等)等。 注意事项:17-KS 测定前三天,患者应停服带色素的药物如金霉素、四环素类抗生素,以及安乐神、安乃近、氯丙嗪、降压灵、激素和中草药等,以减少干扰。另外,应准确留取 24 小时尿液,并加防腐剂。

检查项目及正常参考值	临床意义及注意事项
尿 17 - 羟皮质类固醇（17 - OHCS）： 　男性：8.3～27.6 μmol/24 小时尿 　女性：5.5～22.1 μmol/24 小时尿	增高：主要见于肾上腺皮质癌、肾上腺皮质腺瘤、肾上腺皮质功能亢进（库欣综合征）、先天性肾上腺皮质增生症、甲状腺功能亢进、肥胖症、大量激素治疗过程中、严重刺激和创伤如烧伤、大手术、急性病等。也可见于正常妊娠后期、应激综合征、女性男性化等。 降低：见于原发性或继发性肾上腺皮质功能减退症、垂体功能减退、甲状腺功能减退、某些慢性病如肝病、结核等。 注意事项：尿 17 - OHCS 测定前三天，患者应禁止服用中药、维生素 B₂、四环素类药物等。另外，患者应准确留取 24 小时尿液，并加防腐剂。
血浆醛固酮： 　卧位：48.5～123.5 ng/L 　立位：62.7～239.3 ng/L	增高：见于原发性醛固酮增多症、继发性醛固酮增多症如特发性水肿、肾病综合征、肾性高血压、Conn 综合征、双侧肾上腺增生、肾上腺癌、肾素瘤、肾血管性高血压、Barter 综合征、恶性高血压、充血性心力衰竭、肝硬化腹水等。妊娠可引起血浆醛固酮轻度升高。 降低：见于原发性低血浆醛固酮血症、继发性低血浆醛固酮血症、18-羟化酶缺乏、双侧肾上腺切除、原发性高血压、Cushing 综合征、垂体功能减低、肾上腺皮质功能不全、选择性醛固酮减少症等。某些药物如可乐定、β 阻滞剂也可致血浆醛固酮降低。 注意事项：血浆醛固酮测定常用于高血压病、醛固酮增多症诊断和鉴别诊断。血浆醛固酮受体位、运动及钠、钾摄入量等因素影响很大，在钠、钾相对稳定的状态下测定醛固酮水平才有意义。因此，在测定血浆醛固酮前 5～7 天应平衡饮食，规定钠、钾离子的摄入量，并停服雌激素、避孕药、噻嗪类利尿剂、利血平、甲基多巴、普萘洛尔（心得安）、甘草等药物。在早上 6～8 时起床前抽取静脉血送检。如果患者在直立位或步行 2 小时后再次检测，结果上升。如果不上升反而下降，提示可能有醛固酮腺瘤或醛固酮分泌性癌、特发性醛固酮增多症、糖皮质激素可治疗的醛固酮增多症等。
尿醛固酮： 　3～13 μg/24 小时尿	增高和降低：同"血浆醛固酮"。 注意事项：提早一天开始留取 24 小时尿，与血一起送检。并参见"血浆醛固酮"的注意事项。
尿高香草酸（HVA）： 　不同检测方法正常参考值不同	增高：主要见于神经母细胞瘤患儿。亦可见于铅中毒、嗜铬细胞瘤、原发性高血压、甲状腺功能减退等。 降低：见于甲状腺功能亢进、锰中毒、原发性慢性肾上腺皮质功能减退症等。

检查项目及正常参考值	临床意义及注意事项
	注意事项:HVA 与香草扁桃酸(VMA)均为儿茶酚胺的代谢产物,亦参见"尿香草扁桃酸(VMA)"。另外,HVA/Cr 比率更能反映尿中 HVA 水平,可消除尿量的影响。
呋塞米试验: 　静脉注射呋塞米后肾素和醛固酮水平升至基础水平的200%～400%	肾素和醛固酮水平不升高或降低:提示存在醛固酮腺瘤。 注意事项:该试验有助于鉴别多种醛固酮增多症。原发性醛固酮增多症时,呋塞米注射后醛固酮水平会进一步增高,肾素水平会下降;继发性醛固酮增多症中如因肾动脉狭窄,已升高的醛固酮和肾素水平(基础水平)会进一步升高。低钾血症时应禁止行该试验,进行该试验前2周应停用抗高血压药物如β肾上腺素能阻滞剂、ACE抑制因子、利尿剂、螺内酯等,以免造成错误结果。
甲巯丙脯酸试验: 　服用甲巯丙脯酸后血浆醛固酮浓度降至<400 pmol/L	血浆醛固酮不下降或仅出现低于正常的下降:提示存在醛固酮腺瘤。 注意事项:特发性醛固酮增多症、原发性高血压患者服用甲巯丙脯酸后血浆醛固酮下降正常。
钠负荷试验: 　输注生理盐水后血浆醛固酮降至基础水平的 50%以下	血浆醛固酮不下降或轻微下降:提示存在醛固酮腺瘤。 注意事项:严重高血压或心力衰竭患者禁止行该试验;若基础肾素水平已下降,该试验无效。
地塞米松抑制试验: 　给予地塞米松后血浆醛固酮降至基础水平的 50%以下,血浆皮质醇<83 nmol/L	血浆醛固酮不下降或轻微下降:提示存在醛固酮腺瘤。 血浆皮质醇不下降或轻微下降:提示存在库欣综合征。 注意事项:试验前 2 周应停用抗高血压药、利尿剂等。
尿醛固酮-18-葡萄糖醛酸苷: 　3.5～17.5 μg/24 小时尿 18-羟皮质酮(18-OHB): 　血浆:115～550 ng/L 　尿:1.5～6.5 μg/24 小时尿 尿四氢醛固酮: 　10～70 μg/24 小时尿 尿游离醛固酮: 　60～320 ng/24 小时尿	增高:主要见于醛固酮腺瘤、原发性醛固酮增多症、原发性高血压等。 注意事项:醛固酮-18-葡萄糖醛酸苷、18-羟皮质酮、四氢醛固酮、游离醛固酮均为醛固酮的代谢产物,其临床意义类似血浆醛固酮,亦参见"血浆醛固酮"。但与血浆醛固酮相比,短暂的昼夜变异通过测定 24 小时尿液中醛固酮的代谢产物可以达到平衡。
尿 11-去氧皮质酮(DOC): 　0.1～0.4 μg/24 小时尿	增高:主要见于 21-羟化酶或 17-羟化酶缺陷、肾上腺皮质激素过量综合征合并动脉高压、肾上腺皮质癌、库欣综合征等。

续表

检查项目及正常参考值	临床意义及注意事项
17α-羟孕酮(17α-OHP)： 女：0.09～4.0 ng/ml 男：0.70～3.6 ng/ml	增高：主要见于21-羟化酶缺乏的先天性肾上腺皮质增生患者，11-羟化酶缺乏时17α-OHP增高幅度较小。亦可见于痤疮、男性秃顶及一些不明原因的不育症。 注意事项：17α-OHP由肾上腺皮质及性腺产生，其孕酮活性很低。血清中的17α-OHP主要与性激素共同作用，促进个体器官的发育。17α-OHP具有与肾上腺皮质醇相一致的昼夜节律变化。成年育龄妇女17α-OHP浓度随月经周期而变化，黄体期高于卵泡期；妊娠时胎儿、胎盘及肾上腺可产生大量17α-OHP；妊娠32周后17α-OHP浓度急剧升高直到分娩期；17α-OHP也存在于新生儿的脐带血中。
硫酸去氢表雄酮(DHEAS)： 青春期前(男性及女性)： 100～600 ng/ml 成年男性： 200～3 350 ng/ml 绝经前女性： 700～3 900 ng/ml 绝经后女性： 110～610 ng/ml	增高：主要见于肾上腺肿瘤、多囊卵巢综合征等。迟发型21-羟化酶缺乏的肾上腺皮质增生时DHEAS常正常。 注意事项：血清中去氢表雄酮(DHEA)大部分以硫酸结合物(DHEAS)的形式存在。血循环中大约90%的DHEAS来自肾上腺皮质网状带，故血清中DHEAS多用于评价疑有肾上腺雄激素分泌过多的情况。血清DHEAS与24小时尿17-酮类固醇的排出量密切相关，临床意义大致相同。
17-羟孕烯醇酮： 女：0.9～10.5 nmol/L	增高：主要见于3β-羟类固醇脱氢酶(3β-HSD)缺乏症者。 注意事项：3β-HSD完全缺乏者表现为先天性肾上腺增生症(CAH)，常早年夭折；部分缺乏者可表现为多毛症或类似多囊卵巢综合征的症状。

四、性腺激素检查

检查项目及正常参考值	临床意义及注意事项
血浆睾酮(T)： 男性(20～50岁)：9.4～37 nmol/L 女性(25～50岁)：0.2～3.0 nmol/L	增高：见于睾丸良性间质细胞瘤、先天性肾上腺皮质增生症、真性性早熟、女性男性化肿瘤、女性特发性多毛症、多囊卵巢综合征等。 降低：见于睾丸炎、隐睾炎、男性性功能低下、原发性睾丸发育不全、垂体功能减退、阳痿、垂体性矮小症、肾上腺功能减退症、骨质疏松、甲状腺功能低下、系统性红斑狼疮、高泌乳素血症、部分男性乳房发育等。 注意事项：睾酮的主要生理作用是促进男性性器官和性功能的发育，促进和维持第二性征，促进蛋白质合成。

检查项目及正常参考值	临床意义及注意事项
	睾酮水平可对男性阳痿和不孕症作出评价。 不同医院检验科报告的睾酮单位会有所不同,如果将 nmol/L 的单位换算成 ng/dl,检测结果除以 0.0347 即可。
尿睾酮: 　男性(20~50 岁):172~410 nmol/24 小时尿 　女性(25~50 岁):1.75~42 nmol/24 小时尿	增高和降低:临床意义同"血浆睾酮(T)"。 注意事项:同"血浆睾酮(T)"。
血浆雌二醇(E2): 　男性:129~239 pmol/L 　女性: 　卵泡期:147~209 pmol/L 　排卵前夕:1.3~2.63 nmol/L 　黄体期:0.55~1.4 nmol/L	增高:主要见于女性排卵期前、妊娠期、女性儿童真性性早熟、卵巢癌、多胎妊娠、糖尿病孕妇、男性乳房发育、睾丸间质细胞瘤等。也可见于肝硬化、心肌梗死、心绞痛、冠状动脉狭窄、红斑狼疮、肾上腺皮质瘤等。 降低:见于妊高征、卵巢肿瘤、女性性腺功能减低症、先天性卵巢发育不全、卵巢切除后、闭经、不孕症、女性更年期综合征、垂体前叶功能不全、轻度糖尿病、皮质醇增多症、葡萄胎等。绝经后肺心病患者的 E2 水平降低较同年龄健康者更为明显。 注意事项:E2 为女性非怀孕期间体内最主要的雌激素成分。E2 的主要作用是促进和调节女性性器官的发育和功能,促进女性第二性征的发生。血浆 E2 含量在男性较稳定,童年时含量很低,成年女性随月经周期而变化。重症妊高征时雌二醇含量极度降低,提示胎儿可能已宫内死亡或为无脑儿。 不同医院检验科报告的 E2 单位会有所不同,如果将 pmol/L 的单位换算成 pg/ml,检测结果除以 3.66 即可。
血浆孕酮(P): 　男性:0.48~1.53 nmol/L 　女性: 　滤泡前期:0.48~3.5 nmol/L 　滤泡后期:0.48~13.36 nmol/L 　黄体前期:25.12~65.51 nmol/L 　黄体后期:3.18~56.92 nmol/L 　绝经期:20.7~102 nmol/L	增高:见于葡萄胎、轻度妊娠期高血压综合征、患糖尿病的孕妇、多胎妊娠、原发性高血压、先天性 17α-羟化酶缺乏症、肾上腺增生、卵巢颗粒膜细胞瘤、卵巢脂肪瘤等。正常月经周期黄体期孕酮升高。 降低:见于原发性及继发性闭经、无排卵型功能失调子宫出血、妊娠期胎盘功能不良、胎儿发育迟缓、黄体功能不良、死胎、习惯性流产及严重妊高征等。 注意事项:孕酮在月经周期调节中起重要作用,也是维持妊娠必需的激素。正常妇女血清中孕酮随孕周增加而升高,30 周后急剧上升。孕酮还可促进乳腺腺泡的发育。孕酮持续维持低水平,提示不孕;口服避孕药的人,由于不排卵,孕酮水平很低。

续表

检查项目及正常参考值	临床意义及注意事项
游离睾酮(FT)： 　男：174～729 pmol/L 　女：3.5～29.5 pmol/L	增高和降低：参见"血浆睾酮(T)"。 注意事项：血液中的循环睾酮只有一小部分以未结合或游离形式存在。血清游离睾酮的检测为评价生理学活性激素的一种方式。在性激素结合球蛋白(SHBG)增加或降低的情况下(如甲状腺功能低下和肥胖)，游离睾酮的检测比总睾酮的检测更有效。
抑制素 B(InhB)： 　75～350 pg/ml	降低：主要见于生精功能低下与生精阻滞男性、唯支持细胞综合征(SCO)、隐睾、卵巢储备功能减退女性、特发性卵巢过早衰竭(POF)、多囊卵巢综合征(PCOS)、子宫内膜异位症(EMs)、卵巢反应不良者等。 增高：临床意义不大。 注意事项：抑制素 B 由生殖系统细胞分泌产生，与生殖能力密切相关，是卵巢储备功能和睾丸生精功能(精子发生)的主要标记物，可以用于卵巢因素引起的女性不孕和生精功能障碍引起的男性不育检测。 男性血清抑制素 B 测定可用于评价睾丸生精功能，其比卵泡刺激素(FSH)能更准确地反映睾丸的生精功能及其损伤程度，两者结合比任一单独使用有更高的诊断敏感性与特异性；亦可用于区分梗阻性与非梗阻性无精子症患者，前者往往正常，后者多降低；还可预测睾丸精子抽吸结局，正常者比低下者更容易获得精子；InhB 也可用于性早熟的诊断，以及监测放、化疗对男性生精功能的损伤等。 女性血清抑制素 B 为评价卵巢储备功能的直接指标，而垂体分泌的 FSH 仅为间接指标；InhB 对促排卵效果和体外受精(IVF)结局亦具有预测价值。
双氢睾酮(DHT)： 　男：1.03～2.92 nmol/L 　女：0.14～0.76 nmol/L	增高：主要见于前列腺癌、前列腺肥大症、女子多毛症、多囊卵巢综合征、甲状腺功能亢进症、下丘脑-垂体功能失调等。 降低：主要见于少精子症、弱精子症、输精管结扎患者，女性外阴硬化性苔藓，甲状腺功能减退症，家族性不完全假两性畸形Ⅱ型(为常染色体隐性遗传病，因 5α-还原酶严重缺乏或无功能，睾酮不能在靶器官转化为活性的双氢睾酮所致)、无睾症、隐睾症、17α-羟化酶缺陷、3β-羟类固醇脱氢酶缺陷等所致的男性性功能减退。 注意事项：双氢睾酮可由睾丸直接产生，也可以由周围组织将雄激素和雌激素作为前体物质转化而来，其可促进外生殖器和前列腺的正常发育，对于第二性征的出现和维持有积极作用，并可促进精子在附睾中的成熟。

检查项目及正常参考值	临床意义及注意事项
雄烯二酮： 　男性：0.8～2.0 ng/ml 　女性： 　排卵期：0.9～2.8 ng/ml 　绝经后：<1 ng/ml	降低：见于裂链酶缺乏症、男性假两性畸形、男性性发育延迟或性腺发育不全、原发性闭经、女性性不发育、女性外阴硬化性苔藓样增生、肾上腺或卵巢的男性化肿瘤、镰状细胞贫血等。 增高：见于男性化的新生儿和儿童、女性多毛症、女性男性化疾病、先天性(遗传性)肾上腺皮质增生等。多囊卵巢综合征、卵泡膜细胞增殖症可轻度增高或正常。 注意事项：服用避孕药和类固醇激素可使雄烯二酮水平降低,而妊娠期雄烯二酮水平会增高。

五、消化腺激素检查

检查项目及正常参考值	临床意义及注意事项
血浆促胃液素(胃泌素)： 　15～105 ng/L	增高：常见于高胃酸性高胃泌素血症(如胃泌素瘤、胃窦黏膜过度形成、残留旷置胃窦、慢性肾功能不全等)和低胃酸性或无胃酸性高胃泌素血症(如胃溃疡、A 型萎缩性胃炎,迷走神经切断术、甲状腺功能亢进等)。 降低：见于胃-食管反流、B 型萎缩性胃炎、甲状腺功能减退症等。
胃泌素 17(G-17)： 　1～7 pmol/L	增高：见于高胃泌素血症、萎缩性胃炎、幽门螺杆菌感染、胃溃疡、饮食刺激等。检测 G-17 可以指导抑酸剂如质子泵抑制剂 (PPI) 的临床应用,当 G-17 >30 pmol/L时,PPI 应减量或停用。 降低：见于胃酸分泌过多、中度或重度胃窦萎缩性胃炎、胃-食管反流、Barett 食管疾病等,提示患者要进行胃镜及活组织检查,以排除胃肿瘤病变或消化性溃疡的风险。 注意事项：G-17 的测试结果不可与总胃泌素的结果作比较或替代,因为一些检测方法测得的 G-17 为酰胺化的 G-17。
血浆促胰液素(胰泌素)： 　5～10 ng/L	增高：见于高基础胃酸者、胃泌素瘤、慢性胰腺炎、胰腺瘤等,饮酒者亦可升高。 降低：见于部分十二指肠溃疡患者、乳糜泻等。

检查项目及正常参考值	临床意义及注意事项
血浆胆囊收缩素(缩胆囊素)： 30～300 ng/L	增高：常见于胰腺分泌功能下降时、结肠过敏综合征、结肠功能紊乱、功能性消化不良、胃切除后综合征、胰岛素瘤等。也可见于胃泌素瘤、精神分裂症、帕金森病、肝硬化等。 降低：常见于乳糜泻患者,提示病变在小肠上部。
血浆胃动素(MTL)： 5～300 ng/L	增高：见于各种恶性肿瘤、VIP瘤、胃泌素瘤、克罗恩病、溃疡性结肠炎、小肠切除术后、肝硬化、肝肾综合征、乳糜泻、低血钠时、摄入脂肪时等。 注意事项：妊娠期间胃动素水平低于产后。
血浆肠高血糖素(EG)： 356～392 ng/L	增高：常见于肠腔内给予糖和脂类时、糖尿病、肠胰高血糖素瘤、胃切除、迷走神经切断、空肠旁路手术、全胰及十二指肠切除、热带吸收不良、成人乳糜泻、感染性腹泻等。
血浆血管活性肠多肽(VIP)： 20～53 ng/L	增高：主要见于血管活性肠多态瘤患者、水样泻、低血钾和无胃酸综合征、胰腺霍乱等(血浆VIP明显增高,可达1 000 ng/L以上)。也可见于尿毒症、短肠综合征、胰岛素瘤、神经系统肿瘤、结核性脊柱炎、肝硬化、弥漫性硬化症、脑萎缩等。
血浆抑胃肽(GIP)： 313～385 ng/L	增高：见于糖尿病(尤其是未治疗的幼年糖尿病和非胰岛素依赖性的肥胖型糖尿病)、尿毒症、肝硬化、肥胖症、胰性霍乱等。如十二指肠内脂肪、酸性物质、氨基酸、单糖增多,GIP亦可增高。 降低：见于乳糜泻、慢性胰腺炎、部分高胃酸的十二指肠溃疡患者等。
血浆胰多肽(PP)： 20～29岁：32～170 ng/L 30～39岁：35～165 ng/L 40～49岁：76～214 ng/L 50～59岁：88～370 ng/L 60～69岁：115～380 ng/L	增高：主要见于糖尿病、急性胰腺炎、胰性霍乱、有分泌功能的胰腺肿瘤(如胰岛细胞瘤、胰高血糖素瘤、VIP瘤等)、肝硬化、慢性肾病等。也可见于胰多肽细胞增生、心肌梗死、严重的心力衰竭、非心源性休克、十二指肠溃疡等。 降低：见于肥胖症、慢性胰腺炎、迷走神经受损时、生长激素治疗时等。 注意事项：正常人空腹血浆胰多肽值与年龄有关,一般随年龄增长而升高,这是由于胰多肽细胞增生所致。
胰高血糖素： 50～150 ng/L	增高：常见于胰高血糖素瘤、糖尿病酮症酸中毒、心肌梗死、严重心力衰竭、肝硬化、肾功能不全、使用糖皮质激素等。

检查项目及正常参考值	临床意义及注意事项
	降低:常见于特发性胰高血糖素缺乏症、慢性胰腺炎、胰腺切除、部分高脂血症、低血糖症等。
胰高血糖素耐量试验: 　空腹注射胰高血糖素 1 mg 后,胰高血糖素水平: 　　15~30 分钟:<400 ng/L 　　31~60 分钟:300~900 ng/L 　　3 小时恢复到空腹水平	胰高血糖素升高:见于糖尿病、胰岛素瘤等。 胰高血糖素降低:见于肝硬化、糖原累积症等。 注意事项:本试验需同时测定血糖水平以作出判断。胰岛素瘤患者,血糖高峰可提前出现,1 小时后可迅速下降,并出现低血糖反应;肝硬化及糖原累积症患者,血糖升高幅度低于正常人;糖尿病患者,血糖升高幅度高于正常人,并持久不恢复。

六、其他激素检查

检查项目及正常参考值	临床意义及注意事项
雌三醇(E3): 　男性及未婚女性: 　　<7 nmol/L 　妊娠 24~28 周: 　　104~594 nmol/L 　妊娠 28~32 周: 　　139~763 nmol/L 　妊娠 32~36 周: 　　208~972 nmol/L 　妊娠 36~40 周: 　　278~1 215 nmol/L	增高:常见于心脏病、肝硬化等。 降低:常见于胎儿先天性肾上腺发育不全、胎儿发育不良或胎儿畸形、孕妇使用糖皮质激素、高危妊娠、妊高征、糖尿病、胎盘硫酸酯酶缺乏症、胎盘功能不良、死胎等。 注意事项:妊娠后期测定血浆 E3 含量的变化可反映胎盘的功能,是判断胎儿发育的一项指标,还可确定糖尿病孕妇最佳分娩时间、判断先兆子痫的程度、判断是否过期妊娠等。
胎盘催乳素(HPL): 　未妊娠女性:<0.5 mg/L 　妊娠 22 周:1.0~3.8 mg/L 　妊娠 30 周:2.8~5.8 mg/L 　妊娠 42 周:4.8~12.0 mg/L	增高:多见于双胎妊娠、妊娠合并糖尿病、母子血型不合、过期妊娠儿综合征、巨大儿、镰状红细胞危象、妊娠黄疸等。也可见于恶性肿瘤如乳腺癌、绒癌、恶性畸胎瘤等。 降低:常见于葡萄胎、先兆流产、妊娠高血压、胎儿发育迟缓等。 注意事项:人胎盘催乳素是通过母体促进胎儿发育的重要代谢调节因子。人胎盘催乳素的检测可间接反映胎儿发育状况而作为了解胎盘功能的重要指标。

续表

检查项目及正常参考值	临床意义及注意事项
心钠素（ANP）： 0.14～0.9 μg/L	增高：见于原发性醛固酮增多症、嗜铬细胞瘤、皮质醇增多症、糖尿病、肢端肥大症和巨人症、甲状腺功能亢进、充血性心力衰竭、肝硬化、慢性肾功能衰竭等。 降低：见于甲状腺功能减退等。
血浆前列腺素 A_2（PGA_2）： 男性：1 909～2 111 ng/L 女性：1 546～1 836 ng/L	增高：见于甲状腺功能亢进、高血压、肝硬化等。 降低：见于甲状腺功能减退症、癫痫病患者等。
血浆前列腺素 E_1（PGE_1）： 男性：372～478 ng/L 女性：417～559 ng/L	增高：见于肺心病、癫痫病、动脉硬化症、甲状腺功能低下、脑血管病等。 降低：见于早期高血压和Ⅱ期高血压患者等。
血浆 6 - 酮前列腺素（6 - K - PG）： 男性：66.40～95.12 ng/L 女性：61.75～112.93 ng/L	增高：主要见于 Bartter 综合征。 降低：见于糖尿病、Bartter 综合征、低血钾、高血压及系统性红斑狼疮患者等。
血浆前列腺素 F_2（PGF_2）： 男性：669～753 ng/L 女性：660～736 ng/L	增高：见于甲状腺功能亢进、癫痫病患者、子宫内膜异位症等。 降低：见于甲状腺功能减低、脑血管病、冠心病、肺心病、早期高血压和Ⅱ期高血压等。
抗苗勒管激素（AMH）： 2～7 ng/ml	降低：主要见于卵巢低反应、卵子储备不足、卵巢早衰（POF）、绝经、男性不育等。 增高：主要见于多囊卵巢综合征（PCOS）等。 注意事项：AMH 为评估卵巢储备功能的敏感性指标，高 AMH 浓度与获卵数的增加、获胚数的增加和妊娠率呈明显正相关。在辅助生殖过程中，检测 AMH 水平，可以了解卵巢对药物的反应性，指导合理使用促排卵药物。

第18章　肿瘤标志物检测

　　肿瘤标志物是指在肿瘤发生和增殖过程中,由肿瘤组织自身产生,或者机体对肿瘤作出反应所产生的一类物质。这类物质在血液、体液及组织中可以被定量或定性地检测到,以此作为辨认和追踪肿瘤存在和发展的标志。测定这类物质有助于高危人群的肿瘤筛选,目前已成为中老年人健康体检的项目之一。测定肿瘤标志物也可有助于判断肿瘤患者哪个器官患有肿瘤、肿瘤的进展分期如何,在治疗上还可以进行疗效评价、估计预后、观察肿瘤复发与否。

　　一种肿瘤可以合成多种肿瘤标志物,但同一种肿瘤在不同个体中可能合成不同的标志物。临床上已建立多种肿瘤标志物联合检测,可以避免漏检的潜在标志物,从而提高肿瘤的检出率。由于肿瘤是危及人类生命的严重疾病之一,因此对肿瘤标志物的评价必须慎重,在实际应用中,应密切结合临床情况,防止盲目检查和机械读取数据带来的困扰。

检查项目及正常参考值	临床意义及注意事项
甲胎蛋白(AFP): 　　$<20\ \mu g/L$	增高:常见于原发性肝癌(75%的患者 AFP$>$500 $\mu g/L$,AFP$>$1 000 $\mu g/L$ 通常提示肿瘤直径大于 3 厘米)、大多数卵巢和睾丸胚胎性肿瘤或畸胎瘤(如睾丸非精原细胞癌、卵巢内胚窦癌、恶性畸胎瘤、卵黄囊肿瘤等)、生殖腺外生殖细胞肿瘤、肝母细胞瘤、肝细胞瘤、转移性肝癌等。也可见于婴幼儿肝炎、肝硬化、急性肝炎、重症肝炎恢复期等,但多为一过性升高。胎盘梗塞、剥离、羊水栓塞、高危妊娠、母儿血型不合、糖尿病孕妇等,血清 AFP 亦可升高。 注意事项:AFP 是目前临床上诊断肝癌灵敏特异的标志物。AFP 含量的变化可反映原发性肝癌的化疗效果;原发性肝癌外科手术后,AFP 下降至正常范围,说明手术切除完全,预后良好。临床上,AFP 也常用于妊娠监护,若异常增高,常提示胎儿有脊柱裂、无脑畸形或食管闭锁。
癌胚抗原(CEA): 　　$<5.0\ \mu g/L$	增高:常见于结肠癌、直肠癌、胰腺癌、胃癌、肺癌(主要是肺腺癌)、乳腺癌、转移性肝癌等,其他恶性肿瘤也有不同程

检查项目及正常参考值	临床意义及注意事项
	度的增高。一些良性疾病,如直肠息肉、溃疡性结肠炎、胆囊炎、胰腺炎、肝外胆管阻塞、肺脓胸、长期吸烟者亦可增高,但一般低于 10 μg/L。 **注意事项**:CEA 是一种广谱肿瘤标志物,一般不作为诊断某种肿瘤的特异性指标。目前最主要的临床用途是,CEA 的连续监测可用于恶性肿瘤特别是结肠癌手术后的疗效观察及预后判断,也可用于化疗的疗效观察。一般情况下,病情好转时 CEA 浓度下降,病情恶化时增高;有些患者放疗或化疗时 CEA 会轻度增高,约 4～6 周后下降;恶性肿瘤手术后 CEA 在 6～12 周恢复正常,预示肿瘤完全或大部分切除。若再次增高,则预示肿瘤复发,可比临床上出现症状早 2～6 个月。另外,吸烟的老年男性 CEA 有增高倾向。
糖类抗原 19-9(CA19-9): ＜37.0 U/ml	**增高**:常见于胰腺癌、胃癌、结肠癌、肝癌、胆囊癌、胆管壶腹癌、卵巢癌、宫体腺瘤、淋巴瘤、食管癌、乳腺癌等恶性肿瘤。也可见于急性胰腺炎、胆汁淤积性胆管炎、胆囊炎、胆石症、急性肝炎、肝硬化等,CA19-9 多为轻中度或一过性升高。 **注意事项**:CA19-9 是一种与胰腺癌、胆囊癌、结肠癌和胃癌相关的肿瘤标志物,又称为胃肠癌相关抗原。其中,胰腺癌的阳性率最高。CA19-9 的连续监测可用于观察病情变化和估计预后。
糖类抗原 125(CA125): ＜35.0 U/ml	**增高**:主要见于恶性浆液性卵巢癌、上皮性卵巢癌、子宫内膜癌。其他非卵巢肿瘤如宫颈癌、乳腺癌、胰腺癌、胃癌、肝癌、肺癌、结肠直肠癌、良性卵巢瘤、子宫肌瘤、胃肠道间质瘤等也可见 CA125 升高,非恶性肿瘤如子宫内膜异位症、盆腔炎、卵巢囊肿、肝炎、肝硬化等也有不同程度增高,但多为轻中度或一过性升高。 **注意事项**:CA125 是一种卵巢癌相关抗原,对卵巢癌有较大的临床价值,尤其对评估治疗效果和判断有无复发极为灵敏。
糖类抗原 15-3(CA15-3): ＜30 U/ml	**增高**:主要见于乳腺癌(明显升高)。也可见于卵巢癌、结肠癌、支气管癌、肺癌、胰腺癌、子宫颈癌、子宫内膜癌、原发性肝癌等。少数肝硬化患者也可有轻度增高。 **注意事项**:CA15-3 是一种乳腺癌相关抗原,常作为原发性乳腺癌的辅助诊断指标,也是手术后随访、监测肿瘤复发、转移的指标。但 CA15-3 对早期乳腺癌诊断的敏感

检查项目及正常参考值	临床意义及注意事项
	性较低,仅为 20%~30%。当怀疑乳腺癌而 CA15－3 又正常时,可以结合 CEA 值进行考虑。
糖类抗原 242(CA242)： ＜25 U/ml	增高:主要见于胰腺癌和直肠癌。也可见于胆管癌、肺腺癌、食管癌、乳腺癌、肺小细胞癌等。 注意事项:CA242 作为胰腺癌和直肠癌的肿瘤标志物,非常有利于与良性的肝胆胰及肠道疾病相鉴别,因为其在后者的假阳性比率很低。CA242 与 CEA 联合检测,可明显提高肿瘤检测敏感性。
糖类抗原 72－4(CA72－4)： ＜6 U/ml	增高:主要见于胃癌。也可见于卵巢癌、结肠癌、胰腺癌、非小细胞性肺癌、直肠癌、胆道系统肿瘤等。 注意事项:CA72－4 为一广谱肿瘤标志物,正常人和非肿瘤患者血清中极少出现,故对肿瘤诊断的灵敏性很高,且可用于观察病情变化和治疗效果。CA72－4 和 CA125 联合检测可提高卵巢癌的检出率。
糖类抗原 50(CA50)： ＜20 μg/ml	增高:主要见于前列腺癌、子宫癌、肝癌、肺癌、胃癌、结肠癌、直肠癌、胰腺癌、胆囊癌、肾癌、卵巢癌、乳腺癌、膀胱癌、淋巴瘤、黑色素瘤等,也可见于肺炎、肾炎、胰腺炎、结肠炎、溃疡性疾病、自身免疫性疾病等。 注意事项:CA50 为一广谱的肿瘤标志物,其单独增高时应结合临床进一步检查,与其他肿瘤标志物联合检测可提高肿瘤检出率。CA50 也可用于恶性肿瘤的预后监测、化疗、放疗、手术后的疗效观察,并可及早发现是否复发或转移。
组织多肽抗原(TPA)： ＜130 U/L	增高:主要见于恶性肿瘤。也可见于急性肝炎、胰腺炎、肺炎等,但增高程度较轻。 注意事项:TPA 在肿瘤诊断上无特异性,但在追踪某些缺少特异性指标的恶性肿瘤的治疗效果上,则有较高的敏感性。恶性肿瘤术前 TPA 增高显著常提示预后不良;肿瘤患者经治疗病情好转后,若 TPA 再次增高,常提示肿瘤复发;TPA 与癌胚抗原同时检测可用于恶性与非恶性乳腺病的鉴别诊断。
前列腺特异抗原(PSA)： ＜4 μg/L	增高:主要见于前列腺癌,是前列腺癌首选和最具有应用价值的肿瘤标志。前列腺增生、前列腺炎、良性前列腺瘤、肾脏和泌尿生殖系统疾病时,PSA 可轻度升高。最新研究显示,乳腺良性疾病和乳腺癌患者血清 PSA 亦增高,且乳腺癌患者显著增高。

检查项目及正常参考值	临床意义及注意事项
	注意事项:PSA 水平随前列腺癌病程进展而升高,前列腺根治术后,PSA 可降至正常,若不降或下降后再次升高,应考虑癌转移和复发。PSA>20 μg/L 提示有骨转移可能。另外,采血前 48 小时内忌做灌肠及前列腺按摩等治疗。一般结合前列腺酸性磷酸酶(PAP)检测可提高前列腺癌的检出率。
前列腺特异抗原增长速率: 　<0.75 ng/ml/年	增高:提示可能存在前列腺癌。
复合前列腺特异抗原 (cPSA): 　< 3 μg/L	增高:见于前列腺癌、前列腺增生和前列腺炎等,尤以前列腺癌升高明显。研究显示,tPSA>9 μg/ml、cPSA>7 μg/ml时,诊断前列腺癌转移的敏感性可达 90%。 注意事项:cPSA 是指 PSA 与 α1 抗糜蛋白酶和 α2 巨球蛋白酶结合形成的复合物。cPSA 与 tPSA 相关性较好,前列腺操作、前列腺体积对 cPSA 的影响均弱于对 tPSA 的影响。
游离前列腺特异抗原 (F‐PSA): 　0.05~0.25 μg/L F‐PSA/PSA 比值: 　>0.18	F‐PSA 升高:见于前列腺增生和前列腺癌,但前列腺癌升高程度不如前列腺增生明显。 F‐PSA/PSA 比值降低:见于前列腺癌和前列腺增生,但前列腺癌的降低程度明显高于前列腺增生患者。最新研究显示,乳腺良性疾病和乳腺癌患者 F‐PSA 比值亦降低,且乳腺癌患者显著降低。 注意事项:由于 F‐PSA 水平与 PSA 水平不呈比例升高,因此两者的比值可用于前列腺癌和前列腺增生的鉴别诊断,特别是对前列腺癌早期诊断更有意义。
前列腺酸性磷酸酶(PAP): 　<2.3 μg/L	增高:见于前列腺癌、前列腺增生,但前列腺癌增高更明显。 注意事项:PAP 可用于监测前列腺癌的病程进展、手术效果及预后。PAP 与 PSA 联合检测对前列腺癌的诊断价值更大。另外,采集标本前三天忌做前列腺按摩术和灌肠等治疗。
前列腺特异抗原密度(PSAD): 　<0.15 ng/ml/cm³	增高:主要见于前列腺癌。亦可见于前列腺增生。 注意事项:PSAD=PSA/V。V 为 B 超测得的前列腺体积,V=πWHL/6,其中 W 为前列腺的左右径,L 为前列腺的上下径,H 为前列腺的前后径。
前列腺特异性抗原前体(p2PSA): 　<29.5 pg/ml	增高:主要见于前列腺癌。亦可见于前列腺增生。 注意事项:p2PSA 诊断前列腺癌的敏感性和特异性高于PSA,其水平随前列腺癌病程进展而升高,前列腺癌根治

续表

检查项目及正常参考值	临床意义及注意事项
	术后,p2PSA 水平可降至正常,若再次升高,应考虑癌转移和复发。
p2PSA/fPSA(％p2PSA): 　　<1.95	增高:主要见于前列腺癌。亦可见于前列腺增生。 注意事项:在血清 tPSA 为 4～10 ng/ml 时(诊断前列腺癌的灰区,因为前列腺增生时 tPSA 亦可增高),％p2PSA 诊断前列腺癌的敏感性和特异性显著高于 tPSA、fPSA、f/tPSA、PSAD 和 p2PSA。
前列腺健康指数(PHI): 　　<35	增高:主要见于前列腺癌,尤其是侵袭性前列腺癌。亦可见于前列腺增生。 注意事项:PHI 是根据 p2PSA、fPSA 和 tPSA 计算出来的,$PHI=(p2PSA/fPSA)\times\sqrt{tPSA}$。PHI 可以预测前列腺癌患者的临床分期、肿瘤体积和 Gleason 分级,以帮助评估患者手术方案,并可减少过度穿刺。PHI 尤其适用于 50 岁以上、直肠指检(DRE)阴性、PSA 在 4～10 ng/ml 的男性前列腺癌筛查。
尿前列腺癌抗原 3(PCA3) 分数: 　　<65	增高:见于前列腺癌。 注意事项:PCA3 最初命名为差异展示克隆 3(DD3),PCA3 分数＝(PCA3 mRNA/PSA mRNA)×1 000。PCA3 不受年龄、前列腺体积或其他前列腺疾病如前列腺炎的影响,但不同检测方法参考值可不同。 PCA3 检测留取尿液样本前,应对前列腺进行细致的直肠指检(DRE),以使细胞片状剥落到尿液中,采集 DRE 后第一段 20～30 ml 排泄尿即可。
唾液酸(SA): 　　<0.55 mmol/L	增高:见于急性白血病、食道癌、贲门癌、胃癌、肠癌、肝癌、前列腺癌、乳腺癌、卵巢癌、肺癌、各类淋巴瘤、上皮细胞癌等,其中以急性白血病患者为最高。 注意事项:SA 为一广谱肿瘤标志物,缺乏特异性,结合其他肿瘤标志物检测对判断有无肿瘤更有意义。癌症患者 SA 水平动态变化与病情相关,可用于早期发现肿瘤的转移与复发。
铁蛋白(SF): 　　成年男性:12～245 μg/L 　　成年女性:5～130 μg/L	增高:多见于铁贮存增多(如反复多次输血、铁剂治疗、血色素沉着症等)、再生障碍性贫血、溶血性贫血、珠蛋白生成障碍性贫血、急慢性白血病、恶性淋巴瘤、原发性肝癌、肾功能不全及炎症、心肌梗死早期等,胃癌、直肠癌、食道癌、鼻咽癌、乳癌等有转移时,SF 显著升高,因此动态观

检查项目及正常参考值	临床意义及注意事项
	察 SF 对判断肿瘤有无转移、病程和预后有一定临床意义。 降低:见于缺铁性贫血、成长发育期和妊娠等。 注意事项:SF 与 AFP 联合检测可明显提高原发性肝癌的检出率;急性白血病的 SF 水平与外周血和骨髓中原始幼稚细胞数量显著相关,且随病情缓解而下降,完全缓解时可降至正常。由于正常人和恶性血液疾病之间 SF 水平有重叠,同时测定血清铁水平,计算两者的比值,可加以鉴别。正常人为 0.3～1.7,恶性血液病患者显著升高。
血清神经元特异性烯醇化酶(NSE): 　　<15 ng/ml	增高:主要见于小细胞性肺癌、神经母细胞瘤,并可用于监测其病情、疗效及预后。神经内分泌肿瘤(如胰岛细胞瘤、嗜铬细胞瘤、甲状腺瘤、黑色素瘤、视网膜母细胞瘤等)、转移性精原细胞瘤时血清 NSE 亦增高。脑损伤、脑血管病(如脑梗死、脑缺血等)时,脑脊液中 NSE 增高(正常为 0.5～2.0 μg/L)。 注意事项:检测标本绝对禁止溶血,因为红细胞中含有大量 NSE,1% 的溶血产生的血清 NSE 水平升高可达 5 μg/L。
非小细胞肺癌抗原(CYFRA21-1): 　　<3.6 μg/L	增高:主要见于肺癌(尤其是肺鳞状细胞癌)。也可见于头颈部癌、宫颈癌、膀胱癌、乳腺癌、消化道肿瘤等。 注意事项:CYFRA21-1 与肺癌的大小和分期相关,可用于监测肿瘤的预后和复发。
鳞状上皮细胞癌相关抗原(SCCA): 　　<1.5 ng/ml	增高:主要见于宫颈癌、肺鳞状细胞癌、食管癌、皮肤癌等。肝炎、肝硬化、肺炎、肾功能衰竭、结核等疾病时,SCCA 也可轻度升高。 注意事项:SCCA 的浓度随病程进展而增高,其可用于观察治疗效果、复发、转移以及评估预后。但需注意,不同方法的测定结果有所差异。
血清人绒毛膜促性腺激素(β-HCG): 　　<5 mIU/ml	增高:见于妊娠、绒毛膜上皮细胞癌、葡萄胎、畸胎瘤、睾丸非精原细胞瘤、妊娠性高血压等。 注意事项:β-HCG 是监测早孕的重要指标,正常妇女受孕后 7 天 β-HCG 即有明显增高,8～10 周达到高峰,然后下降,维持在较高水平上直至足月分娩,胎儿出生后 2 周降至正常水平。β-HCG 的检测可用于正常妊娠、异位妊娠、先兆流产的观察和诊断,用于妊娠检测时多检测尿液中 β-HCG。异位妊娠者 β-HCG 水平升高程度一般低于正常宫内妊娠,配合盆腔 B 超可作定位。β-HCG 还

检查项目及正常参考值	临床意义及注意事项
	为不完全流产和手术效果提供参考依据,不完全流产时,β-HCG 仍然增高。在判断先兆流产时,若 β-HCG 逐渐上升,表示胎儿能保住;若 β-HCG 不断下降,则为先兆流产,应尽快处理。在男性和非妊娠女性中 β-HCG 升高提示癌症可能。
附睾蛋白 4(HE4): 　　<55.86 pmol/L	增高:主要见于卵巢癌。也可见于子宫内膜癌、肺癌(腺癌)、间皮瘤等,一些盆腔良性疾病也会轻度增高。 注意事项:HE4 除可用于早期卵巢癌的诊断外,亦可用于卵巢癌手术治疗效果的评价,监测肿瘤的转移和复发等。HE4 诊断卵巢癌的准确性优于 CA125,可比 CA125 更早发现早期卵巢癌和无症状卵巢癌,联合 CA125 检测对卵巢癌诊断的特异性和敏感性更高。
ROMA 指数: 　　<11.4%	增高:提示患卵巢癌的风险较高。 注意事项:ROMA 为卵巢癌风险预测指标,根据 CA125 和 HE4 水平计算获得。首先根据 HE4 和 CA125 计算绝经前预测指数(PI)和绝经后预测指数(PI),前者=$-12.0+2.38\times LN(HE4)+0.0626\times LN(CA125)$,后者=$-8.09+1.04\times LN(HE4)+0.732\times LN(CA125)$,LN 为自然对数,再根据 PI 计算 ROMA,ROMA=$\exp(PI)/[1+\exp(PI)]\times100\%$,exp 代表指数。未绝经女性按照绝经前预测指数计算 ROMA 指数。
甲胎蛋白异质体比率(AFP-L 3%): 　　<10%	增高:主要见于肝细胞癌。 注意事项:AFP-L 3% 对肝细胞癌的早期诊断、疗效评估、病情监测及预后判断有重要价值。AFP-L 3% 诊断原发性肝癌的特异性高于 AFP,其升高往往提示肿瘤恶性程度较高。
异常凝血酶原（DCP/PIVKA-II): 　　<40 mAU/ml	增高:主要见于肝细胞癌。 注意事项:DCP 增高的程度与肿瘤大小、有无血管侵犯及门静脉转移有关,肿瘤体积较大、发生血管侵犯以及门静脉转移者 DCP 水平较高。
高尔基蛋白 73(GP73): 　　<85 ng/ml	增高:主要见于显著肝损伤、肝纤维化、肝硬化、肝细胞癌等。 注意事项:GP73 可作为 ALT 诊断肝损伤的补充指标,可评估肝病预后,可作为早期肝癌发生的较强风险因子,其升高比 AFP 出现更早。GP73 与 AFP 联合检测,可大大提高肝癌检出率。

检查项目及正常参考值	临床意义及注意事项
胃泌素释放肽前体 (ProGRP)： 　　<66 pg/ml	增高：主要见于小细胞肺癌(SCLC)。肾小球滤过率降低的肾脏疾病、肾衰、肺神经内分泌肿瘤、甲状腺髓样癌等患者 Pro GRP 亦可增高。 注意事项：血清 Pro GRP 检测可用于鉴别小细胞肺癌(SCLC)和非小细胞肺癌(NSCLC)，前者显著增高，而后者变化不明显；Pro GRP 亦可用于监测 SCLC 的治疗效果和有无复发。
嗜铬粒蛋白 A(CgA)： 　　10～53 μg/L	增高：主要见于神经内分泌肿瘤，如神经母细胞瘤、神经节细胞瘤、嗜铬细胞瘤、胃泌素瘤、胰岛素瘤、岛细胞瘤、延髓甲状腺癌、不同部位的类癌瘤、垂体腺瘤、肾上腺肿瘤、小细胞肺癌等。 注意事项：CgA 的检测不仅对肿瘤诊断有重要意义，亦可用于监测和指导化疗进程。
血清肿瘤相关物质(TAM)： 　　<95 U/ml	增高：提示患者可能有恶性肿瘤风险，但不能确诊肿瘤及其部位，建议做全身检查以排除肿瘤。炎症时 TAM 亦会轻度增高。
糖类抗原 549(CA549)： 　　<12 U/ml	增高：主要见于乳腺癌。亦可见于卵巢癌、前列腺癌、肺癌、子宫内膜癌、肝癌、结肠癌、胃癌、头颈部癌、霍奇金或非霍奇金淋巴瘤等。
类黏蛋白癌相关抗原(MCA)： 　　≤15 U/ml	增高：主要见于乳腺癌、转移性乳腺癌，可用于其病程监测。亦可见于卵巢癌、子宫颈癌、子宫内膜癌、前列腺癌、肾癌、肺癌、结直肠癌、胰腺癌、胆囊癌等。肝病、乳腺疾病、发育不良、纤维性瘤及妊娠等亦可有轻度或短暂的增高，疾病治愈后即恢复正常。
肿瘤特异性生长因子(TS-GF)： 　　<64 U/ml	增高：主要见于恶性肿瘤，包括肺癌、肝癌、食道癌、胃癌、肾癌、结肠癌、乳腺癌、子宫癌、卵巢癌、胶质瘤、胰头癌、甲状腺癌、鼻咽癌、前列腺癌、睾丸癌、胆管癌、声带癌、纵隔肿瘤、白血病、淋巴瘤等。急性炎症、自身免疫性疾病如系统性红斑狼疮、类风湿病、病毒性肝炎、桥本甲状腺炎等 TSGF 亦可增高，但多为一过性的，应间隔 3～5 周复检 2～3 次，以排除假阳性。轻度增高(64～71 U/ml)者为可疑，应间隔数周后复检一次，持续增高者应对身体进行全面检查，以确定有无肿瘤。 注意事项：TSGF 为一种敏感性和特异性均较高的广谱肿瘤标志物，对恶性肿瘤的初筛、早期诊断、疗效评价和预示肿瘤复发有重要意义，但其无法鉴别恶性肿瘤的部位和性质。

检查项目及正常参考值	临床意义及注意事项
循环肿瘤细胞(CTC): 　阴性	阳性:提示受检者患有肿瘤并可能发生转移,需进一步做全身检查。 注意事项:CTC 为存在于外周血中的各类肿瘤细胞的统称,是恶性肿瘤在发展过程中播散并存活于外周血中的肿瘤细胞,与肿瘤的转移和预后密切相关。CTC 的检测有助于肿瘤转移患者的诊断、监测术后患者肿瘤的复发与转移、评估抗肿瘤药物的敏感性与患者预后以及选择个体化治疗的策略。
循环肿瘤 DNA(ctDNA): 　阴性	阳性:提示受检者患有肿瘤并可能发生转移,需进一步做全身检查。 注意事项:ctDNA 为活肿瘤细胞、循环肿瘤细胞或凋亡和坏死肿瘤细胞脱落释放入循环系统的,是一种特征性的肿瘤生物标记。尤其对于一些不具有典型临床症状、检查无特异性和诊断困难的肿瘤,可避免复杂的、具有创伤性的活检。ctDNA 的检测可用于肿瘤早期筛查、辅助诊断、预后判断及跟踪复发等,而且获得的 ctDNA 可进一步用于基因型分析、基因突变检测、DNA 甲基化分析等。ctDNA 亦可用于监测肿瘤负荷和疗效,检测最小残留病变,以及指导和选择治疗方式等。
DNA 含量分析: 　无异常细胞	1~2 个异常细胞且细胞增殖比例为细胞总数的 5%~10%:提示可能患有肿瘤,建议进一步做全身检查。 ≥3 个异常细胞且细胞增殖比例大于细胞总数的 10%:提示患有肿瘤的可能性非常大,需结合其他肿瘤相关指标及影像和病理检查进行确诊。 注意事项:异常细胞是指 DNA 指数(DI)>2.5 的细胞,代表了异倍体细胞。DNA 含量分析为良性肿瘤和恶性肿瘤鉴别诊断的特异性指标,亦可用于恶性肿瘤治疗药物的选择、判断患者预后。DNA 含量高,出现异倍体,提示恶性程度高,复发率高,预后较差。
胃蛋白酶原 Ⅰ(PGⅠ): 　67~200 ng/ml	增高:见于幽门螺杆菌感染、十二指肠溃疡等。 降低:见于萎缩性胃炎、胃癌、胰腺癌、肝胆疾病、恶性贫血、胃全切除等。 注意事项:PG 的检测已被认为是"血清学上的胃镜检测",PGⅠ和 PGⅡ水平可以作为胃黏膜萎缩的可靠指标,而萎缩性胃炎是肠化生胃癌早期癌前病变已成共识。检测 PGⅠ和 PGⅡ含量,具有简便、快速的优势,且可避免 X 射线对人体的侵害和胃镜的不便。

续表

检查项目及正常参考值	临床意义及注意事项
	PGⅠ为检测胃泌酸腺细胞功能的指标。胃酸分泌增多,PGⅠ升高;胃酸分泌减少或胃黏膜腺体萎缩,PGⅠ降低。
胃蛋白酶原Ⅱ(PGⅡ): 　0～15 ng/ml	增高:见于浅表性胃炎、糜烂性胃炎、幽门螺杆菌感染、萎缩性胃炎、胃上皮化生或假幽门腺化生、异型增殖、胃癌等。 注意事项:PGⅡ与胃底黏膜病变的相关性较大。
PGⅠ/PGⅡ比值: 　>7.5	降低:见于浅表性胃炎、糜烂性胃炎、萎缩性胃炎、胃癌等。 注意事项:PGⅠ/PGⅡ比值进行性降低,与胃黏膜萎缩进展相关。

第19章　体液免疫检测

体液免疫即机体 B 细胞介导的免疫应答。当外界抗原物质进入人体或自身抗原发生改变时,会刺激机体产生相应的抗体(免疫球蛋白)。当机体再次接受此相同抗原物质时,此抗原就会与相应的抗体形成复合物,此复合物可激活补体,从而对抗原物质进行杀伤。这一方面可起免疫防御作用而保护机体,另一方面可导致机体组织病理损伤。经典的体液免疫功能检测包括免疫球蛋白和补体的测定,本章主要描述免疫球蛋白和补体测定的临床意义和注意事项,同时介绍常见过敏原检测项目。

一、免疫球蛋白检测

检查项目及正常参考值	临床意义及注意事项
免疫球蛋白 G(IgG): 8～16 g/L	增高:多见于 IgG 型多发性骨髓瘤、系统性红斑狼疮、类风湿关节炎、慢性活动性肝炎、高丙球蛋白血症性紫癜、硬皮病、麻风病、原发性肾上腺皮质功能减退、多发性肌炎、淋巴肉芽肿、某些感染性疾病等。 降低:见于非免疫球蛋白 G 型多发性骨髓瘤、重链病、轻链病、肾病综合征、某些肿瘤、某些白血病、原发性无丙种球蛋白血症、免疫缺陷病等。 注意事项:IgG 为人体内主要的免疫球蛋白,含量最高,占总免疫球蛋白的 70%～80%。IgG 是唯一能通过胎盘的免疫球蛋白,新生儿体内的抗体即为 IgG。 IgG 常与 IgA、IgM 同时检测,若三者均增高,常见于各种慢性感染、亚急性细菌性心内膜炎、急性肝炎、慢性活动性肝炎、慢性迁延性继发性胆汁性肝硬化、恶性肿瘤等;若三者均降低,常见于各类原发性和获得性体液免疫缺陷病、联合免疫缺陷病和长期使用免疫抑制剂,如无 γ 球蛋白血症、Good 综合征、胶原病、肾病综合征、大面积烧伤等。
免疫球蛋白 A(IgA): 0.2～5.0 g/L	增高:见于 IgA 型多发性骨髓瘤、IgA 型肾病、系统性红斑狼疮、类风湿性关节炎、肝硬化、急性肾炎、肾盂肾炎、皮肌炎、结核病支气管扩张、内源性哮喘、肺气肿、溃疡性结肠炎、急性胃肠、呼吸道、口腔黏膜感染、湿疹、血小板减少、反复感染三联综合征等。

检查项目及正常参考值	临床意义及注意事项
	降低:见于非免疫球蛋白 A 型多发性骨髓瘤、重链病、轻链病、IgA 缺陷,吸收不良综合征、原发性无丙种球蛋白血症、继发性免疫缺陷、自身免疫性疾病等。 注意事项:IgA 是分泌物(消化道分泌液、呼吸道分泌液、泪液、宫颈黏液等)中最主要的免疫球蛋白,具有抗细菌、抗病毒、抗毒素的作用,是机体黏膜局部抗感染、抗过敏的重要免疫屏障。
免疫球蛋白 M(IgM): 0.6~2.0 g/L	增高:见于 IgM 型多发性骨髓瘤、系统性红斑狼疮、类风湿性关节炎、巨球蛋白血症、肝脏疾病、原发性胆管硬化症、疟疾、急性病毒及细菌感染等。 降低:见于原发性无丙种球蛋白血症、肾病综合征、胃肠道疾病、免疫缺陷等。 注意事项:在个体发育过程中,IgM 是最早出现的免疫球蛋白,在机体早期的免疫防御中占有重要的地位,是机体受细菌、病毒感染后最早产生的免疫球蛋白,是检测感染早期的重要指标。
免疫球蛋白 D(IgD): 3~5 mg/L	增高:见于 IgD 型多发性骨髓瘤、单核细胞性白血病、δ 链病、结缔组织病等。 降低:主要见于无丙种球蛋白血症。
免疫球蛋白 E(IgE): 0.1~0.9 mg/L	增高:见于 IgE 型多发性骨髓瘤、过敏性疾病、寄生虫感染、肝脏疾病、系统性红斑狼疮、类风湿性关节炎等。 降低:见于非 IgE 型多发性骨髓瘤、慢性白血病、免疫功能不全等。 注意事项:IgE 是血清中含量最少的免疫球蛋白,常用于过敏性疾病的检测。IgE 高者不一定过敏,过敏者 IgE 也不一定高,但 IgE 测定对肯定过敏性疾病有价值。
免疫球蛋白 G1(IgG1): 4.2~12.9 g/L	增高:主要见于多发性硬化症等。 降低或缺陷:见于 1 型糖尿病、青少年糖尿病、普通变异型免疫缺陷病(CVID)、肾衰晚期、肾病综合征等。 注意事项:对于所有患反复感染、支气管哮喘和(或)慢性阻塞性支气管炎的儿童,都应考虑 IgG 亚类缺陷的可能性;并且对于所有高危感染的免疫缺陷患者,如骨髓移植等患者,都需检测 IgG 亚类水平。
免疫球蛋白 G2(IgG2): 1.4~7.5 g/L	增高:主要见于慢性绿脓杆菌感染的胆囊纤维化等。 降低或缺陷:见于自身免疫或特应性反应性疾病、儿童支气管哮喘、1 型糖尿病、青少年糖尿病、原发性血小板减少

检查项目及正常参考值	临床意义及注意事项
	性紫癜、骨髓移植、HIV 感染、IgA 缺陷者、普通变异型免疫缺陷病(CVID)、应用大剂量的皮质醇激素、放射损伤、化疗、肺炎球菌引起的儿童中耳炎、荚膜细菌的反复感染、肺部反复感染、支气管炎、酒精性肝病、共济失调-毛细血管扩张症、肠道手术后、肾病综合征等。 注意事项:同"免疫球蛋白 G1(IgG1)"。
免疫球蛋白 G3(IgG3): 0.4~1.3 g/L	增高:主要见于慢性绿脓杆菌感染的胆囊纤维化等。 降低:见于自身免疫或特应性反应性疾病、儿童支气管哮喘、1 型糖尿病、青少年糖尿病、系统性红斑狼疮、应用大剂量的皮质醇激素、肺部反复感染、支气管炎等。 注意事项:同"免疫球蛋白 G1(IgG1)"。
免疫球蛋白 G4(IgG4): 0.01~1.5 g/L	增高:见于过敏性疾病、哮喘、特发性湿疹、皮炎等。 降低或缺陷:见于 1 型糖尿病、青少年糖尿病、原发性血小板减少性紫癜、系统性红斑狼疮、骨髓移植、HIV 感染、IgA 缺陷者、普通变异型免疫缺陷病(CVID)、IgM 缺陷者、威-奥综合征、荚膜细菌的反复感染、肺部反复感染、支气管炎、酒精性肝病、共济失调-毛细血管扩张症等。 注意事项:同"免疫球蛋白 G1(IgG1)"。
血清轻链 κ 型: 5.7~12.8 mg/L	增高:见于巨球蛋白血症、轻链病等。也可见于非特异性免疫球蛋白增殖病,如类风湿性关节炎(RA)、系统性红斑狼疮等。 注意事项:轻链 κ 型常与轻链 λ 型、κ/λ 值的结果联合分析。轻链 κ 型与轻链 λ 型同时增高,见于多克隆丙种球蛋白血症、淋巴瘤等。
血清轻链 λ 型: 2.69~6.38 mg/L	增高:临床意义同"血清轻链 κ 型"。 注意事项:常与轻链 κ 型、κ/λ 比值的结果联合分析。
κ/λ 比值: 1.47~2.95	>4:提示为 κ 型 M 蛋白血症。 <1:提示为 λ 型 M 蛋白血症。 注意事项:κ/λ 比值大致正常,而轻链 κ 型与轻链 λ 型异常增高,有可能为双克隆 M 蛋白血症或轻链病。
游离轻链(FLC): 3~19 mg/L	增高:主要见于单克隆性 γ 球蛋白增多症、非分泌性骨髓瘤、单克隆轻链病、AL-淀粉样变、肿瘤复发、多发性骨髓瘤自体移植后复发等。

二、补体活性检测

检查项目及正常参考值	临床意义及注意事项
补体 C3： 　　0.85～1.70 g/L	增高:常见于急性炎症、传染病早期、急性组织损伤、恶性肿瘤、移植物排斥反应等。 降低:常见于慢性肝炎、肝硬化、肝坏死、系统性红斑狼疮活动期、急性链球菌感染后肾炎、基底膜增殖性肾小球肾炎、狼疮肾炎、疟疾、冷球蛋白血症、白血病化疗后、大失血、大面积烧伤、遗传性 C_3 缺乏症、营养不良等。 注意事项:C_3 是血清中含量最高的补体成分。
补体 C4： 　　0.10～0.40 g/L	增高:常见于风湿热的急性期、结节性动脉周围炎、皮肌炎、心肌梗死、Reiter 综合征、多发性骨髓瘤、关节炎等。 降低:常见于慢性活动性肝炎、系统性红斑狼疮(狼疮性肾炎)、类风湿性关节炎、多发性硬化症、IgA 肾病、亚急性硬化性全脑炎等。 注意事项:系统性红斑狼疮、慢性活动性肝炎等自身免疫性疾病的活动期,C_4 含量显著下降;狼疮性肾炎比非狼疮性肾炎 C_4 含量下降显著。
总补体溶血活性(CH50)： 　　50～100 U/ml	增高:见于急性炎症、感染、组织损伤、传染病、结节性动脉周围炎、恶性肿瘤、急性心肌梗死、阻塞性黄疸等。 降低:常见于严重反复的细菌感染、系统性红斑狼疮、类风湿性关节炎、血清病、急慢性肾小球肾炎、狼疮性肾炎、自身免疫性溶血性贫血、亚急性感染性心内膜炎等。也可见于大面积烧伤、急性乙型病毒性肝炎、慢性肝炎、严重营养不良等。 注意事项:CH50 指补体溶解绵羊红细胞时有 50% 溶血时的补体活性。
补体 C1q： 　　58～72 mg/L	增高:见于骨髓炎、肾小球肾炎、类风湿性关节炎、硬皮病、活动期过敏性紫癜、痛风、活动性混合性结缔组织病等。 降低:见于系统性红斑狼疮、狼疮综合征、低补体肾炎、无丙种球蛋白血症、骨瘤等。
补体 B 因子： 　　0.10～0.40 g/L	增高:与 C1q 增高相似,见于骨髓炎、类风湿性关节炎、硬皮病、痛风、活动期过敏性紫癜等。 降低:见于系统性红斑狼疮、狼疮综合征、活动性混合结缔组织病、低补体肾炎、肾病综合征、无丙种球蛋白血症、重症联合免疫缺陷病、骨瘤、镰状细胞贫血、重度营养不良等。

检查项目及正常参考值	临床意义及注意事项
C1-酯酶抑制物(C1-INH)活性： 70%～130%	降低：见于遗传性血管神经性水肿(HAE)、获得性血管神经性水肿(AAE)、毛细血管渗出综合征(常发生于败血症休克、IL-2 治疗、严重烧伤、骨髓移植术后,主要表现为全身性水肿、腹水、肾前肾衰以及难治性低容量休克)等。

三、常见过敏原检测

检查项目及正常参考值	临床意义及注意事项
吸入物过敏原过筛试验： 阴性	阳性：提示有过敏原过敏。 注意事项：吸入物过敏原集中了空气中 95%以上的最为常见的多种过敏原,患者血清只要有针对其中之一过敏原的特异性 IgE,即可呈阳性反应。阳性越强,表明可能对一种过敏原的反应极强或可能对多种过敏原有反应。此试验只针对总吸入过敏原成分,但对具体哪一种过敏原过敏或是否有其他过敏物,仍需进一步检查。目前的吸入物过敏原中不包括葎草花粉及蚕丝,而这两种物质在我国仍是重要的过敏原,因此,如患者对葎草花粉或蚕丝过敏,该试验会呈阴性。 吸入物过敏原过筛试验还可用于鉴别过敏性鼻炎和血管运动性鼻炎(前者阳性),以及外源性哮喘和内源性哮喘(前者阳性)等呼吸道疾病,如果结合免疫球蛋白 E 的检测,鉴别能力更强。
嗜酸性粒细胞阳离子蛋白(ECP)： ＜13.2 μg/L	增高：主要见于各种变态反应性炎症。 注意事项：ECP 可作为监测气道(呼吸道)过敏性炎症及气道通气功能,指导哮喘抗感染治疗的指标。ECP 与嗜酸性粒细胞数目呈正相关,两者应同时检测,临床意义可参见"血液常规检验"一章中"嗜酸性粒细胞计数"一节。
特异性 IgE(sIgE)： 阴性	阳性：提示对特定过敏原过敏。 注意事项：sIgE 为过敏患者血清中存在的对某种特定过敏原有反应的 IgE(抗体),检查时可分为组筛(多种过敏原的有效组合)和分筛(单个特定过敏原)。如果组筛阳性,可进一步分筛,以确定对何种过敏原过敏。 对花粉、螨类、宠物皮屑、屋尘、真菌、鸡蛋等过敏原,sIgE测定的灵敏度和特异性都很高,其 sIgE 含量与过敏患者

检查项目及正常参考值	临床意义及注意事项
	的临床表现相一致,对过敏性疾病的诊断、预防、治疗很有帮助。但由于过敏原有明显的地域性,其成分不一定完全相符,而且有些小分子过敏原的测定敏感度不高,容易造成假阴性,因此,有时阴性并不能排除对该过敏原过敏的可能。 当临床过敏反应表现非常严重,或患者体质异常虚弱、皮肤损伤严重、正在服药治疗,以及婴幼儿等,不宜做皮肤过敏试验,应进行 sIgE 测定,且可根据 sIgE 的浓度修正原来的脱敏治疗方案。
食物特异性 IgG 抗体: 　阴性	阳性:提示患者血清中含有针对玉米、大米、牛奶、蛋清/蛋黄、小麦、大豆、西红柿、牛肉、鸡肉、猪肉、蟹、虾、鳕鱼、蘑菇等食物中的一种或几种食物的抗体。如果同时 IgE 阴性,表示患者对相应食物不耐受;如果同时 IgE 阳性,表示患者对相应食物过敏。 注意事项:通过检测食物特异性 IgG 抗体,可以判断人体是否因食物不耐受而产生病变,从而制定饮食计划,禁食或少食不耐受食物,以控制疾病发展源头,阻止疾病持续发展,解除长期病患,提高生活质量。食物不耐受以儿童多见,一般在进食不耐受食物 2～24 小时后出现各种各样的慢性症状,主要由于 IgG 抗体与食物大分子形成免疫复合物,引起人体组织发生炎症反应,可涉及人体各组织器官,表现为高血压、肥胖、糖尿病、偏头痛、慢性腹泻、疲劳、感染、湿疹、免疫系统疾病等,其中,肠易激综合征(IBS)、皮肤病、偏头痛、关节炎等与食物不耐受最为密切。

第20章　细胞免疫功能检测

细胞免疫功能检测主要检测体内免疫活性细胞的功能,包括 T 淋巴细胞、B 淋巴细胞、NK 细胞等。T 淋巴细胞是人体执行细胞免疫功能的主要成员,可分为 CD3、CD4、CD8 等亚群,T 淋巴细胞具有多种生物学功能,如杀伤靶细胞(目标细胞)、辅助或抑制 B 淋巴细胞产生抗体、对特异性的抗原产生应答反应、产生细胞因子等。T 淋巴细胞表面有多种表面标志,测定这些特异性的细胞表面标志可有助于了解 T 淋巴细胞及其亚群的功能。B 淋巴细胞是机体执行体液免疫功能的重要组分,其表面亦有许多表面标志物,这对了解 B 淋巴细胞功能有重要意义。NK 细胞即自然杀伤细胞,是一类具有自发细胞毒活性的淋巴细胞,可直接杀伤靶细胞,在人体多种生理和病理过程中均发挥重要作用,主要表现为抗肿瘤、抗病毒感染和免疫调节功能。了解这些免疫活性细胞的数量和功能,对判断机体的细胞免疫水平,对疾病的观察、疗效及预后判断均有重要意义。

一、T 淋巴细胞功能检查

检查项目及正常参考值	临床意义及注意事项
T 淋巴细胞亚群: 　CD3$^+$:54.5%～74.5% 　CD4$^+$:25.5%～51.5% 　CD8$^+$:10.0%～24.4% 　CD4$^+$/CD8$^+$:1.5～2.0	CD3$^+$ 增高:见于甲状腺功能亢进、甲状腺炎、重症肌无力、器官移植后排斥反应、慢性活动性肝炎、瘤型麻风、恶性肿瘤、急性淋巴细胞性白血病、红斑狼疮等。 CD3$^+$ 降低:见于麻疹后、麻疹脑炎、腮腺炎、流感、带状疱疹、皮肌炎、全身性系统性红斑狼疮、应用免疫抑制剂等。 CD4$^+$ 增高:见于类风湿性关节炎、干燥综合征等。 CD4$^+$ 降低:常见于恶性肿瘤、原发性免疫缺陷、艾滋病、联合免疫功能缺陷、原发性胆汁性肝硬化、慢性活动性肝炎及应用免疫抑制剂(如环孢素)的患者等。 CD8$^+$ 增加:多见于自身免疫病(如系统性红斑狼疮等)、慢性肝炎、传染性单核细胞增多症、麻风、艾滋病等。 CD8$^+$ 降低:见于类风湿性关节炎、过敏性皮炎、干燥综合征等。

检查项目及正常参考值	临床意义及注意事项
	CD4$^+$/CD8$^+$增高:可见于器官移植后排斥反应等。 CD4$^+$/CD8$^+$降低:最常见于艾滋病患者。也可见于传染性单核细胞增多症、巨细胞病毒感染、病毒性肝炎、再生障碍性贫血、血友病、恶性肿瘤等。与CD4$^+$和CD8$^+$单一指标相比,此比值更能反映机体免疫失调、肿瘤、病毒感染、手术后免疫状况等的变化。 注意事项:CD3$^+$代表了所有成熟的T细胞,可作为临床评估受检者细胞免疫水平的一项颇有用的指标。根据淋巴细胞总数,可以计算出T细胞的绝对数量。因此,应综合分析所有这些指标,才能对免疫缺陷病、白血病、淋巴瘤、自身免疫性疾病、同种移植术后排斥反应等疾病的诊断、分型、预后等作出正确判断。
细胞毒性T细胞(CD8$^+$/CD28$^+$): 8.6%～15.5%	增高:主要见于急性乙型病毒性肝炎等。 降低:一般随艾滋病病程发展逐渐降低。
抑制性T细胞(CD8$^+$/CD28$^-$): 9.9%～24.8%	增高:见于预后好的自身免疫性疾病、不稳定性心绞痛、抗病毒和抗肿瘤能力的下降等。
E玫瑰花结试验(E花环形成试验): 　总E玫瑰花结试验(Et): 65%～75% 　活性E玫瑰花结试验(Ea): 20%～30%	Et降低:见于细胞免疫缺陷病(如原发性细胞免疫缺陷性疾病、联合性免疫缺陷病等)、自身免疫病(如全身性系统性红斑狼疮、皮肌炎等)、某些病毒感染性疾病(如麻疹、流感、腮腺炎、带状疱疹等)、恶性肿瘤、慢性肝病、淀粉样变性、皮质激素类药物和免疫抑制剂治疗后等。 Ea降低:常见于先天性免疫缺陷病、一些癌症患者等。Ea对癌症患者手术或其他治疗前后的疗效观察有一定意义,治疗后比治疗前Ea结果升高,提示预后良好,也可借此评价治疗药物的性能。 Et增高:见于桥本甲状腺炎、毒性甲状腺肿大、传染性单核细胞增多症、某些急性淋巴细胞性白血病、器官移植后出现排斥反应时等。 注意事项:E花环形成试验结果可反映患者的细胞免疫功能。
T淋巴细胞植物血凝素(PHA)转化试验(T淋巴细胞转化率): 50%～70%	降低:常见于细胞免疫缺陷或细胞免疫功能低下者,如血液系统肿瘤、恶性肿瘤、淋巴瘤、淋巴肉芽肿、重症真菌感染、重症结核、麻风病、运动失调性毛细血管扩张症、慢性肝病、肝硬化等患者。也可见于接受放

检查项目及正常参考值	临床意义及注意事项
	射治疗或使用免疫抑制剂治疗的患者。 增高:常见于 Down 综合征等。 注意事项:如果把 PHA 换成过敏原,T 淋巴细胞转化试验可作为筛选迟发性变态反应的方法之一,可用于筛选过敏原。 恶性肿瘤经治疗后,淋巴细胞转化率升高至正常,提示治疗有效;若仍进一步降低,提示疗效差,预后不良。

二、B 淋巴细胞功能检查

检查项目及正常参考值	临床意义及注意事项
B 淋巴细胞膜表面免疫球蛋白(SmIg): 总 SmIg:12.0%～34.0% SmIgM:6.7%～13.0% SmIgD:5.2%～8.2% SmIgG:4.0%～12.7% SmIgA:1.0%～4.3%	降低:见于某些体液免疫缺陷病(如无丙种球蛋白血症、联合性免疫缺陷等)、T 细胞性增生性疾病(如传染性单核细胞增多症、T 细胞性白血病等)等。 注意事项:SmIg 分类测定可判断 B 淋巴细胞分化程度。分析何种 Ig 的降低或增高,在自身免疫性疾病、多发性骨髓瘤、激素治疗后等有应用价值。
B 淋巴细胞表面抗原 CD19: 5.0%～18.0%	降低:主要见于体液免疫抑制者。 增高:见于 B 淋巴细胞恶性增殖性疾病,如急、慢性淋巴细胞性白血病,多发性骨髓瘤等。
B 淋巴细胞花环形成试验(EAC 花环): 13%～20%	增高:见于产生大量抗体的某些自身免疫性疾病、慢性淋巴细胞性白血病等。 降低:主要见于体液免疫缺陷的各种疾病。 注意事项:EAC 花环试验只用于检测外周血中 B 细胞的数量,而不能反映 B 细胞的免疫功能。

三、NK 细胞功能检查

检查项目及正常参考值	临床意义及注意事项
外周血 NK 细胞活性: 47%～77%	增高:见于多发性骨髓瘤、移植排斥反应、某些感染性疾病(如 EB 病毒、疱疹病毒等感染)、部分肺结核、习惯性流产等。

检查项目及正常参考值	临床意义及注意事项
	降低:多见于恶性肿瘤、白血病、自身免疫病、感染性疾病、免疫缺陷病等。乙型肝炎患者 NK 细胞活性持续降低,可造成乙肝病毒持续性感染,导致慢性乙型肝炎。 注意事项:NK 细胞是独立的细胞系,与一些疾病的发生、发展和转归密切相关,检测 NK 细胞活性是评价机体细胞免疫的重要指标。例如,NK 细胞活性检测可作为判断肿瘤发生、发展、转移、复发和预后转归的一个重要指标,肿瘤患者 NK 细胞活性高低变化与病情相平行,肿瘤患者早期外周血中 NK 细胞活性大多有下降(特别是血液系统肿瘤),当 NK 细胞活性进一步下降时,肿瘤进行性生长且易转移,患者存活期明显缩短。

四、移植前免疫功能检查

检查项目及正常参考值	临床意义及注意事项
特定细胞群反应抗体(PRA): <10%	增高:提示患者体内存在细胞毒性抗体。PRA 越高,待移植器官存活率越低。
淋巴细胞毒交叉配型试验: <10%	增高:提示患者体内有细胞毒性抗体,应另选供体。 注意事项:本试验是将供者淋巴细胞和受者血清在体外混合孵育,在补体作用下观察淋巴细胞死亡率而确定结果的。此试验是预防器官移植中超急性排斥反应的必需试验。

第 21 章　细胞因子检测

细胞因子是由免疫细胞分泌的小分子多肽,具有多种生物学活性和免疫调节功能,可参与炎症反应,调节细胞间的相互作用、细胞生长和分化等。细胞因子种类繁多,目前用于临床的有白细胞介素(IL)、集落刺激因子(CSF)、肿瘤坏死因子(TNF)、干扰素(INF)、转化生长因子(TGF)等。细胞因子的检测可作为衡量机体细胞免疫功能的标志,且对阐明某些疾病的发病机制、指导临床治疗均有重要意义。

检查项目及正常参考值	临床意义及注意事项
血清白细胞介素 1(IL-1): 因方法不同,参考值不同	增高:见于某些自身免疫性疾病,如类风湿性关节炎等。 注意事项:IL-1具有广泛的生物学作用,作用于机体多个系统,可参与免疫调节、介导炎症反应及致热作用。
血清白细胞介素 2(IL-2): 5～15 U/ml	降低:见于系统性红斑狼疮、活动性类风湿性关节炎、霍奇金病、1型糖尿病、尖锐湿疣、某些肿瘤(如乳腺癌、胃癌等)、接受免疫抑制剂治疗者和老年人等。 增高:可见于再生障碍性贫血等。 注意事项:人体内IL-2的降低或缺如,表明机体免疫反应低下、免疫应答异常。IL-2的检测是评价机体免疫功能的重要指标,可对恶性肿瘤、心血管疾病、肝病、麻风病、艾滋病等进行诊断,疗效观察及预后判断等,并用于器官移植后有无排斥反应的早期诊断。
血清白细胞介素 3(IL-3): 因方法不同,参考值不同	增高:见于淋巴细胞性白血病、毛细胞性白血病、霍奇金病、淋巴瘤、急性粒细胞性白血病、单核细胞性白血病、肾脏移植排斥反应等。 降低:见于免疫缺陷性疾病、恶性肿瘤、应用糖皮质激素和细胞毒药物等。
血清白细胞介素 6(IL-6): 56.37～150.33 pg/ml	增高:见于某些肿瘤(如多发性骨髓瘤或浆细胞瘤、某些白血病、肾细胞癌等)、机体急性损伤、炎症和应激(如急慢性感染、手术、烧伤等)、自身免疫病(如类风湿性关节炎、系统性红斑狼疮、Reiter综合征、干燥综合征、硬皮病等)、良性增殖病(如膜增殖性肾小球肾炎、银屑病等)、肝

检查项目及正常参考值	临床意义及注意事项
	炎、肾脏移植排斥反应等。 **注意事项**:人体各个系统都有 IL-6 分泌细胞,IL-6 在维持机体免疫应答、骨髓造血及炎症反应中发挥重要作用。机体损伤数小时内,IL-6 水平增高 2~100 倍,比 C 反应蛋白能更早地提示炎症反应。 血、尿及局部组织液中 IL-6 的测定对器官移植具有鉴别排斥、监测排斥和疗效评价等重要作用。急性排斥反应时,体液中的 IL-6 明显升高,治疗有效后又迅速下降,治疗无效者 IL-6 则持续增高。消化道恶性肿瘤患者血清 IL-6 水平升高,手术后降低。由于 IL-6 在多发性骨髓瘤异常增高明显,可作为观察病情和治疗效果的指标。
血清白细胞介素 8(IL-8): 0.26~0.38 ng/ml	**增高**:见于感染、创伤及某些自身免疫性疾病等。 **注意事项**:IL-8 是多种原因所致的缺血、再灌注损伤过程和全身炎症反应的主要炎症因子,检测 IL-8 水平可进行炎症疾病的诊断、鉴别诊断、预后判断。如同时检测 IL-6,其临床意义更为显著。
血清白细胞介素 10 (IL-10): 12.46~23.35 μg/ml	**增高**:见于肾小球疾病、慢性肾衰、尿毒症、HIV 感染早期、Ommen 综合征(家族性网状内皮细胞增生症伴嗜酸性粒细胞增多)、自身免疫性脑炎好转期、肿瘤(如非霍奇金淋巴瘤、卵巢癌、恶性黑色素瘤、结肠癌、肺癌等)、类风湿性关节炎等。 **降低**:见于流感病毒 A 感染的过敏性体质患者等。
血清白细胞介素 12 (IL-12): 6.79~36.43 ng/ml	**增高**:见于银屑病、妊娠期糖尿病、梅毒等。 **降低**:见于各种感染如流感病毒感染、HIV 感染、慢性活动性肝炎、重症肝炎等,自身免疫性疾病如过敏性支气管哮喘、特发性皮炎、过敏性紫癜等,各种肿瘤及再生障碍性贫血等。 **注意事项**:IL-12 可用于临床上抗感染、自身免疫性疾病及抗肿瘤等的治疗,其主要通过调节 T 细胞介导的细胞免疫、诱导 γ 干扰素产生及抑制血管生成来发挥抗肿瘤效应,故检测 IL-12 可用于监测治疗效果。
血清集落刺激因子(CSF): 0.30~0.58 ng/ml	**增高**:见于急性粒细胞性白血病、严重创伤、感染、风湿性关节炎、实体瘤及血小板减少性紫癜等。 **降低**:见于艾滋病、肿瘤化疗后、骨髓增生异常综合征、骨髓移植患者等。

检查项目及正常参考值	临床意义及注意事项
血清肿瘤坏死因子(TNF)： 0.74～1.54 ng/ml	增高：常见于脑膜炎双球菌感染、自身免疫病、寄生虫感染（特别是疟原虫、利什曼原虫感染）、广泛性骨髓坏死、重症乙型肝炎、肝衰竭等。 注意事项：TNF 为主要炎症介质之一，可作为判断感染的指标。革兰阴性菌引起内毒素休克时，TNF 量明显增高，且与病情严重程度相关，应视为高危人群，临床应密切监视病情发展。TNF 是评价抗生素治疗和停用抗菌治疗的指标，当 TNF 水平下降时，可以停用抗生素。
血清促红细胞生成素(EPO)： 0.97～1.37 ng/ml 或 6～25 U/L	增高：见于脑缺血、脑缺氧等中枢神经系统受损者和脊髓发育不全综合征、心脏缺血、肝脏缺血者，发育不全性贫血、缺铁性贫血、珠蛋白生成障碍性贫血、巨幼细胞性贫血、单纯红细胞发育不全性贫血、再生障碍性贫血及骨髓造血功能不全者，以及各种肿瘤，如肾肿瘤、肾癌、肝细胞瘤、肝癌、脑血管细胞肿瘤、平滑肌肿瘤、乳腺癌、子宫颈癌、肺癌、胃癌、前列腺癌、头颈部鳞癌、促红细胞生成素瘤、急性白血病、嗜铬细胞瘤等患者。 降低：见于肾功能衰竭、晚期肾病、慢性感染、代谢紊乱导致的贫血、自身免疫性疾病、类风湿性关节炎、艾滋病、恶病质、早产性贫血、低甲状腺功能性贫血、营养不良性贫血等。 注意事项：EPO 浓度有昼夜节律变化（午夜最高，早晨最低），故需清晨采血。肾脏是成人唯一合成 EPO 的器官，但并不贮存 EPO，需要时合成。重组人 EPO 治疗贫血前应检测血清 EPO 浓度基值。
干扰素(IFN)： 1～4 U/ml	增高：见于结核杆菌感染、系统性红斑狼疮(SLE)、非活动性类风湿性关节炎、恶性肿瘤早期、急性病毒感染、再生障碍性贫血等。 降低：见于乙肝及携带者、哮喘、活动性类风湿性关节炎等。
可溶性白细胞介素 2 受体 (sIL‐2R)： <1 000 U/ml	增高：见于多发性硬化病、白血病、良性淋巴肉芽肿病、淋巴瘤、艾滋病及其相关综合征、器官移植后并发症发作、自身免疫性疾病如活动期系统性红斑狼疮等。

第 22 章　自身抗体检测

自身抗体为机体对自身组织(抗原)产生免疫应答的抗体。正常情况下,人体免疫系统对自身组织具有"自我识别"能力,一般不产生免疫应答。当机体受到外部因素影响,或机体内部某些因素发生变化时,机体可将自身组织当作异物而识别,结果产生对自身组织的抗体或致敏淋巴细胞,从而引起持续的或过度的自身免疫应答,导致自身组织损伤和器官功能障碍。目前,自身免疫性疾病种类很多,对人类健康及生命构成了很大威胁,所以临床上非常重视这一类疾病的诊断和治疗。

由于血清自身抗体是自身免疫性疾病的重要标志,因此临床上把对自身抗体的检测作为诊断自身免疫性疾病的重要依据。目前常用的自身抗体的检测有生殖相关自身抗体检测、抗核抗体谱的检测、抗磷脂抗体谱的检测、自身免疫性肝病抗体谱的检测、类风湿性关节炎相关抗体谱的检测、抗中性粒细胞胞质抗体谱的检测、神经系统副肿瘤综合征相关抗体的检测以及其他多种自身抗体的检测(如抗甲状腺球蛋白抗体、抗心肌抗体、内因子抗体等)。

一、生殖相关自身抗体的检测

检查项目及正常参考值	临床意义及注意事项
抗精子抗体(AsAb): 　阴性	阳性:常见于输精管结扎、睾丸活检、输精管阻塞、睾丸损伤和炎症、附睾炎症的男性血清和精浆中,也可见于女性血清中。 注意事项:抗精子抗体可使精子制动或黏附在宫颈黏液上,因而精子难以通过宫颈黏液。抗精子抗体也可抑制精子顶体活性,阻碍精子和卵子融合,从而导致不孕不育、胚胎死亡和流产。 目前检测抗精子抗体的方法很多,国内绝大多数实验室采用酶联免疫吸附分析法(ELISA),结果以阴性或阳性报告。也有的实验室采用 WHO 推荐的混合抗球蛋白试验(MAR)和免疫珠试验(IBT),两者均以>50%为阳性,10%~50%为可疑。

续表

检查项目及正常参考值	临床意义及注意事项
抗子宫内膜抗体(EmAb)： 阴性	阳性：常见于子宫内膜异位症(即子宫内膜异位生长于卵巢-腹膜腔)、子宫腺肌症(即子宫内膜异位生长于子宫肌内)、经血逆流(即月经血夹杂子宫内膜碎片经输卵管流入腹腔，多由于月经期阴道操作、月经期性交所致)、盆腔炎，也可能与机体免疫失调有关。 注意事项：检测抗子宫内膜抗体可用血清或宫颈黏液，取宫颈黏液时，要用无菌棉拭子采集于 0.2 ml 生理盐水中，切勿干燥。
抗透明带抗体(AZPAb)： 阴性	阳性：与女性不孕有关。
抗人绒毛膜促性腺激素抗体(AHCGAb)： 阴性	阳性：常见于有人工流产史、生化流产史或曾接受 HCG 注射的妇女血清中，可引起习惯性流产或胚胎停止发育。
抗卵巢抗体(AOAb)： 阴性	阳性：常见于自身免疫性卵巢炎，与感染、创伤、反复穿刺取卵或促排卵药物作用有关。可使女性生育能力降低。
抗滋养层细胞膜抗体： 阴性	阳性：主要见于不明原因流产、反复流产妇女。

二、抗核抗体谱的检测

抗核抗体谱实际是抗核抗体广义的一组有不同临床意义的自身抗体。抗核抗体为细胞内核抗原相关的自身抗体的总和，靶抗原分布于细胞核、细胞质、细胞骨架及细胞分裂周期，按核内各个分子的性能及抗原特性又分为许多种类，形成抗核抗体谱。

检查项目及正常参考值	临床意义及注意事项
抗核抗体(ANA)： 阴性	阳性：主要见于系统性红斑狼疮(SLE)、混合性结缔组织病(MCTD)，两者抗体滴度一般较高。还可见于干燥综合征(SS)、全身性硬皮病(PSS)、多发性皮肌炎/皮肌炎(PM/DM)、类风湿性关节炎(RA)、自身免疫性肝炎、重症肌无力、溃疡性结肠炎、巨球蛋白血症、淋巴瘤、特发性自身免疫性溶血性贫血、恶性贫血、桥本甲状腺炎、药物反应、恶性肿瘤、血管炎、结核病等，但抗体滴度较低。 注意事项：血标本应避免脂血、溶血和污染。

检查项目及正常参考值	临床意义及注意事项
抗双链 DNA 抗体(ds-DNA)： 阴性	阳性：主要见于系统性红斑狼疮(SLE)。也可见于其他结缔组织病患者,但阳性率较低。此抗体还可以用于监测 SLE 的治疗和预后,高滴度的抗体几乎仅见于活动期 SLE,SLE 治疗后和缓解期,此抗体滴度降低或转阴。若持续不降或再次升高,提示预后不良。 注意事项：血标本应避免脂血、溶血和污染。
抗可提取性核抗原抗体(ENA)： 阴性	阳性：常见于系统性红斑狼疮(SLE)、全身性系统性硬皮病(PSS)、多发性肌炎和皮肌炎、混合性结缔组织病、干燥综合征(SS)等。 注意事项：抗 ENA 抗体为多种抗体的总称。目前在某些大型医院开展了 ENA 谱检查,其包括一系列抗体,主要有： ① 抗 Sm 抗体,常与抗 RNP 抗体等其他抗体同时存在,对诊断 SLE 高度特异。该抗体检出时,抗核抗体的滴度一般很高,且常与中枢神经系统病变、肾病、肺纤维化及心膜炎有一定关系。 ② 抗 Scl-70 抗体,对诊断全身性系统性硬皮病(PSS)特异性较强,常提示预后不良,患者早期易出现肾衰竭、间质性肺炎等。在局限型硬化症中抗 Scl-70 抗体常阴性。 ③ 抗 Jo-1 抗体,又称抗组氨酰-tRNA 合成酶抗体,一般见于多发性肌炎和皮肌炎,以及间质性肺纤维化,偶见于儿童皮肌炎和其他结缔组织病患者。 ④ 抗 RNP 抗体,又称抗 u1-RNP 或抗 u1-SnRNP 抗体。此抗体常与抗 Sm 抗体相伴出现,为混合性结缔组织病的标志性抗体,也可见于其他自身免疫性疾病,如系统性红斑狼疮、皮肌炎、不能分类的结缔组织病、干燥综合征、硬皮病、重叠综合征、类风湿性关节炎、药物性狼疮等。抗 u1-RNP 抗体阳性常与肌炎、食管运动功能障碍、雷诺现象、关节痛、指硬化和肺间质病变症状等相关,但阳性患者多不发生肾炎。 ⑤ 抗 SS-A 和抗 SS-B 抗体,为干燥综合征的特异性抗体。多数情况下,两者同时出现。单独抗 SS-A 抗体可见于亚急性皮肤性狼疮、补体 C4 缺乏症的 SLE、几乎全部新生儿狼疮、原发性胆汁性肝硬化等,偶见于慢性活动性肝炎。单独抗 SS-B 抗体可见于新生儿狼疮综合征,患者常出现典型皮肤损伤和心脏传导阻滞。此两种抗体阳性还可见于紫癜、高丙种球蛋白血症、严重唾液腺功能障碍、腮腺肿胀、类风湿性关节炎、淋巴细胞及血细胞减少症等。抗 SS-B 抗体几乎仅见于干燥综合征(40%～80%)和系统性红斑狼

续表

检查项目及正常参考值	临床意义及注意事项
	疮(10%~20%)的女性患者中,男女比例为1:29。 ⑥ 抗 PM-1 抗体,为多发性肌炎及皮肌炎的标志性抗体,主要见于多发性肌炎、硬皮病、重叠综合征。 ⑦ 抗组蛋白抗体,可见于多种自身免疫病如系统性红斑狼疮、类风湿性关节炎等,多用于诊断药物性狼疮,即由药物如普鲁卡因胺、肼屈嗪以及其他药物诱导的红斑狼疮。
抗 Sm 抗体: 　阴性	阳性:见"抗可提取性核抗原抗体(ENA)"。
抗 SmD1 抗体: 　阴性	阳性:主要见于系统性红斑狼疮(SLE)。 注意事项:抗 SmD1 抗体与抗 dsDNA 抗体一样,为 SLE 的特异性标志,但阳性率仅为 5%~10%。对早期不典型 SLE 或经治疗缓解后的 SLE 的回顾性诊断有很大帮助。
抗核糖核蛋白(RNP)抗体: 　阴性	阳性:见"抗可提取性核抗原抗体(ENA)"。
抗 SS-A 抗体: 　阴性	阳性:见"抗可提取性核抗原抗体(ENA)"。
抗 SS-B 抗体: 　阴性	阳性:见"抗可提取性核抗原抗体(ENA)"。
抗 SS-A(Ro)抗体: 　阴性	阳性:见于干燥综合征、系统性红斑狼疮、新生儿狼疮、肌炎、系统性硬化症、胶原病、原发性胆汁性肝硬化、自身免疫性肝炎、病毒性肝炎等。 注意事项:抗 SS-A(Ro)抗体有两种不同的靶抗原——Ro52 和 Ro60,大多数检测方法不能区分它们,故统称抗 SS-A(Ro)抗体。在自身免疫性疾病中,抗 SS-A(Ro)抗体是一个非特异性指标,与多种自身免疫性疾病都有相关性,在很多疾病处于稳定期、控制好的情况下会显示阴性;如果阳性,会提示复发或者优先于其他指标预警,起到预防提示作用。此指标合并其他指标阳性,常提示预后不好。
抗 Jo-1 抗体: 　阴性	阳性:见"抗可提取性核抗原抗体(ENA)"。

续表

检查项目及正常参考值	临床意义及注意事项
抗 Scl-70 抗体： 　阴性	阳性：见"抗可提取性核抗原抗体（ENA）"。
抗 PM-Scl（PM-1）抗体： 　阴性	阳性：见于 50%～70% 的重叠综合征患者中，在这些患者中可合并出现多肌炎（PM）、皮肌炎（DM）和进行性系统性硬化症（Scl）。 注意事项：抗 PM-Scl 抗体亦称抗 PM-1 抗体［见"抗可提取性核抗原抗体（ENA）"］，因该自身抗体多见于 PM 和 Scl 相重叠的患者中而得名。抗 PM-Scl 抗体靶抗原主要位于核仁的颗粒部分，是由 11～16 种蛋白多肽组成的复合物。
抗组蛋白（H2A-H2B 复合物）抗体： 　阴性	阳性：见"抗可提取性核抗原抗体（ENA）"。
抗着丝点抗体： 　阴性	阳性：主要见于局限型进行性系统性硬化症（CREST 综合征）患者。亦可见于原发雷诺现象患者（无 CREST 综合征的其他症状或体征）、有雷诺现象的 SLE、干燥综合征、RA 或桥本甲状腺炎患者以及全身性进行性硬化症（PSS）等。 注意事项：CREST 综合征患者表现为钙质沉着、雷诺现象、食管功能障碍、指硬皮病和远端血管扩张等，在这些患者中抗着丝点抗体阳性率可达 80%～90%，对该综合征有确诊意义。原发雷诺现象患者抗着丝点抗体也可阳性，这些患者可能是 CREST 综合征的早期变异型或顿挫型，因为其中部分人在数年后可发展成典型的 CREST 综合征。抗着丝点抗体阳性的 CREST 患者，其皮肤和内脏受累的情况要比抗体阴性者轻。
抗增殖细胞核抗原（PCNA）抗体： 　阴性	阳性：主要见于系统性红斑狼疮（SLE）。 注意事项：抗 PCNA 抗体为 SLE 的特异性抗体，但阳性率仅为 3%。抗 PCNA 抗体阳性的 SLE 患者更易出现皮疹、雷诺现象、神经精神狼疮和肾脏受累，且其与疾病活动相关。
抗核小体抗体（ANuA）： 　阴性或<25 RU/ml	阳性或增高：主要见于系统性红斑狼疮（SLE），特别是活动性狼疮、狼疮肾炎。 注意事项：ANuA 对 SLE 的诊断特异性几乎为 100%，其出现于 SLE 早期，且与疾病的活动性（出现皮疹、脱发、红细胞沉降率增快、C 反应蛋白增高、补体降低）呈正相关。

检查项目及正常参考值	临床意义及注意事项
抗核糖体 P 蛋白抗体 （ARPA）： 　阴性	阳性：主要见于系统性红斑狼疮（SLE）。在其他有 SLE 症状的患者中也可检出 ARPA。 注意事项：ARPA 为 SLE 的特异性标志。ARPA 与 SLE 的神经精神损害、肝脏损害和肾炎以及病情活动相关。
抗 M2 抗体： 　阴性或<20 RU/ml	阳性或增高：主要见于原发性胆汁性肝硬化（PBC）。亦可见于进行性系统性硬化症、慢性活动性肝炎（CAH）、HBsAg 阴性的肝病等，一般滴度较低。 注意事项：抗 M2 抗体为抗线粒体抗体（AMA）的一种，即 AMA－M2 抗体，亦见"抗线粒体抗体（AMA）"。抗 M2 抗体阳性的进行性系统性硬化症患者，很可能临床重叠有原发性胆汁性肝硬化。
抗 Mi2 抗体： 　阴性	阳性：主要见于皮肌炎（DM）和多发性肌炎（PM）。 注意事项：自身抗原 Mi2 为存在于细胞核质内的含有组蛋白去乙酰化酶和核染色质修饰活性复合物中的一种成分。抗 Mi2 抗体阳性者对治疗反应好，预后好，伴肿瘤的 DM 和儿童皮肌炎（JDM）罕见抗 Mi-2 抗体。
抗 Ku(p70/p80)抗体： 　阴性	阳性：主要见于肌炎患者。亦可见于其他自身免疫性疾病，如多发性肌炎（PM）、狼疮及系统性硬皮病等。抗 Ku 抗体还在 23％的原发性肺动脉高压患者中出现，抗 Ku 抗体阳性的原发性肺动脉高压患者易有雷诺现象、抗核抗体阳性和肺血管炎。 注意事项：Ku 抗原为结合在 DNA 链末端部分的蛋白，位于间期细胞的胞核和核仁内，由 p70 和 p80 两种蛋白组成。该抗体阳性的系统性硬皮病患者预后好。该抗体多与抗 Sm 抗体同时出现。
抗单链 DNA(ssDNA)抗体： 　阴性	阳性：见于系统性红斑狼疮、混合性结缔组织病、药物诱导的狼疮、硬皮病、皮肌炎、干燥综合征、类风湿性关节炎等。 注意事项：抗 ssDNA 抗体的临床意义不如抗 dsDNA 抗体，且对疾病缺乏特异性。
抗 p80 螺旋蛋白抗体： 　阴性	阳性：主要见于干燥综合征、原发性胆汁性肝硬化、慢性活动性肝炎等。 注意事项：抗 p80 螺旋蛋白抗体亦称抗核少点抗体。

三、抗磷脂抗体谱的检测

抗磷脂抗体谱是一组能与多种含有磷脂结构的抗原物质发生反应的抗体，为一族针对带负电荷磷脂或带负电荷磷脂与蛋白质复合物的异质性抗体。其主要用于抗磷脂综合征（APS）、自身免疫性疾病、非风湿性疾病及药物诱发性疾病、感染和神经系统疾病的诊断和辅助诊断。随年龄增加和伴发慢性疾病，抗磷脂抗体阳性率增加。

检查项目及正常参考值	临床意义及注意事项
抗心磷脂抗体（ACA）： 　阴性	阳性：常见于原发性或继发性抗磷脂抗体综合征（主要表现为反复的动静脉血栓、习惯性流产、血小板减少及溶血性贫血等），各种自身免疫性疾病如系统性红斑狼疮（SLE）、类风湿性关节炎（RA）、干燥综合征、皮肌炎、硬皮病、白塞综合征等，心脑血管病，某些恶性肿瘤，药物诱发性疾病，感染性疾病如梅毒、艾滋病、麻风、疟疾等，淋巴细胞增生障碍性疾病，反复自然流产（RSA），血小板减少症等。 注意事项：ACA 可分为 IgG、IgM、IgA 三类。在不同类型的 ACA 中，IgG 类阳性者发生血栓和习惯性流产的概率要高于 IgM 类阳性者。
狼疮抗凝物质（LAC）： 　阴性	阳性：多见于系统性红斑狼疮（SLE），也可见于真性红细胞增多症、特发性血小板减少性紫癜等。 注意事项：LAC 与血栓形成、病态妊娠以及 SLE 患者中的血栓症有较强相关性。
抗 β2 糖蛋白-Ⅰ（β2-GPⅠ）抗体： 　阴性	阳性：主要见于抗磷脂综合征（APS）、系统性红斑狼疮（SLE）等。 注意事项：抗 β2-GPⅠ抗体诊断 APS 的特异性高于抗心磷脂抗体；其阳性增加了 SLE 患者患血栓的风险；抗 β2-GPⅠ抗体亦可区分自身免疫病患者和梅毒、HIV 感染的抗心磷脂抗体阳性者，后者抗 β2-GPⅠ抗体阴性。
抗凝血酶原抗体（aPT）： 　阴性	阳性：主要见于抗磷脂综合征（APS）、系统性红斑狼疮（SLE）等，与动静脉血栓形成有关。亦可见于自然流产、习惯性流产、反复流产、梅毒、丙型肝炎、艾滋病等患者。 注意事项：aPT 阳性极少需要治疗，只有在手术期间及皮肤、牙龈、鼻、消化道等出血时需治疗。

续表

检查项目及正常参考值	临床意义及注意事项
抗凝血素抗体(aPT)： 阴性	阳性：参见"抗凝血酶原抗体(aPT)"。 注意事项：抗凝血素抗体即抗凝血酶原抗体。
抗磷脂酰丝氨酸抗体(aPS)： 阴性	阳性：见于系统性红斑狼疮(SLE)、系统性硬化症(SSc)、自然流产、反复流产等。 注意事项：aPS、aPE、aPC、aPI 及 aPA 诊断 SLE 及 SSc 的特异性高于抗心磷脂抗体(ACA)，而且这几种抗磷脂抗体常同时出现，这几种抗体同时检测，可以提高诊断 SLE、SSc 的敏感性，因为有的患者只有其中一种或几种阳性。
抗磷脂酰乙醇胺抗体(aPE)： 阴性	阳性：见于系统性红斑狼疮(SLE)、系统性硬化症(SSc)、自然流产、反复流产等。 注意事项：同"抗磷脂酰丝氨酸抗体(aPS)"。
抗磷脂酰胆碱抗体(aPC)： 阴性	阳性：见于系统性红斑狼疮(SLE)、系统性硬化症(SSc)、自然流产、反复流产等。 注意事项：同"抗磷脂酰丝氨酸抗体(aPS)"。
抗磷脂酰肌醇抗体(aPI)： 阴性	阳性：见于系统性红斑狼疮(SLE)、系统性硬化症(SSc)、自然流产、反复流产等。 注意事项：同"抗磷脂酰丝氨酸抗体(aPS)"。
抗磷脂酸抗体(aPA)： 阴性	阳性：见于系统性红斑狼疮(SLE)、系统性硬化症(SSc)、自然流产、反复流产等。 注意事项：同"抗磷脂酰丝氨酸抗体(aPS)"。

四、自身免疫性肝病抗体谱的检测

自身免疫性肝病在临床上常表现为原发性胆汁性肝硬化、自身免疫性肝炎和原发性硬化性胆管炎，其肝炎病毒指标常为阴性，肝功能生化指标常出现持续性异常，易被误诊，而检测自身抗体有助于自身免疫性肝病的诊断。

检查项目及正常参考值	临床意义及注意事项
抗平滑肌抗体(SMA)： 阴性	阳性：主要见于自身免疫性慢性活动性肝炎、原发性胆汁性肝硬化。也可见于阻塞性黄疸、急性肝炎、药物性肝损害、肝硬化、肝癌、梅毒、干燥综合征、类风湿性关节炎等。 注意事项：在服用甲基多巴、呋喃妥因等药物时，SMA 可呈阳性。

续表

检查项目及正常参考值	临床意义及注意事项
抗线粒体抗体（AMA）： 阴性	阳性：主要见于原发性胆汁性肝硬化。偶见于其他肝病，如长期持续性肝阻塞、慢性活动性肝炎、原因不明性肝硬化等。 注意事项：AMA 有 8 种，有条件的医疗单位可以分型。AMA－M1 阳性见于梅毒、干燥综合征；AMA－M2、AMA－M8 阳性见于原发性胆汁性肝硬化；AMA－M3 阳性见于药物性系统性红斑狼疮；AMA－M4 阳性见于原发性胆汁性肝硬化、慢性活动性肝炎；AMA－M5 阳性见于系统性红斑狼疮、自身免疫性溶血性贫血；AMA－M6 阳性见于药物性肝炎。另外，AMA－M4、M8 常与 AMA－M2 同时出现。
抗线粒体抗体 M2 型（AMA－M2）： <20 RU/ml	增高：主要见于原发性胆汁性肝硬化（PBC）。也可见于慢性活动性肝炎、HBsAg 阴性的肝病、进行性系统性硬化症等。亦参见"抗线粒体抗体（AMA）"。
抗肌动蛋白抗体（AAA）： 阴性	阳性：主要见于Ⅰ型自身免疫性肝炎（AIH）、原发性胆汁性肝硬化等。 注意事项：AAA 属抗平滑肌抗体（SMA），AAA 的出现可能与疾病早期及预后不良有关。
抗肝特异性蛋白（LSP）抗体： 阴性	阳性：见于自身免疫性肝炎、重症肝炎、急性病毒性肝炎、慢性活动性肝炎、慢性迁延性肝炎、肝硬化等，且与患者肝功能的损伤程度呈平行关系。 注意事项：抗 LSP 抗体在一些慢性肾病中可出现交叉反应，应予鉴别。
抗去唾液酸糖蛋白受体（AS-GPR）抗体： 阴性	阳性：见于各型自身免疫性肝炎（AIH），尤其对抗核抗体、抗平滑肌抗体、抗肝肾微粒体抗体等自身抗体均阴性、临床高度怀疑 AIH 的病例诊断更为有用。亦见于急慢性病毒性肝炎、酒精性肝病、原发性胆汁性肝硬化、原发性硬化性胆管炎和非肝病自身免疫性疾病等，但阳性率一般低于 15%，且抗体效价较低多呈一过性。 注意事项：抗 ASGPR 抗体与 AIH 的活动性密切相关，可作为判断其活动性、监测其治疗效果及判断预后的指标。抗 ASGPR 抗体属于抗肝特异性蛋白（LSP）抗体的一种，亦参见"抗肝特异性蛋白（LSP）抗体"。
抗肝细胞膜抗体（LMA）： 阴性	阳性：见于自身免疫性肝炎、慢性活动性肝炎、原发性胆汁性肝硬化等。

检查项目及正常参考值	临床意义及注意事项
抗肝肾微粒体抗体(LKM-1)： 阴性	阳性：主要见于Ⅱ型自身免疫型肝炎(AIH)，亦可见于丙型肝炎病毒(HCV)感染。 注意事项：LKM 抗体有 3 种亚型，LKM-1 主要见于Ⅱ型自身免疫型肝炎(AIH)，LKM-2 主要见于替尼酸诱导的肝炎，LKM-3 主要见于慢性丁型肝炎。大约有 10% 的Ⅱ型 AIH 患者中既有 LKM-1 抗体，也有 LKM-3 抗体。
抗可溶性肝抗原/肝胰抗原(SLA/LP)抗体： 阴性	阳性：主要见于Ⅲ型自身免疫型肝炎(AIH)，为其最特异的诊断标志。亦可见于 AIH/原发性胆汁性肝硬化(PBC)重叠综合征。 注意事项：抗 SLA/LP 抗体阳性可以同时存在抗核抗体(ANA)，但几乎从无抗肝肾微粒体抗体(LKM-1)。在 ANA、抗平滑肌抗体及抗 LKM-1 抗体阴性或低滴度的肝病患者中进行该抗体检测，可对隐源性慢性肝病患者进行重新分类，提高对 AIH 诊断的准确率，减少漏诊及误诊，使不典型的 AIH 患者得到及时有效的治疗。
抗肝细胞溶质原-1(LC-1)抗体： 阴性	阳性：主要见于Ⅱ型自身免疫型肝炎(AIH)，为其特异性抗体。少数慢性丙型病毒性肝炎和Ⅰ型自身免疫性肝炎患者亦可阳性。 注意事项：抗 LC-1 抗体在Ⅱ型 AIH 中可单独出现，也可与 LKM-1 等其他自身抗体一同出现，对 AIH 诊断的特异性高于 LKM-1，且与疾病活动性相关。临床上，抗 LC-1 抗体多见于年龄小于 20 岁的年轻 AIH 患者，而少见于年龄大于 40 岁的 AIH 患者。
抗可溶性酸性核蛋白(Sp100)抗体： 阴性	阳性：主要见于原发性胆汁性肝硬化(PBC)、自身免疫性肝炎(AIH)、原发性硬化性胆管炎(PSC)等，少见于其他自身免疫性及风湿性疾病患者(如原发性干燥综合征、硬皮病等)，阳性率一般低于 3%，且阳性患者多与 PBC 密切相关，并在临床上常出现于肝损伤之前。 注意事项：抗 Sp100 抗体对抗线粒体抗体(AMA)阴性的 PBC 患者的诊断具有重要意义。
抗核糖核蛋白(Gp210)抗体： 阴性	阳性：主要见于原发性胆汁性肝硬化(PBC)。 注意事项：抗 Gp210 抗体对抗线粒体抗体(AMA)阴性的 PBC 患者的早期诊断具有重要意义。抗 Gp210 抗体可作为 PBC 患者预后指标，抗体阳性提示预后不良。

检查项目及正常参考值	临床意义及注意事项
抗 p62 抗体： 　阴性	阳性：主要见于原发性胆汁性肝硬化（PBC），为其高特异性自身抗体。
抗核孔复合物抗体： 　阴性	阳性：参见"抗核糖核蛋白（Gp210）抗体"和"抗 p62 抗体"。 注意事项：抗核孔复合物抗体包括抗 Gp210 抗体和抗 p62 抗体。
抗板层素抗体（ALA）： 　阴性	阳性：主要见于三联征患者，即肝炎、血细胞减少和抗心磷脂抗体阳性、皮肤白细胞裂解性血管炎或脑血管炎。亦可见于系统性红斑狼疮、线条型硬皮病、自身免疫性肝病、类风湿性关节炎、干燥综合征、血管炎和雷诺征等患者。 注意事项：ALA 又称抗核纤层抗体，根据所对应的靶抗原不同，分为抗板层素 A 抗体、抗板层素 B（B1 和 B2）抗体和抗板层素 C 抗体三种。抗板层素 B 抗体多见于合并抗磷脂抗体综合征的系统性红斑狼疮（SLE）患者，有助于临床症状不典型的特殊类型的 SLE 的诊断，亦见于慢性疲劳综合征（CFS）。抗板层素 A 抗体和抗板层素 C 抗体可见于原发性胆汁性肝硬化（PBC）、自身免疫性肝炎（AIH）等自身免疫性肝病患者，与疾病活动性密切相关。
抗核膜抗体： 　阴性	阳性：参见"抗核孔复合物抗体"和"抗板层素抗体"。 注意事项：抗核膜抗体主要有抗核孔复合物和板层素两种抗体，前者少见。
抗 3E(BPO)抗体： 　阴性	阳性：参见"抗线粒体抗体 M2 型（AMA－M2）"。 注意事项：抗 3E(BPO)抗体，即抗 M2－3E(BPO)抗体，临床意义等同抗 AMA－M2 抗体。
抗板层相关多肽（LAP）抗体： 　阴性	阳性：主要见于原发性胆汁性肝硬化、慢性活动性肝炎、自身免疫性肝炎、血细胞减少症、慢性疲劳综合征、丁型病毒性肝炎等，亦可见于系统性红斑狼疮、血清阴性脊柱关节病、干燥综合征、风湿性多肌痛、多发性肌炎、抗磷脂综合征、慢性肝炎、视神经炎、痛风等。 注意事项：抗 LAP 抗体阳性常伴抗板层素抗体阳性。
抗核板素受体（LBR）抗体： 　阴性	阳性：主要见于原发性胆汁性肝硬化（PBC），为其高特异性抗体，且常出现于抗线粒体抗体阴性的 PBC 患者血清中。

续表

检查项目及正常参考值	临床意义及注意事项
抗早幼粒细胞白血病蛋白(PML)抗体： 　阴性	阳性：主要见于原发性胆汁性肝硬化(PBC)。 注意事项：约 90％的 PBC 患者可同时检测到抗 PML 抗体和抗 Sp100 抗体，两者具有相同的敏感性和特异性，且两者阳性的 PBC 患者病情进展快，预后较差。

五、类风湿性关节炎相关抗体谱的检测

检查项目及正常参考值	临床意义及注意事项
类风湿因子(RF)： 　阴性	阳性：常见于类风湿性关节炎(RA)。也可见于某些慢性感染性疾病(如亚急性细菌性心内膜炎、梅毒、黑热病、结核、结节病等)、系统性红斑狼疮(SLE)、硬皮病、混合性结缔组织病、多发性肌炎、系统性硬化症、皮肌炎、慢性活动性肝炎、寄生虫病、多次输血、反复疫苗接种、白血病、肾移植等，但多为一过性或轻度增高。高效价(强阳性)的 RF 并伴有关节功能受限制时，常提示预后不良。 注意事项：类风湿性关节炎患者在变性免疫球蛋白 G(IgG)或 EB 病毒直接作用下，可产生大量 RF。但 RF 阴性不能排除类风湿性关节炎(RA)，因为大约 1/3 的患者不能检测出 RF，而且 RA 病程早期也不易测出 RF，大约在 6 个月后可出现 RF。如果疾病早期检出 RF 或两年内 RF 含量进行性增高，提示为典型的 RA，常预后不好。 RF 可分为 IgG 型、IgA 型和 IgM 型，IgG 型与 RA 患者的滑膜炎、血管炎和关节外症状密切相关；IgA 型见于 RA、系统性红斑狼疮、硬皮病等，是 RA 临床活动性的一个指标；IgM 型与 RA 的活动性无密切关系。另外，约有 5％～10％的正常人可测出 RF 轻度升高，并随年龄的增大而有增高的趋势。
抗瓜氨酸化蛋白/肽抗体(AC-PA)： 　阴性	阳性：主要见于类风湿性关节炎(RA)，ACPA 的出现早于 RA 临床发病。因此，早期检测未分化关节炎患者体内的 ACPA 水平，可以提前干预，延迟甚至可能阻止 RA 的出现。ACPA 阳性亦可见于系统性红斑狼疮(SLE)、混合结缔组织病(MCTD)、肌炎、多发性关节炎等。 注意事项：ACPA 是一组对 RA 高度特异的自身抗体。

检查项目及正常参考值	临床意义及注意事项
	主要包括： ① 抗环瓜氨酸肽抗体(Anti‑CCP)：为类风湿性关节炎早期诊断的高度特异指标,其水平高低与类风湿性关节炎的严重程度有关,可判断其预后。联合 RF 检测,可提高对类风湿性关节炎的诊断敏感度。 ② 抗核周因子(APF)抗体：为最早发现的 ACPA 抗体。可出现在 RA 早期,并与 RA 病情活动呈正相关。APF 抗体极少见于其他风湿免疫患者。 ③ 抗角蛋白抗体(AKA)：其靶抗原为角质层的丝聚蛋白。可出现在 RA 早期,并与 RA 病情活动呈正相关,AKA 阳性者的关节肿胀指数、关节压痛指数、休息痛、晨僵时间、关节损害等较阴性者更严重。AKA 阴性结果不能排除 RA 的诊断。AKA 需结合其他类风湿类自身抗体的检测,若自身抗体阳性数越多,发生 RA 的可能性越大。AKA 罕见于其他非类风湿关节炎及非炎症性风湿病。 ④ 抗聚角微丝蛋白抗体(AFA)：存在于 RA 疾病的早期,但与疾病活动和严重程度无关。对 RA 的诊断有较高特异性,但不能完全替代 APF 抗体和 AKA,三者联合检测可提高 RA 的诊断率。 ⑤ 抗瓜氨酸化纤维蛋白原(ACF)抗体：诊断 RA 的敏感性和特异性类似于抗环瓜氨酸肽(CCP)抗体,敏感性高于 IgM 型类风湿因子(RF)。ACF 抗体阳性患者更容易出现影像学改变,即骨质的破坏。 ⑥ 抗突变型瓜氨酸波形蛋白(MCV)抗体：其比抗环瓜氨酸肽(CCP)抗体能更好地预测 RA 患者关节损伤情况,且在 RA 和其他系统风湿性疾病的区分中,抗 MCV 抗体表现出更好的敏感性和特异性。 ⑦ 抗病毒瓜氨酸肽(VCP)抗体：VCP 包括 VCP1 和 VCP2。抗 CCP 抗体阴性的 RA 患者中 VCP1 抗体的阳性率为 1%,VCP2 抗体的阳性率为 4%;而在 VCP 抗体阴性的 RA 患者中,3% 为抗 CCP 抗体阳性。因此,抗 VCP 抗体和抗 CCP 抗体的联合检测有助于 ACPA 的检测。
抗环瓜氨酸肽抗体 (Anti‑CCP)： <5 RU/ml 或阴性	增高或阳性：见"抗瓜氨酸化蛋白/肽抗体(ACPA)"。
抗核周因子(APF)抗体： 阴性	阳性：见"抗瓜氨酸化蛋白/肽抗体(ACPA)"。

检查项目及正常参考值	临床意义及注意事项
抗角蛋白抗体(AKA)： 阴性	阳性：见"抗瓜氨酸化蛋白/肽抗体(ACPA)"。
抗聚角微丝蛋白抗体(AFA)： 阴性	阳性：见"抗瓜氨酸化蛋白/肽抗体(ACPA)"。
抗瓜氨酸化纤维蛋白原(ACF)抗体： 阴性	阳性：见"抗瓜氨酸化蛋白/肽抗体(ACPA)"。
抗突变型瓜氨酸波形蛋白(MCV)抗体： 阴性	阳性：见"抗瓜氨酸化蛋白/肽抗体(ACPA)"。
抗病毒瓜氨酸肽(VCP)抗体： 阴性	阳性：见"抗瓜氨酸化蛋白/肽抗体(ACPA)"。
抗 RA33 抗体： 阴性	阳性：主要见于类风湿性关节炎(RA)，对 RA 早期诊断有较好价值，尤其是对不典型 RA(RF 阴性)有重要诊断价值。亦可见于系统性红斑狼疮(SLE)、系统性硬化症(SSc)、混合性结缔组织病(MCTD)等非 RA 弥漫性结缔组织病患者。 注意事项：RA33 为一种异质性核糖核蛋白的核心蛋白A2，抗 RA33 抗体为核抗原抗体。
抗 Sa 抗体： 阴性	阳性：主要见于类风湿性关节炎(RA)，有助于 RA 的早期诊断、判断活动期及预后。亦可见于干燥综合征等。 注意事项：抗 Sa 抗体可见于类风湿因子(RF)阴性的 RA患者中，是对 RF 的补充。
抗Ⅱ型胶原(CⅡ)抗体： 阴性	阳性：见于类风湿性关节炎(RA)，可作为 RA 的早期诊断指标之一，并有助于判断 RA 病情活动性。 注意事项：早期 RA(病程<1 年)的抗 CⅡ抗体阳性率达75.5%，而病程 1 年以上的 RA 患者阳性率仅为 28.6%。
抗Ⅱ型胶原蛋白质 C 端多肽(CB10)抗体： 阴性	阳性：见于类风湿性关节炎(RA)，对 RA 诊断的敏感性高于抗 CⅡ抗体。
抗钙蛋白酶抑素抗体(ACAST)： 阴性	阳性：主要见于类风湿性关节炎(RA)。

续表

检查项目及正常参考值	临床意义及注意事项
抗免疫球蛋白结合蛋白(BiP)抗体/抗 P68 抗体: 　阴性	**阳性**:主要见于类风湿性关节炎(RA),并可见于类风湿因子(RF)、抗 CCP 抗体、抗 RA33 抗体等阴性的 RA 患者,对 RA 的诊断是一个很好的补充。 **注意事项**:抗 BiP 抗体可以在 RA 病程早期出现,对 RA 的早期诊断有重要意义。
类风湿性关节炎相关核抗原抗体(RANA): 　阴性	**阳性**:主要见于类风湿性关节炎(RA),其他关节炎亦可阳性。 **注意事项**:正常人阳性率大约为 2%,且随着年龄增长阳性率有升高现象。

六、抗中性粒细胞胞质抗体谱的检测

检查项目及正常参考值	临床意义及注意事项
抗中性粒细胞胞质抗体(ANCA): 　阴性	**阳性**:常见于 Wegener 肉芽肿。也可见于坏死性血管炎、溃疡性结肠炎、自身免疫性肝脏疾病、类风湿性关节炎、肾小球肾炎、多动脉炎、硬化性胆管炎等。 **注意事项**:ANCA 可分为胞浆型(c-ANCA)、核周型(p-ANCA)和非典型 ANCA(xANCA)。 c-ANCA 的抗原主要为蛋白酶 3(PR3),阳性主要见于 Wegener 肉芽肿,并可作为监测 Wegener 肉芽肿的指标,因为 Wegener 肉芽肿的初期或治疗后临床症状完全消失的绝大多数患者 c-ANCA 阴性。部分自身免疫性肝炎、服用丙硫氧嘧啶后出现血管炎性不良反应、类风湿性关节炎、显微镜下多血管炎(MPA)、结节性多动脉炎(PAN)、Churg-Strauss 综合征(CSS)、巨细胞动脉炎、过敏性紫癜、白细胞破碎性皮肤性血管炎、白塞病等患者 c-ANCA 也可阳性。 p-ANCA 的抗原主要为髓过氧化物酶(MPO),阳性主要见于伴有血管炎的快速进行性肾小球肾炎、特发性坏死性新月体型肾小球肾炎(NCGN)、结节性或显微镜下的多动脉炎。也可见于嗜酸性肉芽肿性血管炎(CSS)、结节性多动脉炎(PAN)、系统性红斑狼疮(SLE)、类风湿性关节炎(RA)、系统性硬化症、慢性自身免疫性肝炎等,且 p-ANCA 滴度与这些疾病的活动与否密切相关,但 Wegener 肉芽肿中 p-ANCA 罕见阳性。相对而言,p-ANCA 患者的血管炎病变程度重,常有多系统损害。

续表

检查项目及正常参考值	临床意义及注意事项
	xANCA 代表了 p‑ANCA 和 c‑ANCA 的混合物,阳性见于溃疡性结肠炎、自身免疫性肝炎和慢性炎症疾病等。
抗蛋白酶 3(PR3)抗体: 阴性	阳性:主要见于活动性肉芽肿性血管炎(GPA)、微动脉炎等。其他阳性疾病参见"抗中性粒细胞胞质抗体(ANCA)"。 注意事项:抗 PR3 抗体为 GPA 及微动脉炎的特异和敏感的标志抗体,与肉芽肿性血管炎的诊断和疾病活动密切相关,可作为判断疗效、估计复发的指标,从而指导临床治疗。
抗髓过氧化物酶(MPO)抗体: 阴性	阳性:主要见于原发性血管炎、特发性坏死性新月体型肾小球肾炎(NCGN)、过敏性肉芽肿性血管炎等。亦可见于结节性多动脉炎(PAN)、抗肾小球基底膜疾病、Wegener 肉芽肿、系统性红斑狼疮(SLE)、类风湿性关节炎(RA)、系统性硬化症、药物性狼疮(DIL)、干燥综合征(SS)等。亦参见"抗中性粒细胞胞质抗体(ANCA)"。
抗弹性蛋白酶抗体(ANEA): 阴性	阳性:主要见于系统性红斑狼疮、原发性胆汁性肝硬化、硬化性胆管炎等。 注意事项:抗弹性蛋白酶抗体属中性粒细胞抗体,类似抗髓过氧化物酶抗体。
抗组织蛋白酶 G(CTSG)抗体: 阴性	阳性:可见于系统性血管炎、炎性风湿性疾病、自身免疫性肝炎、原发性胆汁性肝硬化、硬化性胆管炎、慢性炎症性肠病、溃疡性结肠炎、克罗恩病等。 注意事项:CTSG 是人类中性粒细胞中嗜苯胺蓝颗粒的一种丝氨酸蛋白。严重溶血、脂血、细菌污染标本可对检测结果造成干扰。

七、神经系统副肿瘤综合征相关抗体的检测

常见神经系统副肿瘤综合征(PNS)包括脑脊髓炎、亚急性小脑变性、边缘性脑炎、眼-肌阵挛、Lambert-Eaton 综合征、亚急性感觉性神经病、多发性肌炎、僵人综合征、视网膜变性等,其相关自身抗体众多,每种抗体所针对抗原、常见症状、肿瘤分布均有所差异。一些抗体不具有选择性,如抗 Hu 抗体、抗 CV2 抗体等,而一些抗体具有选择性,仅能在特定的综合征中出现。

检查项目及正常参考值	临床意义及注意事项
抗神经元核抗体： 阴性	阳性:主要见于肺癌、乳腺癌、膀胱癌、神经母细胞瘤等引起的副肿瘤综合征,如类瘤性感觉神经病、类瘤性脑脊髓炎、共济失调等。 注意事项:抗神经元核抗体分为1型和2型,1型称为抗Hu抗体,2型称为抗Ri抗体。抗Hu抗体的靶抗原存在于中枢及外周神经系统的所有神经元,也存在于相关肿瘤细胞内。抗Ri抗体的靶抗原局限于中枢神经系统的神经元。抗Hu抗体比抗Ri抗体常见。未发现正常人存在抗神经元核抗体。
抗Hu抗体： 阴性	阳性:主要见于小细胞肺癌、神经母细胞瘤等引起的副肿瘤综合征,如类瘤性感觉神经病、类瘤性脑脊髓炎、类瘤性斜视眼阵挛/肌阵挛等。亦可见于前列腺肿瘤、乳腺癌、卵巢癌、子宫内膜癌等引起的边缘性脑炎、小脑变性、脑干脑炎、自主神经病变等,以及狼疮脑病患者。极少见于风湿免疫性疾病。亦参见"抗神经元核抗体"。
抗Ri抗体： 阴性	阳性:主要见于乳腺癌、小细胞肺癌、卵巢癌、神经母细胞瘤、膀胱癌等引起的副肿瘤综合征,如共济失调,即大脑、脑干、脊髓功能紊乱,可伴肌阵挛或眼阵挛等。亦可见于胃肠道肿瘤等引起的脑干脑炎、脊髓炎、下颌肌张力障碍、喉痉挛等。亦参见"抗神经元核抗体"。
抗浦肯野细胞(PCA-1/Yo)抗体： 阴性	阳性:主要见于卵巢癌、乳腺癌、肺癌等引起的副肿瘤综合征,如副瘤性小脑变性等。亦可见于子宫内膜癌、畸胎瘤、淋巴瘤、前列腺癌等引起的运动神经元病、脑脊髓病等。
抗坍塌反应调节蛋白(CRMP5/CV2)抗体： 阴性	阳性:主要见于小细胞肺癌、胸腺瘤、前列腺癌等引起的副肿瘤综合征,如脑脊髓炎、小脑变性、舞蹈病、感觉神经元病、多发性神经病、视神经炎、边缘性脑炎等。
抗Ma2/Ta抗体： 阴性	阳性:主要见于睾丸肿瘤引起的副肿瘤综合征,如脑干脑炎、边缘叶脑炎等,亦可见于非小细胞肺癌、乳腺癌等引起的脑炎。
抗AMPH抗体： 阴性	阳性:主要见于乳腺癌、小细胞肺癌等引起的副肿瘤综合征,如僵人综合征、边缘叶脑炎、副肿瘤性脑脊髓炎等,亦可见于脑干脑炎、小脑变性、多发性神经病等。 注意事项:抗AMPH抗体可与其他自身抗体同时存在。

续表

检查项目及正常参考值	临床意义及注意事项
抗 Tr 抗体： 　阴性	阳性：主要见于霍奇金淋巴瘤和非霍奇金淋巴瘤引起的副肿瘤性小脑变性。
抗电压门控性钾离子通道复合物（VGKC）抗体： 　阴性	阳性：主要见于小细胞肺癌、胸腺瘤等引起的神经性肌强直、边缘性脑炎等。 注意事项：VGKC 复合物的主要成分为富亮氨酸胶质瘤失活 1 蛋白（LGI1）和接触蛋白相关样蛋白 - 2（CASPR2），故抗 VGKC 抗体阳性者可以是抗 LGI1 抗体阳性和/或是抗 CASPR2 抗体阳性。
抗电压门控性钙离子通道复合物（VGCC）抗体： 　阴性	阳性：主要见于小细胞肺癌等引起的 Lambert-Eaton 综合征等。
抗钙结合蛋白（recoverin）抗体： 　阴性	阳性：主要见于小细胞肺癌等引起的视网膜病变、双侧弥漫性葡萄膜黑色素细胞增生症（BDUMP）等。
抗视网膜抗体： 　阴性	阳性：主要见于黑色素瘤、小细胞肺癌及妇科肿瘤等引起的相关的视网膜病。
抗 Mal 抗体： 　阴性	阳性：主要见于小细胞肺癌及其他肿瘤引起的脑干脑炎、小脑变性等。
抗神经元核抗体 3 型（ANNA - 3）： 　阴性	阳性：主要见于小细胞肺癌等引起的感觉神经元病、脑脊髓炎等。
抗谷氨酸脱羧酶（GAD）抗体： 　阴性	阳性：主要见于小细胞肺癌、乳腺癌、结肠癌等引起的僵人综合征等。
抗 α-氨基- 3 -羟基- 5 -甲基- 4 -异噁唑丙酸（AMPA）受体抗体： 　阴性	阳性：主要见于乳腺癌、胸腺瘤、肺癌、霍奇金淋巴瘤等引起的边缘性脑炎、脑脊髓炎、小脑变性等。 注意事项：抗 AMPA 受体抗体有 GluR1 和 GluR2 两型，其为 AMPA 受体的两个亚基。
抗 GluR1/GluR2 抗体： 　阴性	阳性：见"抗 α-氨基- 3 -羟基- 5 -甲基- 4 -异噁唑丙酸（AMPA）受体抗体"。
抗髓磷脂碱性蛋白（MBP）抗体： 　阴性	阳性：主要见于多发性硬化症、格林-巴利综合征（GBS）、脱髓鞘疾病等，亦可见于颅内肿瘤、结核性脑膜炎等。

续表

检查项目及正常参考值	临床意义及注意事项
抗髓磷脂少突胶质细胞糖蛋白(MOG)抗体： 　阴性	阳性：主要见于多发性硬化症及其相关的视神经炎、自身免疫病相关视神经炎、多发性孤立性视神经炎、单发性孤立性视神经炎等,而非视神经脊髓炎(NMO)相关的视神经炎。
抗硫苷脂抗体： 　阴性	阳性：主要见于特发性周围神经病,表现为慢性轴索性,以感觉障碍为主,且疼痛是突出的临床症状。
抗瞬时受体电位离子通道蛋白1(TRPM1)抗体： 　阴性	阳性：主要见于黑色素瘤相关性视网膜病变(MAR)。
抗 γ 氨基丁酸-B 受体(GABABR)抗体： 　阴性	阳性：主要见于小细胞肺癌等引起的边缘性脑炎、脑脊髓炎、小脑性共济失调等。
抗甘氨酸受体(GlyR)抗体： 　阴性	阳性：主要见于边缘性脑炎、脑脊髓炎、小脑性共济失调等。
抗髓鞘相关糖蛋白(MAG)抗体： 　阴性	阳性：主要见于周围神经病,尤其是伴有 M 蛋白血症的慢性进行性脱髓鞘性感觉运动性多发神经病。
抗富亮氨酸胶质瘤失活 1 蛋白(LGI1)抗体： 　阴性	阳性：主要见于小细胞肺癌、卵巢畸胎瘤、胸腺瘤等引起的边缘叶脑炎、低钠血症和肌阵挛样运动等,亦见"抗电压门控性钾离子通道复合物(VGKC)抗体"。
抗接触蛋白相关样蛋白-2(CASPR2)抗体： 　阴性	阳性：主要见于胸腺瘤、子宫癌等引起的边缘性脑炎、神经性肌强直、Morvan 综合征、疼痛性神经病等。亦见"抗电压门控性钾离子通道复合物(VGKC)抗体"。
抗硫苷脂抗体综合征变异性(GALOP)抗体： 　阴性	阳性：主要见于共济失调感觉神经病。
抗连接素(Titin)抗体： 　阴性	阳性：主要见于伴胸腺瘤的重症肌无力(MG)患者。
抗兰尼碱受体(RyR)抗体： 　阴性	阳性：主要见于伴胸腺瘤的重症肌无力(MG)患者。

续表

检查项目及正常参考值	临床意义及注意事项
抗 Y 染色体性别决定区相关高迁移率组合蛋白 1(SOX1)抗体： 　阴性	阳性:主要见于小细胞肺癌相关感觉性周围神经病、感觉运动性周围神经病、小脑变性、边缘叶脑炎、脑脊髓炎及 Lambert-Eaton 肌无力综合征等。

八、其他自身抗体检验

检查项目及正常参考值	临床意义及注意事项
抗内皮细胞抗体(AECA)： 　阴性	阳性:见于白塞病、肉芽肿性多血管炎、系统性红斑狼疮(SLE)、系统性硬化病(SSc)、过敏性紫癜肾炎(HSPN)等。 注意事项:AECA 主要与血管炎和多种风湿病的血管内皮损伤有关,抗体滴度与病情活动性具有相关性。
抗心肌抗体(AHMA)： 　阴性	阳性:多见于心肌炎、风湿性心脏病、心肌梗死后综合征、心脏手术后综合征、亚急性细菌性心内膜炎、冠心病、急慢性肝炎等。
抗骨骼肌抗体(ASA)： 　阴性	阳性:常见于重症肌无力。也可见于恶性贫血和自身免疫性疾病(如类风湿性关节炎、系统性红斑狼疮、多发性肌炎、皮肌炎)。
抗甲状腺球蛋白抗体(ATG)： 　阴性	阳性:常见于桥本甲状腺炎和原发性甲状腺功能减退症患者。也可见于恶性贫血、艾迪生病、重症肌无力和肝脏疾病等。 注意事项:在正常人特别是 40 岁以上的妇女,ATG 阳性率可达 18%,这可能是自身免疫性甲状腺病的早期反映。
抗甲状腺微粒体抗体(ATM)： 　阴性	阳性:常见于桥本甲状腺炎、甲状腺功能亢进、原发性甲状腺功能低下患者。也可见于甲状腺肿瘤、亚急性甲状腺炎、系统性红斑狼疮及其他胶原病等。
抗甲状腺刺激素(TSH)受体抗体： 　阴性	阳性:主要见于 Graves 病(毒性弥漫性甲状腺肿),结合 TSH 的检验诊断意义更大。
抗甲状腺过氧化物酶(TPO)抗体： 　阴性	阳性:主要见于慢性淋巴细胞性甲状腺炎(桥本甲状腺炎)、甲状腺功能亢进、原发性甲状腺功能减低等。

检查项目及正常参考值	临床意义及注意事项
	注意事项：与抗甲状腺球蛋白抗体（ATG）等同时检测，可提高抗甲状腺自身抗体的检出率，并可作为自身免疫性甲状腺炎的诊断与鉴别诊断的重要依据。
抗脉络膜抗体： 　阴性	阳性：主要见于交感性眼炎、脉络膜炎等。
抗脑组织抗体（ABAb）： 　阴性	阳性：见于多发性硬化病、多发性神经炎、接种后及感染后脑炎等。
抗肾上腺抗体（ACA）： 　阴性	阳性：主要见于特发性艾迪生病，可作为艾迪生病病因是特发性或结核性的鉴别指征。亦可见于特发性甲状旁腺功能低下、桥本甲状腺炎、1型糖尿病等患者。
抗结肠抗体： 　阴性	阳性：主要见于溃疡性结肠炎。
内因子抗体（IFA）： 　阴性	阳性：主要见于恶性贫血。亦可见于甲状腺功能减退、Graves病、艾迪生病、胰岛素依赖性糖尿病、甲状腺炎、甲状腺功能亢进症、缺铁性贫血等。
抗胆小管抗体： 　阴性	阳性：主要见于肝炎、肝硬化等。
抗网状蛋白抗体（ARA）： 　阴性	阳性：主要见于麸质敏感性肠病（CD），即麦胶性肠病。 注意事项：ARA抗体分为R1、R2、Rs、R3和R4五种亚型，目前认为ARA-R1与CD相关，而其他ARA阳性靶抗原还不是很明确，虽然经常在常规抗体筛查中碰到，但它们没有疾病相关特异性和临床价值。
抗麦胶蛋白抗体（AGA）： 　阴性	阳性：主要见于麦胶性肠病。亦可见于慢性肝病患者，如酒精性肝病、慢性肝炎、丙型肝炎等。
抗肌内膜抗体（AEA）： 　阴性	阳性：主要见于麦胶性肠病。亦可见于疱疹样皮炎等。
抗组织谷氨酰胺转移酶（tTG）抗体： 　阴性	阳性：主要见于麸质敏感性肠病或乳糜泻，亦可见于肝硬化、1型糖尿病等。

检查项目及正常参考值	临床意义及注意事项
抗去酰胺基麦胶蛋白肽 （DGP）抗体： 　阴性	阳性：主要见于乳糜泻，尤其是 2 岁以下婴幼儿乳糜泻患者。
抗 Ki-1 抗体： 　阴性	阳性：见于弥漫性结缔组织病（CTD），如系统性红斑狼疮（SLE）、重叠综合征、类风湿性关节炎、干燥综合征、系统性硬化症等。
抗 α-胞衬蛋白抗体： 　阴性	阳性：主要见于原发性干燥综合征（pSS）和继发性干燥综合征（sSS），为 SS 的诊断性抗体之一。亦可见于其他结缔组织病患者。
抗表皮基底膜抗体： 　阴性	阳性：主要见于大疱性类天疱疮、妊娠性类天疱疮、瘢痕性类天疱疮。亦可见于获得性大疱性表皮松解症、大疱性系统性红斑狼疮等。 注意事项：表皮基底膜抗原包括 BP180 和 BP230 两种大分子，故抗表皮基底膜抗体包括抗 BP180 抗体和抗 BP230 抗体。
抗桥粒核心糖蛋白（Dsg1/3）抗体： 　阴性	阳性：主要见于落叶性天疱疮和寻常性天疱疮，前者一般仅有抗 Dsg1 抗体阳性，后者可以单独抗 Dsg3 抗体阳性或抗 Dsg1 和抗 Dsg3 抗体均阳性。 注意事项：烧伤、青霉素过敏、毒性表面坏死性松解症、系统性红斑狼疮、重症肌无力、大疱性类天疱疮、瘢痕性类天疱疮、扁平苔藓等患者易出现此抗体的假阳性，需注意鉴别。
抗 BP180 抗体： 　阴性	阳性：主要见于大疱性类天疱疮（BP）。亦可见于神经系统疾病患者。亦参见"抗表皮基底膜抗体"。
抗胃壁细胞抗体（APA）： 　阴性	阳性：多见于慢性萎缩性胃炎、胃溃疡、原发性肾上腺萎缩、恶性贫血、原发性甲状腺功能减退、干燥综合征、肝癌等。 注意事项：正常人随年龄增长，阳性率增高。
抗肾上腺皮质抗体（ALA）： 　阴性	阳性：常见于特发性艾迪生病、特发性甲状腺功能低下、桥本甲状腺炎等。
抗乙酰胆碱受体抗体（AChR）： 　阴性	阳性：常见于重症肌无力（MG）。有时可见于胸腺瘤、系统性红斑狼疮、小细胞性肺癌、自身免疫性肝病、癫痫、强直性肌营养不良等。 注意事项：肌萎缩侧索硬化症患者用蛇毒治疗后可出现假阳性。

检查项目及正常参考值	临床意义及注意事项
抗肾小球基底膜抗体 （AGBM）： 　阴性	阳性：主要见于抗基底膜抗体型肾小球肾炎，包括急进性肾小球肾炎、Good-Pasture 综合征和免疫复合物型肾小球肾炎。也可见于药物诱导的间质性肾炎。
抗 p53 抗体： 　阴性	阳性：主要见于肿瘤患者。 注意事项：抗 p53 抗体滴度的高低与肿瘤恶变和转移密切相关。
抗 Clq 抗体： 　阴性	阳性：主要见于系统性红斑狼疮（SLE），亦见于低补体血症、荨麻疹性血管炎、类风湿性关节炎等。 注意事项：抗 Clq 抗体在 SLE 发病机制及疾病活动中起重要作用，可作为疾病活动的可靠指标，并与狼疮性肾炎（LN）密切相关。在 SLE 出现肾损伤前或肾疾病复发前，就能够检测到抗 Clq 抗体，故抗 C1q 抗体可作为监测 LN 活动性的重要实验室指标，从而为判断病情和制定治疗策略提供依据。
抗血小板抗体： 　阴性	阳性：见于特发性血小板减少性紫癜。
抗血小板膜糖蛋白抗体 （PMGAA）： 　阴性	阳性：主要见于慢性特发性血小板减少性紫癜。亦可见于系统性红斑狼疮、类风湿性关节炎等，但滴度较低。 注意事项：PMGAA 有多种，包括抗血小板膜糖蛋白 GPⅡβ、GPⅢα、GPⅠβ抗体等。
抗合成酶抗体： 　阴性	阳性：见于抗合成酶抗体综合征（ASS），包括肌炎、肺间质病变、对称性多关节炎、急性发热、技工手、雷诺现象等临床症候。 注意事项：抗合成酶抗体包括抗组胺酰 tRNA 合成酶抗体（抗 Jo-1k 抗体）、抗苏氨酰 tRNA 合成酶抗体（抗 PL-7 抗体）、抗丙氨酰 tRNA 合成酶抗体（抗 PL-12 抗体）、抗异亮氨酰 tRNA 合成酶抗体（抗 OJ 抗体）、抗甘氨酰 tRNA 合成酶抗体（抗 EJ 抗体）。其中，抗 Jo-1k 抗体阳性率最高。 存在抗合成酶抗体的肌炎患者极少发生肿瘤。同一患者体内一般不同时出现两种或两种以上的肌炎相关抗体。
抗 PL-7/PL-12 抗体： 　阴性	阳性：参见"抗合成酶抗体"。

续表

检查项目及正常参考值	临床意义及注意事项
抗 OJ/EJ 抗体： 　　阴性	阳性：参见"抗合成酶抗体"。
抗 N-甲基-D-天冬氨酸受体（NMDAR）抗体： 　　阴性	阳性：见于卵巢肿瘤合并的脑炎，为抗 NMDAR 抗体脑炎的标志性抗体。亦与系统性红斑狼疮（SLE）患者的神经精神异常相关。
抗水通道蛋白 4（AQP4）抗体： 　　阴性	阳性：见于视神经脊髓炎（NMO），为 NMO 的标志性抗体，可用于 NMO 与多发性硬化症的鉴别。
抗神经节苷脂抗体： 　　阴性	阳性：见于急性或慢性格林-巴利综合征、多灶性运动神经病、伴血浆异常蛋白的周围神经病、运动性神经元病、感觉神经病、Miller-Fisher 综合征、多发性硬化病等。 注意事项：神经节苷脂种类很多，包括 GM1、GD1a、GD1b、GT1b、GQ1b 等。抗 GM1 抗体阳性的患者更多出现肢体无力，而感觉障碍相对较少；抗 GD1b 抗体与感觉性共济失调等感觉障碍为主的疾病相关；抗 GQ1b 抗体与 Miller-Fisher 综合征、Bickerstaff 脑干脑炎等存在眼肌麻痹或球部肌肉受累的疾病相关。
抗单唾液型神经节苷脂（GM1）抗体： 　　阴性	阳性：见于急性运动轴索性神经病、脱髓鞘性格林-巴利综合征、多灶性运动神经病（MMN）等，亦参见"抗神经节苷脂抗体"。
抗 GD1a/GD1b 抗体： 　　阴性	阳性：主要见于 Miller-Fisher 综合征，罕见于感觉性神经病患者。亦参见"抗神经节苷脂抗体"。
抗 GQ1b 抗体： 　　阴性	阳性：参见"抗神经节苷脂抗体"。
抗锌转运体 8 抗体（ZnT8Ab）： 　　阴性	阳性：主要见于 1 型糖尿病，可与 2 型糖尿病鉴别。

第23章 病毒性肝炎免疫标志物检测

　　病毒性肝炎是由多种肝炎病毒引起的传染病,目前已发现的肝炎病毒有7种,临床上常见的有6种,分别命名为甲型、乙型、丙型、丁型、戊型和庚型病毒。我国是病毒性肝炎发病率较高的国家之一,肝炎患者总人数占世界首位。

　　甲型和戊型肝炎病毒主要经粪-口传播,如水和食物等,常引起急性肝炎;乙型、丙型、丁型和庚型肝炎病毒主要经血液传播,多致慢性肝炎,并容易发展为肝硬化,导致肝癌。

　　目前,病毒性肝炎的检测主要是免疫标志物的检测和核酸的检测,本章主要介绍免疫标志物的检测,而核酸的检测见"病原体核酸检测"一章。免疫标志物主要检测病毒感染机体后所产生的各种抗体或病毒的相关抗原。由于相当一部分人感染了肝炎病毒后自己常常没有感觉,而是在体检时才被发现,所以病毒性肝炎标志物的检测尤其是乙型肝炎和丙型肝炎,常常是健康体检的项目之一。

一、甲型肝炎检验

检查项目及正常参考值	临床意义及注意事项
甲肝病毒抗体(HAV – IgM/IgG):阴性	HAV – IgM 阳性:提示急性甲肝病毒感染早期,即甲型肝炎早期。 HAV – IgG 阳性:表示既往感染过甲肝病毒或甲型肝炎的恢复期。 注意事项:一般感染甲型肝炎病毒后 1~2 周内HAV – IgM 出现阳性,滴度迅速升高,3 个月后滴度下降,6 个月后消失。甲型肝炎病毒主要通过粪-口传播,所以一定要注意饭前便后洗手。

二、乙型肝炎检验

检查项目及正常参考值	临床意义及注意事项
乙肝病毒表面抗原（HBsAg）： 阴性	阳性：提示乙肝病毒感染，即患有乙型肝炎。可见于乙型肝炎病毒表面抗原携带者、乙型肝炎潜伏期和急性期、慢性迁延性肝炎、慢性活动性肝炎、肝硬化、肝癌等。 注意事项：HBsAg 为诊断乙型肝炎的常用指标，其在患者血清中可持续数月、数年甚至终生。但在乙型肝炎病毒（HBV）感染窗口期，HBsAg 可阴性。而且，HBsAg 阳性仅为感染指标，不能反映乙肝病毒复制增殖、传染性和病情预后。
乙肝病毒表面抗体（HBsAb）： 阴性	阳性：出现于乙型肝炎病毒感染后或注射乙肝疫苗后，有中和乙肝病毒、预防再感染的作用，为乙型肝炎病毒感染的保护性抗体。乙肝患者血清中出现HBsAb，提示乙型肝炎病毒感染已结束，病情趋于好转。
乙肝病毒 e 抗原（HBeAg）： 阴性	阳性：常作为乙型肝炎病毒复制增殖的间接指标，说明病毒复制活跃，感染性强，是乙肝患者具有传染性的标志。可见于急、慢性乙肝和乙肝病毒携带者。若 HBeAg 持续阳性，表明乙肝已转为慢性迁延性肝炎。
乙肝病毒 e 抗体（HBeAb）： 阴性	阳性：在急性乙肝时，此抗体阳性表明乙肝病毒复制缓解或终止；在慢性肝炎或肝硬化患者，此抗体阳性常说明乙肝病毒 DNA 与肝细胞发生整合，提示病程较长，预后不佳；HBeAg 消失和此抗体出现，表明乙肝病毒传染性减弱，病情趋于好转，但并不意味着乙肝病毒 DNA 复制停止或传染性消失。
乙肝病毒核心抗体（HBcAb）： 阴性	阳性：表示既往感染过乙肝病毒，若高抗体水平持续存在，提示乙肝病毒可能还在复制。乙肝病毒感染后，此抗体是最早出现的标志性抗体，持续时间长，并且几乎所有的患者均能产生此抗体，所以此抗体是流行病学调查指标。 注意事项：临床上大多数检测此抗体的 IgG 型，也有检测 IgM 型的，IgM 型抗体阳性对急性乙肝诊断价值较大。在乙肝病毒感染的窗口期，此型抗体是唯一能检出的血清标志物。
前 S_1 抗原（PreS$_1$）： 阴性	阳性：常提示乙肝病毒复制活跃，具有较强的传染性。若长期存在于患者血清中，提示已转为慢性。

检查项目及正常参考值	临床意义及注意事项
抗前 S_1 抗体（APreS₁）： 阴性	阳性：常提示急性乙肝预后良好，而且出现越早预后越好。
前 S_2 抗原（PreS₂）： 阴性	阳性：常提示乙肝病毒复制活跃，具有较强的传染性。若长期存在于患者血清中，提示已转为慢性。
抗前 S_2 抗体（APreS₂）： 阴性	阳性：常提示急性乙肝预后良好，而且出现越早预后越好。
乙肝病毒大蛋白（HBV‑LP）： 阴性	阳性：提示乙肝患者的病毒复制仍然存在。 注意事项：HBV‑LP 为乙肝病毒复发的根源。检测 HBV‑LP 可用于评价抗病毒治疗效果、预测病情反弹。HBV‑LP 为抗病毒治疗的辅助终点指标，其转阴为病毒清除的最早迹象。HBV‑LP 转阴一般晚于 HBV‑DNA 的转阴，早于乙肝表面抗原的转阴。

三、乙肝两对半的临床意义

HBsAg	HBsAb	HBeAg	HBeAb	HBcAb	临床意义
—	—	—	—	—	无乙肝病毒感染
+	—	—	—	—	急性乙肝初期或潜伏期
—	+	—	—	—	注射乙肝疫苗或潜伏感染后，表示疫苗免疫有效
—	—	+	—	—	乙肝早期，此时 HBsAg 量少无法测出，而 HBcAb 尚未产生
—	—	—	+	—	少见类型的恢复期
—	—	—	—	+	急性乙肝病毒感染窗口期、急性乙肝恢复期或曾感染过乙肝病毒
+	+	—	—	—	乙肝恢复期或不同亚型的乙肝病毒二次感染
+	—	+	—	—	急性乙肝病毒感染早期或潜伏期后期，传染性强
+	—	—	—	+	急性或慢性乙肝，乙肝病毒持续感染
+	—	—	+	—	急性或慢性乙肝恢复期

续表

HBsAg	HBsAb	HBeAg	HBeAb	HBcAb	临床意义
+	−	+	−	+	乙肝急性期或慢性感染,具有强传染性。这也是我们常说的"大三阳",发病 6 个月内多为急性乙型肝炎,发病超过 6 个月的是慢性活动性肝炎。
+	−	−	+	+	急性乙肝病毒感染的晚期,传染性弱,或无症状的乙肝病毒慢性携带者。这也是我们常说的"小三阳",患者可以恢复工作,但仍需 1～2 个月抽血复查一次。
+	−	+	+	+	急、慢型乙肝,慢性乙肝病毒感染晚期,传染性强
+	+	−	−	+	不同亚型的乙肝病毒二次感染的早期
+	+	−	+	−	不同亚型的乙肝病毒二次感染的早期
+	+	−	+	+	不同亚型的乙肝病毒感染,或提示患者体内有乙肝表面抗原抗体复合物存在
+	+	+	−	+	不同亚型的乙肝病毒感染,非典型乙肝病毒感染
+	+	+	+	+	不同亚型的乙肝病毒感染,亚临床非典型乙肝病毒感染,提示患者体内有乙肝表面抗原抗体复合物存在
−	+	−	+	+	急、慢性乙肝恢复期,提示已开始产生免疫力
−	−	−	+	+	乙肝恢复期;亚临床乙肝病毒感染;乙肝病毒近期感染,HBsAg 量太少而难以检出;可能有一定传染力
−	+	−	+	−	乙肝感染后恢复期
−	+	−	−	+	急性乙肝恢复阶段,因 HBeAb 持续时间短,已消失
−	−	+	+	+	急性乙肝感染中期
−	−	+	−	+	急性乙肝感染中期,因 HBeAb 量少难以测出;非典型乙肝感染
−	+	+	−	−	非典型乙肝感染
−	+	+	−	+	非典型乙肝感染

"—"表示阴性;"＋"表示阳性

四、丙型肝炎检验

检查项目及正常参考值	临床意义及注意事项
丙肝病毒抗体(Anti - HCV): 阴性	阳性:提示丙肝病毒感染,可能患丙型肝炎。 注意事项:丙肝病毒抗体分 IgG 和 IgM 两种,在丙肝急性感染期,IgM 抗体多为阳性;在慢性期或持续感染时,IgG 抗体多为阳性。所以,IgM 抗体是判断急、慢性丙肝的重要标志。在丙肝恢复期,患者血清中 IgG 抗体多为阳性,但滴度不高。

五、丁型肝炎检验

检查项目及正常参考值	临床意义及注意事项
丁型肝炎病毒抗原(HDAg): 阴性	阳性:见于急性丁型肝炎病毒感染。慢性丁型肝炎病毒感染患者,HDAg 可反复阳性。 注意事项:丁型肝炎病毒感染早期,血清 HDAg 滴度较高,但很快下降,在急性感染 1~2 周后就难以检测到,故 HDAg 阳性是诊断急性丁型肝炎病毒感染的最好证据。
丁型肝炎病毒抗体(Anti - HDV): 阴性	阳性:提示丁型肝炎病毒感染,可能患丁型肝炎。 注意事项:丁型肝炎病毒抗体分 IgG 和 IgM 两种,急性感染或感染早期,IgM 为阳性;慢性感染时则表现为持续性高滴度 IgG 阳性。 丁肝病毒的感染只有在感染了乙肝病毒的人中才能发生,在乙肝和丁肝病毒联合感染时,血清中首先出现乙肝表面抗原,然后肝内丁肝抗原阳性。急性期血清出现一过性的丁肝抗原阳性,随即出现丁肝抗体,故丁型肝炎的诊断主要依据此抗体的检测。在慢性感染终止,甚至到乙肝表面抗原转阴后,丁肝抗体仍能在体内保持数年。

六、戊型肝炎检验

检查项目及正常参考值	临床意义及注意事项
戊型肝炎病毒抗体(Anti－HEV)： 阴性	阳性：提示戊型肝炎病毒感染,可能患戊型肝炎。但疫苗注射后会出现阳性。 注意事项：戊型肝炎病毒抗体分 IgG 和 IgM 两种,急性感染或近期感染时 IgM 抗体阳性;慢性感染或在戊肝恢复期时,IgG 抗体阳性。急性戊肝死亡率较高,需引起重视。 戊型肝炎常有急性肝炎的表现,常伴有肝功能异常。戊型肝炎经粪-口传播,需注意隔离。

七、庚型肝炎检验

检查项目及正常参考值	临床意义及注意事项
庚型肝炎病毒抗体(Anti－HGV)： 阴性	阳性：提示庚型肝炎病毒感染,可能患庚型肝炎。 注意事项：庚肝病毒抗体分 IgG 和 IgM 两种,IgM 抗体出现较早,一般作为庚肝早期诊断指标;IgG 抗体出现相对较晚,但持续时间长。庚肝可与乙肝、丙肝同时存在。庚肝病毒感染者约 50% 谷丙转氨酶(ALT)正常,因此,有必要对献血者进行 HGV 的筛查。

第 24 章　特殊病原体及其抗体检测

病原体如细菌、病毒和寄生虫感染后,人体体液或分泌物中可检测到某些病原体。由于这些病原体可刺激人体产生特异性抗体,因此检测血清中这些特异性抗体,可达到快速辅助诊断病原体感染的效果,这对观察疾病的发展过程很有帮助。

一、细菌感染及其抗体检测

检查项目及正常参考值	临床意义及注意事项
肥达氏反应: 　伤寒沙门菌 H 抗体:<1:160 　伤寒沙门菌 O 抗体:<1:80 　副伤寒甲抗体:<1:80 　副伤寒乙抗体:<1:80 　副伤寒丙抗体:<1:80	伤寒沙门菌 H 抗体>1:160,O 抗体>1:80:提示伤寒沙门菌感染,患者患有伤寒。 副伤寒甲抗体>1:80 或副伤寒乙抗体>1:80 或副伤寒丙抗体>1:80,O 抗体>1:80:提示副伤寒沙门菌感染,患者患有副伤寒。 注意事项:肥达氏反应即伤寒、副伤寒沙门菌的凝集反应。该菌感染 1~2 周后,患者血清中出现特异性抗体,并逐渐增高,第 4 周达到高峰,以后又逐渐下降。伤寒和副伤寒为伤寒和副伤寒沙门菌引起的胃肠道传染病。一般而言,伤寒沙门菌 O 抗体出现较 H 抗体早,感染早期可仅有 O 抗体升高。对可疑患者可间隔数天再抽取静脉血,观察抗体效价变化。 曾患过伤寒或不久前刚注射过菌苗者,当患其他传染病时,H 抗体效价会非特异性增高,但 O 抗体效价极少增高。人群中因注射伤寒菌苗或因沙门菌隐性感染后,正常人血清中会出现特异性抗体,但一般很少超过 1:80。另外,有极少数伤寒患者,主要是婴幼儿,由于免疫力低下,血液中不出现特异性抗体。早期使用抗生素和肾上腺皮质激素的伤寒患者,肥达氏反应可为阴性。
伤寒抗体: 　阴性	阳性:见于伤寒沙门菌感染,患者患有伤寒。亦参见"肥达氏反应"。
副伤寒抗体: 　阴性	阳性:见于副伤寒沙门菌感染,患者患有副伤寒。亦参见"肥达氏反应"。

续表

检查项目及正常参考值	临床意义及注意事项
血清抗链球菌 A 溶血素"O"（ASO）： 　　<180 IU/ml	增高：主要见于急性风湿热、急性肾小球肾炎、感染性心内膜炎、脑膜炎、产褥热、急性咽炎、扁桃体炎、猩红热、风湿性关节炎、活动性心脏病、心包炎、脓疮病、新生儿脐部感染等。 注意事项：A 型溶血性链球菌感染 1 周后，ASO 即开始升高，4～6 周达高峰，可在血清中持续数周，甚至达数年。因此，有时 ASO 增高可能是由于以往的链球菌感染所致。
布氏杆菌抗体： 　　阴性或凝集效价<1∶80	凝集效价>1∶80 或阳性：见于布氏杆菌病。 注意事项：布氏杆菌病为一种人畜共患型传染病。非流行区凝集效价大于 1∶80 有诊断意义；流行区和牧民区凝集效价大于 1∶160 以上才有诊断意义。此检测不能以 1 次检查结果作为诊断标准，应在感染初期和感染中后期做 2 次测定，第二次测定凝集效价较第 1 次增高，并大于第 1 次测定结果 4 倍以上才有诊断意义。
涂片找革兰阴性双球菌： 　　阴性或未找见	阳性或找见革兰阴性双球菌：提示患者可能感染了淋病奈瑟菌。 注意事项：淋病是最常见的性传播疾病，主要通过性接触感染，也可因使用被污染的毛巾、浴盆等非性接触而感染，感染淋病奈瑟菌的孕妇可通过胎盘或产道使胎儿受感染，偶尔经血液传播。淋病的潜伏期为 2～10 天。找见革兰阴性双球菌，可初步诊断淋病奈瑟菌感染，但确诊需做细菌培养。
淋球菌抗体： 　　阴性	阳性：提示淋病奈瑟菌感染，可能患有淋病。
涂片找杜氏嗜血杆菌： 　　阴性或未找见	阳性或找见杜氏嗜血杆菌：见于软下疳。 注意事项：软下疳为一种性传播疾病，主要通过性交传染，主要表现为生殖器溃疡，合并附近淋巴结化脓性病变。
抗脱氧核糖核酸酶 B 抗体： 　　阴性	阳性：主要见于链球菌感染的风湿性心脏病、风湿性关节炎及急性肾小球肾炎等。
嗜肺军团菌抗体： 　　阴性	阳性：提示现有嗜肺军团菌感染，或既往感染过嗜肺军团菌。 注意事项：嗜肺军团菌感染可致军团菌病，可分为三种亚型：肺炎型军团菌病，以肺炎为主要临床表现，又称军团菌肺炎；肺外综合征，即感染从肺部播散至肺外

检查项目及正常参考值	临床意义及注意事项
	其他系统;庞蒂亚克热,表现为急性发热,病程呈自限性。一般男性多于女性,老年人、吸烟酗酒者以及免疫功能低下者易患此病。
幽门螺杆菌尿素酶试验: 阴性	阳性:见于幽门螺杆菌感染,其可引起胃炎、十二指肠溃疡、胃溃疡、胃黏膜相关性淋巴样组织淋巴瘤、胃功能性消化不良、胃食反流病、胃癌等。
幽门螺杆菌尿素酶抗体: 阴性	阳性:同"幽门螺杆菌尿素酶试验"。
^{14}C 呼气试验: $^{14}C-UBT$: <100 dpm/mmolCO_2 或阴性	$^{14}C-UBT$ >100 dpm/mmolCO_2 或阳性:提示患者有幽门螺杆菌(Hp)感染,其可引起胃炎、胃溃疡、十二指肠溃疡、非溃疡性消化不良、胃癌等。 注意事项:受试者应在早上空腹时或进食两小时以后受试,受试前漱口,然后用约 20 ml 凉饮用水送服尿素[^{14}C]胶囊一粒,静坐 25 分钟。开启 CO_2 集气剂一瓶,插入一洁净的有防倒流装置的气体导管,导管下端应浸入集气剂液内,受试者通过导管吹气,力度适中以免液体溅出,严禁倒吸! 当 CO_2 集气剂由紫红色变为无色时停止吹气(约 1~3 分钟),若超过 3 分钟褪色不全,亦停止吹气,此时 CO_2 集气剂饱和,是因唾液等进入,干扰非水滴定系统而影响变色,并不影响测试结果。气体样品收集完毕后交给医生检查。 ^{14}C 呼气试验是基于:Hp 可产生高活性的尿素酶,当患者服用 ^{14}C 标记的尿素后,如患者的胃内存在 Hp 感染,胃中的尿素酶可将尿素分解为氨和 ^{14}C 标记的 CO_2,^{14}C 标记的 CO_2 通过血液经呼气排出,定时收集呼出的气体,通过分析呼气中 ^{14}C 标记的 CO_2 的含量即可判断患者是否存在 Hp 感染。 需要注意的是:孕妇、哺乳期妇女不宜做此试验;一个月内使用抗生素、铋制剂、质子泵抑制剂者,5 天内急性胃出血者不宜做此试验;上消化道急性出血可使 Hp 受抑制,有可能造成假阴性结果。
^{13}C 呼气试验: DOB$\leqslant$4 或阴性	DOB$>$4 或阳性:提示患者有幽门螺杆菌(Hp)感染,其可引起胃炎、胃溃疡、十二指肠溃疡、非溃疡性消化不良、胃癌等。 注意事项:检测时先收集受试者第一次呼气样本,然后服用专门的冲剂,静坐等候 30 分钟,在此时间内不能喝

检查项目及正常参考值	临床意义及注意事项
	或吃任何东西,最后再用全力把气体呼到另一收集试管内,将收集到气体的两个试管在特定的仪器上分析,测定服药前后呼气样本中 ^{12}C/^{13}C 比值(δ值)。若呼气后 δ 值减去呼气前 δ 值之差(DOB)>4,则为 Hp 阳性,提示患者感染 Hp。 检测须在空腹状态或者餐后两小时后进行,患者近一个月内未服用抗生素、铋制剂、质子泵抑制剂等 Hp 敏感药物,否则会造成检测结果假阴性。
幽门螺杆菌抗体: 　阴性	阳性:见于现有幽门螺杆菌感染(IgM 型抗体阳性)或既往幽门螺杆菌感染(IgG 型抗体阳性)。亦参见“幽门螺杆菌尿素酶试验”。
结核分枝杆菌抗体: 　阴性	阳性:见于结核分枝杆菌感染所致的结核病。IgM 型抗体阳性提示现阶段有感染,而 IgG 型抗体阳性提示现阶段或既往结核分枝杆菌感染。
涂片找结核分枝杆菌: 　阴性	阳性或涂片找见结核分枝杆菌:提示患者现阶段有结核分枝杆菌感染,基本可确诊结核病。
γ 干扰素释放试验(IGRA): 　阴性	阳性:主要见于活动性结核、结核分枝杆菌的潜伏感染(LTBI)等。 注意事项:IGRA 的检查是基于结核杆菌感染者体内存在特异的效应 T 淋巴细胞,其再次受到结核抗原刺激时会分泌 INFγ。IGRA 可以弥补结核菌素(PPD)试验的不足,因为其特异性低,接种卡介苗、非结核分枝杆菌感染及结核病治愈后 PPD 试验均可阳性,而 IGRA 具有较高的敏感性和特异性,且不受卡介苗和大多数非致病分枝杆菌的影响,但其存在假阴性结果。

二、病毒感染及其抗体检测

检查项目及正常参考值	临床意义及注意事项
嗜异性凝集试验: 　阴性或凝集效价≤1:32	阳性或凝集效价>1:32:主要见于传染性单核细胞增多症。也可见于霍奇金病、血清病及日本血吸虫病感染的急性期,必要时需做吸收试验来加以鉴别。 注意事项:传染性单核细胞增多症是由 EB 病毒感染

检查项目及正常参考值	临床意义及注意事项
	所致,患者血清中会出现一种能凝集异种动物如绵羊红细胞的抗体,此抗体即称为嗜异性抗体,检测此抗体可辅助诊断本病。一般在发病后1周即可查到此抗体,2~3周时其凝集效价达高峰,而后下降,3个月后完全消失,但也有个别患者维持6~12个月之久。如果一次检查凝集效价≥1∶64或动态观察增长4倍以上,结合临床表现可确诊此病。但约有10%的传染性单核细胞增多症患者,多为儿童和婴儿,可始终不出现嗜异性抗体。
嗜异性凝集吸收试验(HAAT): 阴性	阳性:主要见于传染性单核细胞增多症。 注意事项:HAAT可用于鉴别传染性单核细胞增多症和其他嗜异性抗体阳性的疾病。
嗜人T淋巴细胞病毒1型 (HTLV-1)抗体: 阴性	阳性:主要见于成人T细胞白血病/淋巴瘤(HTL/L)、热带痉挛性下肢瘫(TSP)/与HTLV-1相关的脊髓病(HMA)、多发性硬化症(MS)、不明原因的脉管炎(KW)等,亦可见于不同的血源性肿瘤、慢性肺炎疾患、风湿性关节炎和某些实质性肿瘤等,可能是由于感染后产生的人体免疫抑制所致。
血清巨细胞病毒(CMV)抗体: 阴性	阳性:可见于不孕、流产、肝炎、肺炎、神经损害、术后感染、动脉粥样硬化、冠心病、某些肿瘤等。 注意事项:此抗体可分为IgG型和IgM型。人群中90%以上IgG型抗体阳性,提示既往感染;若近期血清滴度有4倍以上增长,则提示近期有活动性CMV感染。IgM型抗体阳性,提示目前有CMV感染或处于CMV活动期。
抗柯萨奇病毒(CSV)抗体: 阴性	阳性:多见于无菌性脑膜炎、脑炎、麻痹症、腹泻、肝炎、胰腺炎、急性心肌炎、肌疾病、呼吸道疾病、眼结膜炎、手足综合征、皮疹、胎儿和新生儿感染等。 注意事项:抗柯萨奇病毒抗体可分为IgG型和IgM型抗体。IgM型抗体阳性提示目前有柯萨奇病毒感染,IgG型抗体阳性提示既往感染。
抗人类免疫缺陷病毒(HIV)抗体: 阴性	阳性:见于获得性免疫缺陷综合征(艾滋病)。 注意事项:HIV感染时,可造成人体大量T淋巴细胞(CD4)被破坏,引起人体免疫功能障碍,导致各种机会性感染和发生某些罕见的肿瘤。HIV抗体阳性患者的血清必须用免疫印迹法来确证,同时应检测

续表

检查项目及正常参考值	临床意义及注意事项
	CD4/CD8 比值,以了解免疫功能状况。 抗 HIV 抗体阴性不能排除 HIV 的早期感染,因为血清抗体出现较迟,一般在 HIV 感染后 22～27 天才会被检出,故建议在 2～4 周后复查。
人类免疫缺陷病毒蛋白印迹试验: 　阴性	阳性:提示患者感染了人类免疫缺陷病毒,并将终身携带人类免疫缺陷病毒,5 年内有 10%～30% 的阳性者将成为艾滋病患者,90% 的人将出现不同程度的免疫缺陷,而且其作为传染源,可随时将人类免疫缺陷病毒传染给他人。
汉坦病毒抗体 (HTV - IgM/IgG): 　阴性	阳性:见于汉坦病毒感染,可致肾病综合征出血热(HFRS)(又称流行性出血热)、汉坦病毒肺综合征(HPS)等。 注意事项:汉坦病毒感染 2～3 天血清中可出现 IgM 抗体,7～10 天达高峰,可作为早期诊断指标。感染 2 周后可出现 IgG 抗体。
单纯疱疹病毒血清抗体 (HSV - IgM/IgG): 　阴性	阳性:见于疱疹性口腔炎、湿疹性疱疹、疱疹性角膜结膜炎、疱疹性脑膜炎、疱疹性阴道炎等。 注意事项:单纯疱疹病毒血清抗体检测为 TORCH(弓形虫、风疹病毒、巨细胞病毒、单纯疱疹病毒)四项检测中的一项,孕妇感染 TORCH 中的任何一种,均有可能通过胎盘、产道或母乳传染给胎儿或新生儿,胎儿感染可导致流产、早产、死胎或胎儿生长迟缓和畸形,新生儿感染可造成智力障碍、瘫痪、失明以及失聪等严重后遗症。因此,要求育龄妇女在孕前 1～3 个月受检一次,以排除病毒感染后再怀孕。 HSV 分为Ⅰ型和Ⅱ型两种,生殖器官的 HSV 感染主要由 HSV-Ⅱ引起,而生殖器官以外部位的 HSV 感染多由Ⅰ型引起。 HSV 抗体分为 IgG 和 IgM 两种,IgM 抗体出现较早(感染后 7～8 天),一般持续数周至数月(多为 3～6 个月),偶有一年以上者。高滴度 IgM 抗体阳性,提示有近期感染。IgG 抗体出现较晚,常于感染后 2～5 个月达到高峰,以后逐渐降低,但可维持较长时间。IgG 抗体阳性,说明曾经感染过 HSV,且有一定免疫力。
风疹病毒血清抗体 (RV - IgM/IgG): 　阴性	阳性:见于不孕、流产患者。 注意事项:风疹病毒(RV)血清抗体检测为 TORCH(弓形虫、风疹病毒、巨细胞病毒、单纯疱疹病毒)四

续表

检查项目及正常参考值	临床意义及注意事项
	项检测中的一项。如果妇女妊娠前三个月（12周）感染 RV，很有可能通过胎盘感染胎儿，导致新生儿患上先天性风疹综合征（CRS），可表现为白内障、耳聋、心脏病或智力发育障碍。而且，孕妇感染 RV 越早，新生儿患 CRS 的概率越大。胎儿感染 RV 后可导致孕妇流产、早产。因此，要求育龄妇女在孕前 1～3个月受检一次，以排除病毒感染后怀孕。 RV 抗体可分为 IgG 型和 IgM 型两种。IgM 型抗体阳性，提示目前有 RV 感染；IgG 型抗体阳性，提示既往感染过 RV，且有一定免疫力。
腺病毒（AdV）抗体： 　阴性	阳性：参见"腺病毒 DNA"。 注意事项：临床上检测腺病毒抗体一般有两类：IgG 和 IgM。前者阳性，表示曾经感染过腺病毒，而无法确定有无现阶段感染；后者阳性，表示近期有感染。因此，检测 IgM 类抗体比 IgG 类更有诊断意义。
呼吸道合胞病毒（RSV）抗体： 　阴性	阳性：主要见于婴幼儿病毒性肺炎和毛细支气管炎，患儿症状一般较重，可有高热、鼻炎、咽炎及喉炎等，少数患儿可并发中耳炎、胸膜炎及心肌炎等。亦可见于成人和年长儿童的上呼吸道感染。 注意事项：RSV 感染的潜伏期为 2～8 天（多为 4～6 天），一般检测 IgM 类抗体。
血清 EB 病毒（EBV）抗体： 　阴性	阳性：主要见于传染性单核细胞增多症、Burkitt 淋巴瘤、鼻咽癌、慢性活动性 EB 病毒感染等。也可见于类风湿性关节炎、免疫低下或缺陷者的 B 淋巴细胞恶性肿瘤、霍奇金病、移植后恶性淋巴瘤等。 注意事项：血清 EB 病毒抗体可分为 IgM、IgG 和 IgA 型三种。IgM 型抗体阳性在 EB 病毒感染早期出现，可持续数周甚至长达 6 个月，几乎所有的急性患者都为阳性，故 IgM 型抗体为急性 EB 病毒感染的可靠标志，但在传染性单核细胞增多症患者 1～2 个月即可消失；IgG 型抗体阳性，表示既往感染和有免疫力，一般以低水平维持终生，高滴度的 IgG 型抗体也常见于鼻咽癌患者和慢性活动性 EB 病毒感染；IgA 型抗体在鼻咽癌患者中水平很高，滴度与疾病程度直接相关，治疗有效时滴度下降直至阴性，而复发时滴度升高。

检查项目及正常参考值	临床意义及注意事项
EB 病毒早期抗原抗体 （EA‑IgM/IgG）： 　阴性	阳性：见于 EB 病毒急性感染和重复感染，感染 2 周后血清中即可出现 EA‑IgM，随后开始出现 EA‑IgG。EB 病毒感染所致疾病参见"血清 EB 病毒（EBV）抗体"。
EB 病毒壳抗原抗体 （VCA‑IgM/IgG）： 　阴性	阳性：见于 EB 病毒急性感染和重复感染，感染后 3 周左右血清中即可出现 VCA‑IgM，6 周左右出现 VCA‑IgG。EB 病毒感染所致疾病参见"血清 EB 病毒（EBV）抗体"。
EB 病毒核抗原抗体 （NA1‑IgG）： 　阴性	阳性：见于 EB 病毒既往感染。EB 病毒感染所致疾病参见"血清 EB 病毒（EBV）抗体"。
流感病毒抗体： 　阴性	阳性：提示患者可能患有流行性感冒。参见"流感病毒RNA"和"流感病毒（IA/IB/P1/P2/P3）抗原"。 注意事项：由于流感病毒感染普遍，且存在回忆反应，同时同一亚型不同年代变异毒株间均存在不同程度的抗原性交叉，因此，患者血清中是否存在流感病毒抗体或抗体高低，不能作为确切诊断的证据。必须采集患者急性期（发病的最初 3 天）和恢复期（发病后 2～3 周）的血清，在同一条件下进行测定，凡恢复期血清中抗体效价比急性期高 4 倍以上者，才可确认是流感患者。另外，由于流感病毒抗原性变异极为复杂，不同地区，甚至同一地区不同单位，所流行毒株的抗原性不尽完全相同。因此，进行抗体测定时，所用的抗原最好用当时当地的流行株加上全国的代表性毒株。
流感病毒（IA/IB/P1/P2/P3）抗原： 　阴性	阳性：见于流行性感冒患者。 注意事项：流感病毒可分为甲型流感病毒（IA）、乙型流感病毒（IB）、副流感病毒 1 型（P1）、副流感病毒 2 型（P2）、副流感病毒 3 型（P3）等。流感病毒检测可以检测病毒核酸（见"流感病毒 RNA"）、病毒抗原和病毒抗体（见"流感病毒抗体"）。前两者阳性，基本可以确诊流行性感冒，而抗体检测只能提示可能患有流感。
腺病毒（AdV）抗原： 　阴性	阳性：参见"腺病毒 DNA"和"腺病毒（AdV）抗体"。 注意事项：腺病毒检测可以检测病毒 DNA、病毒抗原

续表

检查项目及正常参考值	临床意义及注意事项
	和病毒抗体。前两者阳性,基本可以确诊腺病毒感染,而抗体阳性,提示可能患有腺病毒感染。
呼吸道合胞病毒(RSV)抗原: 阴性	阳性:参见"呼吸道合胞病毒(RSV)抗体"。 注意事项:RSV 抗原的检测基本可以确诊 RSV 的感染,而 RSV 抗体的检测只能提示可能患有 RSV 感染。
麻疹病毒抗体(MV‑IgM/IgG): 阴性	阳性:提示近期感染麻疹病毒(IgM 阳性)或既往感染(IgG 阳性)。IgG 和 IgM 抗体均为阳性,或者是 IgG 抗体滴度≥1∶512,表明有麻疹病毒近期感染;IgG 抗体滴度<1∶512,IgM 抗体为阴性,表明有过既往感染史;IgG 抗体滴度在双份血清中有 4 倍以上升高,无论 IgM 抗体是否为阳性,亦表明有麻疹病毒近期感染。 注意事项:麻疹病毒感染人体后,最早出现的抗体类别是 IgM 抗体,所以常以检测急性期 IgM 抗体作为早期诊断麻疹病毒感染的理想方法。一般在感染后第 4～21 天阳性率最高,感染后第 1～3 天和恢复期第 4～5 周阳性率较低。由于其他病毒(如风疹病毒、柯萨奇病毒等)感染也可有麻疹样临床表现,因此需要与风疹等疾病相鉴别。对于麻疹 IgM 检测阴性的病例,应同时检测风疹等其他出疹性病毒病原。若均为阴性,不能除外麻疹,应查恢复期血清抗体。IgG 抗体可与 IgM 抗体同时或较晚出现,6 个月内明显下降,以后维持在一定水平并终生存在。IgG 和 IgM 抗体均为阴性,表明没有受过麻疹病毒感染。一般育龄期妇女及婴儿需检测麻疹病毒抗体。
人细小病毒 B19 抗体 (HPV B19‑IgM/IgG): 阴性	阳性:主要见于传染性红斑。亦可见于慢性溶血性贫血患者发生再障危象、免疫抑制患者慢性贫血、先天性心脏病、孕期流产及死胎等。 注意事项:人细小病毒 B19 为学龄前儿童传染性红斑(又称第五病)的病原体,主要通过呼吸道飞沫传播。B19 病毒可通过胎盘,孕妇感染引起胎儿宫内感染,致胎儿水肿、死胎、自然流产等。 IgM 抗体阳性,IgG 抗体阴性,提示 B19 病毒近期感染,建议 1～2 周后复查,观察 IgG 抗体是否转阳,孕妇需对胎儿进行评估;IgM 抗体和 IgG 抗体均阳性,提示 B19 病毒近期感染,孕妇需对胎儿进行评估。

检查项目及正常参考值	临床意义及注意事项
	IgM 抗体阴性,IgG 抗体阳性,提示既往有感染,有免疫力,可消除患者疑虑;IgM 抗体和 IgG 抗体均阴性,提示患者无感染,亦无免疫力。
肠道病毒 71 型 IgM 抗体 (EV71 - IgM): 　阴性	阳性:见于手足口病病毒感染早期,亦可见于二次感染及复发感染。 注意事项:EV71 感染后易引起神经源性肺水肿、脑干脑炎等并发症,病死率高。
柯萨奇病毒 A16 型 IgM 抗体 (CA16 - IgM): 　阴性	阳性:主要见于手足口病病毒感染早期,可引起心包炎、心肌病、心肌炎等。 注意事项:手足口病传染性强,传播速度快,并可造成局部暴发流行。由于目前尚无十分安全有效的手足口病疫苗及特效药,因此早期诊断对手足口病的治疗和控制起至关重要的作用。 在手足口病病毒感染的不同时期,阳性率有所不同,CA16 - IgM 和 EV71 - IgM 阴性不能排除感染可能,应结合临床信息进行分析。
登革病毒抗体(DGV - IgM/IgG): 　阴性	阳性:见于登革病毒感染,可致登革热、登革出血热、登革热-休克综合征等。
中东呼吸综合征冠状病毒 (MERS - CoV)抗体: 　阴性	阳性:主要见于中东呼吸综合征、急性呼吸窘迫综合征。
流行性乙脑病毒抗体 (IgM/IgG): 　阴性	阳性:见于流行性乙脑病毒感染所致的乙型脑炎。IgM 型抗体阳性,提示现阶段感染;IgG 型抗体阳性,提示既往感染。 注意事项:人受乙脑病毒感染后,大多数为隐性感染及部分顿挫感染,仅少数发生脑炎,这与乙脑病毒的毒力、侵入机体的病毒数量及感染者的免疫力有关。
人类乳头瘤病毒(HPV)抗体: 　阴性	阳性:提示患者有 HPV 感染。 注意事项:HPV 感染通常没有明显的临床症状,且 HPV 有多种类型,包括高危型和低危型,因此 HPV 抗体检测无法确定 HPV 型别,建议 HPV 抗体阳性者进一步进行"人乳头瘤病毒基因分型(HPV - G)"检测。
轮状病毒(RV)抗原: 　阴性	阳性:见于轮状病毒感染所致的肠炎、婴幼儿腹泻等。

检查项目及正常参考值	临床意义及注意事项
肾病综合征出血热病毒抗体（IgM/IgG）： 　阴性	阳性：参见"汉坦病毒抗体（HTV‑IgM/IgG）"。 注意事项：肾病综合征出血热病毒即汉坦病毒。

三、寄生虫感染及其抗体检测

检查项目及正常参考值	临床意义及注意事项
血清抗弓形虫抗体： 　阴性	阳性：常见于弓形虫感染患者。 注意事项：弓形虫是一种寄生在组织内的原虫，可感染人和其他哺乳类动物，如犬、猫及家兔等。另外，经常吃烤羊肉串的人容易感染，往往与羊肉串未完全烤熟有关。
血液疟原虫（MP）： 　阴性	查见疟原虫：提示患有疟疾。 注意事项：一次没有找到疟原虫，不能说明无疟原虫感染，须反复检测。
疟原虫抗体（IgM/IgG）： 　阴性	阳性：提示患者现有或曾经感染过疟原虫。 注意事项：抗体阴性，不足以否定疟疾，应做抗原检测或涂片找疟原虫。疟原虫感染引起的疟疾，主要是经按蚊叮咬或输入带疟原虫的血液而感染，患者为周期性规律发作，全身发冷、发热、多汗，长期多次发作后可引起贫血和脾肿大。
微丝蚴检查： 　未见或阴性	找到微丝蚴：提示患者患有丝虫病。 注意事项：由于微丝蚴有周期性地在夜间出现于末梢血液的特性，一般在晚上九点以后采血检查。
囊虫抗体： 　血清：<1∶64 　脑脊液：<1∶8	阳性或血清抗体效价>1∶64或脑脊液抗体效价>1∶8：多见于脑囊虫病。 注意事项：囊虫病又称猪囊尾蚴病，是一种人和猪共患的寄生虫病，此病易感染人群为21～40岁的青壮年，此病在我国东北、华北、云南、内蒙古等地发病率较高。
锥虫（Chagas）抗体： 　阴性	阳性：提示患者有锥虫感染。 注意事项：非洲锥虫病又称非洲睡眠病或嗜睡性脑炎，患者初期可以出现发热、皮疹、水肿和淋巴结肿大等症状，其后脑部和脑膜也出现炎症。锥虫病晚期会慢慢地出现其他神经系统症状，昏睡的情况会逐渐增

检查项目及正常参考值	临床意义及注意事项
	加,最终导致昏迷并造成死亡,"嗜睡性脑炎"亦因此而得名。
血吸虫抗体(IgM/IgG): 　　阴性	阳性:提示患者有血吸虫感染(IgM 型抗体阳性)或曾感染过血吸虫(IgG 型抗体阳性)。 注意事项:血吸虫抗体检测的方法有多种,皮内试验和酶联免疫吸附试验可出现 2%～3% 的假阳性。环卵沉淀试验阳性是宿主体内存在活虫卵的指标,其可作为疗效观察的依据。
旋毛虫抗体(IgM/IgG): 　　阴性	阳性:提示患者现有或曾经感染过旋毛形线虫(旋毛虫)。 注意事项:旋毛虫病为一种人畜共患病。人因生食或食入未煮熟的含有活的旋毛虫幼虫而感染。主要临床表现有胃肠道症状、发热、眼睑水肿、肌肉疼痛等。
肺吸虫抗体: 　　阴性	阳性:提示患者现有或曾经感染过肺吸虫。 注意事项:肺吸虫病为一种急性或慢性的地方性寄生虫病,虫体主要寄生于肺部,以咳嗽、咯棕红色痰为主要表现,也可寄生于脑、脊髓、胃肠道、腹腔、皮下组织等,产生相应症状。主要因人进食未煮熟的带有肺吸虫囊蚴的淡水蟹、蝲蛄、沼虾、野生动物肉或生饮溪水等而感染。
肝吸虫抗体(IgM/IgG): 　　阴性	阳性:提示患者现有或曾经感染过肝吸虫(亦称华支睾吸虫)。 注意事项:华支睾吸虫病是由华支睾吸虫寄生于人体肝内胆管所引起的寄生虫病。人类常因食用未经煮熟的含有华支睾吸虫囊蚴的淡水鱼或虾而感染。轻度感染者可无症状,重度感染者可出现消化不良、上腹隐痛、腹泻、精神不振、肝大等临床表现,严重者可发生胆管炎、胆结石以及肝硬化等并发症。
黑热病利-朵体检测: 　　未见或阴性	找到黑热病利-朵体:提示患者患有黑热病。

四、其他病原体及其抗体检测

检查项目及正常参考值	临床意义及注意事项
回归热螺旋体检查： 　未见或阴性	找到回归热螺旋体：提示患者患有回归热。 注意事项：必须在患者发热期采血检查。也可以从骨髓穿刺液中检出,阳性率较末梢血液标本高。
梅毒螺旋体检测： 　阴性	阳性：提示患者感染梅毒螺旋体,患有梅毒。 注意事项：显微镜暗视野检测梅毒螺旋体适用于一期或二期梅毒早期,具有快速、简便和可靠的诊断价值。梅毒是由梅毒螺旋体所致的慢性性传播疾病,主要通过性交、接吻、哺乳等方式传播。在自然情况下,梅毒只感染人类。
血清不加热反应素试验(USR)： 　阴性	阳性：主要见于梅毒。也可见于结缔组织病(如系统性红斑狼疮、类风湿等)、感染性疾病(如风疹、麻疹、活动性肺结核等)等。 注意事项：USR可用于梅毒的常规试验和筛选试验,阳性可初步诊断梅毒,但由于其不是梅毒的特异性反应,须做确诊试验证实。
快速血浆反应素环状卡片试验 (RPR)： 　阴性	临床意义和注意事项：同"血清不加热反应素试验(USR)"。
性病研究实验室试验(VDRL)： 　阴性	临床意义和注意事项：同"血清不加热反应素试验(USR)"。
甲苯胺红不加热血清试验 (TRUST)： 　阴性	临床意义和注意事项：同"血清不加热反应素试验(USR)"。
荧光螺旋体抗体吸收试验 (FTA-ABS)： 　阴性	阳性：见于梅毒。 注意事项：此试验为诊断梅毒的确诊试验,敏感性和特异性均较高。
梅毒螺旋体荧光抗体双染色试验(FTA-ABS-DS)： 　阴性	临床意义和注意事项：同"荧光螺旋体抗体吸收试验(FTA-ABS)"。
梅毒螺旋体血球凝集试验 (TPHA)： 　阴性	临床意义和注意事项：同"荧光螺旋体抗体吸收试验(FTA-ABS)"。

检查项目及正常参考值	临床意义及注意事项
沙眼衣原体(CT)抗体： 阴性	阳性:主要见于沙眼、非淋菌性尿道炎(衣原体性尿道炎)、衣原体性宫颈炎、衣原体性眼结膜炎、性病淋巴肉芽肿等。也可见于输卵管炎、子宫内膜炎、盆腔炎、附睾炎、直肠炎、新生儿肺炎、中耳炎等,且与不育症关系密切。
解脲支原体(UU)抗体： 阴性	阳性:主要见于非淋菌性尿道炎(解脲支原体性尿道炎)。 注意事项:非淋菌性尿道炎的潜伏期1～3周,最典型的临床表现为尿道内痒,伴有尿急和排尿不畅或排尿不净感,尿痛轻微,偶尔见有黏液丝随尿而出,少数患者有稀薄的脓性分泌物,女性患者会阴部有异臭味。但解脲支原体感染的确诊仍为培养法。
肺炎支原体(MP)抗体： 阴性	阳性:见于原发性非典型肺炎,可表现为上呼吸道感染及气管或支气管炎,有时伴有其他系统的并发症。
人型支原体(MH)抗体： 阴性	阳性:主要见于肾盂肾炎、盆腔炎、输卵管炎、产后热等。
生殖支原体(MG)抗体： 阴性	阳性:主要见于反复发作性的非淋菌性尿道炎、盆腔炎等。
肺炎衣原体抗体（Cpn－IgM/IgG）： 阴性	阳性:主要见于急性或慢性支气管炎和肺炎,亦可见于中耳炎、肺阻塞性疾病、动脉粥样硬化、哮喘、结节性红斑、反应性呼吸道疾病、Reiter氏综合征、肉样瘤病等。 注意事项:肺炎衣原体感染的潜伏期为2～3周,当患者出现症状而就诊时,IgM抗体已达到相当高的水平,因此,IgM抗体阳性可作为急性期感染的诊断指标。如IgM抗体阴性、IgG抗体阳性,提示既往感染过肺炎衣原体。
抗酿酒酵母抗体(ASCA)： 阴性	阳性:见于克罗恩病(CD),且与CD严重程度相关,可用于区分CD与溃疡性结肠炎(UC)。
冷凝集试验： 阴性或凝集效价≤1:32	阳性或凝集效价＞1:32:主要见于支原体肺炎、非典型肺炎、冷凝集综合征患者。也可见于流感、传染性单核细胞增多症、免疫性溶血性贫血、肝硬化、钩

检查项目及正常参考值	临床意义及注意事项
	虫病等,但滴度一般较低。 **注意事项**:冷凝集试验是检测冷凝集素的试验。大多数由肺炎支原体引起的原发性非典型肺炎患者血清中常有较高滴度的寒冷红细胞凝集素(简称冷凝集素),一般于发病第 2 周时效价达 1∶32 或更高,4 周时达高峰,6 周后下降或消失。如果一次检查凝集效价≥1∶64 或动态观察增长 4 倍以上时,有诊断意义。
外-斐反应: 　OX_{19}凝集效价<1∶40 　OX_2凝集效价<1∶40 　OX_k凝集效价<1∶40	OX_{19}凝集效价>1∶40:提示患者患流行性斑疹伤寒。 OX_k凝集效价>1∶40:提示患者患恙虫病。 OX_{19}和 OX_2 的凝集效价均>1∶40:提示患者患洛杉矶斑疹热。 **注意事项**:感染立克次体可导致斑疹伤寒,外-斐反应就是利用变形杆菌 OX_{19}、OX_2、OX_k 与立克次体有共同的抗原性,通过检测人体血清中相应的抗体,间接判断是否感染立克次体。感染立克次体后,一般在发病后 5~10 天,此试验凝集效价>1∶40,并且逐渐升高。

第 25 章　病原体核酸检测

病原体感染的检测除了直接查找病原体和检测相应的抗体外,亦可以检测病原体核酸(包括 DNA 和 RNA)。病原体核酸的检测一般采用聚合酶链反应(PCR)技术,其是一种能将标本中极微量的核酸(DNA 或 RNA)呈指数扩增,以达到检测水平的技术。该技术特异性强、灵敏度高、简便快速,几乎所有临床标本都可进行检测,主要用于各种病毒、细菌、寄生虫等感染的早期诊断。但有时会出现假阳性,需结合临床表现综合考虑,必要时进行复查。

一、病毒性肝炎的检测

检查项目及正常参考值	临床意义及注意事项
甲肝病毒(HAV)RNA: 阴性	阳性:提示患者感染甲肝病毒,可能为甲型肝炎。
乙肝病毒(HBV)DNA: 阴性	阳性:提示患者体内有乙型肝炎病毒在复制,其血液仍有传染性。 注意事项:临床上有的患者 HBsAg 阴性,但乙肝病毒DNA 阳性,这是由于 PCR 方法极其灵敏,可检出人体血清或其他代谢物中极微量的病毒。
丙肝病毒(HCV)RNA: 阴性	阳性:提示丙肝病毒在患者体内复制。 注意事项:有些丙肝感染者,血清丙肝病毒抗体尚阴性,但丙肝病毒 RNA 已可以检测。丙肝病毒 RNA 检测既可作为丙肝早期诊断的一个指标,又可作为预后的一个指标,是判断丙肝患者有无传染性的确证实验。其还可以作为献血员的筛选指标。
丁肝病毒(HDV)RNA: 阴性	阳性:提示患者体内有丁肝病毒存在,可能为丁型肝炎。 注意事项:丁肝病毒的感染只有在感染了乙肝病毒的人中才能发生,阳性者要同时检查乙肝病毒 DNA 和乙型肝炎的各种免疫学指标。
戊肝病毒(HEV)RNA: 阴性	阳性:提示患者体内有戊肝病毒存在,可能患有戊型肝炎。

检查项目及正常参考值	临床意义及注意事项
乙肝基因分型(HBV-G)： 　　乙肝病毒分为 A、B、C、D、E、F、G、H 八种基因型	**临床意义**：不同基因型,致病性不同,对不同药物的敏感性亦不同,故乙肝基因分型可为乙肝患者诊断、判断乙肝病毒致病性、判断病毒复制活跃程度及突变发生率、抗病毒用药治疗及预后提供指导依据,从而提高乙肝患者生存质量,避免病情向肝硬化、肝癌方向发展。 　　乙肝病毒 A 型易于转为慢性乙型肝炎,B 型通常病程轻微,C 型易发重症肝病,D 型则表现为急性自限型乙型肝炎。与 B 型相比,C 型复制活跃,不易发生 HBeAg 血清转换,但 B 型易发生前 C 区突变,C 型核心启动子区变异发生率更高,与重型肝炎发病机制密切相关,可作为肝癌高危指标之一。 　　α-干扰素对 A 型的治疗效果比 D/E 型好;基因 A 型使用拉米夫定发生耐药的危险是基因 D 型的 20 倍;B 基因型对拉米夫定的应答率高于 C 型。 **注意事项**：HBV 基因型呈地理区域性分布,A 型主要分布在北欧、北美和中非;B、C 型主要分布在亚洲;D 型主要分布在地中海地区、中东及印度;其他型分布在南美及非洲大陆。我国南方以 B 型为主,北方以 C 型为主,D 型仅见于西部及少数民族地区,A、F 型偶有发现。
丙肝基因分型(HCV-G)： 　　丙肝病毒分为 6 个基因型,用数字 1～6 表示;亚型达 50 个,用英文字母表示。目前临床上一般检测 15 种亚型,即 1a、1b、1c、2a、2b、2c、2i、2k、3a、3b、4a、5a、6a、6b、6k。	**临床意义**：不同基因型致病性不同,对不同药物的敏感性亦不同,故丙肝基因分型可为丙肝患者诊断、判断丙肝病毒致病性及抗病毒用药治疗及预后提供指导依据。 　　基因 1b 型 HCV 感染所致病情较其他型更为严重,认为 1b 型有较高的病毒复制能力和血清反应性,表达或编码的蛋白有较强的细胞毒作用,可引起较重的肝细胞坏死性炎症及肝纤维化。相对于非基因 1 型患者,基因 1 型患者发生原发性肝癌(HCC)的比例显著增高。其中,基因 1b 型终生 HCC 累积发生率最高,为 29.7%。1a、2a 型合并 HBV 感染的发生率高;4 型易引起失代偿性肝脏并发症;3a 型与肝脏脂肪变性密切相关。 　　基因 1 型患者对干扰素治疗很难获得应答,治疗时间要长,剂量要大,合并用药剂量也要加大;2、3 型对干扰素的应答率是 1 型的 2～3 倍。 **注意事项**：HCV 的基因型分布具有明显的地域和人群差异性。亚洲地区以基因 1b 型为主。我国 1b 和 2a 基因型最为多见,其中以 1b 型为主(56.8%)。北方地区基因型较单一,以 1b 和 2a 为主,南方地区基因型种类较多,以 1b 型为主,2a、3a、3b 及 6a 型亦占较大比例。

续表

检查项目及正常参考值	临床意义及注意事项
乙肝 YMDD 突变检测(HBV－YMDD)： 　YMDD 为野生型；YIDD 和 YVDD 为突变型	YMDD 阳性，YIDD 和 YVDD 阴性：提示患者无乙肝病毒的 YMDD 突变，对拉米夫定治疗敏感，可以继续使用拉米夫定治疗。 YMDD 阴性，YIDD 或 YVDD 阳性：提示患者乙肝病毒 YMDD 发生突变，对拉米夫定治疗产生了耐药，需要换用其他抗病毒药物，比如干扰素、左旋咪唑、阿糖胞苷等，或与其他抗病毒药物联合应用，或改用中成药治疗等。核苷类药物恩替卡韦或阿德福韦酯等具有很好的抗病毒疗效，而且对产生 YMDD 变异的乙肝患者有效。 YMDD、YIDD 和 YVDD 均阴性：提示无乙肝病毒感染。 注意事项：在乙肝众多变异类型中，YMDD 发生变异最为普遍。YMDD 是指特定的氨基酸序列－"酪氨酸(Y)、蛋氨酸(M)、天冬氨酸(D)、天冬氨酸(D)"，拉米夫定等治疗时 YMDD 发生蛋氨酸(M)突变成异亮氨酸(I)/缬氨酸(V)最常见。长期应用拉米夫定可诱导 HBV 发生变异，产生耐药性，使血清中已经阴转的 HBV DNA 重新出现，甚至伴有病情复发。
乙肝病毒(HBV)P 区测序： 　野生型(无变异)	拉米夫定耐药变异：M204I/V、A180V、V207I/L/G、S213T 等。 阿德福韦酯耐药变异：N236T、A181V/T/S、Q215S、N/H238T/D、V214A 等。 恩替卡韦耐药变异：M250V/L、S202I、V173L、A184G 等。 替米夫定耐药变异：M204I 等。 注意事项：乙肝病毒 P 区的自然变异是导致核苷酸类药物原发无应答现象的主要原因，P 区测序主要检测拉米夫定、阿德福韦酯、恩替卡韦、替米夫定等的耐药变异情况，在抗病毒治疗前检测可用于选择药物，指导临床用药。如果存在相关变异，可以撤换该类药物，改用他类药物。

二、病毒核酸的检测

检查项目及正常参考值	临床意义及注意事项
人类乳头瘤病毒(HPV)DNA： 　阴性	阳性：高危型别 16、18、58、52、33、31、35、39、45、51、53、56、59、66、68(尤以前 5 种型别多见)阳性，常见于宫颈

检查项目及正常参考值	临床意义及注意事项
	癌及癌前病变；低危型别 6、11、42、43、44、CP8304 阳性，常见于尖锐湿疣。 **注意事项**：尖锐湿疣又称性疣或肛门生殖器疣，主要通过性交感染，也可由污染的衣物感染。本病多发生于性活跃的年轻人，易复发，并且易发生生殖器及肛门癌症。
狂犬病毒 RNA： 　阴性	阳性：见于狂犬病。
巨细胞病毒(CMV)DNA： 　阴性	阳性：临床意义同"血清巨细胞病毒(CMV)抗体"。
单纯疱疹病毒(HSV)DNA： 　阴性	阳性：临床意义同"单纯疱疹病毒血清抗体(HSV‐IgM/IgG)"。
EB 病毒 DNA： 　阴性	阳性：临床意义同"血清 EB 病毒抗体"。
人类免疫缺陷病毒(HIV)RNA： 　阴性	阳性：临床意义同"抗人类免疫缺陷病毒(HIV)抗体"。
腺病毒 DNA： 　阴性	阳性：见于急性咽炎、眼结膜炎、流行性角膜结膜炎、原发性非典型性肺炎、呼吸道感染、婴幼儿腹泻、出血性膀胱炎、心肌炎、脑膜炎、泌尿道感染等。
流行性乙型脑炎病毒 DNA： 　阴性	阳性：见于流行性乙型脑炎。
流行性出血热病毒或汉坦病毒(HTV)DNA： 　阴性	阳性：临床意义同"汉坦病毒抗体(HTV‐IgM/IgG)"。
轮状病毒 RNA： 　阴性	阳性：见于胃肠炎、腹泻等。 **注意事项**：轮状病毒可分为 A~F 六型，只有 A、B、C 三型既能感染动物又能感染人。A 型引发婴幼儿腹泻，B 型可引发成人腹泻大规模流行，C 型引起的腹泻多为散发性的。
风疹病毒 RNA： 　阴性	阳性：临床意义同"风疹病毒血清抗体(RV‐IgM/IgG)"。

检查项目及正常参考值	临床意义及注意事项
流感病毒 RNA： 　阴性	阳性：提示有流感病毒感染,可以确诊为流行性感冒。 注意事项：流感病毒是一组病毒,一般包括甲型(A 型)、乙型(B 型)、季节性 H1N1、季节性 H3N2 以及 H7N9 禽流感病毒等,可以单独检测其中某一型,也可同时检测几种类型。
人乳头瘤病毒基因分型 (HPV‑G)： 　阴性	阳性：参见"人类乳头瘤病毒(HPV)DNA"。 注意事项：一般基于人乳头瘤病毒 DNA 阳性的患者进行此项检查,也可直接检测高危型或低危型。
中东呼吸综合征冠状病毒 (MERS‑CoV)核酸： 　阴性	阳性：主要见于中东呼吸综合征、急性呼吸窘迫综合征。

三、细菌核酸的检测

检查项目及正常参考值	临床意义及注意事项
结核杆菌 DNA： 　阴性	阳性：见于结核病。
嗜肺军团杆菌 DNA： 　阴性	阳性：见于军团病。
淋病双球菌 DNA： 　阴性	阳性：见于新生儿淋病性结膜炎、幼女外阴肛周炎和阴道炎、男性尿道炎、慢性前列腺炎、精囊炎、附睾炎、女性阴道炎、宫颈炎、附件炎、输卵管炎、子宫内膜炎、盆腔炎、不孕症、宫外孕、下腹疼痛等。
脑膜炎奈瑟球菌 DNA： 　阴性	阳性：见于流行性脑脊髓膜炎。
霍乱弧菌 DNA： 　阴性	阳性：见于霍乱。
幽门螺杆菌(HP)DNA： 　阴性	阳性：见于慢性胃炎、十二指肠溃疡、胃癌等。

四、寄生虫核酸的检测

检查项目及正常参考值	临床意义及注意事项
弓形虫 DNA： 　阴性	阳性：临床意义同"血清抗弓形虫抗体"。
卡氏肺孢子虫 DNA： 　阴性	阳性：见于肺孢子虫性肺炎。 注意事项：肺孢子虫性肺炎可分为两型：婴幼儿型或流行型，即浆细胞性间质性肺炎；儿童或成年型，即低反应性肺孢子病。
杜氏利什曼原虫 DNA： 　阴性	阳性：见于黑热病。

五、其他病原体核酸的检测

检查项目及正常参考值	临床意义及注意事项
沙眼衣原体(CT)DNA： 　阴性	阳性：临床意义同"沙眼衣原体(CT)抗体"。
肺炎支原体(MP)DNA： 　阴性	阳性：临床意义同"肺炎支原体(MP)抗体"。
解脲支原体 DNA 或 RNA： 　阴性	阳性：临床意义同"解脲支原体(UU)抗体"。
钩端螺旋体 DNA： 　阴性	阳性：见于钩端螺旋体病。 注意事项：钩端螺旋体病为一种急性传染病，临床上表现为高热、头痛、全身酸痛、明显的腓肠肌痛、眼结膜充血、淋巴结肿大等全身急性感染症状。
梅毒螺旋体 DNA： 　阴性	阳性：见于梅毒。 注意事项：梅毒螺旋体不能在体外培养，PCR 检测可以直接准确地诊断梅毒螺旋体的存在。

第26章 非特异性感染的检测

最近几年,一些非特异性感染指标不断出现,尽管这些指标不能明确诊断某种细菌、病毒或真菌感染,但其可以反映感染的严重程度,并可大体区分是细菌还是病毒亦或真菌感染,从而指导临床用药。

检查项目及正常参考值	临床意义及注意事项
降钙素原(PCT): 　　<0.5 ng/ml	增高:轻度增高(0.5~2 ng/ml)见于部分正常人、轻度或局部有限的细菌感染、细菌感染早期阶段、慢性炎症以及非细菌感染等。 　　中度增高(2~10 ng/ml)多见于全身细菌感染,但应排除是否为出生小于48小时的新生儿、严重外伤、烧伤、较大外科手术、重度心源性休克等临床状态;或继发于细菌之上的真菌感染。 　　重度增高(>10 ng/ml)见于严重细菌、真菌、寄生虫感染及脓毒症和多脏器功能衰竭等。 注意事项:PCT的稳定性好,半衰期约为25~30小时,在感染后3~6小时即可被检测到,为诊断细菌性感染和脓毒败血症的敏感、特异的血清学标志。血清PCT水平与细菌感染的严重程度成正相关,并随着感染的控制和病情的缓解而降低至正常水平,故PCT又可作为判断病情与预后以及疗效观察的可靠指标,可用于指导抗生素治疗。 　　自身免疫、病毒感染和过敏时PCT一般不会升高。 　　测得的PCT水平需结合临床考虑,感染和并发症的程度和部位通常影响PCT水平。PCT水平的升高并不总是反映全身性细菌感染,下列情况亦可以出现PCT水平的显著增高:① 出生<48小时的新生儿(生理性增高);② 可逆转肾移植排斥反应的抗OKT3抗体的治疗和其他刺激促炎性细胞因子释放的药物治疗;③ 侵袭性真菌感染或急性发作的恶性疟原虫疟疾患者;④ 长期或严重的心源性休克患者;⑤ 长期严重的器官灌注异常患者;⑥ 小细胞肺癌或甲状腺髓样细胞癌患者;⑦ 严重的全身性炎症性疾病,如吸入性损伤、肺部吸入、严重烧伤、胰腺炎、中暑、肠系膜梗死、多发伤、大手术和感染如肺炎等。

检查项目及正常参考值	临床意义及注意事项
中性粒细胞感染指数(CD64)： ＜2.75％	增高：主要见于感染性疾病，包括细菌性感染和病毒性感染，一般在机体感染或内毒素入侵4～6小时后即可升高，故可作为感染性疾病早期诊断的良好指标。CD64增高亦可见于自身免疫性疾病(如类风湿性关节炎、系统性红斑狼疮等)并发感染，从而与自身免疫性疾病活动期(CD64无变化)相鉴别，而且，CD64水平不受皮质激素、抗风湿类药物及生物制剂的影响。CD64增高亦可见于外科手术并发感染，以鉴别术后有无感染，CD64亦可用于监测抗菌药物的疗效。 注意事项：与白细胞计数、C反应蛋白及降钙素原相比较，CD64在诊断感染性疾病时有更高的敏感性和特异性，但无法有效区分细菌性感染和病毒性感染。CD64无性别差异，新生儿表达高于成年人，怀孕妇女高于未怀孕者，老年人高于成年人。
细菌内毒素(BET)： ＜0.03 EU/ml	增高：见于革兰阴性细菌感染引起的发热、全身性炎症反应综合征(SIRS)、败血症、弥散性血管内凝血(DIC)、休克、多器官功能衰竭(MOF)等。BET在0.03～0.1 EU/ml为临床观察期，在0.1～1.0 EU/ml为类毒素血症，＞1.0 EU/ml为重度类毒素血症。 注意事项：BET是一种用于诊断和监控严重的全身性革兰阴性细菌感染的特异性标志物，一般在革兰阴性菌感染后1～1.5小时达到峰值，5～6小时逐渐降低。监测血清BET，可反映抗生素治疗效果，减少抗生素的使用，缩短患者在重症病房的逗留时间，预测患者的死亡风险。
血清淀粉样蛋白A(SAA)： ＜10 mg/L	增高：主要见于各种感染，如细菌、病毒、支原体等，为反映机体感染情况和炎症恢复的灵敏指标。恶性肿瘤尤其是转移者、器官移植排斥患者、结核病、麻风病等，亦会增高。 注意事项：在机体发生感染或损伤后4～6小时，SAA可迅速升高约1 000倍，清除病原体后又可迅速降低，故SAA为感染性疾病早期炎症的敏感指标。SAA联合C反应蛋白(CRP)检测，可用于鉴别细菌和病毒感染，细菌和病毒感染SAA均显著升高，而病毒和支原体感染CRP一般不升高或轻微升高，在诊断急性细菌感染早期SAA优于CRP；SAA联合CRP和PCT，有利于新生儿败血症、脓毒症等早期诊断。

检查项目及正常参考值	临床意义及注意事项
可溶性 CD14 亚型 (sCD14 - ST,Presepsin)： 　<540 pg/ml	增高：主要见于脓毒症。亦可见于农药中毒者、获得性肺炎、弥散性血管内凝血(DIC)、肾功能不全等。 注意事项：sCD14 - ST 为细菌感染时产生，随感染严重程度增加而增高，可预测脓毒症严重程度及预后风险，准确性优于降钙素原(PCT)，但与感染部位和感染类型无关。年龄越大，sCD14 - ST 水平亦有所增高。
真菌 1,3 - β - D 葡聚糖 (FBG)(G 试验)： 　<10 pg/ml	增高：见于临床深部侵袭性真菌如念珠菌、曲霉菌等的感染。 注意事项：因病毒、人体细胞成分及细胞外液中均不含FBG，故其为临床深部真菌感染的特异性标记物。检测FBG 可避免抗生素的滥用，合理选择治疗方案，降低患者成本。而且，可用于监测抗真菌治疗的效果，预测重症监护病房(ICU)患者的死亡风险。
半乳甘露聚糖抗原 (GM 试验)： 　阴性	阳性：主要见于侵袭性曲霉菌感染(IPA)，亦可见于隐球菌、青霉菌等感染。 注意事项：连续检测 GM 可作为感染治疗的疗效监测。但需注意，应用哌拉西林/他唑巴坦、阿莫西林-克拉维酸，食用可能含有 GM 的牛奶等高蛋白食物和污染的大米等，新生儿和儿童，自身免疫性肝炎等可造成假阳性。
肝素结合蛋白(HBP)： 　<10 ng/ml	增高：主要见于呼吸循环衰竭、脓毒症、败血症、儿童尿路感染、细菌性皮肤感染、急性细菌性脑膜炎等。
新蝶呤(NPT)： 　<8.7 nmol/L	增高：见于各类感染如肝炎、艾滋病、结核、疟疾、麻风、血吸虫病、类鼻疽等(病毒感染者显著增高，而细菌感染者仅轻度增高)，多创伤和脓毒症，自身免疫性疾病如类风湿性关节炎、系统性红斑狼疮、多发性硬化症等，胃肠道炎症性疾病如节段性回肠炎、溃疡性结肠炎、脂性腹泻等，恶性肿瘤如妇科肿瘤、血液肿瘤、肺癌、肺肉样瘤、前列腺癌、胃肠道肿瘤等，以及器官移植后的排斥反应等。

第27章　细菌培养与药敏试验

　　细菌是一群不能用肉眼观察到的、必须借助显微镜才能观察到的微小生物,广泛分布于自然界以及各种生物的体表和体内,其中,许多细菌对人类有益,但有一部分细菌会使人和动物生病。细菌培养检查和药敏试验的目的,就是用微生物学的专门技术准确快速地鉴定出人体感染了何种细菌,以及该细菌对何种抗生素敏感,从而可选择性地应用抗生素治疗。

检查项目及正常参考值	临床意义及注意事项
血液或骨髓细菌培养: 　无菌生长	检出细菌(如金黄色葡萄球菌、大肠埃希菌、溶血性链球菌、变形杆菌、产气肠杆菌、产碱杆菌、草绿色链球菌、肠球菌、流感嗜血杆菌、肺炎链球菌、铜绿假单胞菌、脑膜炎奈瑟菌、卡他布兰菌、伤寒沙门菌、副伤寒沙门菌、产气荚膜梭菌、炭疽杆菌、沙雷菌、不动杆菌等):见于菌血症、败血症、毒血症、骨髓炎等,常见于亚急性细菌性心内膜炎、急性心内膜炎、布鲁氏菌病、不明原因的发热等。 注意事项:健康人的血液是无菌的。当人体局部细菌感染,向全身播散出现全身感染时,血液中可出现细菌。血液内培养出细菌,都应视作为病原菌。血液细菌培养一经证实有细菌存在,是诊断败血症或菌血症的依据,判断为败血症的标准为:2次培养结果出现同一细菌,患者2~3周后血液中对该细菌的抗体滴度上升。 采集血液标本应在患者发热初期或发热高峰期,且应选择在抗菌药物治疗之前。采集样本过程中应严密防止污染。 对于不明原因的发热患者,可于发热周期内多次采血进行培养,如在24小时内培养结果为阴性,应继续采血2~3份进行培养。 对酷似败血症而血培养阴性者,应注意L型细菌、真菌及病毒感染的可能性。
痰液细菌培养: 　检出某某菌	检出肺炎链球菌:常见于大叶性肺炎、支气管炎、小叶性肺炎、中毒性肺炎等。 检出白喉棒状杆菌:见于白喉。 检出A群链球菌:见于急性咽喉炎、猩红热、风湿热等。 检出百日咳杆菌:见于百日咳。

检查项目及正常参考值	临床意义及注意事项
	检出厌氧菌:多见于鼻旁窦炎。 检出奋森螺旋体或梭杆菌:多见于溃疡性咽峡炎。 检出金黄色葡萄球菌、化脓性链球菌或铜绿假单胞菌:多见于急性鼻炎、鼻中隔脓肿等。 检出大肠埃希菌、铜绿假单胞菌、变形杆菌等:常见于新生儿肺炎。 检出脑膜炎奈瑟菌、流感嗜血杆菌:多见于呼吸道感染、慢性支气管炎、脑膜炎及其他化脓性感染等。 检出结核分枝杆菌:见于肺结核。 检出嗜肺军团菌:见于军团病。 注意事项:痰液标本以晨痰为好。在留取痰液标本之前,为了减少正常菌群的污染,通常用清水反复漱口,然后用力从气管咯出第一口痰,放入无菌容器中送检。最好在应用抗生素前采集痰液标本。标本采集后应及时送检,以防细菌在体外环境中死亡。 上呼吸道有许多常居菌寄生,它们在正常情况下是不致病的,但在机体全身或局部抵抗力下降时,可入侵下呼吸道引起感染致病。
尿液(中段尿)细菌培养: 　　无菌生长	检出肠球菌、大肠埃希菌、B 群链球菌、变形杆菌、结核杆菌、产气荚膜菌、淋病奈瑟菌等:常见于尿路感染。 注意事项:一般用药前采集中段尿。留取尿液时须防止污染,一般先用肥皂水冲洗尿道口,再以清水或 1:1 000 的高锰酸钾溶液冲洗,排弃前段尿液,留取中间一段尿液约 10 毫升于无菌容器中送检。 正常人的尿液通常是无菌的,但由于避免污染较为困难,通常需同时计数,如果培养出革兰阴性杆菌,菌数大于 10^5/ml,或培养出球菌,菌数大于 10^4/ml,即可作为尿路感染的标准。但是细菌数低于此标准时,不能完全排除尿路感染,因为已使用低敏感药物、尿频尿多时稀释、尿液酸碱度过高或过低时均会引起细菌数降低。
粪便细菌培养: 　　未检出致病菌	检出沙门氏菌:常见于伤寒。 检出志贺菌:常见于痢疾。 检出霍乱弧菌:常见于霍乱或副霍乱。 检出大肠埃希菌、副溶血性弧菌、葡萄球菌、小肠结肠炎耶尔森氏菌、空肠弯曲菌、酵母样真菌、结核分枝杆菌或厌氧菌等:见于各种肠炎、腹泻、食物中毒等。 注意事项:正常人肠道中寄居着大量细菌,亦称为正常菌群,其可保持肠道微生物的平衡、抑制致病菌和条件性致病菌的生

检查项目及正常参考值	临床意义及注意事项
	长,当人体抵抗力下降,肠道环境改变时,外来致病菌可以入侵,引起各种肠道炎症反应。留取标本时患者要挑取有脓血、黏液或其他异常部分送检。
胸水细菌培养: 无菌生长	检出结核杆菌、厌氧菌等:见于各种胸膜炎。 注意事项:患者应在用药前或停药1～2天后采集标本送检,否则易造成假阴性。
腹水细菌培养: 无菌生长	检出结核杆菌、大肠埃希菌、粪肠球菌、肺炎链球菌等:见于各种腹膜炎。 注意事项:患者应在用药前或停药1～2天后采集标本送检,否则易造成假阴性。
关节液细菌培养: 无菌生长	检出金黄色葡萄球菌、沙门菌、化脓性链球菌、肺炎链球菌、淋病奈瑟菌等:见于各种关节炎。 注意事项:患者应在用药前或停药1～2天后采集标本送检,否则易造成假阴性。
脓液或伤口分泌物细菌培养: 检出某某菌	检出金黄色葡萄球菌、化脓性链球菌、肠球菌、假单胞菌、类杆菌、梭形杆菌、变形杆菌、肺炎克雷伯菌、粪产碱杆菌、大肠埃希菌等:常见于软组织的急性化脓性炎症(如疖、痈、丹毒、急性蜂窝织炎等)、化脓性疾病(如甲沟炎、脓性指头炎、化脓性关节炎、细菌性结膜炎、急性乳腺炎、急性化脓性乳突炎、化脓性扁桃体炎、急性化脓性中耳炎、急性梗阻性化脓性胆管炎等)、脓肿(如扁桃体脓肿、脑脓肿、肺脓肿、肝脓肿、化脓性胸膜炎、肛周脓肿等),以及创伤感染(如术后感染、烧伤感染、导管感染、脐带残端感染等)等。 检出炭疽杆菌:见于皮肤炭疽。 检出破伤风梭菌:见于破伤风。 检出产气荚膜梭菌:见于气性坏疽。 注意事项:脓液或伤口分泌物通常由细菌感染引起,细菌培养的目的是为了明确感染的病原菌,获得有效的治疗,因此,一般都能培养出某种细菌。
阴道分泌物细菌培养: 检出某某菌	检出淋病奈瑟菌:见于急慢性尿道炎、阴道炎等。 检出支原体:见于尿道炎、阴道炎、盆腔炎、产后热、流产热等。 检出肉芽肿鞘杆菌:见于腹股沟肉芽肿。 检出衣原体:见于生殖道感染、性病淋巴肉芽肿等。 检出金黄色葡萄球菌、化脓性链球菌、大肠埃希菌、类杆菌、铜绿假单胞菌等:见于生殖道感染。 注意事项:留取标本时,先清洁阴道口,用灭菌拭子采集标本。

检查项目及正常参考值	临床意义及注意事项
前列腺液细菌培养： 无菌生长	检出细菌：多见于前列腺炎、尿道炎等。 注意事项：留取标本前先清洁尿道口，排尿冲洗尿道，用前列腺按摩法采集前列腺液送检。
脑脊液细菌培养： 无菌生长	检出脑膜炎双球菌、肺炎链球菌、流感嗜血杆菌、金黄色葡萄球菌、大肠埃希菌、铜绿假单胞菌等：多见于流行性脑脊髓膜炎。 检出链球菌：见于链球菌性脑膜炎，多继发于耳鼻喉感染，尤以乳突炎和中耳炎多见。 检出溶血性链球菌、黄杆菌等：常见于新生儿脑膜炎。 检出新型隐球菌：见于新型隐球菌性脑膜炎。 检出结核分枝杆菌：见于结核性脑膜炎。 注意事项：在脑脊液中检出细菌就应视作为病原菌。另外，在天冷时采集的标本送检时应注意保温，以免病原菌死亡。 　怀疑结核性脑膜炎时，需做结核分枝杆菌的培养，但此培养时间较长，需 4～6 周。目前可用聚合酶链反应(PCR)技术进行早期诊断。
咽拭子或鼻咽拭子细菌培养： 检出某某菌	检出金黄色葡萄球菌、化脓性链球菌、铜绿假单胞菌等：见于急性细菌性鼻咽、鼻前庭疔肿、鼻中隔脓肿等。 检出 A 群链球菌：见于猩红热、风湿热等。 检出白喉棒状杆菌：见于白喉。 检出百日咳杆菌：见于百日咳。 检出奋森螺旋体或梭杆菌：多见于溃疡性咽峡炎。 检出流感嗜血杆菌、肺炎链球菌、链球菌等：见于急性咽喉炎。 注意事项：标本采集应在使用抗生素治疗前，以早晨起床后采集为宜。 　上呼吸道有许多常居菌寄生，它们在正常情况下是不致病的，但在机体全身或局部抵抗力下降时，可以致病。分离出来的细菌是否与疾病有关，还需要结合临床症状和表现综合考虑。
药敏试验： 敏感：某某抗生素等 中介度(中度敏感)：某某抗生素等 耐药：某某抗生素等	临床意义：药敏试验实际上是对抗菌药物的临床效果在体外进行的预测，这样可减少治疗错误，便于选择针对性治疗，从而为患者节省费用，而且可避免盲目使用抗生素所带来的耐药(即治疗无效)。结果中的"敏感"提示此类抗生素可用常规使用量治疗体内细菌感染；"中度敏感"提示此类抗生素可在局部治疗，或使用较高剂量治疗体内细菌感染；"耐药"提示此类抗生素用于治疗目前的体内感染是无效的。

第 28 章　尿液常规检验

尿液为人体最重要的体液成分之一。尿液组成成分及含量的变化,不仅可反映泌尿系统及其周围组织器官的病变,而且可反映血液、循环、内分泌、肝胆功能等局部或全身疾病情况,还能为疾病的诊断、治疗、预后提供重要信息。尿液常规检验也是常见的健康普查项目之一。尿液常规检验一般包括理学检查和显微镜检查,理学检查一般包括尿量的变化、尿液颜色和透明度的改变、尿的比密(又称比重)、渗透量以及尿液气味的变化,患者根据尿液的基本外观变化也可对自己病情作出初步的判断,从而有针对性地就医。显微镜检查主要观察尿液中的有形成分,如细胞、结晶、管型等类别和量的改变,这对肾和尿路疾病的诊断和鉴别诊断、疾病的严重程度以及预后的判断,都有极其重要的意义。

一、理学检查

检查项目及正常参考值	临床意义及注意事项
尿量: 　1 000～2 000 ml/24 小时	多尿(＞2 500 ml/24 小时):常见于内分泌疾病,如尿崩症(患者 24 小时尿量可多达 5～15 L)、甲状腺功能亢进、原发性醛固酮增多症等;代谢性疾病,如糖尿病等;肾脏性疾病,如慢性肾炎、慢性肾盂肾炎、慢性肾功能衰竭早期、Ⅰ型肾小管酸中毒、急性肾功能衰竭多尿期、失钾性肾病等。肾脏性疾病引起的多尿,常具有昼夜尿量的比例失常、夜尿量增多的特点,即昼夜间尿量比＜2∶1。此外,夜尿量经常多于昼间尿量亦为心脏功能不全的征象。 少尿(＜400 ml/24 小时):常见于① 肾前性少尿,如各种原因引起的休克、过敏、失血过多、心力衰竭等引起的肾缺血,以及肾血管病变、肾动脉栓塞、肿瘤压迫等引起的肾缺血;血液浓缩,常由严重腹泻、呕吐、大面积烧伤、高热等引起;血容量减低,常由重症肝病、低蛋白血症引起;应激状态,常见于严重创伤、感染等。② 肾后性少尿,常见于肾或输尿管结石、损伤、肿瘤、凝块或药物结晶、尿路先天性畸形等引起的上尿路梗阻,以及膀胱功能障碍、前列腺肥大症、前列腺癌等引起的下尿路梗阻。③ 肾性少尿,如急性肾小球肾炎、急性肾盂肾

续表

检查项目及正常参考值	临床意义及注意事项
	炎、慢性肾炎急性发作、急性间质性肾炎、急性肾小管坏死等急性肾脏病变,高血压性和糖尿病肾血管硬化、慢性肾小球肾炎、多囊肾等各种慢性疾病所致的肾功能衰竭、溶血产生的血红蛋白尿、肌肉损伤产生的肌红蛋白尿,以及肾移植发生急性排斥反应时。 无尿(尿量<100 ml/24 小时):发生原因与少尿相同,常是少尿的继续恶化。肾毒性物质(如汞、四氯化碳、二乙烯乙二醇等)常可引起急性肾小管坏死而突然引起少尿及尿闭(排不出尿),多预后不良。 注意事项:尿量的多少受机体内分泌功能、精神因素、活动量、饮水量、环境温度、药物应用等多种因素影响,即使是健康人,一天尿量的变化也很大。 生理性的(正常的)多尿常见于:饮水过多或食用含水分高的食物、服用有利尿作用的食品(如咖啡等)、使用某些药物(如咖啡因、噻嗪类、脱水剂等)、静脉输液过多(如输用生理盐水、糖盐水或其他液体等)、精神紧张、癔症等。 生理性的(正常的)少尿常见于:机体缺水、出汗过多等。
尿液颜色: 　淡黄色	无色:多见于糖尿病、尿崩症,如同时伴有尿比密增高,为糖尿病;同时伴有尿比密降低,为尿崩症。 血尿:常见于① 泌尿生殖系统疾病(为引起血尿最常见原因),如肾或尿路结石、结核、肿瘤、各型肾小球肾炎、肾炎、肾盂肾炎、多囊肾、肾下垂、肾血管畸形或病变、生殖系统炎症、肿瘤等。② 全身性疾病,包括血液病(如白血病、再生障碍性贫血、血小板减少性紫癜、血友病等)、感染性疾病(如感染性心内膜炎、败血症、肾病综合征、出血热、高热、重症感冒等)、结缔组织病(如系统性红斑狼疮、血管炎等)、心血管疾病(如高血压肾病、肾动脉硬化症、心力衰竭、心血管神经症等)、内分泌代谢疾病(如痛风、糖尿病等)等。③ 泌尿系统邻近器官疾病,如急性阑尾炎、急性或慢性盆腔炎、宫外孕、结肠或直肠憩室炎症、恶性肿瘤等。④ 某些药物毒副作用,如磺胺类、水杨酸类、抗凝血类、某些抗生素类、汞剂、环磷酰胺等。⑤ 其他,如过敏性紫癜肾炎、器官移植排斥反应后等。 棕色、深棕色浓茶样、棕黑色酱油样:提示为血红蛋白尿,多见于血型不合的输血反应、阵发性睡眠性血红蛋白尿症、蚕豆病、溶血性疾病等。

续表

检查项目及正常参考值	临床意义及注意事项
	粉红色、暗褐色：提示为肌红蛋白尿，多见于创伤（如刀伤、枪弹穿通伤、挤压综合征、电击伤、烧伤、手术创伤等）、肌肉疾病（如原发性皮肌炎、多发性肌炎、进行性肌萎缩、遗传性肌营养不良等）、心肌梗死、代谢性疾病（如恶性高热、肌糖原积累病、海蛇咬伤、鱼中毒等）、缺血性肌损伤（如惊厥性疾病发作、肌肉疼痛性痉挛发作）等。
	深黄色：提示为胆红素尿，可见于阻塞性黄疸或肝细胞性黄疸。此种尿与空气接触后，易转变为棕绿色、黄褐色或啤酒色，故留取后不宜久放。另外，患者也应注意，服用痢特灵、维生素 B_2、黄连素、熊胆粉、牛黄等药物后，尿液也可呈黄色至深黄色。
	乳白色：提示为乳糜尿，多见于丝虫病。也可见于腹膜结核、肿瘤、胸腹部创伤或手术、先天性淋巴管畸形、肾病综合征、肾小管变性、脂肪组织创伤等。
	黄白色、云雾状：提示为脓尿或菌尿，常见于泌尿生殖系统感染，如肾盂肾炎、膀胱炎、前列腺炎、精囊炎、尿道炎等。
	灰白色、粉红色混浊：提示为结晶尿。常无临床意义。
	黑褐色：主要见于重症血尿、变性血红蛋白尿，也可见于酪氨酸病、酚中毒、黑尿酸症、黑色素瘤等。
	蓝色：主要见于尿布蓝染综合征，也可见于尿蓝母、靛青生成过多的某些胃肠疾病。
	淡绿色：见于铜绿假单胞菌感染。
	红葡萄酒色：常见于先天性卟啉代谢异常等。
	注意事项：尿液颜色分析带有一定主观性，而且，随着放置时间不同，颜色可加深，因此，尿液标本应新鲜。 正常人尿的颜色可浅可深，大量饮水、尿量多，则色浅，饮水少、运动、出汗等，则色深。而且，尿的颜色可受食物和药物影响。 女性留取尿液检验时，应避免月经污染。 血尿时应与假性血尿鉴别，如卟啉尿外观呈红葡萄酒色，食用或服用酚红、番泻叶、芦荟、氨基匹林、磺胺等时，均会显示不同程度的红色。
尿透明度： 　清晰透明	混浊：常有云雾状混浊，提示尿路结石、尿路感染等；絮状混浊，提示有细菌感染；乳状混浊，提示丝虫病、淋巴管破裂、肾病等；膜状混浊，提示肾病综合征出血热。
	注意事项：尿液透明度判断带有一定主观性，还易受某些盐类结晶的影响，且与温度改变有关。例如，冬天时经

续表

检查项目及正常参考值	临床意义及注意事项
	常有些患者发现自己尿液混浊,就是因为尿液排出后,外面的室温较低,尿液里的盐类结晶析出所致。尿酸盐结晶可使尿液呈淡红色混浊,磷酸盐或碳酸盐结晶可使尿液呈乳白色混浊,这些都是正常的生理现象。
尿比密(尿比重): 　成人:1.003～1.035 　新生儿:1.002～1.004	增高:常见于急性肾小球肾炎、急性肾衰少尿期,也可见于肝病、心功能不全、周围循环衰竭、高热、脱水、糖尿病、使用放射造影剂等。 降低:主要见于尿崩症、急性肾小管坏死、急性肾衰多尿期、慢性肾功能衰竭、肾小管间质疾病等。 注意事项:尿比密易受年龄、饮水量、出汗过多等因素影响,用于评估肾功能时,必须 24 小时连续多次测定尿比密才有意义。 　一些药物,如右旋糖苷、造影剂、蔗糖等,可引起尿比密增高,而氨基糖苷类、锂、甲氧氟烷等可使尿比密降低。
尿渗透量: 　600～1 000 mOsm/kg·H_2O	降低:见于肾小球肾炎伴有肾小管和肾间质病变、慢性肾盂肾炎、多囊肾、阻塞性肾病、慢性间质性肾病等。
尿液气味: 　微弱的芳香气味	氨臭味:见于慢性膀胱炎、慢性尿潴留等,但尿液必须新鲜,因为尿液标本放置过久也可出现氨臭味。 烂苹果味:见于糖尿病酮症酸中毒。 腐臭味:见于泌尿系感染或晚期膀胱癌患者。 大蒜臭味:见于有机磷中毒者。 老鼠尿样臭味:见于苯丙酮尿症。 注意事项:正常尿液气味可受食物或药物影响,如食用葱、蒜、咖喱、韭菜、饮酒过多,服用某些药物如二巯丙醇、艾类等,可产生特殊气味。

二、显微镜检查

检查项目及正常参考值	临床意义及注意事项
红细胞: 　0～偶见/HP	增多:见“尿液颜色”的“血尿”一节。 注意事项:女性留取尿液检验时,应避免月经污染。
白细胞或脓细胞: 　＜3 个/HP	增多:可见于急、慢性肾盂肾炎、膀胱炎、尿道炎、急性肾小球肾炎、肾脓肿、肾肿瘤、肾移植排斥反应、肾结核、前列腺炎、女性阴道炎、宫颈炎、附件炎等。

检查项目及正常参考值	临床意义及注意事项
	注意事项:女性患者应避免生殖道炎性分泌物污染尿液。肾盂肾炎时,常伴有白细胞管型;女性阴道炎、宫颈炎或附件炎时,常伴有大量鳞状上皮细胞;肾移植后排异反应,尿中可出现大量淋巴细胞及单核细胞;尿中出现大量嗜酸性粒细胞时,见于某些急性间质性肾炎患者、药物所致变态反应等。
上皮细胞: 　肾小管上皮细胞:无 　移行上皮细胞:无或偶见 　鳞状上皮细胞:少见 　柱状上皮细胞:无	肾小管上皮细胞增多:提示肾小管病变,见于急性肾小管肾炎、肾小管间质性炎症、慢性肾小球肾炎、肾移植术后等。如肾小管上皮细胞中见含铁血黄素,提示有慢性心力衰竭、肾梗死、血管内溶血等;如果肾小管上皮细胞中有较多脂肪颗粒,提示有慢性肾炎、肾梗死等;如果肾小管上皮细胞成堆出现,提示肾小管有坏死性病变;肾移植术后1周,尿内出现较多的肾小管上皮细胞,随后逐渐减少至正常,如果发生排斥反应,则尿中可再度大量出现肾小管上皮细胞及管型。即连续检测肾小管上皮细胞,可用于监测肾移植术后有无排斥反应。 移行上皮细胞增多:常见于膀胱炎、肾盂肾炎。膀胱炎时,可见大量大圆上皮细胞或成片脱落;肾盂肾炎时,可见尾形上皮细胞增多。 鳞状上皮细胞增多:多见于尿道炎。 柱状上皮细胞增多:多见于慢性尿道炎、慢性腺性膀胱炎。如果有导尿插管或其他机械性刺激时,也可见柱状上皮细胞增多或成片脱落。 注意事项:女性患者应排除阴道分泌物的污染。
吞噬细胞: 　无	可见吞噬细胞:提示泌尿道急性炎症,可见于急性肾盂肾炎、膀胱炎、尿道炎等,常同时伴有白细胞增多。
多核巨细胞: 　无	可见多核巨细胞:多见于麻疹、水痘、腮腺炎、流行性出血热等病毒感染,以及泌尿系统炎症、肿瘤、放射治疗等疾病患者。
管型: 　偶见透明管型	透明管型增多:可见于急、慢性肾小球肾炎、慢性进行性肾功能衰竭、急性肾盂肾炎、肾瘀血、恶性高血压、肾动脉硬化、肾病综合征等,也可见于发热、麻醉、心力衰竭、肾受刺激后。如果大量持续出现透明管型,同时可见红细胞,表示肾小管上皮细胞有剥落现象,肾脏病变严重。 可见红细胞管型:提示肾小球疾病和肾单位内有出血,可见于急性肾小球肾炎、慢性肾炎急性发作、肾出血、肾充血、

检查项目及正常参考值	临床意义及注意事项
	急性肾小管坏死、肾移植排斥反应、肾梗死、肾静脉血栓形成、恶性高血压等,亦可见于狼疮性肾炎、亚急性心内膜炎、IgA 肾病等。
	可见白细胞管型:提示肾实质有细菌感染性病变,见于急性肾盂肾炎、肾脓肿、间质性肾炎、急性肾小球肾炎等。也可见于肾病综合征、红斑狼疮性肾炎、肾移植排斥反应等。
	可见肾上皮细胞管型:常见于肾小管病变,如急性肾小管坏死、急性肾小球肾炎、间质性肾炎、肾病综合征、子痫、肾淀粉样变性、慢性肾炎晚期、重金属(如镉、汞、铋)及其他化学物质、药物(如乙烯乙二醇、水杨酸盐)中毒等。也可见于毒性反应、肝炎、阻塞性黄疸等。肾移植术后 3 天内,尿液出现肾小管上皮细胞管型为排斥反应的可靠指标之一。
	可见颗粒管型:提示肾脏有实质性病变,多见于急性或慢性肾小球肾炎、肾病、肾小管硬化症、肾盂肾炎、病毒性疾病、慢性铅中毒、肾移植、急性排斥反应、药物中毒等。亦可见于脱水、发热等。粗颗粒管型多见于病情较重者,如出现于慢性肾炎晚期,提示预后不良。
	可见蜡样管型:提示肾小管有严重病变,预后差,多见于慢性肾小球肾炎晚期、长期无尿或少尿、尿毒症、肾病综合征、肾功能不全、肾淀粉样变性等。也可见于肾小管炎症和变性、肾移植慢性排斥反应、重症肝病等。
	可见脂肪管型:提示肾小管损伤、肾小管上皮细胞发生脂肪变性,可见于亚急性肾小球肾炎、慢性肾小球肾炎、中毒性肾病等,尤其多见于肾病综合征。
	可见宽大管型:见于重症肾病、肾功能衰竭。
	可见细菌管型或真菌管型:提示肾脏有病原体感染,常见于肾脏脓毒性疾病、原发性及播散性真菌感染等。
	可见结晶管型:多见于代谢性疾病、中毒或药物所致的肾小管内结晶沉积伴急性肾衰、隐匿性肾小球肾炎、肾病综合征等。
	可见胆红素管型:见于重症黄疸。
	可见混合管型:多见于肾小球肾炎反复发作、出血和血管坏死、肾梗死、肾移植后急性排斥反应等,也可见于结节性脉管炎、狼疮性肾炎、恶性高血压等。
	注意事项:细颗粒管型可偶见于正常人运动后。尿液中偶尔可见类管型的圆柱体,多见于急性肾炎、肾血循环障碍或肾受刺激的患者。

续表

检查项目及正常参考值	临床意义及注意事项
黏液丝: 　少量	大量黏液丝:提示尿道受刺激或有炎症反应。 注意事项:正常妇女尿液中可见较多黏液丝。
结晶: 　草酸钙结晶:无或少量 　尿酸结晶:无或少量 　磷酸盐类结晶:无或少量 　偶尔还可见尿酸铵、碳酸铵、尿酸钙、马尿酸等晶体,一般无临床意义	大量草酸钙结晶:常见于肾或膀胱结石,但尿液中常同时可见红细胞。 大量尿酸结晶:见于急性痛风症、儿童急性发热、慢性间质性肾炎等。 可见胆红素结晶:见于各种黄疸患者,如黄疸性肝萎缩、溶血性黄疸、肝癌、肝硬化、有机磷中毒等。 大量胱氨酸结晶:多见于肾或膀胱结石。 大量磷酸钙结晶:见于膀胱尿潴留、下肢麻痹、慢性膀胱炎、前列腺肥大、慢性肾盂肾炎等。 可见尿酸铵结晶:提示膀胱有细菌感染。 可见亮氨酸或酪氨酸结晶:见于急性肝坏死、急性磷中毒、糖尿病性昏迷、白血病或伤寒等。 可见胆固醇结晶:多见于膀胱炎、肾盂肾炎或有乳糜尿的患者,偶见于脓尿患者。 注意事项:如果长期在尿液中见到大量磷酸钙结晶,应考虑是否患有甲状旁腺功能亢进、肾小管性酸中毒、长期卧床骨质脱钙等。另外,尿液中还可见一些药物结晶,如磺胺类药物结晶、阿司匹林结晶、造影剂结晶等。

三、尿沉渣检验

目前,许多大医院开展了尿液沉渣检验。所谓尿沉渣,是指尿液排出体外后经离心沉淀,在显微镜下看到的有形成分。主要包括来自肾脏或尿道脱落的细胞、肾脏发生病理改变形成的各种管型、结晶等。

尿液常规显微镜检查简单、易行,但阳性率低,重复性差,易漏诊。尿沉渣检验比常规显微镜检查更加敏感,检测阳性率更高,但操作较繁琐、费时。近年来,随着尿沉渣检查技术不断进步,尿沉渣有机成分染色检查得到了较大发展,已越来越被广泛使用。

尿沉渣检验更能准确地反映泌尿系统疾病情况,并可动态观察、比较肾病变的程度,以及评价治疗效果和预后。尿沉渣中所见的细胞、管型、结晶等成分的临床意义同常规尿液检验的显微镜检查。

需要说明的是,不论是尿沉渣检验还是常规尿液检验的显微镜检查,除上述介绍的细胞、管型、结晶等外,还可见到或在检验报告上提示有细菌、真菌、寄生虫或虫卵、精子、纤维状物等的存在。尿液中检出少量细菌,多因标本污染所致,一般无临床意义。若出现大量细菌并伴有大量脓细胞和上皮细胞时,提示尿路感染;尿液真菌若见于女性尿液中,多因阴道分泌物污染所致,若有大量真菌,可见于尿路感染、糖尿病患者等;尿液寄生虫和虫卵多因标本污染所致,主要是阴道分泌物、粪便等的污染;尿液纤维状物一般来自环境污染;尿液内的精子多见于男性遗精后、性交后或逆行射精。

第 29 章　尿液生化检验

尿液是一种化学成分十分复杂的体液,而且,其中的化学成分很不稳定。尿液中的化学成分来自血液、也来自泌尿系统及生殖系统的组织及其分泌物。尿液生化检验包括酸碱度、蛋白质、糖、胆红素、酮体、酶、激素等的检查。尿液一般生化检查包括隐血、酸碱度、尿蛋白、尿糖、尿胆原、尿胆红素、尿酮体、尿亚硝酸盐、尿维生素 C 等,目前已有专用的试纸检查,称为尿八项、尿十项或尿十一项。尿液特殊生化检查包括尿蛋白定量、尿糖定量、尿淀粉酶、尿血红蛋白、尿肌红蛋白、尿 THP 蛋白、尿本周蛋白等,这些特殊生化检查有助于进一步对疾病进行鉴别诊断。

一、一般生化检查

检查项目及正常参考值	临床意义及注意事项
隐血(BLD)试验: 　阴性	阳性:主要见于红细胞破坏(如心脏瓣膜修复术后、大面积烧伤、剧烈运动、急行军、严重的肌肉外伤、血管组织损伤等)、生物因素(如疟疾、梭状芽孢杆菌中毒)、红细胞膜缺陷(如 6-磷酸葡萄糖脱氢酶缺乏者食用蚕豆后、服用伯氨喹啉、乙酰苯胺、磺胺、呋喃坦汀、非那西汀等药物后)、不稳定血红蛋白疾病(如接触氧化性药物后)、免疫因素(如溶血性尿毒症综合征、血栓性血小板减少性紫癜、血型不合输血、温抗体、冷抗体如阵发性寒冷性血红蛋白尿症、阵发性睡眠性血红蛋白尿症、药物诱导的半抗原型自身免疫性溶血性贫血)等。 注意事项:采集隐血尿最好用无色、十分清洁的留尿器具,且收集尿标本前 3 天应禁服碘化物、溴化物等药品,以免产生假阳性。
尿液酸碱度(pH): 　4.5~8.0	降低:见于酸中毒、慢性肾小球性肾炎、发热时;糖尿病、痛风、低血钾性碱中毒等代谢性疾病时;以及白血病、呼吸性酸中毒等。 增高:见于呼吸性碱中毒、严重呕吐、膀胱炎、肾盂肾炎、变形杆菌性尿路感染、肾小管性酸中毒等。

续表

检查项目及正常参考值	临床意义及注意事项
	注意事项:尿液酸碱度受食物、药物及生理活动的影响。进食高蛋白食物时,尿 pH 降低,进食过多的蔬菜、水果时,尿 pH 增高;进餐后尿 pH 增高,又称之为碱潮;剧烈运动、饥饿、出汗、应激状态时,pH 降低;服用氯化钙、氯化铵、氯化钾等,尿液 pH 降低,服用小苏打、碳酸钾、枸橼酸钠、酵母制剂、利尿剂时,尿液 pH 增高。
尿蛋白(Prot)定性试验: 　阴性	阳性:见于肾病综合征;原发性肾小球疾病,如急进性肾炎、慢性肾炎、膜性或膜增生性肾炎等;继发性肾小球疾病,如糖尿病肾炎、红斑狼疮性肾炎等;高血压、甲状腺功能亢进、妊娠期高血压综合征等;肾小管间质性病变,如间质性肾炎、肾盂肾炎、遗传性肾小管疾病(如 Fanconi 综合征)、慢性失钾性肾病等;中毒性肾间质损伤,如汞、镉、砷、铋、铀等重金属中毒,以及苯四氯化碳、卡那霉素、庆大霉素、磺胺、多黏菌素、四环素等中毒,又称中毒性肾病;器官移植排斥反应;中草药如马兜铃、木通过量;浆细胞病,包括骨髓瘤、巨球蛋白血症、重链病、单克隆免疫球蛋白血症等;急性血管内溶血,如阵发性睡眠性血红蛋白尿;急性肌肉损伤,如子弹伤、电灼伤、心肌梗死、挤压综合征、横纹肌溶解综合征等;以及急性白血病、严重胰腺炎等。也可见于泌尿生殖系炎症如膀胱炎、尿道炎、前列腺炎、精囊炎等,以及泌尿系邻近器官疾病如急性阑尾炎、慢性盆腔炎、宫颈炎、盆腔肿瘤等,泌尿系结石、结核和肿瘤等也可引起尿蛋白阳性。 注意事项:尿液蛋白定性试验阳性,俗称蛋白尿。蛋白尿并非都是病理性的,也可见于某些生理情况下,例如,机体剧烈运动、发热、低温刺激、精神紧张、交感神经兴奋时都可出现阳性,但一般为一个"＋",而且是暂时性的;还有些蛋白尿是体位性的,直立过久或活动过久,尿蛋白呈阳性,但平卧休息后又转为阴性,这种情况多见于青少年。如果尿液中混入了白带、月经血、精液、前列腺液、生殖系排泄物等时,也会造成假阳性。另外,60 岁以上老年人也可偶尔有蛋白尿,输注成分血浆、白蛋白及其他蛋白制剂,或进食过多蛋白质时,偶尔也可有蛋白尿,妊娠时可有蛋白尿,但应注意随访。

检查项目及正常参考值	临床意义及注意事项
尿糖(Glu)定性试验: 阴性	阳性:常见于糖尿病。也可见于甲状腺功能亢进、垂体前叶功能亢进、嗜铬细胞瘤、库欣(Cushing)综合征、Fanconi综合征、肢端肥大症、巨人症、胰腺癌、胰腺炎、慢性肾炎或肾病综合征伴有肾小管损伤者。 注意事项:新生儿可因肾小管对葡萄糖重吸收功能不完善而出现糖尿;妊娠期或哺乳期妇女也可出现糖尿,若持续时间长且呈强阳性,应进一步检查原因;摄入大量糖类食品、饮料、糖液或静脉输注高渗葡萄糖溶液,也可引起短暂性的糖尿;情绪激动、脑血管意外、脑出血、颅脑外伤等情况下,可出现一过性糖尿。 糖尿一般指葡萄糖尿,也可出现乳糖尿、半乳糖尿(常见于先天性半乳糖血症)、果糖尿(常见于原发性果糖尿、果糖不耐受症)。 尿糖阳性诊断糖尿病时,应结合血糖情况作出判断。1型糖尿病患者通常在餐前和就寝时测尿糖,2型糖尿病在餐后2~3小时测尿糖。标本采集以膀胱排空再饮水后30分钟为宜,能更准确地反映患者的代谢情况。
尿酮体(Ket)定性试验: 阴性	阳性:主要见于糖尿病酮症酸中毒。新生儿出现尿酮体强阳性,应怀疑为遗传性疾病。 注意事项:应激状态、剧烈运动、饥饿、禁食过久、饮食缺乏糖类或为高脂肪饮食、感染性疾病(如肺炎、伤寒、败血症、结核)的发热期、严重腹泻、呕吐、中毒(如氯仿、乙醚麻醉后、磷中毒等)、服用双胍类降糖药等均可出现尿酮体阳性的现象。
尿胆红素(Bil): 阴性	阳性:常见于① 胆汁淤积性黄疸,如胆石症、胆管癌、胰头癌、原发性胆汁性肝硬化、门脉周围炎、纤维化及药物所致胆汁淤滞等;② 肝细胞性黄疸,如急性黄疸型肝炎、病毒性肝炎、肝硬化、中毒性肝炎、败血症等;③ 溶血性黄疸,可见于各种溶血性疾病;④ 先天性高胆红素血症,如Dubin-Johnson综合征、Rotor综合征、Gilbert综合征、Crigler-Najjar综合征等。
尿胆原(Uro): 阴性或弱阳性	阳性:可见于各种先天性或后天获得性溶血性疾病,如珠蛋白生成障碍性贫血、遗传性球形红细胞增多症、自身免疫性溶血性贫血、新生儿溶血、输血后溶血、蚕豆病、蛇毒、阵发性睡眠性血红蛋白尿等,也可见于肝炎、大面积烧伤、发热伴脱水等。

续表

检查项目及正常参考值	临床意义及注意事项
尿亚硝酸盐(NIT)： 阴性	阳性：见于泌尿系细菌感染、亚硝酸盐中毒等。
尿白细胞酯酶： 阴性	阳性：见于泌尿系统感染。 注意事项：尿液标本要新鲜。如果尿液标本被阴道分泌物污染，或受到在酸性尿液中呈红色或深色的药物或食物的影响，如高浓度胆红素、非那吡啶等，可导致假阳性；如果尿液中蛋白、葡萄糖增高，或含有维生素 C、庆大霉素、头孢菌素等，或尿比重增高、尿液 pH 降低等，可导致假阴性。故此结果需结合尿液白细胞、尿亚硝酸盐结果综合分析，以提高尿路感染诊断的准确性。
尿维生素 C： 阴性	阳性：提示尿中含有大量维生素 C。 注意事项：尿液中存在一定量的维生素 C 会影响尿液中其他成分的检查，如尿红细胞、尿糖、尿胆红素等，可使它们成假阴性。因此，检测尿液中维生素 C 对其他成分检测结果是否正确有非常重要的判断价值。

二、特殊生化检查

检查项目及正常参考值	临床意义及注意事项
尿蛋白定量： 　<0.1 g/L 或≤0.15 g/24 小时尿	增高：提示为蛋白尿。其临床意义及注意事项参见"尿蛋白(Prot)定性试验"。
尿糖定量： 　0.56~5.0 mmol/24 小时尿	增高：常见于糖尿病。其临床意义及注意事项参见"尿糖(Glu)定性试验"。
尿血红蛋白： 阴性	阳性：临床意义同"隐血(BLD)试验"。
尿肌红蛋白： 阴性	阳性：见于阵发性肌红蛋白尿、创伤(如挤压综合征、子弹伤、烧伤、电击伤、手术创伤等)、心肌梗死早期、动脉阻塞缺血、酒精中毒、砷化氢及一氧化碳中毒、巴比妥中毒、肌糖原积累、皮肌炎、多发性肌炎、肌肉营养不良等。 注意事项：各种原因引起的肌肉组织变性、炎症、广泛损伤及代谢紊乱，都会使所产生的大量肌红蛋白释

检查项目及正常参考值	临床意义及注意事项
	放入血液循环,通过肾脏排到尿液中,可出现粉红色的肌红蛋白尿。
尿本周蛋白(BJP): 　阴性	阳性:常见于多发性骨髓瘤、巨球蛋白血症、原发性淀粉样变性、μ 重链病、单克隆免疫球蛋白血症。偶见于恶性淋巴瘤、慢性淋巴细胞白血病、转移癌、慢性肾炎、肾盂肾炎、肾癌等。
尿液 $\beta2$-微球蛋白($\beta2$-MG): 　<0.2 mg/L 或<370 μg/24 小时尿	增高:见于肾小管-间质性疾病、药物或毒物(如庆大霉素、卡那霉素、汞、镉、铬、金制剂等的肾毒性)所致早期肾小管损伤、肾移植术后排斥反应、恶性肿瘤、自身免疫性疾病、高血压、糖尿病肾损害时、上尿路感染等。
尿液 Tamm-Horsfall 蛋白(THP): 　29.8~42.9 mg/24 小时尿	增高:可见于上尿路炎症、感染、梗阻,自身免疫性疾病、药物毒性、金属镉和铜中毒等所引起的肾小管-间质性炎。尿 THP 一过性增高,可见于重铬酸钾中毒和肾移植后急性排斥反应期。尿 THP 持续维持较高水平,提示易于形成尿结石,而且尿中 THP 测定有助于判断泌尿道结石患者体外震波碎石的治疗效果;碎石成功者,尿中 THP 含量于第二天达高峰,以后逐渐减低;若 THP 无明显变化,则表明碎石治疗失败。 降低:见于慢性肾功能衰竭、急性肾小球肾炎等。
尿液纤维蛋白降解产物(FDP): 　阴性	阳性:常见于原发性肾小球疾病。也可见于弥散性血管内凝血、原发性纤溶性疾病、泌尿系统感染、肾移植排斥反应、肾肿瘤等。
尿液溶菌酶: 　0~2 mg/L	增高:见于肾小管炎症、中毒,肾移植排斥反应,急性单核细胞白血病化疗后等。也可用于判断急性肾小管坏死预后。若尿溶菌酶渐进性增高,则提示肾小管功能恢复预后差;若经过治疗后溶菌酶逐渐减低,提示预后好。
尿 N-乙酰-β-D-氨基葡萄糖苷酶(NAG): 　<18.5 U/L	增高:见于缺血或中毒引起的肾小管性肾炎、肾移植排斥反应、肾恶性肿瘤(NAG 活性与肿瘤大小和组织破坏程度呈正相关)、急性或慢性肾小球肾炎、间质性肾炎、肾病综合征、梗阻性肾病、急性肾盂肾炎或慢性肾盂肾炎的活动期等。 注意事项:尿 NAG 浓度与肾单位的损害呈正相关。

检查项目及正常参考值	临床意义及注意事项
尿淀粉酶(AMY)： 　400～1 200 U/L	增高：常见于急性胰腺炎,尿淀粉酶活性一般于发病12～24 小时开始增高,比血清淀粉酶迟 6～10 小时,多数在持续 3～10 天后恢复正常。也可见于慢性胰腺炎急性发作、任何原因所致的胰腺管阻塞(如胰腺癌、胰腺损伤、急性胆囊炎等)等。 降低：主要见于重症肝炎、肝硬化、糖尿病等。 注意事项：如果患者有急性肾功能衰竭时,尿淀粉酶不能作为急性胰腺炎的诊断依据。
尿胱氨酸： 　阴性或弱阳性	阳性：见于胱氨酸尿症。
尿苯丙酮酸： 　阴性	阳性：见于苯丙酮酸尿症。
尿酪氨酸： 　阴性	阳性：主要见于酪氨酸尿症。罕见于遗传性高酪氨酸血症。暴发性肝炎、重症肝硬化、糖尿病昏迷时亦可出现阳性。
尿 α_1-微球蛋白： 　<15 mg/g Cr	增高：多见于肾小管性蛋白尿(如急性肾小管坏死、肾盂肾炎、Fanconi 综合征、肾小管酸中毒、肾缺血等)和混合性蛋白尿(如慢性肾病、肾功能衰竭等)。 注意事项：尿 α_1-微球蛋白、尿转铁蛋白、尿免疫球蛋白、尿白蛋白这几项指标应综合分析,从而确定是何种原因引起的蛋白尿。
尿转铁蛋白： 　<2.5 mg/g Cr	增高：多见于糖尿病、淀粉样变性、高血压、微小病变性肾小球肾炎、急慢性肾小球肾炎、慢性肾病、肾功能衰竭等。
尿免疫球蛋白 G(IgG)： 　<15 mg/g Cr	增高：多见于高血压、微小病变性肾小球肾炎、急慢性肾小球肾炎、慢性肾病、肾功能衰竭等。
尿 γ-谷氨酰转肽酶(γ-GT)： 　<80 U/g Cr	增高：主要见于肾小球肾炎(可与肾盂肾炎相鉴别,因为肾盂肾炎时,γ-GT 正常)、肾病综合征、肾移植排斥反应、汞中毒和铅中毒等。也可见于 Wilms 肿瘤、尿路结石、肾结石、麻醉、心脏手术时、肾缺血及药物对肾脏损伤时。 注意事项：妊娠妇女妊娠 24 周以上,尿 γ-GT 可明显增高。

检查项目及正常参考值	临床意义及注意事项
尿白蛋白(Alb)： 　＜25 mg/g Cr	增高：见于糖尿病性肾病、糖尿病、淀粉样变性、急慢性肾小球肾炎、慢性肾病、肾功能衰竭等。
尿尿素： 　250～600 mmol/24 小时尿	增高：主要见于体内组织分解代谢增加时，如高热等。 降低：见于肾功能障碍、严重肝脏疾病等。
尿肌酐： 　男性：7.1～17.7 mmol/24 小时尿 　女性：5.3～15.9 mmol/24 小时尿	增高：见于巨人症、肢端肥大症等。 降低：见于急性肾小球肾炎、慢性肾小球肾炎失代偿期、急性或慢性肾功能不全、重度充血性心功能不全、肌肉萎缩性疾病等。
尿肌酸： 　儿童：0～456 μmol/24 小时尿 　男性：0～304 μmol/24 小时尿 　女性：0～456 μmol/24 小时尿	增高：见于先天性肌无力、多发性肌炎、脊髓灰质炎、肌球蛋白尿症、肌萎缩、皮肌炎、硬皮病、进行性肌营养不良、甲状腺功能亢进、严重感染、继发性肝癌、系统性红斑狼疮、骨折、肢端肥大症、急性白血病、饥饿、发热等。 注意事项：生长期儿童、孕妇、严格禁食蛋白质、产后2 周、进食生肉过多等情况下，尿肌酸亦会增高。
尿碱性磷酸酶(AKP)： 　0.51～0.61 mg/L	增高：见于急性肾炎、狼疮性肾炎、糖尿病、急性肾小管坏死、肾盂肾炎、肾梗死、肾坏死、肾移植术后急性排斥反应等。妊娠期和产褥期可有一过性升高。
尿酸性磷酸酶(ACP)： 　男性：＜173.04 μmol/(L·s) 　女性：＜25.67 μmol/(L·s)	增高：见于前列腺癌、肾脏病变等。
尿羟脯氨酸： 　114～328 μmol/24 小时尿	增高：见于羟脯氨酸血症、严重骨折、骨癌、结缔组织损伤、甲状腺功能亢进、甲状旁腺素及生长激素分泌增多、骨软化症等。 降低：见于侏儒症、静脉注射钙剂及降钙素治疗等。 注意事项：尿羟脯氨酸含量与年龄有关，11～14 岁的少年尿羟脯氨酸含量最高，可达 480～1 370 μmol/24 小时尿。
尿Ⅳ型胶原： 　1.49～2.39 μg/mmol Cr	增高：见于糖尿病肾病早期等。

检查项目及正常参考值	临床意义及注意事项
尿视黄醇结合蛋白(RBP)： 　0～4.82 mg/L	增高：见于糖尿病肾病、高血压、肾损伤等。 注意事项：尿 RBP 检测是评价肾脏疾病的良好指标，对肾小管功能损伤的诊断特异性比尿 $\beta2$-微球蛋白高，而且其在尿液标本中比 $\beta2$-微球蛋白更加稳定。
尿分泌型球蛋白 A(U-sIgA)： 　0.74～2.5 mg/L	增高：主要见于泌尿系统感染、肾炎、糖尿病等。 降低：主要见于尿路感染等。
尿柠檬酸(枸橼酸)： 　0.36～2.39 mmol/24 小时尿	降低：主要见于肾小管性酸中毒、尿石症、腹泻、镁缺乏、脱水、代谢性酸中毒、低血钾、服用噻嗪类利尿剂或碳酸酐酶抑制剂等。 增高：意义不大，可见于低钙血症、长期饮用柠檬或橘子汁等。

第 30 章　尿液毒品检测

最近几年,尿液毒品检测已成为各类体检尤其是部队征兵体检的重要检查项目,本章主要介绍各类毒品的尿液检测及其注意事项。尿液毒品检测时所需尿液样本必须新鲜,避免污染。如果外送,2~8 ℃可保存 2 天;−20 ℃可保存 1~2个月。但在检测前,尿液样本需恢复至室温。

检查项目及正常参考值	临床意义及注意事项
尿液吗啡(MOP/MOR/OPI): 阴性	阳性:提示受试者尿检前 2 小时至 4 天期间可能服用或注射过吗啡/海洛因。 注意事项:上述时间段只是针对第一次吸毒或极少吸毒者,如果是长期吸毒、吸毒量大的人,阳性时间段会很长。一般吸毒者吸毒后一周内尿检均可阳性。吸毒者吸毒后尿检是否阳性,个体差异较大,取决于吸毒者的代谢速度、用药途径(如抽吸、口服、注射等)、用药剂量等。剂量大者,尿检阳性持续时间较长。
尿液甲基安非他明/甲基苯丙胺 (MAMP): 阴性	阳性:提示受试者尿检前 1 小时至 3 天期间可能服用或注射过冰毒。 注意事项:同"尿液吗啡(MOP/MOR/OPI)"。
尿液二亚甲基双氧安非他明/二甲二氧基苯丙胺(MDMA): 阴性	阳性:提示受试者尿检前 1~5 小时期间可能服用过摇头丸。 注意事项:同"尿液吗啡(MOP/MOR/OPI)"。
尿液氯胺酮(KET): 阴性	阳性:提示受试者尿检前 2~4 小时期间可能服用或注射过 K 粉。 注意事项:同"尿液吗啡(MOP/MOR/OPI)"。
尿液安非他明/苯丙胺(AMP): 阴性	阳性:提示受试者尿检前 1 小时至 3 天期间可能服用或注射过 AMP。 注意事项:同"尿液吗啡(MOP/MOR/OPI)"。
尿液可卡因/古柯碱(COC): 阴性	阳性:提示受试者尿检前 4 小时至 1 天期间可能服用或注射过 COC。 注意事项:同"尿液吗啡(MOP/MOR/OPI)"。

检查项目及正常参考值	临床意义及注意事项
尿液苯二氮䓬(BZO)： 　阴性	阳性:提示受试者尿检前 2 小时至 3 天期间可能服用或注射过安定、三唑仑等。 注意事项:同"尿液吗啡(MOP/MOR/OPI)"。
尿液四氢大麻酚酸(THC)： 　阴性	阳性:提示受试者尿检前 2~56 小时期间可能服用或注射过大麻。 注意事项:同"尿液吗啡(MOP/MOR/OPI)"。
尿液巴比妥(BAR)： 　阴性	阳性:提示受试者尿检前 4 小时至 4 天期间可能服用或注射过巴比妥。 注意事项:同"尿液吗啡(MOP/MOR/OPI)"。
尿液美沙酮(MTD)： 　阴性	阳性:提示受试者尿检前 2 小时至 2 天期间可能服用或注射过美沙酮。 注意事项:同"尿液吗啡(MOP/MOR/OPI)"。
尿液苯环己哌啶(PCP)： 　阴性	阳性:提示受试者尿检前 2~12 小时期间可能服用或注射过天使粉。 注意事项:同"尿液吗啡(MOP/MOR/OPI)"。
尿液三环类抗抑郁药(TCA)： 　阴性	阳性:提示受试者尿检前 4 小时至 5 天期间可能服用或注射过 TCA。 注意事项:同"尿液吗啡(MOP/MOR/OPI)"。
尿液丁丙诺非(BUP)： 　阴性	阳性:提示受试者尿检前 1 小时至 5 天期间可能服用或注射过 BUP。 注意事项:同"尿液吗啡(MOP/MOR/OPI)"。
尿液羟二氢可待因(OXY)： 　阴性	阳性:提示受试者尿检前可能服用或注射过 OXY。 注意事项:同"尿液吗啡(MOP/MOR/OPI)"。

第31章 尿液特殊检查

尿液检验除了常规检查和生化检查外,有时候还需要做一些特殊检查,如尿红细胞形态检查、尿含铁血黄素检查、尿卟啉、尿液人绒毛膜促性腺激素(hCG)等,这些检查常用于某些特殊疾病的辅助诊断或确诊。

检查项目及正常参考值	临床意义及注意事项
尿红细胞形态: 　淡黄色、扁平、圆盘状,6～9 μm 平均红细胞体积(MCV): 　80～90 fl	可见较多变形红细胞:为肾性血尿,常见于急慢性肾小球肾炎、肾结核等。 红细胞形态基本正常:为非肾性血尿,常见于肾结石、泌尿系统结石等。
尿含铁血黄素: 　阴性	阳性:表示肾实质有铁的沉积。可见于慢性血管内溶血、阵发性睡眠性血红蛋白尿、"行军"性肌红蛋白尿、自身免疫性溶血性贫血、恶性贫血、严重肌肉疾病、输血反应、出血性胰腺炎等。
尿卟啉(尿紫胆质): 　阴性	阳性:常见于急性间隙性卟啉病、先天性红细胞生成性卟啉病、迟发性皮肤卟啉病。也可见于慢性铅中毒、溶血性贫血、霍奇金病、肝硬化等。
尿卟胆原(尿紫胆原): 　阴性	阳性:常见于肝性卟啉病、急性间隙性卟啉病等。
乳糜试验: 　阴性	阳性:主要见于慢性丝虫病,也可见于腹内结核、肿瘤压迫、胸腹创伤、先天性淋巴管畸形、肾盂肾炎、棘球蚴病、妊娠等。
尿液人绒毛膜促性腺激素(hCG): 　阴性	阳性:见于早期妊娠、异位妊娠、妊娠滋养细胞疾病(如葡萄胎、侵蚀性葡萄胎、绒毛膜癌等)等。尿液hCG也可作为保胎治疗和判断流产的依据,hCG持续阳性,说明保胎成功;不全流产时,hCG仍可呈阳性。另外,畸胎瘤、睾丸间质细胞癌、肺癌、胃癌、肝癌、卵巢癌、子宫颈癌等患者尿液中hCG也可明显增高。

续表

检查项目及正常参考值	临床意义及注意事项
24 小时尿找抗酸杆菌： 　阴性	找到抗酸杆菌：提示肾脏、输尿管、膀胱感染了结核杆菌。
尿胆色素原(PBG)： 　0.5～7.5 μmol/24 小时尿	增高：见于遗传性急性肝性卟啉病、急性间隙性卟啉病、多样性卟啉病、粪卟啉病、急性和慢性铅中毒等。
尿 δ-氨基菊芋糖酸(ALA)： 　2～49 μmol/24 小时尿	增高：见于急性间隙性卟啉病、多样性卟啉病、遗传性粪卟啉病、ALA 脱氢酶缺陷性卟啉病、遗传性急性肝性卟啉病、铅中毒、酒精性肝病和肝硬化、溶血性贫血、迟发性皮肤卟啉病、遗传性酪氨酸血症等。

第32章　粪便常规检验

　　粪便是食物在体内被消化吸收营养成分后剩余的产物。粪便成分主要有：未被消化的食物残渣，如淀粉颗粒、肉类纤维、植物细胞及植物纤维等；已被消化但未被吸收的食糜；消化道分泌物，如胆色素、酶、黏液和无机盐等；分解产物如靛基质、粪臭素、脂肪酸和气体；肠壁脱落的上皮细胞；细菌如大肠杆菌、肠球菌等。在消化道发生病变的情况下，粪便中可见血液、脓液、寄生虫及其虫卵、致病菌、胆石等。粪便检验就是用于协助诊断消化道疾病的，如肠道感染性疾病、肠道寄生虫感染、消化道出血鉴别及肿瘤筛检、黄疸的鉴别诊断等。粪便常规检验是对粪便性状、颜色、气味，以及显微镜下各种细胞、纤维、结晶等基本检查，也是健康普查的常规项目之一。

一、理学检查

检查项目及正常参考值	临床意义及注意事项
粪便性状： 　黄软	黏液便：黏液混匀于粪便中，见于小肠病变；黏液非混匀于粪便且较集中，见于大肠病变；黏液黏附着于粪便表面，常见于直肠炎；透明胶胨样黏液附于粪便表面时，见于痉挛性便秘、黏液性肠炎、情绪激动等。 脓血便：常见于消化道病变，如各类肠炎、细菌性痢疾、阿米巴痢疾、急性血吸虫病、结肠癌、慢性溃疡性结肠炎、肠结核等，也可见于局部脓肿或与乙状结肠、直肠或肛门相通的瘘管。 鲜血便：见于结肠癌、直肠息肉、肛裂及痔疮等。痔疮时，常见排便之后有鲜血滴落，而其他疾病多见鲜血附着于粪便表面。 溏便：即粪便呈粥样且内含物粗糙，见于消化不良、慢性胃炎、胃窦潴留等。 胨状便：见于过敏性肠炎及慢性痢疾。患者常于腹部绞痛后排出黏胨状、膜状或纽带状粪便。 稀糊状稀汁样便：见于伪膜性肠炎（水样便或大量黄绿色稀汁样并含有膜状物）、艾滋病伴发肠道隐孢子虫感染、副溶血性弧菌中毒（洗肉水样便）、出血性小肠炎（红豆汤样便）等。

续表

检查项目及正常参考值	临床意义及注意事项
	米泔样便:呈白色淘米水样,见于重症霍乱、副霍乱。 水样便:见于急性肠炎、食物中毒等。 细条或扁片状便:见于食入矿物油、结肠紧张亢进、直肠和肛门狭窄(常提示有肿物存在)等。 粗棒状便:见于便秘、儿童巨结肠症等。 羊粪样便:见于痉挛性便秘等。 乳凝状或蛋花样便:常见于婴儿消化不良、婴儿腹泻等。 注意事项:患者在挑取粪便时,应选取异常成分的粪便,如含有黏液、脓、血等病变成分的标本;粪便标本应避免混有尿液;不能采集便盆或坐厕的粪便作送检标本。留取标本时勿用物品特别是卫生纸包裹,以免影响结果。一般来说,医院检验科都会提供粪便盒供患者留取标本。
粪便颜色: 黄褐色(正常成人) 黄绿色或金黄色(婴儿)	深黄色:见于乳儿便、服用大黄、山道年等。 绿色:见于食用大量绿色蔬菜、甘汞及乳儿肠炎等。 白色或灰白色:见于胃肠检查服用硫酸钡后、胆道阻塞、少数结核病或胰腺病、过量脂肪、服用大量金霉素者等。 红色:见于直肠癌、肛裂、痔疮等,也可见于食用番茄、红辣椒、西瓜等食物后。 果酱色:见于阿米巴痢疾、肠套叠,也可见于食用大量咖啡、可可、樱桃、桑葚、巧克力等。 黑色或柏油色:见于上消化道出血(如胃、十二指肠溃疡出血、食管静脉曲张破裂出血、消化道肿瘤等)。若粪便虽呈黑色但无光泽,常见于服用铁剂、活性炭等药物,或进食动物血及肝脏后。
粪便气味: 臭味	恶臭:多见于胰腺疾病、慢性肠炎、消化道大出血、结肠或直肠癌溃烂等。 鱼腥臭味:多见于阿米巴性肠炎。 酸臭味:多见于脂肪及糖类消化或吸收不良。

二、显微镜检查

检查项目及正常参考值	临床意义及注意事项
白细胞(脓细胞): 无或偶见	少量白细胞:多见于肠炎。 大量白细胞:多见于细菌性痢疾、溃疡性结肠炎、阿米巴痢疾、出血性肠炎等。

检查项目及正常参考值	临床意义及注意事项
	较多嗜酸性粒细胞(需染色):见于肠易激综合征、肠道寄生虫病等,常伴有夏科-莱登结晶。
红细胞: 　无	较多红细胞:常见于痢疾、溃疡性结肠炎、结肠癌、直肠息肉、痔疮、急性血吸虫病等。 注意事项:红细胞少于白细胞时,多为细菌性痢疾;红细胞多于白细胞时,多为阿米巴痢疾。
吞噬细胞: 　无	出现吞噬细胞:常见于急性细菌性痢疾、急性出血性肠炎,偶见于溃疡性肠炎。
上皮细胞: 　极少见	增多:见于结肠炎症、伪膜性肠炎等。
脂肪小滴: 　极少见	增多:常见于慢性胰腺炎、消化不良等。 脂肪泻(大量脂肪颗粒):提示胰腺功能不全和脂肪吸收障碍,可见于急、慢性胰腺炎,胰头癌,吸收不良综合征,儿童腹泻,阻塞性黄疸,蓝氏贾第鞭毛虫感染等。
淀粉颗粒: 　偶见	增多:常见于消化功能不良、腹泻、慢性胰腺炎、胰腺功能不全等。
肌肉纤维: 　少见	增多:常见于肠蠕动亢进、腹泻、蛋白质消化不良、胰腺功能不全等。
弹性纤维: 　少见	增多:见于胃蛋白酶缺乏症、腹泻等。
植物细胞和植物纤维: 　少见	增多:见于胃蛋白酶缺乏症、肠蠕动亢进、腹泻等。
夏科-莱登结晶: 　无	出现夏科-莱登结晶:主要见于阿米巴痢疾、钩虫病、过敏性肠炎等,常可同时见到嗜酸性粒细胞。
真菌: 　无	检出真菌:常见于肠道菌群失调。 注意事项:留取粪便标本时应避免污染,尤其是不要用卫生纸包取粪便,或不干净的棒子挑取粪便,这样很容易被真菌污染,造成假阳性。

第33章　粪便特殊检查

粪便检验除常规检查外,必要时还需做一些特殊检查,主要包括寄生虫检查、病原体抗原检测和化学检查。寄生虫检查主要是寻找各种虫卵,而化学检查主要为隐血试验,即用化学或免疫学的方法证实微量血液的试验,在临床诊断、治疗和预后判断中均有重要意义。

一、寄生虫检查

检查项目及正常参考值	临床意义及注意事项
虫卵: 　无	找见蛔虫卵:提示患者感染蛔虫。 找见钩虫卵:提示患者感染钩虫,长期感染易致贫血。 找见鞭虫卵:提示患者感染鞭虫。 找见蛲虫卵:提示患者感染蛲虫,多见于小儿。 找见血吸虫卵:提示患者感染血吸虫。 找见华支睾吸虫卵:提示患者感染华支睾吸虫。 找见姜片卵:提示患者感染姜片虫。 找见带绦虫卵、短膜壳绦虫卵、长膜壳绦虫卵、阔节裂绦虫卵:提示患者感染绦虫。 注意事项:为了提高虫卵检出率,至少留3~5克粪便送检。由于某些蠕虫有周期性排卵现象,未查到虫卵时,应连续送检粪便3次,以免漏检。检查蛲虫时,应于深夜12时或清晨排便前,用透明薄膜拭子自肛门周围皱襞处拭取粪便。
阿米巴原虫: 　无	检出阿米巴滋养体:提示阿米巴痢疾。 注意事项:如果留取的粪便需要转运时,请注意运送过程中保温,以免阿米巴滋养体失去活力而难以检出。
隐孢子虫: 　无	检出隐孢子虫卵囊:见于人隐孢子虫病。

二、病原体抗原检测

检查项目及正常参考值	临床意义及注意事项
幽门螺杆菌(HP)抗原： 阴性	阳性：见于幽门螺杆菌感染，其可引起胃炎、十二指肠溃疡、胃溃疡、胃黏膜相关性淋巴样组织淋巴瘤、胃功能性消化不良、胃食反流病、胃癌等。
轮状病毒(RV)抗原： 阴性	阳性：见于轮状病毒感染所致的肠炎、婴幼儿腹泻等。
腺病毒(AdV)抗原： 阴性	阳性：见于腺病毒感染所致的肠炎、婴幼儿腹泻等。

三、化学检查

检查项目及正常参考值	临床意义及注意事项
隐血试验： 阴性	阳性：见于消化道出血、药物致胃黏膜损伤、肠结核、克罗恩(Crohn)病、胃病(胃炎、胃溃疡)、溃疡性结肠炎、结肠息肉、钩虫病、肾综合征出血热、消化道恶性肿瘤(大肠癌、胃癌)等。 注意事项：隐血试验可用于鉴别消化性溃疡和肿瘤出血，前者治疗后可转阴，而后者呈持续性阳性。另外，隐血试验受饮食和药物影响较大，试验前 3 日应禁食肉类、含动物血和某些蔬菜等食物，并禁服铁剂及维生素 C 等有干扰试验的药物。
粪胆素： 阳性	阴性：主要见于阻塞性黄疸，如胆总管结石、肿瘤时，粪便呈白陶土色。
粪转铁蛋白(TRF)： 阴性	阳性：见于消化道出血性疾病，如胃溃疡、溃疡性结肠炎、钩虫病、恶性肿瘤、结肠息肉等。
粪脂肪总量： ＜175 mg/g 粪便	增高：可引起脂肪泻，常见于胰腺疾病如慢性胰腺炎、胰腺癌、胰腺纤维囊性病变等，肝胆疾病如梗阻性黄疸、胆汁分泌不足、病毒性肝炎、肝硬化等，小肠病变如乳糜泻、蛋白性肠炎、Whipple 病等，以及胃及十二指肠瘘、消化性溃疡病等。

续表

检查项目及正常参考值	临床意义及注意事项
粪胆原： 　0.75～3.5 mg/g 粪便	增高：主要见于溶血性黄疸。亦可见于阵发性睡眠性血红蛋白尿症、恶性贫血、地中海贫血、再生障碍性贫血、组织内出血等红细胞破坏显著者。 降低：主要见于梗阻性黄疸。
粪糜蛋白酶： 　>100 μg/g 粪便	降低：主要见于慢性胰腺炎、胰腺纤维性囊肿病、原发性肝癌、脂肪泻等。
粪胰蛋白酶： 　阳性	阴性：主要见于胰腺疾病。
粪卟啉： 　<45 nmol/g 粪便	增高：见于先天性卟啉病、继发性卟啉病、铅中毒、药物中毒、白血病、皮肤病、营养不良等。
苏丹Ⅲ染色： 　阴性	阳性：见于胰腺消化功能减退、肠蠕动亢进、慢性胰腺炎、胰头癌、肝脏代偿功能失调、脂肪性痢疾、消化吸收不良综合征、阻塞性黄疸等。
粪钙卫蛋白(FC)： 　阴性或<50 μg/g 粪便	阳性或增高：主要见于炎症性肠病(IBD)，如溃疡性结肠炎(UC)、克罗恩病(CD)等，从而与肠易激综合征(IBS)相鉴别，后者一般为阴性。也可见于结肠直肠癌、感染性肠胃炎、憩室病、长期使用非甾体类消炎药(NSAID)等。 注意事项：粪钙卫蛋白水平的高低与疾病的严重程度密切相关。
粪弹性蛋白酶-1(FE-1)： 　>175 μg/g 粪便	降低：提示胰腺外分泌功能不足，可能存在胰腺炎、胰腺癌、胰腺损伤、原发性硬化胆管炎、先天或遗传紊乱等。
粪乳铁蛋白(LF)： 　阴性	阳性：主要见于炎症性肠病(IBD)，如溃疡性结肠炎(UC)、克罗恩病(CD)等，从而与肠易激综合征(IBS)相鉴别，后者一般为阴性。亦可见于急性腹泻、感染性肠炎等。另外，活动性 IBD 一般为阳性，而非活动性 IBD 为阴性。

第34章 脑脊液常规检验

脑脊液(CSF)是存在于脑室及蛛网膜下腔中的无色透明液体,具有保护脑和脊髓免受外力振荡损伤、调节颅内压力、提供神经细胞和体液之间的代谢性物质交换、保持神经细胞的渗透压及酸碱平衡等作用。在发生外伤、感染、肿瘤、阻塞等情况时,一些正常情况下不易透过血脑屏障的物质也可以进入脑脊液,引起脑脊液性状和成分发生改变。因此,通过脑脊液的理学检查、显微镜检查、生化检查以及一些特殊检查,可以对疾病的诊断、治疗和预后提供判断依据。脑脊液的理学检查主要是对脑脊液外观性状的描述,显微镜检查主要观察脑脊液中细胞成分的变化。

一、理学检查

检查项目及正常参考值	临床意义及注意事项
颜色: 　无色	红色:常见于穿刺损伤或出血性病变。 黄色:常见于陈旧性蛛网膜下腔或脑室出血、椎管梗阻(常由髓外肿瘤、格林巴利综合征等引起)、化脓性脑膜炎、结核性脑膜炎、重症黄疸如核黄疸等。 白色或灰白色:常见于化脓性脑膜炎,多由于脓细胞增加所致。 褐色或黑色:见于脑膜黑色素瘤。 淡绿色:见于铜绿假单胞菌性脑膜炎。 注意事项:若为蛛网膜下腔或脑室出血,常同时伴有脑脊液隐血试验阳性。若为椎管梗阻,脑脊液中蛋白含量同时增加。另外,脑脊液无色也可见于梅毒性神经炎、慢性结核性脑膜炎、脊髓灰白质炎等,提示脑脊液颜色正常并不能代表没有任何病变。
透明度: 　清晰透明	混浊:主要见于化脓性脑膜炎。结核性脑膜炎时,常呈毛玻璃样轻度混浊。
凝块: 　无	有凝块:常见于化脓性脑膜炎。 有薄膜:常见于结核性脑膜炎。 胶冻状:常见于蛛网膜下腔梗阻、脊髓肿瘤。

续表

检查项目及正常参考值	临床意义及注意事项
比密: 　1.006～1.008(腰椎穿刺)	增高:见于各种颅内炎症。 降低:多见于脑脊液分泌增多。

二、显微镜检查

检查项目及正常参考值	临床意义及注意事项
红细胞: 　无	增多:常见于穿刺损伤、蛛网膜下腔出血等。 注意事项:脑脊液标本采集后应立即送检,放置过久则红细胞可破坏而难以检出,此时脑脊液隐血试验常阳性。
白细胞计数: 　成人:$(0～10)×10^6/L$ 　儿童:$(0～15)×10^6/L$ 　新生儿:$(0～30)×10^6/L$	增高:常见于化脓性脑膜炎、流行性脑脊髓膜炎(白细胞常显著增高,可高达 $1\,000×10^6/L$ 以上)、结核性脑膜炎(白细胞常中度增高,一般不超过 $500×10^6/L$)。也可见于病毒性脑炎及脑膜炎、新型隐球菌性脑膜炎、蛛网膜下腔出血、中枢神经系统肿瘤、脊髓灰白质炎、神经性梅毒、浆液性脑膜炎、脑寄生虫病等,但增高幅度一般都不高。 注意事项:脑脊液标本采集后应立即送检,放置过久可因细胞破坏或细胞包裹于纤维蛋白凝块中导致细胞数降低。白细胞计数结果结合白细胞分类结果,诊断意义更大。
白细胞分类: 　成人: 　　淋巴细胞:50%～70% 　　单核细胞:30%～50% 　　中性粒细胞:0～7% 　　其他细胞:罕见 　新生儿: 　　淋巴细胞:10%～30% 　　单核细胞:60%～80% 　　中性粒细胞:0～8% 　　其他细胞:罕见	中性粒细胞增高:常见于化脓性脑膜炎、结核性脑膜炎发病初期、蛛网膜下腔出血等。 淋巴细胞增高:常见于结核性脑膜炎、病毒性脑炎及脑膜炎、新型隐球菌性脑膜炎、中枢神经系统肿瘤、脊髓灰白质炎、浆液性脑膜炎、神经性梅毒等。 嗜酸性粒细胞增高:常见于脑寄生虫病。 注意事项:脑脊液标本采集后应立即送检,放置过久可因细胞破坏或细胞包裹于纤维蛋白凝块中导致细胞数降低且分类不准。结核性脑膜炎时,中性粒细胞、淋巴细胞及浆细胞常同时存在;蛛网膜下腔出血时,常可同时发现吞噬有红细胞或含铁血黄素的吞噬细胞;中枢神经系统肿瘤时,脑脊液中常可同时找见肿瘤细胞,脑脊液中找到白血病细胞是白血病脑膜转移的重要证据;脑寄生虫病时,嗜酸性粒细胞和浆细胞常同时增高,而且脑脊液中可找见血吸虫卵、阿米

检查项目及正常参考值	临床意义及注意事项
	巴原虫、弓形虫、旋毛虫的幼虫甚至细粒棘头绦虫的头节或头钩等。
隐血试验: 　阴性	**阳性**:多提示有陈旧性蛛网膜下腔出血、脑出血等。 **注意事项**:脑脊液标本放置过久后,穿刺损伤引起的少量出血,红细胞被破坏,此时隐血试验阳性(假阳性),容易混淆临床医生对结果的判断,故脑脊液标本需立即送检。

第35章　脑脊液生化检验

脑脊液生化检验主要检测脑脊液中的一些化学成分,如蛋白质量的多少及类型的改变、糖类、氯化物、一些酶类的活性等,以此来诊断或鉴别诊断各种类型的脑组织感染、损伤及出血等。

检查项目及正常参考值	临床意义及注意事项
酸碱度(pH): 7.31～7.34	降低:常见于化脓性脑膜炎。 注意事项:测定酸碱度时,同时观察脑脊液中乳酸含量的变化,对判断病情变化更有参考价值。
潘氏(Pandy)试验: 阴性或极弱阳性	阳性:常见于化脓性脑膜炎(常为强阳性＋＋＋)、结核性脑膜炎(常为中等阳性＋＋)、病毒性脑膜炎(常为阳性＋)、蛛网膜下腔出血(常为＋＋)、脑部肿瘤或蛛网膜下腔梗阻(常为＋＋＋)。也可见于脑出血、脑外伤、脊髓灰质炎、流行性脑炎等,尿毒症、伤寒、脑炎等有中毒症状时,以及慢性酒精中毒、注射化学药品后所致的无菌性脑炎等。 注意事项:潘氏试验阳性时,建议进一步做蛋白质定量试验。
蛋白质定量: 150～350 mg/L	增高:常见于化脓性脑膜炎、脑部肿瘤或蛛网膜下腔梗阻(常为显著增加);结核性脑膜炎、蛛网膜下腔出血(常为中度增加);病毒性脑膜炎、脑出血、脑外伤、脊髓灰质炎、流行性脑炎等。也可见于尿毒症、伤寒、脑炎等有中毒症状时,以及慢性酒精中毒、注射化学药品后所致的无菌性脑炎等。
葡萄糖: 2.5～4.4 mmol/L	增高:主要见于脑出血、下丘脑损害、糖尿病等。病毒性脑炎时,葡萄糖含量可正常或增高。 降低:主要见于化脓性脑膜炎、结核性脑膜炎、真菌性脑膜炎(如新型隐球菌性脑膜炎)、脑膜瘤等,也可见于梅毒性脑膜炎、病毒性脑膜炎、脑寄生虫病(如脑囊虫病、脑血吸虫病、脑弓形虫病)等。脑膜瘤患者脑脊液葡萄糖含量降低甚为显著,严重时可为零;化

检查项目及正常参考值	临床意义及注意事项
	脓性脑膜炎初期,脑脊液葡萄糖含量即明显降低,疾病高峰期可为零;结核性脑膜炎时,脑脊液葡萄糖含量降低多发生在疾病中晚期,且降低程度与疾病预后有关,葡萄糖含量降低越明显,预后越差。 注意事项:脑脊液标本采集后应立即送检,否则脑脊液中的葡萄糖可被细胞或细菌分解而使葡萄糖测定结果偏低。
氯化物: 120～130 mmol/L	增高:可见于尿毒症、呼吸性碱中毒、高氯血症、慢性肾炎、浆液性脑膜炎、脱水、心力衰竭等。 降低:常见于结核性脑膜炎(降低最为明显)、化脓性脑膜炎、流行性脑膜炎、低氯血症、急性脊髓灰质炎、呕吐、肾上腺皮质功能减退症、肾脏病变等。
天冬氨酸氨基转移酶(AST): <20 U/L	增高:见于脑血管病、脑萎缩、中毒性脑病、中枢神经系统转移癌、脑栓塞、急性颅脑损伤等。

乳酸脱氢酶(LDH):
    成人:<40 U/L
    新生儿:<70 U/L
    脑脊液 LDH/血清 LDH<0.1
	增高:见于脑组织损伤、感染等,如化脓性脑膜炎、脑组织坏死、蛛网膜下腔出血、脑出血、脑梗死、脑肿瘤、脱髓鞘病急性期等。化脓性脑膜炎明显增高,如果治疗后无明显减低甚至进一步增高,提示治疗效果和预后不好。
	注意事项:由于测定方法不同,LDH 的参考值有所不同,此时一般以脑脊液 LDH/血清 LDH 比值作为判断标准。

肌酸激酶(CK): 0.5～2 U/L	增高:见于化脓性脑膜炎、结核性脑膜炎、进行性脑积水、继发性癫痫、多发性硬化症、蛛网膜下腔出血、脑梗死、脑肿瘤、脑供血不足、慢性硬膜下血肿、脱髓鞘疾病等。 注意事项:有些医疗单位检测 CK 的同工酶 CK-BB,其为 CK 的主要成分,其可以作为心脏停搏患者大脑损伤的指标。
腺苷脱氨酶(ADA): 0～8 U/L	增高:主要用于诊断结核性脑膜炎,其脑脊液中 ADA 显著增高,且明显高于其他性质的脑膜炎。脑出血、脑梗死、Guillain-Barre 综合征等亦会增高。
溶菌酶: 无或含量甚微	增高:常见于细菌性脑膜炎,如化脓性或结核性脑膜炎者。其可用于结核性脑膜炎的鉴别诊断及预后判断,结核性脑膜炎时,脑脊液中溶菌酶含量明显高于

续表

检查项目及正常参考值	临床意义及注意事项
	化脓性脑膜炎,且病情恶化时溶菌酶增高,病情缓解时随之降低,治愈后可下降至零。
蛋白质电泳: 　前清蛋白(白蛋白):2%～6% 　清蛋白(白蛋白):55%～65% 　α_1 球蛋白:3%～8% 　α_2 球蛋白:4%～9% 　β 球蛋白:10%～18% 　γ 球蛋白:4%～13%	前清蛋白增高:见于脑积水、脑萎缩、舞蹈症、帕金森病等。 前清蛋白降低:主要见于神经系统炎症。 清蛋白增高:见于脑血管病变,如脑梗死、脑出血及椎管梗阻等。 清蛋白降低:主要见于脑外伤急性期。 α 和 β 球蛋白增高:见于化脓性脑膜炎、结核性脑膜炎急性期、脑肿瘤等。 β 球蛋白增高:见于脑动脉硬化、脑血栓形成、脂肪代谢障碍性疾病、脑退行性变如帕金森病、外伤后偏瘫等。 γ 球蛋白增高:见于多发性硬化症、脑肿瘤、重症脑外伤、癫痫、视神经脊髓炎、脑部感染、周围神经炎等。
髓鞘碱性蛋白(MBP): 　<4 $\mu g/L$	增高:主要见于多发性硬化症。亦可见于神经性梅毒、脑血管病、脑外伤等。 注意事项:MBP 含量只能作为多发性硬化症的辅助诊断指标,因为神经性梅毒、脑血管病及外伤患者 MBP 含量也可增高。一般以脑脊液 MBP>8 $\mu g/L$ 视为异常。
谷氨酰胺: 　0.4～0.96 mmol/L	增高:主要见于肝性脑病。晚期肝硬化患者脑脊液谷氨酰胺含量明显增高,肝昏迷患者可高达 3.4 mmol/L 以上。出血性脑膜炎、呼吸衰竭继发性脑病时可轻度增高。
乳酸: 　1.0～2.9 mmol/L	增高:见于脑组织缺血或缺氧(脑供血不足)、出血性疾病(如蛛网膜下腔出血)、化脓性脑膜炎、结核性脑膜炎、低碳酸血症、脑积水、癫痫发作、脑脓肿、急性脑栓塞、脑死亡、过度换气等。
β_2 -微球蛋白(β_2 - MG): 　1.16～1.38 mg/L	增高:见于细菌性脑膜炎(显著增高)、病毒性脑膜炎(轻度增高)、癫痫、急性脑梗死、脑炎、多发性神经炎、中枢神经系统感染、肿瘤、全身性自身免疫性疾病、急性白血病伴颅内浸润、淋巴瘤脑转移等。

检查项目及正常参考值	临床意义及注意事项
C反应蛋白(CRP)： 0.42～5.2 ng/L	增高：主要见于化脓性或结核性脑膜炎、浆液性脑膜炎/脑炎、中枢神经系统炎症患者等。 注意事项：脑脊液中CRP浓度取决于血清CRP浓度及血脑屏障通透性，为细菌性脑膜炎的重要诊断指标。类风湿因子(RF)阳性者的结果可假性增高；新生儿、幼儿、学龄前儿童的结果略低，而孕妇可显著增高。
谷丙转氨酶(ALT)： <15 U/L	增高：主要见于脑梗死、脑萎缩、急性颅脑损伤、中毒性脑病、中枢神经系统转移癌等。
可溶性黏附分子1(sICAM‐1)： 1.02～1.46 ng/ml （不同检测方法，参考值不同）	增高：见于化脓性脑膜炎、病毒性脑炎、高血压脑出血（脑中风）、颅脑损伤、中枢神经系统白血病、蛛网膜下腔出血、新生儿缺氧缺血性脑病(HIE)、多发性硬化症等。

第 36 章　脑脊液特殊检查

对脑脊液外观性状、各种细胞成分以及化学成分的分析有时并不能确定脑组织感染的具体病原体,不同病原体的感染其治疗原则有很大不同,这就要求对病原体进行鉴定。脑脊液的特殊检查主要是针对不同病原体的检查,包括细菌检查,如脑膜炎双球菌、真菌、抗酸杆菌等;寄生虫检查,如血吸虫或肺吸虫的检查;特异性的免疫学检查,如针对梅毒的性病研究室玻片试验(VDRL)等。

一、细菌检查

检查项目及正常参考值	临床意义及注意事项
新型隐球菌: 无	找见新型隐球菌:提示新型隐球菌性脑膜炎。 注意事项:应避免送检脑脊液被污染。另外,脑脊液标本中细菌自溶或死亡可影响细菌检出率。
白色念珠菌: 无	找见白色念珠菌:提示白色念珠菌性脑膜炎。 注意事项:应避免送检脑脊液被污染。
抗酸染色: 无抗酸杆菌	找见抗酸杆菌:提示结核性脑膜炎。
脑膜炎双球菌: 无	找见脑膜炎双球菌:提示化脓性脑膜炎。 注意事项:与此同时,白细胞计数常显著升高。

二、寄生虫检查

检查项目及正常参考值	临床意义及注意事项
血吸虫卵: 无	找见血吸虫卵:提示脑型血吸虫病。
肺吸虫卵: 无	找见肺吸虫卵:提示脑型肺吸虫病。

三、免疫学检查

检查项目及正常参考值	临床意义及注意事项
IgG 指数： ≤0.7	增高：常见于多发性硬化症。亦参见"免疫球蛋白 G（IgG）"。
IgA 指数： ≤0.6	增高：见于化脓性脑膜炎、结核性脑膜炎及神经性梅毒等。
免疫球蛋白 A(IgA)： 0~6 mg/L	增高：见于脑血管病、变性疾患、Jacob-Greutzfeldt 病、化脓性脑膜炎、结核性脑膜炎、神经性梅毒、肿瘤等。
免疫球蛋白 G(IgG)： 10~40 mg/L	增高：见于亚急性硬化性全脑炎、多发性硬化症、急性化脓性脑膜炎、结核性脑膜炎、种痘后脑炎、麻疹脑炎、神经性梅毒、急性病毒性脑膜炎、脊髓腔梗阻、系统性红斑狼疮、巨人症、Arnoldchian 畸形、舞蹈症、神经系统肿瘤等。 降低：见于癫痫、X 射线照射、变性疾病、服类固醇药物等。
免疫球蛋白 M(IgM)： 0~13 mg/L	增高：见于急性化脓性脑膜炎(细菌性脑膜炎)、病毒性脑膜炎、多发性硬化症、肿瘤、血管通透性改变、锥虫病等。
免疫球蛋白 E(IgE)： 极少量	增高：主要见于脑寄生虫病等。
抗结核抗体： 阴性	阳性：常见于结核性脑膜炎。
梅毒螺旋体荧光抗体吸收试验（FTA－ABS）： 阴性 性病研究室玻片试验（VDRL）： 阴性	阳性：提示神经性梅毒。 注意事项：如果 FTA－ABS 试验阳性而 VDRL 试验阴性，应结合其他临床资料综合判断。

第 37 章　浆膜腔积液检验

正常情况下，人体的胸腔、腹腔、心包腔、关节腔统称为浆膜腔。浆膜腔内仅含有少量的液体起润滑作用，一般采集不到。病理情况下，浆膜腔内有大量液体潴留而形成浆膜腔积液，因积液位置不同而分为胸腔积液（胸水）、腹腔积液（腹水）、心包腔积液、关节腔积液。浆膜腔积液形成的常见原因多为细菌感染，也可见于肿瘤、外伤、以及血液、胆汁、胰液和胃液等刺激的非感染原因。浆膜腔积液检验的目的在于鉴别积液的性质和寻找引起积液的致病因素。现将四种浆膜腔积液的检查分别介绍如下：

一、胸腔积液（胸水）检查

检查项目及正常参考值	临床意义及注意事项
颜色： 　淡黄色	红色：可呈淡红色、暗红色或鲜红色，常见于穿刺损伤、结核、肿瘤、内脏损伤、出血性疾病、肺梗死等。 脓性白色：见于化脓性感染。如果伴有恶臭气味，提示多为厌氧菌感染。 乳白色：多因胸导管阻塞、破裂或受压，常见于丝虫感染、纵隔肿瘤、淋巴结结核所致的胸水等。 绿色：提示绿脓杆菌感染。 棕色：多见于阿米巴脓肿破溃。 黄色：见于各种原因引起的黄疸。 黑色：提示曲霉菌感染。
透明度： 　清晰透明	混浊：常含有大量细胞和细菌，见于各种感染，如葡萄球菌、大肠杆菌、绿脓杆菌、厌氧菌、脆弱类杆菌属、放线菌、链球菌等感染。 半透明黏稠：常见于结核性、化脓性感染，或浆膜转移癌等。
凝块： 　无	黏稠：多见于恶性间皮瘤。 含有碎屑样物：多见于类风湿性病变。
酸碱度（pH）： 　＞7.4	pH＜7.4：提示炎症、类风湿性病变和恶性肿瘤等。 pH＜6.0：多见于食管破裂和严重的脓胸。

续表

检查项目及正常参考值	临床意义及注意事项
红细胞： 　无或少量	红细胞＞$100×10^9$/L：常见于创伤、恶性肿瘤、肺栓塞、 　心脏手术后损伤综合征、结核病、穿刺损伤等。 注意事项：排除穿刺损伤或外伤后，红细胞大量增加的 　意义才比较大。
白细胞： 　＜$100×10^6$/L	增多：见于结核性病变、恶性肿瘤，尤以化脓性感染增 　加显著，常超过$1\,000×10^6$/L。
白细胞分类： 　细胞较少，以淋巴细胞和间皮 　细胞为主	中性粒细胞增多：常见于化脓性感染、结核性病变早 　期、肺梗死、膈下脓肿等。 淋巴细胞增多：常见于结核性病变、病毒性感染、肿瘤、 　结缔组织病、风湿性胸膜炎等。 浆细胞增多：常见于多发性骨髓瘤浸润浆膜引起的 　积液。 嗜酸性粒细胞增多：常见于血胸和气胸，也可见于肺梗 　死、寄生虫或真菌感染、过敏综合征、药物反应、风湿 　病、间皮瘤、系统性红斑狼疮等。 间皮细胞增多：常提示浆膜受刺激或浆膜损伤。
李凡他试验： 　阴性	阳性：见于化脓性感染、结核性病变、恶性肿瘤等。
葡萄糖： 　3.6～5.5 mmol/L	降低：多见于类风湿性病变、恶性肿瘤、非化脓性感染 　性积液、食管破裂等。
溶菌酶： 　0～5 mg/L	增高：常见于结核性病变。
腺苷脱氨酶(ADA)： 　3～22 U/L	增高：常见于结核性和风湿性病变。
乳酸脱氢酶(LDH)： 　120～230 U/L	增高：常见于化脓性感染，也可见于恶性肿瘤等。
血管紧张素转换酶(ACE)： 　6.1～21.1 U/L	增高：常见于结核性病变。
淀粉酶(AMY)： 　80～180 U/L	增高：主要见于食管穿孔及胰腺外伤合并胸腔积液。
碱性磷酸酶(ALP)： 　30～150 U/L	增高：主要见于恶性肿瘤。

二、腹腔积液(腹水)检查

检查项目及正常参考值	临床意义及注意事项
颜色: 　淡黄色	红色:可呈淡红色、暗红色或鲜红色,常见于穿刺损伤、结核、肿瘤、内脏损伤、出血性疾病等。 脓性白色:见于化脓性感染。如果伴有恶臭气味,提示多为厌氧菌感染。 乳白色:常见于淋巴结结核所致的腹水。 绿色:提示绿脓杆菌感染。 棕色:多见于阿米巴脓肿破溃。 黄绿色:多见于胆汁性腹膜炎引起的腹水。 黑色:提示曲霉菌感染。
透明度: 　清晰透明	混浊:常含有大量细胞和细菌,见于各种细菌性感染,如葡萄球菌、大肠杆菌、绿脓杆菌、厌氧菌、脆弱类杆菌属、放线菌、链球菌等感染。 半透明黏稠:常见于结核性、化脓性感染,或浆膜转移癌等。
凝块: 　无	黏稠:多见于恶性间皮瘤。 含有碎屑样物:多见于类风湿性病变。
酸碱度(pH): 　>7.4	pH<7.4:多见于自发性细菌性腹膜炎。
红细胞: 　无或少量	红细胞>100×10^9/L:常见于创伤、恶性肿瘤、结核病、穿刺损伤等。 注意事项:排除穿刺损伤或外伤后,红细胞大量增加的意义才比较大。
白细胞: 　<100×10^6/L	增多:见于结核性病变、恶性肿瘤,尤以化脓性感染增加显著,常超过 $1\,000 \times 10^6$/L。
白细胞分类: 　细胞较少,以淋巴细胞和间皮细胞为主	中性粒细胞增多:常见于化脓性感染、结核性病变早期等。 淋巴细胞增多:常见于结核性病变、病毒性感染、肿瘤、结缔组织病等。 浆细胞增多:常见于多发性骨髓瘤浸润浆膜引起的积液。 嗜酸性粒细胞增多:常见于慢性腹膜透析、充血性心力衰竭、血管炎、淋巴瘤及囊虫囊肿破裂等。 间皮细胞增多:常提示浆膜受刺激或浆膜损伤。

检查项目及正常参考值	临床意义及注意事项
李凡他试验： 阴性	阳性：见于化脓性感染、结核性病变、恶性肿瘤等。
葡萄糖： 3.6～5.5 mmol/L	降低：多见于结核性腹膜炎、恶性肿瘤等。
乳酸铁： 17～530 mg/L	增高：常见于细菌性感染，也可见于败血症、肝硬化等。 降低：常见于结核性和病毒性感染，也可见于肿瘤、铁缺乏、乙型肝炎等。
腺苷脱氨酶（ADA）： 3～22 U/L	增高：常见于结核性病变。
乳酸脱氢酶（LDH）： 120～230 U/L	增高：常见于化脓性感染，也可见于恶性肿瘤。
淀粉酶（AMY）： 80～180 U/L	增高：主要见于胰腺炎、胰腺肿瘤或胰腺损伤，也可见于胃穿孔、十二指肠穿孔、急性肠系膜血栓形成和小肠狭窄等。
碱性磷酸酶（ALP）： 30～150 U/L	增高：主要见于恶性肿瘤，也可见于小肠狭窄或穿孔等。

三、心包腔积液检查

检查项目及正常参考值	临床意义及注意事项
颜色： 淡黄色	红色：可呈淡红色、暗红色或鲜红色，常见于穿刺损伤、结核、肿瘤、内脏损伤、出血性疾病等。 脓性白色：见于化脓性感染。如果伴有恶臭气味，提示多为厌氧菌感染。 绿色：提示绿脓杆菌感染。 草黄色：多见于尿毒症引起的心包积液。 黄色：见于各种原因引起的黄疸。 黑色：提示曲霉菌感染。
酸碱度（pH）： ＞7.4	pH＜7.4：见于风湿性、结核性、化脓性、恶性肿瘤性、尿毒症性心包炎。恶性肿瘤性、结核性积液，其 pH 降低更为明显。

续表

检查项目及正常参考值	临床意义及注意事项
白细胞： 　　$<100×10^6/L$	增多：常提示细菌性、结核性或肿瘤性心包炎。
白细胞分类： 　　细胞较少，以淋巴细胞和间皮细胞为主	中性粒细胞增多：常见于化脓性感染、结核性病变早期、肺梗死、膈下脓肿等。 淋巴细胞增多：常见于结核、病毒、肿瘤、结缔组织病、风湿性胸膜炎、系统性红斑狼疮和尿毒症所致的心包积液等。 浆细胞增多：常见于多发性骨髓瘤浸润浆膜引起的积液。 嗜酸性粒细胞增多：常见于寄生虫或真菌感染、过敏综合征、药物反应、风湿病、间皮瘤、系统性红斑狼疮等。 间皮细胞增多：常提示浆膜受刺激或浆膜损伤。
葡萄糖： 　　3.6～5.5 mmol/L	降低：常见于细菌性、结核性、风湿性病变或恶性肿瘤。

注：心包腔积液的其他检查亦可参见胸腔积液和腹腔积液检查

四、关节腔积液检查

检查项目及正常参考值	临床意义及注意事项
量： 　　0.1～2.0 ml	增多：常见于关节外伤或化脓性感染。
颜色： 　　淡黄色、草黄色或无色	红色：见于各种原因引起的出血，如创伤、全身出血性疾病、恶性肿瘤、关节置换术后、血小板减低等。 乳白色：见于结核性、慢性类风湿性关节炎或痛风、系统性红斑狼疮等，也可见于丝虫病。 脓性黄色：见于细菌感染性关节炎。 绿色：见于绿脓杆菌性关节炎。 黑色：见于褐黄病。 金黄色：多由胆固醇含量增高所致。
透明度： 　　清晰透明	混浊：见于各种炎症病变。

续表

检查项目及正常参考值	临床意义及注意事项
黏稠度： 拉丝长度 2.5~5.0 cm	降低：见于重度水肿、外伤引起的急性关节腔积液等。 增加：见于甲状腺功能减退、系统性红斑狼疮、腱鞘囊肿及骨关节炎引起的黏液囊肿等。
凝块： 无	轻度凝块形成(凝块占积液体积的 1/4)：见于骨性关节炎、系统性红斑狼疮、系统性硬化症及骨肿瘤等。 中度凝块形成(凝块占积液体积的 1/2)：见于类风湿性关节炎、晶体性关节炎等。 重度凝块形成(凝块占积液体积的 2/3)：见于结核性、化脓性、类风湿性关节炎等。
黏蛋白凝块形成试验： 阳性	阴性：多见于化脓性关节炎、结核性关节炎、类风湿性关节炎及痛风等。
蛋白质定量： 10~30 g/L	增高：最常见于化脓性关节炎，其次为类风湿性关节炎和创伤性关节炎。
葡萄糖定量： 与空腹血糖之差<0.5 mmol/L	增加：最常见于化脓性关节炎，其次为结核性关节炎和类风湿性关节炎。 注意事项：一定要与空腹血糖测定同时进行。
类风湿因子(RF)： 阴性	阳性：主要见于类风湿性关节炎患者，但一些感染性和非感染性疾病以及结核性关节炎患者也可阳性。
抗核抗体(ANA)： 阴性	阳性：见于系统性红斑狼疮和类风湿性关节炎等。
细胞计数： (200~700)×10^6/L	增多(白细胞)：常见于化脓性关节炎，也可见于急性尿酸盐痛风、类风湿性关节炎等。
白细胞分类： 单核-吞噬细胞 65%；淋巴细胞 10%；中性粒细胞 20%；偶见软骨细胞和组织细胞	中性粒细胞增多：最常见于化脓性关节炎，也可见于风湿性关节炎、痛风、类风湿性关节炎等。 淋巴细胞增多：主要见于类风湿性关节炎的早期、慢性感染、胶原疾病等。 单核细胞增多：见于病毒性关节炎或血清病、系统性红斑狼疮等。 嗜酸性粒细胞增多：见于风湿性关节炎及关节炎、寄生虫感染、关节造影术后等。

检查项目及正常参考值	临床意义及注意事项
结晶： 　无	可见尿酸盐结晶：为急性尿酸盐痛风的特征。 可见焦磷酸钙结晶：多见于退行性关节炎、软骨钙质沉着症、甲状腺功能低下和甲状旁腺功能亢进的假性痛风。 可见磷灰石结晶：见于急性或慢性关节炎、骨性关节炎，偶见于关节钙化。 可见脂类结晶(最常见的是胆固醇结晶)：见于风湿性关节炎、结核性关节炎、创伤性关节炎、无菌性坏死性关节炎。 可见草酸钙结晶：可见于慢性肾功能衰竭、先天性草酸盐代谢障碍所致的急性或慢性关节炎。 可见滑石粉结晶：多见于手术后残留的滑石粉所致的慢性关节炎。 可见皮质类固醇结晶：主要见于注射皮质类固醇的关节腔积液中。 注意事项：关节腔积液中有尿酸盐结晶，不能排除细菌感染的可能。
类风湿细胞： 　无	找见类风湿细胞：主要见于类风湿性关节炎患者，且此类患者的预后较差。也可见于其他类型的炎症性关节炎，甚至化脓性关节炎。
赖特(Reiter)细胞： 　无	找见赖特细胞：多见于 Reiter 综合征患者，也可见于痛风、幼年类风湿性关节炎等。
狼疮细胞： 　无	可见狼疮细胞：见于系统性红斑狼疮、药物性狼疮关节炎，偶可见于类风湿性关节炎。
抗酸染色： 　未见抗酸杆菌	找见抗酸杆菌：见于结核性关节炎。

第38章　精液常规检验

精液由精浆和精子组成。常规的精液检查包括精液量、液化时间、酸碱度、黏稠度、精子计数、精子活力、精子存活率及精子形态等。近年来，随着男科学的发展，以及男性生育、不育和计划生育的迫切需要，精液检查显得更为重要。精液检查不仅可评估男性生育功能，提供不育症的诊断和疗效依据，而且可用于辅助诊断男性生殖系统疾病，观察输精管结扎的疗效，为体外受精和精子库筛选优质精子以及法医学鉴定等。

一、精液理学检查

检查项目及正常参考值	临床意义及注意事项
精液量： 　≥1.5 ml	减少：多见于不完全性逆行射精（即精液射入膀胱内而非体外）、睾丸分泌雄激素低下、附属性腺（如前列腺、精囊腺）功能障碍（如结核病、淋病、精囊腺先天性发育不全等）、射精管阻塞、先天性双侧输精管缺如或收集方式不当。也可见于高热、迷走神经切除后等。无精液症常见于不射精或逆行射精。 注意事项：一般认为精液量增多临床意义不大。但若精液量过多，如大于 6 ml，往往导致精子浓度降低，而且夫妇同房时精液量过多也易使阴道内的精液容易流出，从而带出大量精子，女方反而不易受孕。精液量增多多见于禁欲时间较长、附属性腺功能亢进（即前列腺或精囊腺的分泌功能旺盛）、垂体性腺激素分泌过高等。 　另外，留取精液前应禁欲（夫妇不同房）2～7 天；留取时不要丢失，保证收集全部的精液样本。因为，性生活频度高、精液收集不完整，可造成人为的精液量减少。
精液气味： 　腥味或粟花味	无特殊的临床意义。
精液外观： 　灰白或乳白色，均质，半流体状液体	淡黄色：长时间没有射出精液后留取的精液。 暗黄色：多见于老年男性。 鲜红色、暗红色或棕红色：即通常所说的血性精液，多见于精囊腺炎、前列腺炎等生殖系统炎症、结核或肿瘤。也可

续表

检查项目及正常参考值	临床意义及注意事项
	见于苗勒管囊肿、结石、输精管的微小损害等。 黄色或棕色脓性精液：多见于精囊腺炎和前列腺炎。 清亮透明：多提示无精子症（即精液中没有精子）或少精子症。 注意事项：黄疸患者的精液和服用维生素或某些药物者的精液可呈黄色。
精液 pH（酸碱度）： ≥7.2	降低：多见于输精管道阻塞、先天性精囊腺缺如或附睾病变，常伴有少精子症（精子计数减少）。 注意事项：精液放置时间较长会影响 pH 值，结果会偏高。对留取精液标本困难的男性，往往会在家里或宾馆里留取，需在 30 分钟内送检，确保 pH 检查在 1 小时内完成。精液 pH 值反映了不同附属性腺分泌液 pH 值之间的平衡，主要是碱性的精囊腺分泌液和酸性的前列腺分泌液之间的平衡。精液一般偏碱性，可中和阴道分泌物的酸性。如果精液量少或 pH 降低，就不能中和阴道分泌物的酸性，则不利于保护精子活力，影响精子穿透宫颈管，不利于受孕。
精液液化时间： ＜60 min（分钟）	液化时间超过 1 小时：常见于前列腺炎、前列腺分泌的液化因子减少或功能低下。 精液不凝固：常见于先天性精囊腺或射精管缺如。
精液黏稠度： 拉丝长度＜2 cm	拉丝长度＞2 cm：可以干扰精子活动率、精子浓度等检测结果的准确性。 注意事项：精液黏稠度异常与精液液化不全（液化时间延长）两者常相伴随，常常很难区别。

二、精液显微镜检查

检查项目及正常参考值	临床意义及注意事项
精子浓度： ≥15×10⁶/ml 精子总数： ≥39×10⁶/每次射精	轻度少精子症：$<15 \times 10^6$/ml；中度少精子症：$5 \sim 10 \times 10^6$/ml；重度少精子症：$<5 \times 10^6$/ml。 无精子症：经 2 次或 2 次以上（离心）检查，精液中均未见到精子。 精子浓度或总数降低：常见于睾丸生精功能低下、先天性或后天性睾丸疾病（如睾丸畸形、萎缩、结核、炎症等）、输精管道阻塞或部分阻塞、输精管或精囊腺缺如、唯支持细胞

检查项目及正常参考值	临床意义及注意事项
	综合征、精索静脉曲张、重金属损害(如铅、镉中毒)、放射性损害、服用某些药物如抗癌药或棉酚等。50 岁以上男性精子数逐渐减少。 注意事项:留取精液时避免丢失精液的前一部分,因为这一部分精液中精子浓度最高。患者最好用手淫法留取精液,而用性交中断法留取精液时很容易丢失前一部分精液。
精子存活率: 　≥58%	降低:为男性不育的常见原因之一。多见于附睾功能障碍、生殖道炎症及环境污染等。 注意事项:精子存活率随着精液标本放置时间的延长而降低,并且受温度影响较大。对在家里或宾馆里留取精液的男性来说,运送精液至实验室的过程中需注意保暖,尽量放在内衣口袋里送检,并且应在 30 分钟内送达。 如果活的但不动的精子占很大比例,应怀疑精子鞭毛结构有缺陷。
精子活力: 　精子活动率(PR＋NP) ≥40% 　前向运动精子(PR)百分率≥32%	降低:亦称为弱精子症,为男性不育的常见原因之一。多见于精索静脉曲张,生殖系统感染,精子代谢异常,使用某些药物如抗代谢药、抗疟疾药、雌激素、氧化氮芥等,某些理化因素如辐射、吸烟等。 注意事项:WHO(世界卫生组织)第 5 版手册将精子活力分为:前向运动(PR)、非前向运动(NP)和不动(IM)三级。WHO 第 4 版手册将精子活力分为 a、b、c、d 四级:a 级指快速前向运动精子,b 级指慢速前向运动精子,c 级指精子在原地运动,d 级指不活动精子。两者其实是一致的,第 5 版手册中的 PR 相当于第 4 版手册的 a 级和 b 级精子之和。
正常形态精子百分率: 　≥4%	降低:亦称为畸形精子症,为男性不育的常见原因之一。常见于生殖系统非特异性感染、腮腺炎并发的睾丸炎、附睾结核、精索静脉曲张、服用某些化学药品(如呋喃类、烷基化物、激素、螺内酯、5-羟色胺、单胺氧化酶抑制剂、环磷酰胺、氨甲蝶呤及大量阿司匹林等)、工业废物与环境污染、放射线照射、阴囊局部长期高热、长期酗酒(特别是高浓度的烈性酒)、遗传因素等。也可见于内分泌、血管、神经系统疾病等。 注意事项:精子畸形率的增高,往往间接反映了睾丸生精功能的障碍,也必然影响到精子的活力和受精能力。精子形态异常往往与精子减少或活力差同时存在,但有时也单独存在。

检查项目及正常参考值	临床意义及注意事项
精液脱落细胞检查： 　正常精液中可见少量生精细胞、白细胞	未见各级生精细胞:如果是无精子症,提示输精管阻塞或精囊腺缺如,或是唯支持细胞综合征。 出现大量生精细胞:提示可能存在精子发生障碍或生精上皮损伤。 出现大量中性粒细胞、淋巴细胞、单核巨噬细胞、红细胞等:常见于生殖道感染、炎症。 出现附睾上皮细胞、精囊腺上皮细胞或前列腺上皮细胞:提示附睾、精囊腺或前列腺有明显损伤,可能来自感染、外伤、理化因素(射线、有害化学物质等)或其他疾患侵犯生殖系统等。 生精细胞形态异常:多与睾丸受到放射线、高温、微波损伤等有关。 出现大量支持细胞:提示睾丸生精上皮严重受损,患者可能为唯支持细胞综合征(SCOS)。 出现大量红细胞(血精):往往提示精囊腺炎症。 注意事项:精液脱落细胞的检查还有如下临床意义:① 能有效地将生精细胞与精液中其他细胞(如白细胞)区别,避免误诊。② 精液生精细胞检查可取代睾丸活检。采用睾丸活检观察生精细胞形态学,不仅给患者造成创伤,带来痛苦,而且易使患者体内产生抗精子抗体。睾丸活检不能反复进行,且因活检部位的局限易造成误诊,而精液生精细胞检查属无创检查,可以反复进行。③ 可了解细胞毒类药物、温度等因素对生精细胞的影响。高温、药物、疾病、放射线等都可导致睾丸出现生精停滞,可干扰生精细胞分化过程的任何一个阶段,从而出现少精子(部分停滞)或无精子(完全停滞)的症状,精液中可见不成熟生精细胞。④ 动态观察精液生精细胞的变化,可以作为男性不育症疗效观察和判断预后的指标之一,从而减少治疗盲目性。⑤ 鉴别诊断梗阻性无精子症。精液中一旦出现生精细胞和/或支持细胞等,说明精道是通的,可排除梗阻,诊断为睾丸性生精障碍。反之,精液脱落细胞检查未见生精细胞,也无其他非精子细胞成分(如支持细胞等),若睾丸大于 12 ml,质地正常,临床则可判断精道梗阻。结合精浆生化指标可进一步鉴别梗阻部位。
精液白细胞： 　$<1\times10^6/ml$	增高:亦称为白细胞精子症。常见于生殖系统的炎症,如睾丸炎、附睾炎、前列腺炎、精囊炎等;不良刺激,如酗酒、经常过多食用刺激性食物、长期接触有毒物质、长期置于高温环境等;自身免疫性疾病,如免疫性睾丸炎等;长期接

检查项目及正常参考值	临床意义及注意事项
	触辐射和放射性损害等。 **注意事项**：有些学者认为精液中白细胞的重要功能是杀死、吞噬异常精子,精液白细胞增多可能与精液中异常精子增多有关。
精子顶体完整率: >75%	**降低**：为男性不育的原因之一。 **注意事项**：精子顶体内含有多种水解酶,如顶体蛋白酶、透明质酸酶、酸性磷酸酶等。如果顶体完整率降低,说明精子顶体内多种水解酶已提前释放,必将影响精卵受精时精子穿透放射冠和透明带,从而导致生育力降低。
精子凝集: 无	**可见精子凝集**：提示可能存在抗精子抗体,建议进一步做抗精子抗体检测。严重的精子凝集可影响精子活力和浓度的评估。

三、精液培养

检查项目及正常参考值	临床意义及注意事项
精液细菌培养: 无菌生长	**检出××菌**：提示男性附属性腺被特定细菌感染,有助于附属性腺炎症的确诊和治疗,尤其是对长期、慢性的生殖道感染有意义。 **注意事项**：在标本采集过程中需防止污染。患者需禁欲5~7天,采集样本前,患者应排小便,随即用肥皂洗手和阴茎,冲净肥皂,用清洁的毛巾擦干。精液容器也必须无菌。手淫留取精液。

第39章　精液生化检验

传统的精液常规检查所包括的精子计数、精子活动率及精子形态学等项目,已不足以证实不育的原因。除精子外,精浆也是精液重要组成成分。人类精浆的组成几乎都来自附属性腺,其中约30%来自前列腺,60%来自精囊腺,5%～10%来自附睾及尿道球腺等。一些精浆生化标志可反映附属性腺功能,如锌、柠檬酸、谷氨酰转肽酶和酸性磷酸酶可反映前列腺功能;果糖可反映精囊腺功能;游离左旋肉碱和α葡糖苷酶可反映附睾功能等。这些特异性标志的排出量的高低可用以评价男性附属性腺的功能状态,也可用于综合评价不育的发病原因和机制。

检查项目及正常参考值	临床意义及注意事项
精浆总α葡糖苷酶: 　35.1～87.7 U/ml(手工法) 　109.63～570.76 U/L(全自动法)	**降低:**主要见于附睾分泌功能降低或附睾炎,亦可见于精索静脉曲张、输精管切除、阻塞或发育不全的患者等。 **注意事项:**精浆总α葡糖苷酶活性与禁欲时间的长短密切相关。禁欲时间越长,α葡糖苷酶水平越高。禁欲4～5天和禁欲6～7天的结果之间没有显著性差异,而禁欲2～3天的精浆α葡糖苷酶水平明显降低,禁欲7天以上的精浆α葡糖苷酶水平明显升高。 精浆总α葡糖苷酶活性的测定中包含约20%的来自前列腺的酸性α葡糖苷酶,因此其总活性值可能受到前列腺分泌功能的影响。在射精管梗阻并精囊腺缺如的患者,精浆总α葡糖苷酶活性可能正常甚至升高,这是由于患者的精液量明显减少,精浆主要为前列腺液、而前列腺液中有酸性α葡糖苷酶所致。此类患者如果检测中性α葡糖苷酶,结果应为零或极低。
精浆中性α葡糖苷酶: 　≥20 mU/一次射精(手工法) 　≥10.12 U/L(全自动法)	**降低:**主要见于附睾炎、输精管道部分梗塞的患者。 精囊腺缺如或射精管梗阻,精浆中性α葡糖苷酶活性可为零或极低。

检查项目及正常参考值	临床意义及注意事项
精浆果糖： 　≥6.04 mmol/L（全自动法） 　0.87～3.95 g/L（间苯二酚法） 　≥13 μmol/一次射精（吲哚显色法）	降低：主要见于精囊腺功能低下，如精囊炎症或发育不全。 果糖为 0 或极低：提示输精管阻塞或精囊腺缺如。 注意事项：精浆果糖含量与精子浓度呈明显负相关，精子浓度越高，果糖消耗越快，故精液标本留取后应尽快将精浆与精子分离，否则会人为造成精浆果糖低值。精浆果糖含量亦可间接反映睾丸间质细胞分泌睾酮的能力。
精浆酸性磷酸酶（ACP）： 　152～1 665 U/ml（全自动法） 　48.8～208.6 U/ml（手工法）	降低：提示前列腺功能低下，多见于前列腺炎。 增高：多见于良性前列腺增生及前列腺癌。 注意事项：不同检测方法，报告结果有所不同。两者参考值不同与其检测原理和酶活性单位定义不同有关。
精浆 γ-谷氨酰转肽酶（γ-GT）： 　503.84～1 849.57 U/L（全自动法） 　69.3～206.5 U/ml（手工法）	降低：提示前列腺功能低下，多见于前列腺炎。 增高：多见于良性前列腺增生及前列腺癌。 注意事项：精浆 γ-GT 和酸性磷酸酶均由前列腺分泌，两者之间呈高度正相关，因此均可用于评价前列腺功能，但 γ-GT 活性检测比酸性磷酸酶活性检测更适合用来评价前列腺功能，因为其检测过程中样本无需稀释，结果更为准确。
精浆柠檬酸： 　≥11.80 mmol/L（全自动法） 　18.65～55.87 mmol/L（手工法）	降低：多见于急性或慢性前列腺炎，并提示雄激素分泌水平可能下降。 注意事项：精浆柠檬酸几乎全部来源于前列腺，其在细胞外环境的稳定上起重要作用，因而能维持正常的生育能力和精子功能。
精浆锌： 　1.09～4.86 mmol/L	降低：主要见于前列腺炎、前列腺分泌功能低下。精浆锌降低可导致少精子症或弱精子症。 增高：可见于死精子症。 注意事项：精浆中适当的锌浓度是正常精子功能所必需的，但如果精浆锌浓度过高，锌将在精子核和主段的线粒体中累积，致使精子 DNA 损伤增加，精子存活率和活动率显著降低，且对透明带（ZP）诱导的顶体反应（AR）有不利效应。故临床上补锌应适度。

检查项目及正常参考值	临床意义及注意事项
精浆超氧化物歧化酶(SOD)： 　≥27.26 U/ml	**降低**：主要见于弱精子症、少精子症和畸形精子症，为导致男性不育的原因之一。 **注意事项**：临床上常用维生素 E、硫辛酸等对男性不育患者进行抗氧化治疗，精浆 SOD 的检测可作为临床治疗的依据，并可用于监测抗氧化治疗效果。
精浆尿酸(UA)： 　≥39.08 μmol/L	**降低**：主要见于弱精子症、少精子症、畸形精子症、白细胞精子症等，为导致男性不育的原因之一。 **注意事项**：尿酸作为非酶类抗氧化物，在清除活性氧(ROS)中发挥重要作用。尿酸含量的减少可导致清除 ROS 能力下降，造成 ROS 相对增多，从而对男性生殖系统和精子产生损伤作用。
精浆肉碱(LC)： 　≥145.83 μmol/L	**降低**：主要见于附睾分泌功能降低或附睾炎、附睾囊肿、精子肉芽肿等，可导致少、弱、畸形精子症，为男性不育的原因之一。 **注意事项**：精浆肉碱的检测可为临床上左卡尼汀的应用及疗效监测提供依据。
精液游离弹性蛋白酶： 　≤4.41 U/L	**增高**：提示男性生殖道感染或隐性感染。 **注意事项**：检测精液中游离弹性蛋白酶活性可以反映男性生殖系统炎症损伤程度，可以辅助诊断男性生殖道感染，尤其是可能存在的隐性感染，从而为男性不育诊断提供可靠依据。
精浆免疫抑制物质(MIM)： 　306～554 U/ml	**降低**：多与不孕不育、习惯性流产的发生密切相关。男方配偶常表现为精液过敏，性交后手脚奇痒、面色潮红。这样的男性血清或精浆中抗精子抗体的发生率较高。

第40章　精子功能检验

精液常规分析及精液生化指标在一定程度上反映了男性的生育能力。但有时精液常规分析及精液生化检查结果与实际生育能力之间不尽一致。临床上经常发现一些不育症患者上述指标是正常的,且排除了女方因素,但妻子仍不能怀孕。有报道说,精液常规及生化检查结果与实际生育能力之间仅有70%的一致性。而精子功能指标的检验能更客观地反映精子的受精能力,是对精液常规和精液生化检测的必要补充。

检查项目及正常参考值	临床意义及注意事项
精子顶体反应发生率: 　自发性顶体反应发生率低于15%,诱导性顶体反应发生率大于15%	自发性顶体反应发生率升高,诱导性顶体反应发生率降低:提示精子顶体反应发生异常,为导致男性不育的重要因素之一。 注意事项:精子获能后发生顶体反应是精卵受精必不可少的一步,提早发生自发性顶体反应将使顶体酶提前释放,精子将难以穿越卵子周围的放射冠和透明带,导致受精失败。
精子顶体酶: 　≥36 IU/10^6精子(手工法) 　阳性率>60%,亮环直径>120 μm(明胶法) 　≥14.51 U/L 或≥1.451 mU/10^6精子(全自动法)	降低:将影响精子穿透卵母细胞透明带,从而导致不育。严重的生殖道感染、精子发生障碍等均可导致精子顶体酶活性降低。
精子乳酸脱氢酶 C4(LDH-C4): 　≥30.83 U/L 或≥3.083 mU/10^6精子	降低:可导致精子活力降低(弱精子症),精子活力维持时间缩短,获能异常,进而降低精子质量和男性生育能力,导致男性不育。 注意事项:LDH-C4 是精子糖代谢所必需的酶,与精子生成、代谢、获能以及受精密切相关。
精子尾部低渗膨胀率或膜完整精子百分率: 　≥58%	降低:为导致男性不育的因素之一。 注意事项:精子膜完整性分析不仅可以检测精子膜功能有无损伤,而且可以间接反映精子存活

检查项目及正常参考值	临床意义及注意事项
	率。只有精子膜功能正常的精子,才能最终到达卵子并与其受精。
精子DNA完整性(DFI): 　≤23.17%(SCSA法) 　≤27%(SCD法)	增高:可致男性不育、流产等。见于:高龄;接触环境污染物如有机磷、有机氯杀虫剂、塑料增塑剂、辐射等,重金属如铅,致癌物如多环芳烃(c-PAHs)、玉米赤霉烯酮(ZEA)等;男性生殖系统疾病或全身性疾病如精索静脉曲张、感染、肿瘤、隐睾、精子发生和成熟障碍、脊索损伤、内分泌功能紊乱、肥胖、脂类代谢障碍、基因突变和染色体结构异常等;季节和温度(如高温)等;生活方式如抽烟、酗酒等;禁欲时间过长;精液冷藏后;精液体外处理操作后;服用某些药物等。 注意事项:在预测男性生育能力方面,精子DNA完整性检测比传统常规分析参数更稳定、更敏感。
精子核成熟度: 　双链DNA精子百分率>66% 　精子核未解聚的精子百分率>70% 　苯胺蓝阳性精子百分率≤30%	降低:可导致精子受精能力降低而致不育。
精子-仓鼠卵穿透试验(SPA): 　卵子穿透率≥10%	降低:常见于不明原因不育男性,提示其精子运动和/或受精能力降低。 注意事项:患者至少禁欲2天,用手淫法收集精液于无菌容器内,注意防止污染。

第 41 章　前列腺液检验

前列腺是男性生殖器官中最大的附属性腺。前列腺含有丰富的 5α 还原酶,可使睾酮转变为生理活性更强的双氢睾酮;前列腺分泌的前列腺液含有许多化学成分,它们可维持精浆的酸碱度、参与精子能量代谢,抑制细菌生长。前列腺液检验主要用于慢性前列腺炎、病原微生物及性传播疾病的诊断。

检查项目及正常参考值	临床意义及注意事项
前列腺液外观: 　乳白色	黄色或淡红色黏稠液体:常见于前列腺炎。 红色血性液体:常见于前列腺结核、前列腺癌、前列腺炎和精囊炎、按摩过度。
卵磷脂小体: 　多量,均匀分布满视野	减少:常见于前列腺炎。炎症严重时,卵磷脂小体被吞噬细胞吞噬而消失。
前列腺颗粒细胞: 　$<1/HP$	增多:常见于老年人前列腺液中或前列腺炎时,前列腺炎时可同时伴有大量脓细胞。
白细胞: 　<10 个$/HP$	增多:为慢性前列腺炎的特征之一。
红细胞: 　<5 个$/HP$	增多:多见于前列腺炎、结核、结石或恶性肿瘤,但需排除前列腺按摩时手法过重。
滴虫: 　无	找见滴虫:提示为滴虫性前列腺炎。

第42章　阴道分泌物(白带)检验

阴道分泌物是女性生殖系统分泌的液体,主要由阴道黏膜、宫颈腺体、前庭大腺及子宫内膜的分泌物混合而成,俗称"白带"。在女性一生中,阴道组织的解剖学特点及其生物化学过程多有利于防御外界病原体的侵袭,例如处女膜的完整、阴道杆菌的酸性环境等,可使健康妇女阴道本身有自净作用。但由于雌激素的缺乏,以及更多的不注意个人卫生,阴道易遭受病原微生物的侵害。阴道分泌物检验主要包括清洁度检查、寄生虫检查、微生物学检查及生化检验等。

一、白带常规检验

检查项目及正常参考值	临床意义及注意事项
阴道分泌物(白带)外观: 　白色稀糊状 　清澈透明(临近排卵期) 　白色混浊黏稠(排卵期后2~3天)	无色透明黏性白带:常见于应用雌激素药物后及卵巢颗粒细胞瘤。 黄色或黄绿色脓性白带:常有臭味,常见于滴虫性或化脓性阴道炎、慢性宫颈炎、老年性阴道炎、子宫内膜炎、幼儿阴道炎、阿米巴性阴道炎、宫腔积脓及阴道异物引发的感染等。 豆腐渣样白带:为念珠菌阴道炎的特征,患者常伴有外阴瘙痒。 血性白带:常见于宫颈癌,也可见于子宫颈息肉、子宫黏膜下肌瘤、老年性阴道炎、慢性重度宫颈炎以及使用宫内节育器的副反应等。 黄色水样白带:系组织变性坏死所致,常见于子宫黏膜下肌瘤、宫颈癌、宫体癌、输卵管癌等。 奶油状白带:见于阴道加德纳菌感染。 注意事项:留取白带之前24小时,患者应禁止性交、盆浴、灌洗阴道和局部用药等,一般由妇产科医务人员采集。检查白带时应避免月经期。
清洁度: 　Ⅰ度或Ⅱ度	Ⅲ度:提示非特异性阴道炎或各种特异性阴道炎。 Ⅳ度:多见于严重阴道炎,常可同时发现病原体。 注意事项:阴道手术前若清洁度为Ⅲ度或Ⅳ度,应先治疗炎症,然后再手术。 　单纯清洁度改变(未见其他病原体)见于非特异性阴

检查项目及正常参考值	临床意义及注意事项
	道炎、化脓性感染性阴道炎、嗜血杆菌性阴道炎、老年性或婴幼儿阴道炎等。 阴道清洁度是根据阴道分泌物的白细胞、上皮细胞、乳酸杆菌和杂菌的数量对比进行分级的。阴道清洁度与女性激素的周期变化有关。排卵前期,雌激素逐渐增高,阴道上皮增生,糖原增多,乳酸杆菌随之繁殖,杂菌消失,阴道趋于清洁;当卵巢功能趋于不足(如经前及绝经期后),阴道易感染杂菌,导致清洁度下降。故阴道清洁度的最佳检查时间应为排卵期。

二、寄生虫检查

检查项目及正常参考值	临床意义及注意事项
阴道毛滴虫: 　未见	查见阴道毛滴虫:提示滴虫性阴道炎。
阿米巴滋养体: 　未见	查见阿米巴滋养体:提示阿米巴性阴道炎。
微丝蚴: 　未见	查见微丝蚴:提示丝虫病。

三、微生物学检查

检查项目及正常参考值	临床意义及注意事项
白色念珠菌: 　未见	查见白色念珠菌:提示念珠菌性阴道炎(霉菌性阴道炎),多见于糖尿病患者、孕妇、大量使用广谱抗生素者等。
真菌: 　未见	查见真菌:提示真菌性阴道炎。 注意事项:真菌是一种真核生物,包括霉菌和酵母菌,而白色念珠菌为感染人体最主要的霉菌,属霉菌的一种。
淋病奈瑟菌: 　未见	查见淋病奈瑟菌:提示淋病。

检查项目及正常参考值	临床意义及注意事项
阴道加德纳菌: 　　不见或少见	查见大量阴道加德纳菌:提示细菌性阴道炎(加德纳菌性 　　阴道炎)。常可见线索细胞,其为加德纳菌性阴道炎的 　　重要指标。
细菌唾液酸酶: 　　阴性	阳性:见于细菌性阴道病。 注意事项:检测细菌唾液酸酶所用样本为阴道分泌物, 　　结合阴道分泌物的性状、有无线索细胞等,可以确诊 　　细菌性阴道病。
白色念珠菌抗原: 　　阴性	阳性:提示患者患有真菌性阴道炎。
加德纳杆菌抗原: 　　阴性	阳性:提示患者患有细菌性阴道病。
阴道毛滴虫抗原: 　　阴性	阳性:提示患者患有滴虫性阴道炎。
B 族链球菌抗原: 　　阴性	阳性:提示患者患有细菌性阴道炎。孕妇感染 B 族链 　　球菌,可引起早产、胎儿发育不良(低体重儿)、胎膜 　　早破及晚期流产等。
淋病奈瑟菌抗原: 　　阴性	阳性:提示患者患有淋病。
沙眼衣原体抗原: 　　阴性	阳性:提示患者患有非淋球菌性阴道炎。

四、生化检验

检查项目及正常参考值	临床意义及注意事项
过氧化氢(H_2O_2): 　　阴性	阳性:提示患者可能患有细菌性阴道炎。
白细胞酯酶活性(LE): 　　阴性	阳性:提示患者患有细菌性阴道炎。

检查项目及正常参考值	临床意义及注意事项
唾液酸苷酶活性(SNA)： 　阴性	阳性：可破坏黏蛋白,造成阴道黏膜损伤。
脯氨酸氨基肽酶活性(PIP)： 　阴性	阳性：提示患者患有细菌性阴道病(BV)。
乙酰氨基葡萄糖苷酶活性(NAG)： 　阴性	阳性：提示患者患有白色念珠菌性阴道炎或滴虫性阴道炎。 注意事项：如果 NAG 阳性合并 pH 值明显增高,一般为滴虫性阴道炎;如果 NAG 阳性合并 pH 轻度增高($\leqslant$4.6),一般为白色念珠菌性阴道炎。
pH 值： 　$<$4.5	增高：见于各种阴道炎,以及幼女和绝经后妇女。
胺试验： 　阴性	阳性：提示患者患有细菌性阴道病。

第43章　痰液与支气管肺泡灌洗液检查

痰是气管、支气管和肺泡的分泌物,生理情况下痰液很少,当下呼吸道黏膜和肺泡受到理化、感染、过敏等刺激时,痰液量增多,其性质也发生变化。痰液生成后,借助支气管黏膜上皮细胞的纤毛运动、支气管肌肉的收缩,经咳嗽的气流作用而由口腔排出。痰液成分很复杂,可包括各种细胞或病原体,以及坏死的组织和异物等。痰液检查对肺结核、肺部肿瘤、支气管哮喘、支气管炎等有诊断价值。痰液检查包括理学检查和显微镜检查,前者包括痰的颜色、气味及一般性状,后者包括各种细胞及病原体的检查。

支气管肺泡灌洗液(BALF)是由临床医生在常规纤维支气管镜检查气道后,于活检和刷检前进行支气管肺泡灌洗术(BAL)后获得。可以进行全肺灌洗,也可以进行肺段灌洗。通过对 BALF 进行细胞学和病原生物学的检查,可以对肺部疾病如结节病、特发性肺纤维化、各种感染性疾病等进行辅助诊断甚至确诊。

一、痰液理学检查

检查项目及正常参考值	临床意义及注意事项
痰的颜色: 　白色或灰白色	黄色、黄绿色:提示呼吸道有化脓性感染,见于肺炎、肺脓肿、支气管扩张、肺结核和慢性支气管炎等。 红色、棕红色:常见于肺癌、肺结核、支气管扩张、急性肺水肿。痰中带鲜红血,常见于肺结核病早期或病灶播散;铁锈色痰,多见于大叶性肺炎、肺梗死;粉红色泡沫痰,常为左心功能不全所致的急性肺水肿的特征性表现;砖红色痰,常见于肺炎克雷白杆菌肺炎。 烂桃样灰黄色:见于肺吸虫病引起的肺组织坏死。 棕褐色或咖啡色:见于阿米巴肺脓疡、慢性充血性心力衰竭肺淤血。 灰色、灰黑色:常见于矿工、锅炉工和长期吸烟者。 无色(大量):常见于肺泡细胞癌。 注意事项:痰的颜色的改变应注意排除咽喉部、鼻腔和口腔出血混入痰中所致的红色改变。 留取痰液标本时要求新鲜,一般以清晨第一口痰作标本最适宜;检查痰液中细胞时,以上午 9～10 时留痰为好。留痰时,患者应先用清水漱口数次,然后用力咳出气管深处的痰,盛入灭菌容器中,注意勿混入唾液或鼻咽分泌物。

检查项目及正常参考值	临床意义及注意事项
痰的气味: 　无特殊气味	血腥味:常见于肺癌、肺结核等。 恶臭:多见于肺脓肿、支气管扩张合并感染、晚期肺癌、化脓性支气管炎等。 特殊臭味:见于晚期肺癌。 粪臭味:见于膈下脓肿与肺相通时、肠梗阻、腹膜炎等。 大蒜味:见于砷中毒、有机磷中毒等。
痰的性状: 　黏液样	浆液性:见于肺水肿、肺淤血。 黏稠性:见于急性支气管炎、支气管哮喘、早期肺炎等。 脓性混浊:常见于呼吸道的化脓性疾病,如支气管扩张、肺脓肿、脓胸向肺内破溃、活动性肺结核等。 浆液脓性:见于肺脓肿、肺组织坏死、支气管扩张等。 黏液脓性:最常见于慢性气管炎发作期,也可见于支气管扩张、肺结核等。 血性:见于支气管扩张、肺结核、肺癌、肺梗死、肺吸虫病、出血性疾病等。

二、痰液显微镜检查

检查项目及正常参考值	临床意义及注意事项
红细胞: 　不可见	查见红细胞:常见于呼吸系统疾病如支气管扩张、肺癌、肺结核等和出血性疾病。 注意事项:应排除咽喉部、鼻腔和口腔出血引起的污染。
白细胞: 　少量中性粒细胞	白细胞显著增加:常见于呼吸道化脓性感染。 嗜酸性粒细胞增多:常见于支气管哮喘、过敏性支气管炎、肺吸虫病、嗜酸性粒细胞增多症等。 淋巴细胞增多:常见于肺结核等。
上皮细胞: 　少量	大量鳞状上皮细胞:见于急性喉炎、咽炎等。 较多柱状上皮细胞:常见于气管和支气管黏膜炎症或癌变。 肺泡上皮细胞:正常人痰液中见不到,若痰中出现,见于肺部炎性病变;若大量出现,表示肺组织遭到严重破坏。
肺泡吞噬细胞: 　不可见或少量	较多肺泡吞噬细胞:常见于炭末沉着症患者和大量吸烟者痰中。 心衰细胞:见于肺炎、肺淤血、肺梗死和肺出血等。
抗酸染色: 　未查见抗酸杆菌	抗酸杆菌阳性:见于肺结核。

续表

检查项目及正常参考值	临床意义及注意事项
寄生虫和虫卵： 　不可见	查见寄生虫和虫卵：见于寄生虫病。

三、支气管肺泡灌洗液(BALF)检查

1. 合格 BALF 的要求：① 回收率>40％,若选择肺下叶或其他肺叶肺段灌洗,回收率应>30％；② 不可混入血液,红细胞<10％、上皮细胞<3％。

2. 正常 BALF 表现：BALF 不易遭受上呼吸道杂菌的污染,也不含食管和大支气管的分泌物,故其病原生物检查一般为阴性；正常人 BALF 的细胞总数为 $(5\sim10)\times10^6$/L,其中肺泡巨噬细胞占 85％,淋巴细胞<12％,中性粒细胞<2％,嗜酸性粒细胞<1％。淋巴细胞中 T 细胞约占 2/3,T 淋巴细胞亚群 $CD4^+$/$CD8^+$<1.7。吸烟者的细胞总数、巨噬细胞和中性粒细胞数量均明显高于非吸烟者,而淋巴细胞数量无明显差异,但 $CD8^+$ 明显增高,$CD4^+$/$CD8^+$ 比例显著降低。

3. BALF 检查的临床意义：

① 可检出卡氏肺孢子虫、卫氏并殖吸虫卵、囊虫或滋养体、结核分枝杆菌、军团菌等病原体,检出率可达 90％,从而有利于卡氏肺孢子虫肺炎、肺吸虫病、阿米巴肺脓疡、肺结核、军团菌病等的诊断。卡氏肺孢子虫肺炎为免疫功能显著低下或缺陷者的肺部发生机会性感染的疾病,常见于艾滋病、血液系统恶性肿瘤或脏器移植术后,被认为是艾滋病的肺部标志性疾病,其确诊有赖于卡氏肺孢子虫的检出。

② 根据细胞学变化特点,可有助于间质性肺疾病的鉴别、疗效评估和预后评估。特发性肺间质纤维化时,细胞总数增高,中性粒细胞≥10％,T 淋巴细胞≥28％；如果淋巴细胞减低,提示预后不良；结节病时,肺泡巨噬细胞增多,中性粒细胞<10％,T 淋巴细胞>18％但低于 28％,$CD4^+$/$CD8^+$>4.0；外源性过敏性肺泡炎时,细胞总数和淋巴细胞增多,免疫球蛋白 G(IgG)和 E(IgE)水平增加。

③ 对其他肺部疾病的辅助诊断或确诊。嗜酸性粒细胞性肺炎时,嗜酸性粒细胞>60％(可不伴有外周血嗜酸性粒细胞增多),中性粒细胞稍增多；特发性肺含铁血黄素沉着症时,肺泡巨噬细胞中典型的铁颗粒,若检查时仍有急性出血,则灌洗液为红色；石棉沉着病时,灌洗液中可见石棉纤维,并伴有中性粒细胞和淋巴细胞增高；肺泡细胞沉着症时,肺泡巨噬细胞内有板层小体,无细胞颗粒,糖原染色(PAS)阳性；肺组织细胞增生症 X 时,X 小体(胞质包涵体)或 Birbeck 颗粒(棒状、网球拍状小体)阳性,朗格汉斯细胞>5％；铍中毒时,淋巴细胞转化试验阳性,$CD4^+$/$CD8^+$>4.0,肺泡巨噬细胞增多。

④ 检出肿瘤细胞时,可确诊原发性或继发性恶性肿瘤。

第44章 胃液检查

　　胃液是胃黏膜内不同细胞所分泌的消化液,纯净的胃液是一种无色透明的酸性液体,胃液成分极其复杂,主要有盐酸、各种酶、黏液、内因子、电解质及一些肽内激素等。胃液检查主要包括理学检查、显微镜检查和化学检查。

一、理学检查

检查项目及正常参考值	临床意义及注意事项
基础胃液量: 　10～100 ml	增多:常见于胃分泌增多,如十二指肠溃疡、胃泌素瘤等;胃排空障碍,如幽门梗阻、胃蠕动功能减退等;十二指肠反流等。 减少:主要见于萎缩性胃炎、胃蠕动功能亢进等。
胃液颜色: 　无色透明	混浊灰白色:胃液里混有大量黏液。 鲜红血丝:多因插胃管时损伤胃黏膜所致。 棕褐色:见于胃炎、胃溃疡、胃癌等,多因胃内出血与胃酸作用所致。 咖啡渣样:见于胃癌、胃溃疡及糜烂性胃炎等,提示胃内有大量陈旧性出血。 黄色、黄绿色:提示胃液混有胆汁,见于插管时引起的恶心、呕吐,以及幽门闭锁不全、十二指肠狭窄等所致的胆汁反流等。
黏液: 　少量	大量黏液:提示胃有炎症,特别是慢性炎症。
气味: 　略带酸味	氨味:见于尿毒症。 恶臭味:见于晚期胃癌。 粪臭味:见于小肠低位梗阻、胃大肠瘘等。 发酵味:见于幽门梗阻、胃张力高度缺乏。
食物残渣: 　无	出现食物残渣:见于胃扩张、胃下垂、幽门溃疡、幽门梗阻及胃蠕动功能减退等。

续表

检查项目及正常参考值	临床意义及注意事项
组织碎片： 　无	出现组织碎片：见于胃癌、胃溃疡等。
酸碱度(pH)： 　0.9~1.8	胃酸减低(pH>1.8)：见于萎缩性胃炎、胃癌、继发性缺铁性贫血、胃扩张、甲状腺功能亢进等。 胃酸增多(pH<0.9)：见于十二指肠球部溃疡、胃泌素瘤、幽门梗阻、慢性胆囊炎等。
分层： 　静置片刻后形成不很明显的两层，上层为少量黏液，下层为无色透明的胃液层	胃液静置后分三层(上层为黏液、中间为胃液、下层为食物残渣或坏死组织)：见于胃癌、幽门梗阻等。

二、显微镜检查

检查项目及正常参考值	临床意义及注意事项
红细胞： 　无	大量红细胞：常提示胃溃疡、胃糜烂、胃炎或胃癌等。胃酸缺乏时，红细胞形态可完整。 注意事项：出现少量红细胞，可能由于插管损伤，结果无意义。
白细胞： 　(100~1 000)×10^6/L，多为中性粒细胞	增多：见于胃黏膜的各种炎症。 注意事项：如果胃液中有大量白细胞，同时还可见纤毛柱状上皮细胞和炭末细胞，提示鼻咽部分泌物及痰液混入了胃液中，常无临床意义。
柱状上皮细胞： 　不见或偶见	增多：提示胃黏膜有炎症。
肿瘤细胞： 　无	找见可疑肿瘤细胞：提示胃癌，但需进一步检查确诊。
细菌： 　无	可见大量酵母菌：提示胃内容物潴留，见于幽门梗阻、胃排空减退等。 可见大量化脓性球菌：提示胃黏膜化脓性感染(常伴有胃黏膜柱状上皮细胞)、胆管感染(常伴有胆管上皮细胞)等。 找见抗酸杆菌：提示肺结核，常见于不会咳痰的幼儿，因痰咽入胃中所致。

检查项目及正常参考值	临床意义及注意事项
	培养出八叠球菌:见于消化性溃疡、幽门梗阻等。 幽门螺杆菌抗原阳性:见于慢性胃炎、消化性溃疡、十二指肠炎、非溃疡性消化不良、胃癌等。 注意事项:胃液中常可见到天然寄居菌或酵母菌,一般来源于咽喉部,常无临床意义。

三、化学检查

检查项目及正常参考值	临床意义及注意事项
基础胃酸分泌量(BAO): 4.0~5.0 mmol/h 最大胃酸分泌量(MAO): 15~20 mmol/h	胃酸增高:见于十二指肠球部溃疡、胃泌素瘤、幽门梗阻、慢性胆囊炎、幽门癌等。 胃酸减低:见于胃癌、萎缩性胃炎、继发性缺铁性贫血、口腔化脓性感染、胃扩张、胃溃疡、幽门狭窄、维生素 B_{12} 缺乏症、甲状腺功能亢进、某些肝脏、胆道及胰腺疾病、重症消耗性疾病和少数正常人。 胃酸缺乏:常见于胃癌、恶性贫血、慢性萎缩性胃炎。 注意事项:胃酸分泌量测定对诊断疾病的特异性较差,而且其检测受患者的性别、年龄、食欲、烟酒嗜好、精神因素等影响,因此应结合临床情况及其他检查综合分析。
胃液尿素: >1 mmol/L	降低:提示有幽门螺杆菌(Hp)感染。如果胃内尿素缺如,一般可确诊有 Hp 感染。 注意事项:本试验对不能做胃镜检查者有一定实用价值。
胃液乳酸: <500 mg/L	增高:常见于幽门梗阻、胃扩张和胃癌等。
胃液隐血试验: 阴性	阳性:常见于胃溃疡、胃癌、急性胃炎等。 注意事项:此试验多次连续检查临床意义更大。胃溃疡时,隐血试验阳性多为间隙性的(有时阴性、有时阳性,取决于溃疡损伤时有无出血);胃癌时,隐血试验阳性多为持续性的。另外,由于此试验比较敏感,在插管损伤、牙龈出血咽下后也可呈阳性。胃液中如果维生素 C 过多,可抑制此试验而出现假阳性,因此检查前应避免服用维生素 C 等。
胃液胆汁: 阴性	阳性:多见于十二指肠张力增高、幽门闭锁不全、十二指肠乳头以下梗阻所致的胆汁反流。 注意事项:如果抽取胃液时发生恶心、呕吐,此时胃液中出现胆汁是十二指肠液反流的结果,意义不大。

第45章 十二指肠引流液检查

十二指肠引流液实际上是十二指肠液、胰液、胆汁、少量胃液的混合物。当疑有肝胆系统感染而原因不明时、严重胆管感染而不能耐受手术时、疑有伤寒带菌者或肿瘤时,应进行十二指肠引流液检查。十二指肠引流液检查包括理学检查、显微镜检查和化学检查等。

一、理学检查

检查项目及正常参考值	临床意义及注意事项
十二指肠引流液外观: 颜色: 　D液——无色或淡黄色 　A液——金黄色 　B液——深褐色 　C液——柠檬黄色 透明度: 　D液——透明或微混 　A液——透明 　B液——透明 　C液——透明 黏稠度: 　D液——较黏稠 　A液——略黏稠 　B液——黏稠 　C液——略黏稠 团絮状物: 　D液——少量 　A液——无 　B液——无 　C液——无	血丝:多因插管损伤所致。 血性:见于急性十二指肠炎症、消化性溃疡、胆囊癌、肝内出血或全身出血性疾病等。 污秽陈旧血块:多见于胆囊癌。 白色:多因胆囊水肿、胆汁酸显著减少、黏液增多所致。 脓性:见于化脓性胆囊炎。 绿色或黑褐色:见于胆管扩张伴感染或胆石症所致胆汁淤积。 混浊:常见于十二指肠炎、胆管炎、胆结石、消化性溃疡、胰头癌等。 异常黏稠:多见于胆石症所致的胆汁淤积。 稀薄胆汁:多见于慢性胆囊炎。 出现颗粒状沉淀物或胆砂(暗褐色砂粒状物、有黏土样感觉):见于胆石症。若C液中出现颗粒状沉淀或胆砂,提示肝内胆管结石。 无胆汁排出(无A、B、C液):多见于结石、肿瘤所致的胆总管梗阻。 无B液排出:见于胆总管上段、胆囊管梗阻,胆囊收缩不良,胆囊摘除术后等。 注意事项:十二指肠引流液分4段采集留取,D液代表十二指肠液,A液代表胆总管液,B液代表胆囊液,C液代表胆管液。 引流液外观混浊可由于出现细胞、颗粒沉淀物等引起,需参照显微镜检查而确定何种病因引起混浊的。

二、显微镜检查

检查项目及正常参考值	临床意义及注意事项
红细胞: 　无	少量:可因插管损伤引起。 大量:见于十二指肠、肝、胆、胰等部位的炎症,以及消化性溃疡、结石或肿瘤等。
白细胞: 　偶见,主要为中性粒细胞	增多:见于十二指肠炎、胆管炎等。
上皮细胞: 　鳞状上皮细胞和少量柱状上皮细胞	大量柱状上皮细胞:见于十二指肠炎、胆管炎等。 注意事项:此时常伴有白细胞和黏液增多。
肿瘤细胞: 　无	找见肿瘤细胞:常见于胆囊癌、肝外胆管癌及胰头癌等。 注意事项:此时的引流液多为血性。
虫卵: 　无	找见蓝氏贾第鞭毛虫滋养体:提示蓝氏贾第鞭毛虫感染。 找见钩虫卵:提示钩虫感染。 找见蛔虫卵:提示蛔虫感染。 找见肝吸虫卵:提示肝吸虫感染。
黏液丝: 　无	增多:见于胆管炎、十二指肠炎等。 注意事项:胆管炎时,黏液丝呈螺旋状排列;十二指肠卡他性炎症时,黏液丝呈平行状排列,常附有少量白细胞。
结晶: 　无	可见胆红素结晶、胆固醇结晶或胆红素钙结晶:提示胆石症,常同时伴有红细胞。

三、十二指肠引流液(胰腺液)化学检查

检查项目及正常参考值	临床意义及注意事项
胰液流出量: 　70～230 ml/h 最高碳酸氢盐浓度: 　70～125 mmol/L 淀粉酶排出量: 　880～7 400 U/kg 体重	胰液流出量、最高碳酸氢盐浓度、淀粉酶排出量降低:常见于慢性胰腺炎、胰腺癌、胰腺囊性纤维性变。

第 46 章　羊水检验

妊娠期间,羊膜腔中的液体称为羊水。妊娠早期,羊水主要有两个来源:一是母体血浆通过胎膜进入羊膜腔的透析液,二是胎儿和胎盘表面羊膜及尚未角化的胎儿皮肤产生的透析液。妊娠中后期,胎儿尿液为羊水的主要来源。羊水在胎儿与母体间不断循环交换,保持动态平衡。通过对羊水进行检验,可以了解胎儿的发育情况、成熟情况以及对胎儿有无遗传性疾病进行产前诊断。羊水检验包括羊水的一般性状、羊水量的理学检查,胎儿主要器官成熟度的检查,以及产前诊断。

一、理学检查

检查项目及正常参考值	临床意义及注意事项
羊水一般性状: 　无色透明或淡黄色液体(妊娠早期) 　略显混浊(晚期)	黄绿色或深绿色:见于胎儿窘迫时,羊水中混有胎粪所致。 金黄色:见于金黄色葡萄球菌感染所致的羊膜腔内炎症,或因母儿血型不合,羊水中含有大量胆红素所致。 脓性混浊:常伴有臭味,提示羊膜腔内感染。 黄色黏稠:见于胎盘功能减退或过期妊娠。 棕红色或褐色:多为宫内陈旧出血,提示胎儿可能已死亡。
羊水量: 　250 ml(妊娠 16 周) 　800～1 200 ml(妊娠晚期)	过多:常见于胎儿畸形(如无脑儿、脑膨出、脊柱裂、食管或小肠闭锁)、胎盘脐带病变(如胎盘绒毛血管瘤、脐带帆状附着)、孕妇及胎儿各种疾病(如糖尿病、血型不合)、多胎妊娠、特发性羊水过多(原因不明)等。 过少:常见于胎儿畸形(如先天性肾缺如、双肾发育不全、尿道闭锁)、过期妊娠、胎儿宫内发育迟缓等。

二、胎儿成熟度检查

检查项目及正常参考值	临床意义及注意事项
肺成熟度检查： 卵磷脂(L)/鞘磷脂(S)≥2	L/S＜2：提示新生儿特发性呼吸窘迫综合征(IRDS)。 注意事项：当母亲有糖尿病时，即使 L/S＞2，仍可发生 IRDS；当磷脂酰甘油(PG)阴性时，即使 L/S＞2，仍有发生 IRDS 的可能。
羊水肌酐： ≥176.8 μmol/L	羊水肌酐≤132.6 μmol/L：提示胎儿肾未成熟；在 132.6～176.7 μmol/L 之间，为可疑。 注意事项：羊水肌酐值受羊水量、胎儿肌肉发育程度及孕妇血浆肌酐浓度的影响，须综合分析。
羊水葡萄糖： ＜0.56 mmol/L	羊水葡萄糖＞0.80 mmol/L：提示胎儿肾不成熟；在 0.56～0.80之间，为可疑。
羊水胆红素 A_{450}： ＜0.02	羊水胆红素 A_{450}＞0.04：常提示胎儿肝未成熟；在 0.02～0.04 之间，为可疑。
羊水脂肪细胞百分率： ＞20％	羊水脂肪细胞百分率＜10％：提示胎儿皮肤未成熟；在 10％～20％之间，为可疑。
羊水淀粉酶： ＞120 U/L	降低：提示胎儿唾液腺不成熟。

三、产前诊断

检查项目及正常参考值	临床意义及注意事项
X 染色质细胞： ≥6％为女胎，≤5％为男胎	临床意义：有助于性连锁遗传病的鉴别诊断。
Y 染色质细胞： ≥5％为男胎，≤4％为女胎	临床意义：有助于性连锁遗传病的鉴别诊断。
羊水甲胎蛋白(AFP)： ＜40 mg/L(妊娠 16～20 周) ＜25 mg/L(妊娠 32 周后)	增高：最常见于胎儿神经管缺陷。也可见于胎儿先天性食管闭锁、脑积水、骶尾畸形瘤、染色体异常(45, XO)、先天性肾脏病、糖尿病、先兆子痫等引起的胎盘功能不足、流产、死胎等。

续表

检查项目及正常参考值	临床意义及注意事项
甲苯胺蓝试验： 　弱阳性(妊娠早期) 　阴性(妊娠中后期)	妊娠中后期甲苯胺蓝试验阳性:提示胎儿患有黏多糖沉积病。
羊水糖醛酸： 　3.3～7.0 mg/mg Cr	增高:提示胎儿患黏多糖沉积病。
羊水胆碱酯酶(CHE)： 　<10.43 U/L	增高:见于脐疝胎儿、流产等。
羊水雌三醇： 　0.8～1.2 mg/L	降低:见于胎儿预后不良,如母婴 Rh 血型不合、先兆流产、妊娠合并糖尿病、重度妊娠高血压综合征时的宫内死胎等。
羊水反三碘甲状腺原氨酸(rT3)： 　2.62～8.31 μmol/L	降低:主要见于胎儿甲状腺功能减退症。
羊水快速贴壁细胞(RAC)： 　<4%	增高:主要见于胎儿畸形。急性脐疝的 RAC 为 9%～12%,无脑儿的 RAC 为 100%。

第 47 章　胃肠和胰腺功能检验

　　胃肠和胰腺功能检验,主要为一些反映胃肠和胰腺分泌功能以及肠道消化吸收功能的试验。有关消化腺激素如胃泌素、胰多肽、血管活性肠多肽等的检测参见"激素和内分泌功能检查",有关幽门螺杆菌的检查参见"特殊病原体及其抗体检测",还有一些检测项目可参见"粪便常规检验"、"粪便特殊检查"、"胃液检查"及"十二指肠引流液检查"等章节。

检查项目及正常参考值	临床意义及注意事项
促胰液素-促胰酶素试验: 　　注射促胰液素 30 分钟后,检测十二指肠分泌物: 　　　　体积:>67 ml/30 分钟 　　　　碳酸氢盐浓度:>70 mmol/L 　　　　碳酸氢盐分泌量:>6.5 mmol/30 分钟 　　注射胆囊收缩素-促胰酶(CCK - PE)30 分钟后: 　　　　α 淀粉酶:>12 000 U/30 分钟 　　　　脂肪酶:>65 000 U/30 分钟 　　　　胰蛋白酶:>30 U/30 分钟	降低:提示胰腺外分泌功能不足,可能存在胰腺炎、胰腺癌、胰腺损伤、原发性硬化胆管炎、先天或遗传紊乱等。 注意事项:进行该试验前 72 小时停用以往所用药物,然后禁食 12 小时,将带双腔的十二指肠导管注入十二指肠,行 X 线检查,并收集足量的十二指肠分泌物。在 15 分钟非刺激分泌阶段后,静脉内注入促胰液素,收集 30 分钟内的十二指肠分泌物;再静脉注入 CCK - PE,收集 30 分钟内的十二指肠分泌物。
Lundh 试验: 　　试餐后十二指肠液体积和胰蛋白酶在 30 分钟时出现一个高峰值(一般量>67 ml,胰蛋白酶>30 U),在 60~80 分钟时出现又一高峰值,第一次高峰值大于第二次。	异常:提示胰腺外分泌功能不足,可能存在胰腺炎、胰腺癌、胰腺损伤、原发性硬化胆管炎、先天或遗传紊乱等。 注意事项:进行该试验前一夜禁食,将带双腔的十二指肠导管注入十二指肠,由管中注入或饮下 300 毫升标准餐(内含植物油 18 g、脱脂奶粉 15 g、葡萄糖 40 g、香精糖浆 15 g),然后收集 2 小时内的十二指肠分泌物,每 30 分钟 1 份,共 4 份,检测其量和胰蛋白酶等活性。该试验可特异地反映胰腺功能的完整性。

检查项目及正常参考值	临床意义及注意事项
苯酪肽(NBT‐PABA)试验: 尿 NBT‐PABA 排泄率:>40%	排泄率<40%:提示胰腺外分泌功能不足,可能存在胰腺炎、胰腺癌、胰腺损伤、原发性硬化胆管炎、先天或遗传紊乱等。 注意事项:进行该试验时,服用一定量的 NBT‐PABA 后,收集随后 6 小时内的全部尿液送检。
胰十二酰试验: T(试验日)/C(对照日)>30	T/C<30:提示胰腺外分泌功能不足,可能存在胰腺炎、胰腺癌、胰腺损伤、原发性硬化胆管炎、先天或遗传紊乱等。 注意事项:进行该试验时,服用一定量的双月桂酸荧光素后,收集随后 10 小时内的全部尿液送检,检测荧光素染料的排泄率。至少间隔 1 天后,用对照物(荧光素钠)进行类似试验,最后求得 T/C 比值。
右旋木糖(D‐木糖)试验: 尿液:>26.6 mmol/5 小时 血清: 15 分钟>0.67 mmol/L 1 小时>2.0 mmol/L 2 小时>2.0 mmol/L	降低:主要见于小肠吸收不良的腹泻患者,腹水、呕吐、胃排空迟缓者,肾功能损害者,以及应用阿司匹林、新霉素、秋水仙碱、消炎痛、阿托品治疗者等。亦可见于淀粉样变性病、小肠切除术、肠淋巴瘤、硬皮病、放射性肠炎、Whipple 病(肠源性脂肪代谢障碍)、疱疹性皮炎、良性肿瘤综合征等。 注意事项:进行该试验时,服用一定量右旋木糖后,收集随后的 5 小时内的尿液和 15 分钟、1 小时和 2 小时的血样送检。
乳糖耐受试验(LTT): 血清葡萄糖>1.11 mmol/L 或血清半乳糖>0.3 mmol/L 或尿半乳糖>2.0 mmol/L 或 H_2≤20 ppm 或 $^{13}CO_2$>14.5% 或 $^{14}CO_2$>1.5% 且无胃肠道症状	结果异常:见于原发性/遗传性乳糖酶缺乏,继发性乳糖酶缺乏如继发于乳糜泻、热带口炎性腹泻、肠淋巴瘤、Whipple 病(肠源性脂肪代谢障碍)、真性肠淋巴管扩张、A‐β‐脂蛋白血症、盲曲综合征、放射性肠炎、儿童期传染性非特异性腹泻、新霉素的治疗、使用秋水仙碱和细胞毒性药物如氨甲蝶呤等、胃肠术后等。这类患者食用牛奶和乳制品后会立刻出现腹泻和胃肠气胀等。 注意事项:乳糖耐受试验有多种方法,一般是给予一定量乳糖后,观察乳糖能否被小肠黏膜的乳糖酶降解,如果小肠黏膜缺乏乳糖酶,乳糖就不能被降解为葡萄糖和乳糖,故血清或尿液中葡萄糖、半乳糖水平会降低;亦可以将乳糖中的 C 元素进行标记,检测释放的 CO_2。而且,进行此试

检查项目及正常参考值	临床意义及注意事项
	验者,如果乳糖不耐受,试验开始后 8 小时内会出现腹胀、痉挛性腹痛、气胀、腹泻等临床症状。
肠 α_1 -抗胰蛋白酶(α_1 - AT)清除率: ＜35 ml/ 天	增高:主要见于蛋白丢失性肠病(渗出性肠病),如原发性肠淋巴管扩张(Waldmann 病)、继发于静脉充血、纵隔肿瘤或腹部淋巴瘤等的淋巴引流障碍、Whipple 病(肠源性脂肪代谢障碍)、寄生虫病、乳糜泻、肠淋巴瘤、细菌过度增生、慢性肠系膜缺血、克罗恩病、溃疡性结肠炎、坏死性小肠结肠炎、肠结核、系统性红斑狼疮等自身免疫所致渗透功能紊乱和浆液性渗出等。 注意事项:进行此试验时,需收集完整的至少 72 小时的粪便,同时采集收集粪便样本第一天的血样,分别检测粪便和血清中的 α_1 - AT。肠 α_1 - AT 清除率＝(3 天粪平均 α_1 - AT 浓度×3 天粪平均体积)/血清 α_1 - AT 浓度。

第48章 骨代谢相关检查

骨代谢检查分为骨代谢指标检查和骨转换的检查,前者包括甲状旁腺素、维生素 D 及钙、磷等的检测(分别见"激素和内分泌功能检查"、"血清维生素检测"和"电解质和微量元素检测"),后者包括骨形成标志物和骨吸收标志物的检查,这有助于骨质疏松症的诊断和治疗监测。本章将重点介绍骨转换的相关检查。

检查项目及正常参考值	临床意义及注意事项
总Ⅰ型前胶原氨基端延长肽(tP1NP): 男性:20.25~76.31 ng/ml 女性: 绝经前:15.13~58.59 ng/ml 绝经后:16.27~73.87 ng/ml	增高:主要见于骨代谢疾病、继发性骨疾病、肾功能不全等。 注意事项:tP1NP 为骨形成标志物,可用于监测骨质疏松症或其他骨疾病的合成代谢治疗或抗再吸收治疗,如果在基础值上增加或下降 40%,提示治疗成功。
Ⅰ型胶原羟基端肽 β 降解产物(β-CTX): 男性: 30~50 岁:≤0.584 ng/ml 50~70 岁:≤0.704 ng/ml >70 岁:≤0.854 ng/ml 女性: 绝经前:≤0.573 ng/ml 绝经后:≤1.008 ng/ml	增高:见于骨质疏松症或绝经后骨质疏松症、甲状旁腺功能亢进、畸形性骨炎、骨转移癌、老年人等,提示骨吸收程度增加,发生骨折风险增加,骨吸收抑制治疗后血清 β-CTX 水平会恢复正常。 注意事项:β-CTX 为骨吸收标志物,用于监测骨质疏松症或其他骨疾病的抗吸收治疗(如二磷酸盐类和激素替代治疗),如果 β-CTX 下降 40% 以上,提示治疗成功。
甲状旁腺素相关蛋白(PTHrP): <0.23 pmol/L	增高:主要见于恶性肿瘤相关的高钙血症,肺癌、肾癌、乳腺癌、膀胱癌、食管癌等肿瘤,肾功能不全,以及哺乳期和胎儿期等。
N 端骨钙素(N-MID-OT): 男性:9.74~39.47 ng/ml 绝经前女性:8.49~33.3 ng/ml 绝经后女性:11.7~55.2 ng/ml	增高:见于骨质疏松症、原发性或继发性甲状旁腺功能亢进、Paget 病等。 注意事项:N 端骨钙素为骨转换标志物,与 β-CTX 联合可用于监测骨质疏松症等疾病的治疗效果。

检查项目及正常参考值	临床意义及注意事项
骨钙素(OC)： 　　4～10 ng/L	**增高**：见于原发性甲状旁腺功能亢进症、更年期综合征、卵巢功能早衰、Paget病、高转换型骨质疏松、畸形性骨炎、骨转移癌、骨软化病、骨外伤、低磷血症、肾性骨营养不良、肾功能不全等。 **降低**：见于肝病、风湿性关节炎、库欣综合征、甲状旁腺功能减退症、糖尿病、接受糖皮质类固醇激素治疗的患者等。 **注意事项**：OC又称血清骨钙素(BGP)，或骨 R‑羟基谷氨酸蛋白(GLa蛋白)，为一种维生素 K 依赖性钙结合蛋白，对骨质疏松症、钙代谢异常等疾病诊断有重要价值。骨钙素水平与年龄呈负相关，儿童最高，随年龄增长而逐渐降低。检查时女性应避开月经期，禁食抽取空腹血检验。
环腺苷单磷酸(cAMP)： 　　血浆：8～28 μmol/L 　　尿液：1.9～4.6 μmol/g 肌酐	**增高**：见于原发性甲状旁腺功能亢进症(pHPT)、恶性肿瘤等。 **降低**：见于原发性甲状旁腺功能减退症等。
尿吡啶啉(PYD)： 　　13～93 μmol/mol 肌酐 尿脱氧吡啶啉(DPD)： 　　1.3～9.3 μmol/mol 肌酐	**增加**：见于原发性甲状旁腺功能亢进症、肾源性继发性甲状旁腺功能亢进症、肾移植后、骨软化病、骨肿瘤、肿瘤骨转移、绝经后骨质疏松症、Paget病、风湿病(如类风湿性关节炎等)、骨关节炎、骨髓移植相关性骨质疏松、儿童生长激素缺乏、肿瘤相关性高钙血症、甲亢等。 **注意事项**：尿交联物(PYD与DPD)排泄具有生理节律性，上午 5～8 时达高峰，下午 5～8 时最低。儿童、妊娠以及长期卧床者亦会增高。
羟脯氨酸(HYP)： 　　血清：0.5～1.8 mg/L 　　尿液：20～40 mg/24 小时尿	**增高**：见于严重骨折、类风湿性关节炎、部分糖尿病、马方综合征、关节强硬性脊柱炎、烧伤、重症肺结核、肝硬化、Hodgkin's病、Paget病、原发性和继发性甲状旁腺功能亢进症、骨软化病、甲状腺功能亢进症、羟脯氨酸血症、肿瘤骨转移、肢端肥大症、银屑病、成骨不全、硬皮病、皮肌炎、浆细胞瘤、骨结核、恶性肿瘤、煤矽肺等。 **降低**：见于甲状腺功能减退、矮小症、甲状旁腺功能减退、佝偻病、慢性消耗性疾病等。 **注意事项**：羟脯氨酸为衡量机体胶原组织代谢的重要指标，当体内结缔组织大量增生或破坏时，血、尿中羟脯氨酸会明显增加。羟脯氨酸也是观察儿童生长速度的重要指标。

第49章　血清维生素检测

　　维生素是人体营养、生长所需、体内不能合成但在人体正常代谢过程和生理功能维持中不可缺少的一类物质。维生素必须由食物尤其是蔬菜水果供给，机体缺乏时可出现某种典型症状，导致疾病的发生。但维生素过量对身体亦有害，因此，机体维生素水平应该维持在一个适当的范围内。

　　维生素是一个庞大的家族，目前所知维生素有几十种。一般来说，维生素可分为水溶性和脂溶性两大类，前者包括维生素 B 族、维生素 C 及类维生素等，后者包括维生素 A、D、E、K 等。维生素 B 族为机体三大代谢——糖、蛋白质和脂肪酸代谢的必需物质；维生素 C 是体内重要的抗氧化剂；维生素 A 对正常视力、上皮细胞及组织健康的维持以及促进生长发育具有重要作用；维生素 D 可调节人体钙和磷的代谢，促进骨骼生长；维生素 E 可维持正常生殖能力和肌肉正常代谢，而维生素 K 具有止血作用。正是由于维生素的这些重要作用，因此，检测血清维生素水平对某些疾病的正确诊断具有重要意义。

检查项目及正常参考值	临床意义及注意事项
血清 β-胡萝卜素(β-Car)： 0.47～4.1 mg/L	降低：主要见于吸收不良综合征〔如乳糜泻、Whipple 病(肠源性脂肪代谢障碍)、短肠综合征、肠瘘、小肠细菌过多等〕、选择性脂肪吸收紊乱(如慢性胰腺炎、伴有分泌不足的胰腺癌、代谢失调的胆汁酸吸收不良、原发性胆汁性肝硬化等)等。也可见于高热、严重肝病、不良饮食习惯所致慢性 β-胡萝卜素摄入不足等。 增高：见于黏液性水肿、糖尿病、慢性肾炎、大量摄入含 β-胡萝卜素的食物等。
血清维生素 A(VitA)： 0.5～2.1 μmol/L	增高：见于维生素 A 过多症、肾功能不全、婴儿特发性高钙血症、口服避孕药等。 降低：见于维生素 A 缺乏症(夜盲症、干眼病、角膜软化病)、脂类吸收不良、甲状腺功能减退等。
维生素 A 耐量试验： 7～21 μmol/L	降低：见于肝病、肝硬化、维生素 A 吸收不良、消化不良等。

检查项目及正常参考值	临床意义及注意事项
血清维生素 B_1（$VitB_1$）： 94～271 pmol/L	降低：主要见于脚气病，也可见于慢性酒精中毒、营养不良、甲状腺功能亢进、长期腹泻、妊娠、心衰、剧烈运动、丙酮酸羧化酶缺乏症等。 增高：见于白血病、淋巴瘤等。
血清维生素 B_2（$VitB_2$）： 0.27～1.33 pmol/L	降低：主要见于维生素 B_2 缺乏症（舌炎、口角炎、阴囊炎等），可由于吸收障碍、摄入不足、维生素 B_2 活性化障碍、肠内细菌合成减少等所致。
血清维生素 B_6（$VitB_6$）： 14.6～72.9 nmol/L	降低：见于维生素 B_6 缺乏症（如摄入不足、吸收障碍、使用抗生素致肠内菌群失调而合成障碍等）、慢性酒精中毒、尿毒症、妊娠、糖尿病（尤其是妊娠性糖尿病）、应用某些药物（如左旋多巴、乙醇、异烟肼等）、发热及口服避孕药等。
血清维生素 C（VitC）： 23～91 μmol/L	降低：见于维生素 C 缺乏症（坏血病）、血液透析、贫血、妊娠、脂肪泻、酒精中毒、营养吸收障碍、甲状腺功能亢进等。
血清维生素 D（VitD）： 25-羟维生素 D： 夏季：38～200 nmol/L 冬季：35～105 nmol/L 1,25-二羟维生素 D： 成人：58～108 pmol/L 60 岁以上老人：41～77 pmol/L 24,25-二羟维生素 D： 成人：5.0～11.8 nmol/L 儿童：3.1～10.8 nmol/L	增高：主要见于维生素 D 中毒、甲状旁腺功能亢进等。维生素 D 中毒多由于长期补充维生素 D 所致。维生素 D 中毒的症状有异常口渴、眼睛发炎、皮肤瘙痒、厌食、嗜睡、呕吐、腹泻、尿频以及钙在血管壁、肝脏、肺部、肾脏、胃中的异常沉淀，关节疼痛和弥漫性骨质脱矿化等。 降低：主要见于佝偻病（儿童）、骨软化症、绝经后骨质疏松、肾性骨病等。亦可见于甲状旁腺功能减低、慢性肾衰、吸收不良、脂肪泻、肝硬化、纤维囊性骨炎、甲状腺功能亢进、糖尿病、抑郁症、应用某些药物（如抗惊厥药、糖皮质类固醇激素、苯巴比妥等）、癌症如结直肠癌、乳腺癌、胰腺癌、肺癌、卵巢癌、食管癌等，心血管疾病如高血压、心绞痛、冠心病、心肌梗死、心力衰竭等，自身免疫性疾病如多发性硬化症（MS）、系统性红斑狼疮（SLE）、类风湿性关节炎（RA）、自身免疫性甲状腺疾病（AITD）等。 注意事项：维生素 D 被认为是决定人体体质状况的重要指标，是体内钙吸收的重要衡量标准，在多种疾病的预防与治疗方面具有很好的应用前景。不同检测方法以及不同年龄的人群其正常参考值有所不同。
血清维生素 E（VitE）： 11.6～46.4 μmol/L	增高：见于高脂血症、肾炎、孕妇等。 降低：见于营养吸收不良、红细胞增多症、胆管阻塞、脂肪泻、溶血性贫血等。

第50章 产前筛查检测

产前筛查是孕妇产检必做项目之一,是一种通过抽取孕妇血清,对母血清中某些生化指标的水平进行检测,从而筛选出怀有 21 三体综合征(唐氏综合征)、18 三体综合征以及神经管缺陷胎儿等的高风险孕妇,以便进一步明确诊断,最大限度地减少异常胎儿的出生率。

产前筛查中,以唐氏筛查最为常见。产前筛查的目的是发现高危孕妇,以进一步进行产前诊断。一般而言,下列孕妇需考虑进行产前诊断:① 孕妇年龄大于 35 岁;② 夫妇中有一方为平衡易位染色体携带者;③ 孕母为至今尚不能产前筛查诊断的 X 连锁隐性遗传病携带者而需测胎儿性别者;④ 疑有能进行DNA 诊断的先天性代谢缺陷症或其他遗传病者;⑤ 过去生育过神经管缺陷、染色体异常儿的染色体病高危孕妇;⑥ 产前筛查母血清标记物异常,属于高风险的孕妇。有关产前诊断中的基因检测参见"遗传学检测"一章。

检查项目及正常参考值	临床意义及注意事项
胎儿纤维连接蛋白(fFN): 　　<50 ng/ml 或阴性	**增加或阳性**:提示早产和新生儿并发症风险增加,需密切监视有症状孕妇情况。 **注意事项**:fFN 的检测标本为阴道分泌物,检测对象为妊娠 22～34 周且有早产症状(如子宫收缩、阴道分泌物异常、背部疼痛、盆腔压力、痉挛和宫颈扩张等)的孕妇,不推荐对无症状孕妇进行普查,亦不适用于双胎或多胎孕妇、胎盘早剥、胎膜早破、胎盘前置或严重阴道流血的孕妇。 正常生理情况下,妊娠早期和妊娠 36 周后阴道分泌物中可检测到 fFN,而妊娠 22～35 周期间检测不到。如果此期间 fFN 水平增高,提示子宫胎盘接合处失调,早产风险增加,可帮助医生采取最有利方案;如果此期间检测 fFN 为阴性,预示随后的 7～14 天内不会发生早产;如果早产症状持续存在,可以多次重复检查 fFN。需要注意的是,24 小时内性行为或盆腔检查可导致假阳性结果。

检查项目及正常参考值	临床意义及注意事项
游离 β-hCG(Free-βHCG)： 0.25～2.5 MOM	增高：主要见于唐氏综合征。死胎、早产、低体重或妊娠子痫等亦可增高。 注意事项：血清游离 β-hCG 的测定值为 XX ng/ml，但报告中常以 YY MOM 表示，两者的关系为：一般妊娠14～20 周时血清游离 β-hCG 的标准值(中位数)分别为 20.7、15.6、12.8、10.7、8.8、7.0、5.0 ng/ml，测定值 XX 除以相应妊娠周的标准值，即得 YY MOM 值。游离 β-hCG 增高，应进行遗传咨询，考虑进一步做产前诊断。
甲胎蛋白(AFP)： 0.4～2.5 MOM	增高：主要见于神经管缺陷(NTD)。流产、早产、低体重或妊娠子痫、死胎、水囊瘤、腹壁缺陷、先天性肾病、上消化道梗阻、多胎等亦可增高。 降低：主要见于唐氏综合征。 注意事项：血清 AFP 的测定值为 XX U/ml，但报告中常以 YY MOM 表示，两者的关系为：一般妊娠14～20 周时血清 AFP 的标准值(中位数)分别为22.1、26.4、30.8、35.5、41.3、49.4、58.5 U/ml，测定值 XX 除以相应妊娠周的标准值即得 YY MOM值。AFP 增高或降低应进行遗传咨询，考虑进一步做产前诊断。
妊娠相关血浆蛋白 A(PAPP-A)： 0.5～2.5 MOM	增高：见于双胎妊娠、妊高征、糖尿病孕妇、子痫、各种恶性肿瘤及口服避孕药等。 降低：主要见于唐氏综合征。自然流产、异位妊娠、胎儿生长迟缓、死胎或先兆子痫等亦可降低。 注意事项：正常妊娠过程中，随着妊娠进展，母体血浆PAPP-A 水平持续升高，到妊娠足月时达高峰。PAPP-A 可作为判定胎盘功能、预测胎儿高危程度及先兆子痫发展程度的指标。 血浆 PAPP-A 的测定值为 XX mIU/L(或 mg/L)，但报告中常以 YY MOM 表示，两者的关系为：测定值 XX 除以相应妊娠周的标准值(中位数)即得 YY MOM 值。PAPP-A 降低应进行遗传咨询，考虑进一步做产前诊断。
游离雌三醇(μE3)： 妊娠早期：0～0.3 ng/ml 妊娠中期：1～8 ng/ml 妊娠后期：5～27 ng/ml	增高：见于多胎妊娠、糖尿病合并妊娠及胎儿先天性肾上腺皮质功能亢进等。 降低：见于宫内胎儿生长迟缓、先兆子痫、胎儿先天畸形、葡萄胎、宫内死胎等。 注意事项：由于雌三醇对非妊娠女性的作用比雌二醇

检查项目及正常参考值	临床意义及注意事项
	弱,因此血清 $\mu E3$ 的测定一般只用于孕妇。测定孕妇血清 $\mu E3$,是判断胎盘功能、预测胎儿状态及监护胎儿安全较可信的方法。正常孕妇血清 $\mu E3$ 值随孕周增加而升高,孕 17~24 周缓慢升高,孕 25~29 周变化不大,孕 30 周升高变快,孕 35~37 周几乎在同一个水平,孕 38 周快速上升,孕 41 周最高。连续监测孕妇血清 $\mu E3$,可用于高危妊娠的监护,如果 $\mu E3$ 含量持续下降,并同时伴有雌二醇升高时,提示胎盘功能严重不良,常预示早产。
唐氏筛查: 　21 三体综合征筛检值:<1/270 　18 三体综合征筛检值:<1/350 　神经管缺陷筛检值:<1/270	21 三体综合征筛检值>1/270:提示患唐氏综合征的风险较高。 18 三体综合征筛检值>1/350:提示患 18 三体综合征的风险较高。 神经管缺陷筛检值>1/270:提示患神经管缺陷的风险较高。 注意事项:每一个孕妇都有机会生出“先天愚型儿”(唐氏儿),它的发生具有偶然性、随机性,事前毫无征兆,没有家族史,亦没有明确的毒物接触史,发生率会随孕妇年龄的增高而升高。虽然大多数唐氏综合征胎儿在母亲的孕早期常自然流产,但唐氏儿的出生率仍占新生儿的 1/600~1/800。医学上对“先天愚型儿”是无法治愈的,因为先天愚型是人第 21 号染色体增加一条成为三条所引起的一种常染色体疾病。21 号染色体比较短,上面携带的遗传物质比较少,即使出现异常,也不会造成致死性后果,所以孕妇怀有唐氏胎儿,不一定会有什么异样,未必会反复阴道出血、胎儿生长迟缓,往往能顺利出生,患儿寿命也并不短。唐氏儿大多数为严重智能障碍,且常伴有其他身体异常,如先天性心脏病、白血病等,其生活几乎不能自理,会给家庭和社会带来不小的经济负担,所以唐氏筛查是很有必要做的。防止此类疾病发生的办法,就是在怀孕期间进行产前筛查和必要的产前诊断,尽早发现并采取相应措施(如终止妊娠)。 目前采用的筛查唐氏综合征(DS)和神经管缺陷(NTD)的方法为:抽取孕妇外周血,检测血清标记物水平如甲胎蛋白(AFP)、游离 β-绒毛膜促性腺激素(Free-β-HCG)、妊娠相关血浆蛋白(PAPP-A)、游离雌三醇($\mu E3$)、抑制素 A(InhA)等,再结

检查项目及正常参考值	临床意义及注意事项
	合孕妇的预产期、年龄、体重和采血时的孕周等,从而计算出发生唐氏儿的危险系数。孕 15～20 周是做唐氏筛查比较好的时期。如果唐氏儿筛查结果为高危,也不必惊慌,因为这种筛查方法的准确度不是很高,常出现假阳性的情况。可进一步做羊水穿刺和胎儿染色体检查,以明确诊断。
抑制素 A(InhA): 　1～2.82 MOM	增高:见于唐氏综合征、子痫前期、妊娠期肝内胆汁淤积症(ICP)等。 降低:见于流产、异位妊娠等。 注意事项:InhA 对维持正常妊娠及胎儿生长发育起重要作用。孕 8～10 周及分娩时形成两个分泌高峰,孕 14～30 周趋于稳定,分娩后迅速降低。血清 InhA 可反映妊娠过程中胎盘功能。不同的检测方法,血清 InhA 的参考值有所不同。
血型抗体效价: 　≤1:64	增高:主要见于新生儿溶血病。 注意事项:新生儿溶血病主要由于母儿 ABO 和 Rh 血型不合引起,ABO 血型不合较多见,病情多较轻,易被忽视;Rh 血型不合在我国少见,但病情严重,常致胎死宫内或引起新生儿核黄疸。
胎盘生长因子(PLGF): 　妊娠 20～23 周:≥60 pg/ml 　妊娠 24～31 周:≥130 pg/ml 　妊娠 32～35 周:≥70 pg/ml	降低:主要见于胎盘合体滋养层细胞有供养压力(胎盘合体滋养层细胞病)时,可导致胎盘发育不良和胎盘功能不全,从而引起流产、子痫前期(PE)、妊娠期高血压、胎儿生长受限、早产、死胎、子痫、胎盘早剥、HELLP 综合征(以溶血、肝酶升高、血小板减少为特征)等。 注意事项:PLGF 对胚胎发育、血管形成等具有重要作用。孕妇在孕 5～15 周时,PLGF 水平低,15～26 周时表达迅速增加,28～30 周时达高峰。PLGF 与 sFLT-1 联合检测,更有利于胎盘合体滋养层细胞病所致子痫前期、流产等的诊断,尤其是 sFLT-1/PLGF 比值可以更好地预测子痫前期、流产等的风险。比值≤38,可排除 1 周内发生子痫前期;而比值>38,预测 4 周内会发生子痫前期或更短时间内分娩。
可溶性 fms 样酪氨酸激酶 1(sFLT-1): 　<700 pg/ml(不同孕周有所不同,参照试剂盒说明书)	增高:主要见于流产、子痫前期(PE)、妊娠期高血压、胎儿生长受限、早产、死胎、子痫、胎盘早剥、HELLP 综合征等,可用于预测其发生风险。 注意事项:与 PLGF(促血管生成因子)相反,sFLT-1

检查项目及正常参考值	临床意义及注意事项
	为抗血管生成因子,两者的动态变化可预测子痫前期、子痫、HELLP 综合征等风险。亦参见"胎盘生长因子(PLGF)"。
母体血浆游离胎儿 DNA(cfDNA):占全部游离 DNA 的 3%～13%	增高:主要见于先兆子痫,且与病情严重程度相关。亦可见于妊娠剧吐、早产、侵入性胎盘等。 注意事项:cfDNA 的检测为一种无创产前检查(NIPT)技术,其更重要的意义在于:确定胎儿性别,避免性连锁遗传病的发生;鉴定 RhD 血型,避免新生儿溶血症的发生;诊断胎儿染色体数目和结构异常以及单基因遗传病等。

第51章 遗传学检测

由于遗传物质的改变而导致的疾病称为遗传病。遗传病可导致孕妇流产和婴儿先天畸形如先天性心脏病、大脑发育不全、脊柱裂、无脑儿、脑积水、多发畸形等，男性不育，血红蛋白病如镰状细胞贫血、地中海贫血等，血友病如甲型血友病、乙型血友病等，肌营养不良症，苯丙酮尿症，囊性纤维化，亨廷病，脆性X综合征等。遗传学检测尤其是孕前基因检查，可以有效避免出生缺陷儿的发生，做到真正意义上的优生优育。孕前基因检测适用于人工辅助生殖技术中的供精/供卵者、有不良孕产史的夫妇以及需要通过辅助生殖技术实现妊娠的夫妇等。由于此类检测需要特殊的专业技术人员和仪器设备，目前仅在少数三级医院或专科医院开展。

检查项目及正常参考值	临床意义及注意事项
外周血淋巴细胞染色体核型： 46,XY 或 46,XX	临床意义:外周血淋巴细胞染色体核型分析异常多见于:严重的多发躯体畸形伴有生长发育迟缓,智力低下的患者;性分化异常患者;男性睾丸发育不全伴无精子患者;女性卵巢发育不全伴原发闭经患者;继发闭经患者;反复流产或分娩畸形儿患者。常见的异常核型如下: 47,XY(或 XX),＋21 或 46,XY(或 XX)/47,XY(或 XX),＋21:Down 综合征,又称 21 三体综合征或先天愚型,主要表现为严重的智力低下,生长发育迟缓,小头畸形,眼距宽,外眼角上斜,低位耳,伸舌流涎,手短而宽,第 5 指短,通贯手,常患有先天性心脏病。 47,XY(或 XX),＋13 或 46,XY(或 XX)/47,XY(或 XX),＋13:Patau 综合征,又称 13 三体综合征。主要表现为严重的智力低下,肌张力亢进或极度低下,小头畸形,无嗅叶,小眼或无眼,内眦赘皮,眼距宽,低位耳,唇裂和/或腭裂,多指,多趾,足内翻,可伴有各种类型的先天性心脏病。 47,XY(或 XX),＋18 或 46,XY(或 XX)/47,XY(或 XX),＋18:Edwards 综合征,又称 18 三体综合征。主要表现为生长发育迟缓,出生低体重,平均不足 2 300 g,

续表

检查项目及正常参考值	临床意义及注意事项
	智力低下,肌张力高,眼裂小,眼距宽,内眦赘皮,低位耳,小口,小颌,唇裂和/或腭裂,先天心脏畸形,肾畸形,隐睾,腹股沟疝或脐疝,握拳时第 3、4 指贴掌心,第 2、5 指重叠其上,足内翻。 46,XX(XY),del(5)(p15.1):猫叫综合征,又称 cri - chat 综合征或 5p 综合征。主要表现为哭声似猫叫,特殊面容,智力低下。 47,XXY 或 46,XY/47,XXY:Klinefelter 综合征,又称先天性睾丸发育不全综合征或 XXY 综合征。主要表现为身材高大,四肢修长,智力较同龄正常人稍差,有学习能力,生活可自理,阴茎短小,睾丸不发育或隐睾,男性第二性征发育差,阴毛呈女性分布,胡须、腋毛、阴毛稀少或缺如,无喉结,部分患者有男性乳房发育。 45,X 或 46,XX/45,X:Turner 综合征,又称先天性卵巢发育不全综合征或 X 染色体单体型。主要表现为生长发育迟缓,智力较同龄正常人稍差,有学习能力,生活可自理,性腺呈条索状,原发闭经不育,子宫小,外生殖器幼稚,第二性征发育差,颈蹼,后发际低,肘外翻,身材矮小,第 4、5 指(趾)与掌跖骨短或畸形,可合并先天性心脏病。 47,XXX 或 46,XX/47,XXX:X 三体综合征。主要表现为智力低下和精神异常。有的患者乳房发育不良,卵巢功能异常,月经失调或闭经、不育,有的患者有生育力,有生育力者妊娠后须进行产前诊断。 47,XYY:XYY 综合征。患者多数表型正常,有生育力,少数可见外生殖器发育不良,智力正常,但性格鲁莽,常发生攻击性犯罪行为。患者身材高大,有随身高增加发生犯罪机会增多的趋势。 46,XX/46,XY 或 46,XX/47,XXY 或 45,X/47,XYY 或 45,X/46,XY:真两性畸形。患者性腺既有睾丸又有卵巢,或卵睾,两套内生殖器常有一套发育不全或混合性腺发育不全。 注意事项:Down 综合征患者中约有 5% 的患者为易位型,可出现如 46,XY(或 XX),−14,−21,+t(14q21q) 的核型。 Patau 综合征患者中约有 13% 的患者为易位型,可出现如 46,XY(或 XX),−13,+t(13q;13q) 的核型。 Klinefelter 综合征患者中极少部分的核型为 48,XXXY 或 49,XXXXY,一般出现的 X 染色体越多,临床表现越严重。

检查项目及正常参考值	临床意义及注意事项
	Turner综合征患者中还可出现45,X/47,XXX或45,X/46,XX;47,XXX的嵌合体核型,其临床表现的严重程度取决于45,X所占的比例。 有些患者的核型与社会性别不一致,常见于假两性畸形、性反转综合征和单纯性性腺发育不全。如46,XX的男性,患者一般睾丸发育不全,阴茎短小或正常,无精子,无生育力。46,XY的女性,又称为Swyer综合征,青春期时无第二性征发育,原发闭经,条索状性腺。可分为完全型和不完全型,完全型患者双侧性腺保护性切除,13~14岁开始给予雌激素-孕激素替代治疗;不完全型患者作为男子抚养者,切除双侧性腺,青春期年龄后给予雄激素替代治疗。这类患者往往还需要进行SRY基因检测,以明确病因。
绒毛细胞染色体核型: 46,XY或46,XX	临床意义:绒毛细胞染色体核型分析主要用于了解胎儿染色体有无异常。核型异常多见于:夫妇之一为平衡易位的携带者;已出生过染色体病患儿的孕妇;夫妇之一为性连锁遗传病携带者;35岁以上的高龄孕妇。常见核型如下,也可见外周血淋巴细胞染色体核型分析中的异常核型。 69,XXX;69,XXY;69,XYY:是流产胚胎常见核型之一。此核型是致死性的,能活到出生的患儿极为罕见,存活者都是二倍体/三倍体的嵌合体,患儿表现为智力和生长发育迟缓,男性常合并有尿道下裂、分叉阴囊等性别模糊的外生殖器。 92,XXXX;92,XXYY;92,XXXY:比较罕见的核型。患儿表现为小头、小腿畸形、前额窄、囟门早闭、眼距宽、鼻根低平、耳低位、趾(指)畸形、马蹄内翻足、生长发育迟缓、智力低下。
羊水细胞染色体核型: 46,XY或46,XX	临床意义:同"绒毛细胞染色体核型"。
无精子因子(AZF)基因: 未见缺失	AZFa缺失:主要见于唯支持细胞综合征(SCO综合征),患者表现为小睾丸、无精子症。 AZFb缺失:主要见于SCO综合征或生精阻滞。 AZFc缺失:患者的表现多种多样,从SCO综合征到接近正常的精子发生。一般来说,患者仍有部分精子生成能力,表现为无精子或少精子,极少部分患者可生育,并将此缺失遗传给男性后代。

续表

检查项目及正常参考值	临床意义及注意事项
	注意事项:无精子因子的检测除了用于男性生殖功能障碍的辅助诊断外,也是患者选择卵细胞质内单精子注射(ICSI)治疗的重要依据之一。
Y 染色体微缺失: 未见缺失	SY84、SY86、SY127、SY134、SY124、SY132、SY152、SY157、SY239、SY242、SY254 或 SY255 中的一项或几项缺失:主要见于非梗阻性无精子症或少精子症患者、男性不育伴隐睾患者。 注意事项:同无精子因子基因检测。
Y 染色体性别决定区域 (SRY)基因: 正常	易位或突变:主要见于性分化异常患者,如假两性畸形、性反转综合征和单纯性性腺发育不全患者。 注意事项:SRY 基因检测也可用于胎儿性别鉴定。
HBA1/HBA2 基因突变: 阴性	阳性:主要见于 α 地中海贫血(亦称 α 珠蛋白生成障碍性贫血)。
HBB 基因突变: 阴性	阳性:见于 β 地中海贫血(亦称 β 珠蛋白生成障碍性贫血)。
SMN1 基因突变: 阴性	阳性:见于脊髓性肌萎缩症。
SLC26A4/GJB2 基因突变: 阴性	阳性:见于遗传性非综合征型耳聋。
PKDH1 基因突变: 阴性	阳性:见于常染色体隐性遗传多囊肾病(婴儿型多囊肾)。
OCA2/TYR/SLC45A2/ TYRP1 基因突变: 阴性	阳性:见于眼皮肤白化病(OCA)。
ATP7B 基因突变: 阴性	阳性:见于肝豆状核变性(亦称 Wilson 病,WD)。
RHO/RPGR/CRB1 基因突变: 阴性	阳性:见于视网膜色素变性(RP)。
MMAA/MMAB/MUT/ MMACHC 基因突变: 阴性	阳性:见于甲基丙二酸血症、甲基丙二酸尿症(一种常见的遗传性有机酸血症,可引起神经、肝脏、肾脏、骨髓等多脏器损伤)。

检查项目及正常参考值	临床意义及注意事项
PAH/PTS/GCH1/QDPR 基因突变： 　阴性	阳性：见于苯丙酮尿症。
DMD 基因突变： 　阴性	阳性：见于杜氏/贝氏肌营养不良（亦称假肥大性肌营养不良，一种 X 连锁隐性遗传病）。
G6PD 基因突变： 　阴性	阳性：见于遗传性葡萄糖-6-磷酸脱氢酶（G6PD）缺乏症（亦称蚕豆病，一种 X 连锁不完全显性遗传病，男性多于女性）。
F8 基因突变： 　阴性	阳性：见于甲型血友病。亦见"凝血因子Ⅷ（FⅧ）基因突变"。
FGFR3 基因突变： 　阴性	阳性：见于软骨发育不全。
RB1 基因突变： 　阴性	阳性：主要见于视网膜母细胞瘤，亦可见于其他肿瘤如小细胞肺癌、乳腺癌等。
TSC1/TSC2 基因突变： 　阴性	阳性：见于结节性硬化症（TSC）。 注意事项：TSC 为一种罕见的多系统受累的常染色体显性遗传病，儿童和成人均可受累，主要表现为癫痫、皮肤病变、良性肿瘤、有 1/3 的女性患者出现淋巴管肌瘤病（LAM）。
NF1/NF2 基因突变： 　阴性	阳性：见于Ⅰ型/Ⅱ型神经纤维瘤病。
PKD1/PKD2 基因突变： 　阴性	阳性：见于成人型多囊肾（一种常染色体显性遗传性肾病之一，具有遗传显性延迟性，主要在中年以后发病）。
FMR1 基因突变： 　阴性	阳性：见于脆性 X 综合征（一种常见的遗传性智力低下疾病）。
类固醇硫酸酯酶（STS）基因突变： 　阴性	阳性：见于鱼鳞病（一种 X 连锁的隐性遗传病）。

检查项目及正常参考值	临床意义及注意事项
mtDNA 突变： 　阴性	阳性：可导致线粒体疾病，如 Leber 遗传性视神经病变、遗传性耳聋等。 注意事项：此突变为母系遗传，所致线粒体疾病的症状是多变的，但大脑、肌肉、心脏等耗能较多的器官通常会受到影响。

第52章 基因检测

最近几年,基因检测已成为确诊疾病、指导疾病治疗和判断肿瘤预后等的重要手段,基因检测主要包括基因的分型、突变、多态性、甲基化等检测。

检查项目及正常参考值	临床意义及注意事项
人类白细胞抗原 B27(HLA-B 27)基因分型: 　阴性	临床意义:强直性脊柱(椎)炎患者 HLA-B*2702、2704、2705 亚型可阳性;幼年类风湿性关节炎(JRA)患者 HLA-B*2702、2704、2705、2707 亚型可阳性;急性前葡萄膜炎(AAU)患者 HLA-B*2704、2705 亚型可阳性。其他亚型阳性可能与白血病、心脏疾病、鼻咽癌、银屑病、关节炎型肠炎等有关。 注意事项:目前临床上可检测的亚型有 HLA-B*2701、2702、2704、2705、2706、2707、2708、2710 等。
人类白细胞抗原 B*5801(HLA-B*5801)基因: 　阴性	阳性:主要见于对别嘌醇过敏的患者。 注意事项:别嘌醇为慢性肾功能不全者常用药物,易引起各种形式的药物不良反应,从轻度的斑疹到严重的皮肤过敏反应(SCARs)。为避免不良反应的发生,可进行此检测。
人类白细胞抗原 B*5701(HLA-B*5701)基因: 　阴性	阳性:主要见于对抗艾滋病药物如阿巴卡韦(商品名:Ziagen)过敏的患者。 注意事项:阳性者可改用其他抗艾滋病药物治疗。
人类白细胞抗原 Cw6(HLA-Cw6)基因: 　阴性	阳性:主要见于银屑病。
人类白细胞抗原 DQ2/DQ8(HLA-DQ2/DQ8)基因: 　阴性	阳性:主要见于麸质敏感性肠炎、乳糜泻等。 注意事项:约 1/3 的健康人群也可出现 DQ2/DQ8 基因,故其特异性不高,但具有很高的阴性预测值。阴性者发生麸质敏感性肠炎的可能性几乎为 0。

检查项目及正常参考值	临床意义及注意事项
亚甲基四氢叶酸还原酶（MTHFR）基因多态性： 　C677T：正常为 CC 基因型 　A1298C：正常为 AA 基因型	677CT 或 TT 基因型、1298AC 或 CC 基因型：主要见于男性不育、神经管缺陷、先天性心脏病、唇腭裂、妊娠期高血压、自发性流产等；肿瘤如肺癌、胃癌、大肠癌等；高血压、冠心病、脑梗死、脑出血、动脉粥样硬化、精神类疾病等。 注意事项：C677T 和 A1298C 突变可导致 MTHFR 酶活性降低，叶酸代谢障碍，叶酸缺乏，进而引起高同型半胱氨酸血症及 DNA 合成和修复受损，从而引起上述一系列病症。
甲硫氨酸合成还原酶（MTRR）基因多态性（A66G）： 　正常为 AA 基因型	AG 或 GG 基因型及注意事项：同"亚甲基四氢叶酸还原酶（MTHFR）基因多态性"。
乙醛脱氢酶（ALDH2）基因多态性（G1510A）： 　正常为 ALDH2 * 1（G）型	ALDH2 * 2（A）型：主要见于酒精依赖、酒精性中毒、酒精性肝病（肝硬化）、消化道癌症（如肝癌、胃癌）等，该类患者使用硝酸甘油治疗心绞痛时，疗效降低。 注意事项：ALDH2 的 G1510A 突变可导致乙醛脱氢酶活性降低，对酒精的分解能力下降，故此类患者不宜饮酒。
载脂蛋白 E（ApoE）基因分型： 　正常为 E3 型	E2 型：易患黄斑变性，甘油三酯水平较高。 E4 型：易患阿尔茨海默病（老年痴呆症）、冠心病、脑梗死、视网膜色素变性疾病、动脉粥样硬化等，患者 LDH 水平较高。
BRAF 基因 V600E 突变： 　阴性	阳性：主要见于黑色素瘤、结肠癌、甲状腺癌等，患者可用靶向抑制剂威罗菲尼、GSK2118436（dabrafenib）等治疗，效果较好。 注意事项：对于健康体检人员，阳性提示易患癌症，应定期检查；对于已患肿瘤者，阳性提示肿瘤侵袭性较强，复发转移概率高，但可用靶向抑制剂治疗，但用药一段时间后可能会产生耐药性。
Septin9（SEPT9）基因甲基化： 　阴性	阳性：主要见于结直肠癌。亦可见于乳腺癌、卵巢癌、头颈部癌、白血病、淋巴瘤等。
N‐ras 基因突变： 　阴性	阳性：主要见于结直肠癌、甲状腺癌、乳腺癌、肺腺癌、黑色素瘤等。

检查项目及正常参考值	临床意义及注意事项
	注意事项:晚期转移性结直肠癌(mCRC)患者在治疗前均应进行 N-ras 基因突变检测,阳性(突变)者不能从抗 EGFR 治疗(如西妥昔单抗、帕尼单抗等)中获益,只有野生型(阴性)者才建议抗 EGFR 治疗。N-ras 基因突变检测一般检测 12、13、61 号密码子的突变。
酪氨酸激酶受体(C-kit)基因突变: 　阴性 血小板源性生长因子受体 A(PDGFRA)基因突变: 　阴性	阳性:主要见于胃肠道间质瘤(GIST)、髓系白血病等。 注意事项:C-kit 基因突变以 11 和 9 号外显子最常见,其次为 13、17、14、18 外显子等;PDGFRA 基因突变以 12、18 号外显子最常见,突变常见于 C-kit 基因未突变的患者中。临床上亦主要检测上述突变。C-kit 及 PDGFRA 突变类型可以预测伊马替尼(格列卫)和舒尼替尼的疗效,其中:① C-kit 外显子 11 突变者使用伊马替尼疗效最佳;② 舒尼替尼治疗原发 C-kit 外显子 9 突变和野生型胃肠道间质瘤(GIST)患者的获益优于 C-kit 外显子 11 突变患者;③ PDGFRA D842V 突变者可能对伊马替尼和舒尼替尼治疗产生原发性耐药;④ 对于伊马替尼继发耐药者使用舒尼替尼治疗 C-kit 外显子 13、14 突变者疗效优于 C-kit 外显子 17、18 突变者。
错配修复(MMR)基因(MLH1/MSH2/MSH6/PMS2)缺失(dMMR): 　阴性	阳性:主要见于遗传性非息肉病性结直肠癌(HNPCC,亦称 Lynch 综合征)、散发性结直肠癌以及其他 Lynch 相关肿瘤如子宫内膜癌、卵巢癌、泌尿系肿瘤、胃癌、小肠癌等。 注意事项:dMMR 一般指 MLH1 基因启动子过度甲基化,MSH2 基因发生突变等导致 MMR 基因缺失。MMR 基因缺失可导致微卫星不稳定性(MSI),其与肿瘤发生密切相关,亦参见"微卫星不稳定性(MSI)"。
微卫星不稳定性(MSI): 　≥40% 为 MSI-H; 　<40% 为 MSI-L; 　0% 为 MSS	MSI-H(高度微卫星不稳定):主要见于遗传性非息肉病性结直肠癌(HNPCC,亦称 Lynch 综合征)、散发性结直肠癌以及其他 Lynch 相关肿瘤,如子宫内膜癌、卵巢癌、泌尿系肿瘤、胃癌、小肠癌等。此类患者复发率低、缓解期长、低转移、存活率较高,预后相对较好,其不应给予氟尿嘧啶(如 5-Fu)类单

续表

检查项目及正常参考值	临床意义及注意事项
	药辅助治疗,因为此类患者不能从中获益,反而对患者不利,但给予抗 PD-1 单抗(如 Pembrolizumab、Keytruda 等)治疗有效。 注意事项:微卫星为遍布于人类基因组中的短串联重复序列,重复次数约 10～50 次,肿瘤细胞内的微卫星由于重复单位的插入或缺失而导致微卫星长度改变,称为 MSI。MSI 检测一般采用 PCR 方法检测 5 个位点(NR-27、NR-24、NR-21、BAT-25、BAT-26),5 个中有 2 个及以上的位点发生改变即为高度微卫星不稳定(MSI-H);有 1 个发生改变为低度微卫星不稳定(MSI-L);没有位点发生改变为微卫星稳定(MSS)。Ⅱ期结直肠癌高危患者及需辅助化疗者应进行此项检测,其可以指导患者治疗,降低患者发病率及死亡率。
O6-甲基鸟嘌呤 DNA 甲基转移酶(MGMT)基因启动子甲基化: 阴性	阳性:主要见于脑胶质瘤。 注意事项:MGMT 基因启动子甲基化程度(阳性)越高,MGMT 表达越低,患者对亚硝脲类药物如替莫唑胺的疗效越好。
着色性干皮病(XPD)基因多态性(A751C): 野生型为 AA 基因型	注意事项:XPD 多态性可导致 XPD 酶活性改变,影响药物的治疗效果。CC 基因型对奥沙利铂的敏感性及疾病的缓解率优于 CA 和 AA 基因型。
二氢叶酸还原酶(DHFR)基因多态性(C829T): 野生型为 CC 基因型	注意事项:氨甲蝶呤(MTX)为抗叶酸类抗肿瘤药,可用于治疗急性白血病、乳腺癌、绒毛膜上皮癌、恶性葡萄胎、头颈部肿瘤、骨肿瘤、肺癌、生殖系统肿瘤、肝癌等肿瘤,以及牛皮癣、系统性红斑狼疮、类风湿性关节炎、皮肌炎等自身免疫病。DHFR 为 MTX 的靶标酶。TT 基因型的 DHFR 表达水平上升,可导致肿瘤细胞对 MTX 的敏感性降低,疗效差。
CYP2B6 * 6 基因多态性: G516T:野生型为 GG 基因型 A785G:野生型为 AA 基因型	注意事项:环磷酰胺(CTX)为广谱抗肿瘤药,可用于恶性淋巴瘤、多发性骨髓瘤、乳腺癌、小细胞肺癌、卵巢癌、神经母细胞瘤、急性白血病、慢性淋巴细胞白血病、睾丸肿瘤、头颈部肿瘤、骨肉瘤等肿瘤的治疗,亦可作为免疫抑制剂,用于各种自身免疫性疾病及器官移植等的治疗。CYP2B6 的多态性与环磷酰胺代谢相关,突变型 516TT 和 785GG 基因型对 CTX 的毒副作用增加。

检查项目及正常参考值	临床意义及注意事项
CYP2C19 * 2 基因多态性（G681A）： 　野生型为 GG 基因型	AA 和 AG 基因型：患者对环磷酰胺（抗癌药物、免疫抑制剂）、异环磷酰胺（抗癌药物、免疫抑制剂）、氯吡格雷（抗血小板药物，用于治疗脑梗等）、兰索拉唑（质子泵抑制剂，用于治疗胃溃疡等）等的疗效降低，毒副作用增强。 注意事项：CYP2C19 基因多态性与药物代谢相关，突变型 AA 和 AG 基因型可致酶活性降低，药物消除减慢，血药浓度增加，可产生严重的毒副作用。
CYP19A1 基因多态性（rs4646）： 　野生型为 CC 基因型	AA 和 CA 基因型：患者对来曲唑和阿那曲唑（为非甾体类芳香化酶抑制剂，用于乳腺癌的治疗）的疗效以及预后比 CC 基因型更好。
CYP3A4 * 4 基因多态性（A13989G）： 　野生型为 AA 基因型	GG 和 AG 基因型：患者对依托泊苷（抗肿瘤药，主要用于小细胞肺癌、急性白血病、恶性淋巴瘤、生殖系统肿瘤等的治疗）、替尼泊苷（主要用于恶性淋巴瘤、急性淋巴细胞白血病、中枢神经系统恶性肿瘤等的治疗）等化疗药物的毒副作用高于 AA 基因型患者。
CYP2D6 * 10 基因多态性（C188T）： 　野生型为 CC 基因型	TT 或 CT 基因型：患者对他莫昔芬（TAM）的治疗效果相比于野生型明显降低。 注意事项：TAM 广泛用于雌激素受体（ER）阳性的乳腺癌患者的治疗，在男性不育患者中亦有一定应用。
CYP2C9 * 3 基因多态性（A1075C）： 　野生型为 AA 基因型	CC 或 AC 基因型：患者对环磷酰胺（抗癌药物、免疫抑制剂）、异环磷酰胺（抗癌药物、免疫抑制剂）等的疗效低于野生型。
CYP2C8 * 3 基因多态性： 　R139K：野生型为 RR 基因型 　K399R：野生型为 KK 基因型	139KK 和 399RR 基因型：患者对紫杉类药物（如紫杉醇、紫杉烷等，为天然抗癌药，主要用于乳腺癌、卵巢癌、部分头颈部癌和肺癌等的治疗）的代谢能力降低，毒性作用增强。139RK 和 399KR 的患者对紫杉类药物的代谢能力和毒性作用介于野生型和纯合突变型之间。
SLCO1B1 基因多态性： 　A388G：野生型为 AA 基因型 　T521C：野生型为 TT 基因型	SLCO1B1 * 1A 型（388A/521T）：SLCO1B1 基因编码的阴离子转运肽 OATP1B1 酶活性正常。 SLCO1B1 * 1B 型（388G/521T）：酶活性正常或降低。 SLCO1B1 * 5 型（388A/521C）：酶活性降低。 注意事项：OATP1B1 可以转运他汀类、降糖药、利福

续表

检查项目及正常参考值	临床意义及注意事项
	平、血管紧张素Ⅱ受体拮抗剂等药物,其酶活性降低时使用辛伐他汀等药物的剂量会增加,会增加致肌病等风险,建议换用其他药物。
ADRB1 基因多态性(G1165C): 野生型为 GG 基因型	CC 基因型:患者对β受体阻滞剂如美托洛尔、卡维地洛、比索洛尔、阿替洛尔、艾司洛尔等比较敏感,疗效较好。而野生型和杂合突变型(GC 基因型)对药物不敏感,需增加药物剂量或更换其他药物。 注意事项:β受体阻滞剂为治疗各类心律失常的一线药物,该多态性检测可以指导临床用药。
TP53 基因突变: 阴性	阳性:见于 50% 以上的恶性肿瘤,包括多种实体瘤(肺癌、胃癌、肝癌等)、慢性淋巴细胞白血病(CLL)、急性髓系白血病(AML)、多发性骨髓瘤(MM)、结肠癌等。 注意事项:TP53 也称为肿瘤基因 P53,为一种抑癌基因,其突变者预后较差。
HEF 基因突变: 阴性	阳性:主要见于遗传性血色素沉着症患者。 注意事项:HEF 基因突变主要检测 C282Y 突变。
巯基嘌呤甲基转移酶(TPMT)基因多态性(A719G): 野生型为 AA 基因型	GG 或 AG 基因型:患者服用巯嘌呤类药物时易产生较为严重的甚至危及生命的药物不良反应,如骨髓抑制、肝脏毒副作用、胰腺炎等。 注意事项:TPMT 为巯嘌呤类药物代谢的关键酶,巯嘌呤类药物包括硫鸟嘌呤、6-巯基嘌呤、硫唑嘌呤等,主要用于治疗炎症性肠病(IBD)、急性淋巴细胞白血病、自身免疫性疾病、器官移植等。
切除修复交叉互补基因 1(ERCC1)基因多态性(C118T): 野生型为 CC 基因型	TT 或 CT 基因型:患者对铂类(如顺铂、卡铂、奈达铂、奥沙利铂等)抗肿瘤药物的敏感性下降,疗效降低。
二氢嘧啶脱氢酶(DPYD/DPD)基因多态性(IVS14+1G>A): 野生型为 DPYD*1 型	DPYD*2A 型:患者对氟类药物的疗效降低,毒性增强。 注意事项:氟类药物包括 5-氟尿嘧啶(5-FU)、替加氟、卡莫氟、氟尿苷、卡培他滨等,主要用于治疗结直肠癌、乳腺癌、胃癌、卵巢癌、绒毛膜上皮癌、皮肤癌等,DPYD 为其代谢的关键酶,如果 DPYD 发生突变,氟类药物的降解减慢,毒性作用增强,可导致血液、神经、消化系统等毒性,严重的毒副作用可威

续表

检查项目及正常参考值	临床意义及注意事项
	胁患者生命。故用药前需检测基因多态性,突变者需降低用量或改用其他药物治疗。
乳腺癌 21 基因检测: 　乳腺癌复发指数(BCI/RS): 　<18 分(低风险)	18~31 分:中危,结合临床等其他因素综合判断是否需要化疗。 >31 分:高危,建议化疗。 注意事项:乳腺癌 21 基因检测是指检测乳腺癌组织中 21 个不同基因的表达水平,包括 16 个乳腺癌相关基因和 5 个参考基因,根据它们的相互作用来判断肿瘤特性,预测乳腺癌复发指数,为临床医生提供个体化治疗指导。其适用于淋巴结阴性、雌激素受体阳性的早期侵袭型乳腺癌患者,绝经后、淋巴结阳性、雌激素受体阳性的早期侵袭性乳腺癌患者及需要进行系统性辅助化疗方案选择的乳腺癌患者。
乳腺癌 1/2 号(BRCA1/2)基因突变: 　阴性	阳性:主要见于家族性(遗传性)乳腺癌和卵巢癌高风险患者。BRCA1/2 基因突变阳性且人类表皮生长因子受体 2(HER2)阴性的转移性乳腺癌患者可用奥拉帕尼(Lynparza)治疗。 注意事项:BRCA1/2 基因为一种抑癌基因,可抑制肿瘤发生,其发生突变,患乳腺癌和卵巢癌的风险显著增加。该基因突变检测适用于:家族中有多名年龄较小就发生乳腺癌的患者;有乳腺癌或卵巢癌家族史者;同一名妇女先后或同时发生乳腺癌和卵巢癌者;双侧乳腺都患癌者;家族中有男性乳腺癌患者等。
PML/RARα 融合基因: 　阴性	阳性:提示患者体内存在急性早幼粒细胞白血病的微小残留病变。
BCR/ABL 融合基因: 　阴性	阳性:提示患者体内存在慢性粒细胞性白血病残留细胞。
AML1‐ETO 融合基因: 　阴性	阳性:提示患者体内存在急性早幼粒细胞白血病的微小残留病变。
间变性淋巴瘤激酶(ALK)基因重排: 　阴性	ALK 基因重排阳性:见于非小细胞肺癌(主要为肺腺癌)、间变性大细胞淋巴瘤(ALCL)、弥漫性大 B 细胞淋巴瘤、先天性肌纤维母细胞瘤(IMT)等。

检查项目及正常参考值	临床意义及注意事项
	注意事项:ALK 基因重排阳性的确定是以 ALK 基因重排阳性肿瘤细胞占所有肿瘤细胞的比例确定的,一般将 ALK 基因重排阳性肿瘤细胞数>15%确定为阳性。 ALK 基因重排检测可以确定患者是否需要接受 ALK 为靶点的酪氨酸激酶抑制剂(如克唑替尼)的治疗,阳性者可以接受此靶向治疗。
表皮生长因子受体（EGFR/HER1/ErbB1)基因突变: 阴性	EGFR 基因突变阳性:见于肺癌(主要为肺腺癌)。 注意事项:EGFR 基因突变阳性患者对 EGFR 酪氨酸激酶抑制剂(TKI)(如吉非替尼、埃罗替尼等)治疗敏感。
表皮生长因子受体 2（HER2/ErbB2)基因突变: 阴性	阳性:见于乳腺癌、卵巢癌、胃肠道肿瘤、肺癌等。 注意事项:HER2 阳性者可采用曲妥珠单抗(赫赛汀)、帕托珠单抗、拉帕替尼、阿法替尼等靶向药治疗,但不同的突变应选用不同的药物治疗。
KRAS 基因突变: 阴性	阳性:见于约 20%的非小细胞肺癌、30%～35%的大肠癌患者。 注意事项:大肠癌、胃癌、头颈癌、非小细胞肺癌等患者适合 KRAS 基因突变筛查。如果基因突变阳性,患者对靶向药物爱必妥和帕尼单抗等无效,而未发生 KRAS 突变者(阴性)的有效率达 60%。
多药耐药(MDR)基因(P170): 阴性	阳性:提示肿瘤患者(包括子宫内膜癌、多发性内分泌肿瘤综合征Ⅰ型、膀胱癌、皮肤癌、先天性肿瘤、男性尿道癌、肾肿瘤、胰腺癌、肿瘤性息肉、大肠癌等)发生多药耐药。 注意事项:MDR 基因编码 P 糖蛋白(P‑170),其有药物泵的作用,可将进入细胞的药物泵出细胞外而使细胞产生耐药。MDR 基因的检测可判断肿瘤患者对当前化疗药物是否产生耐药,在化疗前检测可指导临床用药,以便选择或制订化疗方案。
矮小同源盒(SHOX2)基因甲基化: 阴性	阳性:主要见于肺癌,亦可见于其他肿瘤如乳腺癌、肾癌等。
RAS 相关家族 1A(RASSF1A)基因甲基化: 阴性	阳性:主要见于肺癌,亦可见于其他肿瘤如乳腺癌、肾癌等。

检查项目及正常参考值	临床意义及注意事项
维生素 D 受体(VDR)多态性: 　Apa1:野生型为 aa 基因型 　Bsm1:野生型为 bb 基因型 　Fok1:野生型为 ff 基因型	AA 基因型、BB 基因型、FF 基因型:VDR 活性明显降低。 Aa 基因型、Bb 基因型、Ff 基因型:VDR 活性有所降低。 注意事项:VDR 基因多态性测定可以判断受试者对钙的吸收利用水平,从而指导钙剂补充。VDR 活性降低,会导致骨密度降低、骨量丢失增加、肠道钙吸收水平降低以及维生素 D 缺乏性佝偻病等。

第53章　疫苗免疫抗体的检测

儿童接种免疫已成为预防疾病的重要手段之一,但免疫效果如何、是否产生了相应的免疫抗体,一直是被忽视的问题。检测疫苗免疫抗体不仅可用于人群抗体水平的普查、传染性疾病的流行病学调查,亦可用于疫苗免疫效果的监测。

检查项目及正常参考值	临床意义及注意事项
破伤风疫苗免疫抗体: 　阳性	阴性:提示疫苗免疫失败,建议再次接种相应疫苗。 注意事项:接种破伤风疫苗可有效防止破伤风的发生。破伤风是和创伤相关联的一种特异性感染,各种类型和大小的创伤,特别是开放性骨折、含铁锈的伤口、小而深的刺伤、盲管外伤、火器伤等,更易受到破伤风梭菌的污染。破伤风毒素主要侵袭神经系统,引起肌痉挛、肌强直等症状,患者死亡率高。
乙型脑炎疫苗免疫抗体: 　阳性	阴性:提示疫苗免疫失败,建议再次接种相应疫苗。 注意事项:接种乙型脑炎疫苗是预防流行性乙型脑炎的有效措施。流行性乙型脑炎是由乙脑病毒引起的一种侵害中枢神经系统的急性传染病,也是一种由蚊类传播的人畜共患疾病。乙脑常造成患者死亡或留下神经系统后遗症,如痴呆、失语、肢体瘫痪或者强直、癫痫、精神失常、智力减退等。
风疹疫苗免疫抗体: 　阳性	阴性:提示疫苗免疫失败,建议再次接种相应疫苗。 注意事项:风疹疫苗是预防控制风疹的重要措施。风疹是由风疹病毒引起的急性呼吸道传染病,儿童常见。其危害性在于可通过胎盘引起胎儿感染,发生先天性风疹综合征(CBS),使胎儿畸形,造成家庭不幸和社会问题。
腮腺炎疫苗免疫抗体: 　阳性	阴性:提示疫苗免疫失败,建议再次接种相应疫苗。 注意事项:接种腮腺炎疫苗可以预防流行性腮腺炎的发生。腮腺炎病毒不仅可引起腮腺炎,还可引起睾丸炎、膜腺炎、卵巢炎、脑膜炎、心肌炎等,也是导致后天获得性耳聋的重要病因之一,此种耳聋往往是不可逆的。
麻疹疫苗免疫抗体: 　阳性	阴性:提示疫苗免疫失败,建议再次接种相应疫苗。 注意事项:接种麻疹疫苗是预防麻疹的主导措施。麻疹是由麻疹病毒引起的急性全身发疹性呼吸道传染病,传染性很

检查项目及正常参考值	临床意义及注意事项
	强,好发年龄在 1～5 岁,可引起发热、上呼吸道炎症、全身斑丘疹及疹退留色素斑等。婴幼儿患病后死亡原因多由于并发症如喉炎、脑炎、支气管炎、心肌炎等所致。
白喉疫苗免疫抗体: 阳性	**阴性**:提示疫苗免疫失败,建议再次接种相应疫苗。 **注意事项**:接种百白破疫苗可有效预防白喉的发生。白喉是由白喉杆菌引起的一种急性呼吸道传染病,以发热、声音嘶哑、气憋、犬吠样咳嗽、咽、扁桃体及其周围组织出现白色伪膜为特征。严重者全身中毒症状明显,可并发心肌炎和周围神经麻痹。
百日咳疫苗免疫抗体: 阳性	**阴性**:提示疫苗免疫失败,建议再次接种相应疫苗。 **注意事项**:接种百白破疫苗使百日咳的发生率大为降低。百日咳是一种由百日咳杆菌引起的急性呼吸道传染病,患者呈典型的阵发性、痉挛性咳嗽,咳嗽终末出现深长的鸡啼样吸气性吼声,病程长达 2～3 个月,故有"百日咳"之称。
A 群脑膜炎疫苗免疫抗体: 阳性	**阴性**:提示疫苗免疫失败,建议再次接种相应疫苗。 **注意事项**:接种此疫苗可用于预防 A 群脑膜炎球菌引起的流行性脑脊髓膜炎。流行性脑脊髓膜炎简称流脑,是一种化脓性脑膜炎,患者可出现发热、头痛、呕吐、皮肤瘀点及颈项强直等脑膜刺激征及败血症,重者可出现谵妄、神志障碍及抽搐等。
狂犬疫苗免疫抗体: 阳性	**阴性**:提示疫苗免疫失败,建议再次接种相应疫苗。 **注意事项**:狂犬疫苗免疫为暴露前(无咬伤、抓伤)预防,而暴露后(咬伤、抓伤后)预防一般用抗狂犬病血清或狂犬病免疫球蛋白。狂犬病是狂犬病毒所致的急性传染病,人兽共患,人患狂犬病多见于犬、猫、狼等肉食动物咬伤而感染所致。临床表现为特有的恐水、怕风、咽肌痉挛、进行性瘫痪等,因恐水症状比较突出,故又名恐水症。人患狂犬病后的病死率几近 100%,故应加强预防措施。
脊髓灰质炎疫苗免疫抗体: 阳性	**阴性**:提示疫苗免疫失败,建议再次接种相应疫苗。 **注意事项**:脊髓灰质炎疫苗是预防和消灭脊髓灰质炎的有效手段。脊髓灰质炎是由脊髓灰质炎病毒引起的一种急性传染病。患者可出现发热、上呼吸道症状、肢体疼痛等症状。病毒主要侵犯人体脊髓灰质前角的灰、白质部分,对灰质造成永久性损害,出现肢体弛缓性麻痹。部分患者可发生迟缓性神经麻痹并留下瘫痪后遗症,一般多见于 5 岁以下小儿,故俗称"小儿麻痹症"。本病可防难治,一旦引起肢体麻痹易成为终身残疾,甚至危及生命。

第54章　常见药物血药浓度的监测

如何制订有效而安全的个体化药物治疗方案,是长期以来一直困扰着临床医生的难题。治疗药物监测(TDM)是在临床药理学、药物代谢动力学和临床化学基础上,结合现代分析检验技术所形成的一门应用性边缘学科,其主要任务就是通过灵敏、可靠的方法,检测患者血液或其他体液中的药物浓度,获取有关药动学参数,并应用药动学理论指导个体化用药方案的制订和调整,以保证药物治疗的有效性和安全性。随着我国医药事业的发展和医疗水平的不断提高,治疗药物浓度监测也随之快速发展,监测药物的数量不断增加,范围进一步扩大,从对药物总浓度的监测向药物活性代谢物、游离药物和对映体等监测发展。本章主要介绍目前临床常用药物血药浓度的监测及注意事项。

检查项目及正常参考值	临床意义及注意事项
地高辛(Digoxin): 　　有效血药浓度为 0.5～2.0 ng/ml	增高:提示用药过量,会产生毒性反应。 注意事项:地高辛为临床上用于治疗高血压、瓣膜性心脏病、先天性心脏病等急性和慢性心功能不全、控制伴有快速心室率的心房颤动、心房扑动患者的心室率及室上性心动过速的主要药物,其有效浓度和潜在中毒浓度间隙很小,易引起中毒,为临床上需要做血药浓度监测的主要药物之一。
万古霉素(Vancomycin): 　　有效血药浓度为 15～20 mg/L	增高:患者易出现耳毒性和肾毒性。 降低:易诱导耐药,导致侵袭性耐甲氧西林金黄色葡萄球菌(MRSA)感染,可致血流感染或重症肺炎等治疗失败。 注意事项:万古霉素是第一个临床应用的糖肽类抗生素,广泛应用于耐甲氧西林金黄色葡萄球菌(MRSA)和其他革兰阳性菌感染的治疗。其在体内基本不代谢,给药剂量的 90% 以原形经肾脏清除。肾功能不全者,药物的半衰期延长,血药浓度升高,使药物的肾毒性增加,因此调整剂量时主要考虑老人、儿童、接受血液透析等肾功能减退的患者。

检查项目及正常参考值	临床意义及注意事项
苯巴比妥(PBT)： 　有效血药浓度为 10～40 μg/ml	增高：可引起昏迷、严重的呼吸和心血管抑制、低血压和休克,继而引发肾功能衰竭、死亡。过量药物轻度中毒时,有头胀、眩晕、头痛、语言迟钝、动作不协调、嗜睡、感觉障碍、瞳孔缩小等;严重时可麻痹延髓呼吸中枢致死。 注意事项：苯巴比妥具有镇静、催眠、抗惊厥、抗癫痫等作用,亦可作为麻醉前给药,与解热镇痛药配伍应用以增强其作用,以及治疗新生儿高胆红素血症等。由于其在使用过程中,不同患者服用相同剂量,产生的治疗效果和副作用的发生不成线性,易引起中毒,故要监测其血药浓度,实行个体化给药。
卡马西平(CBZ)： 　有效血药浓度为 4～12 μg/ml	增高：患者可出现剧烈眩晕或嗜睡,呼吸不规则、变慢或浅(呼吸抑制),颤抖,异常的心跳加快。亦可出现神经肌肉症状如不安、肌肉抽动、震颤、舞蹈样动作、角弓反张、共济失调、瞳孔散大、眼球震颤、轮替运动不能、精神运动性紊乱、辨距不良、反射异常等,高血压或低血压、休克和传导障碍等心血管症状。急性中毒的症状和体征常在一次过量摄入后 1～3 小时发生。 注意事项：卡马西平是治疗单纯及复杂部分性发作癫痫的首选药,对复杂部分性发作疗效优于其他抗癫痫药。亦可抗外周神经痛、治疗神经源性尿崩症、预防或治疗躁狂抑郁症以及抗心律失常作用,对室性或室上性早搏亦有效,可使症状消除,尤其是对伴有慢性心功能不全者疗效更好。
苯妥英钠(Phenytoin sodium)： 　有效血药浓度为 10～20 mg/L	增高：易产生毒性反应,患者可出现视力模糊、复视、眼球震颤、共济失调等。 注意事项：苯妥英钠具有抗癫痫、抗神经痛、抗心律失常作用。久用骤停,可使癫痫加剧或诱发癫痫持续状态,患者可出现视力模糊或复视、笨拙或步态不稳和步态蹒跚、精神紊乱、严重的眩晕或嗜睡、幻觉、恶心、语言不清等。目前尚无解毒药,仅对症治疗和支持疗法。苯妥英钠能通过胎盘,并分泌入乳汁。
丙戊酸钠(Sodium valproate)： 　有效血药浓度为 40～100 mg/L	增高：提示用药过量,会产生毒性反应。 注意事项：丙戊酸钠为一种广谱抗癫痫药,对多种方法引起的惊厥,均有不同程度的对抗作用。对人的各型癫痫如对各型小发作、肌阵挛性癫痫、局限性

检查项目及正常参考值	临床意义及注意事项
	发作、大发作和混合型癫痫均有效,是癫痫患者首选的药物。
环孢素 A(CsA): 　理想血谷浓度(CsA - TL): 　　术后第 1 个月:300 ng/ml 　　术后第 2 个月:200～250 ng/ml 　　术后第 3 个月:150～200 ng/ml 　　术后 4 个月以后:100～150 ng/ml	注意事项:CsA 为应用于器官移植(如肾移植)和自身免疫性疾病治疗的常用免疫抑制剂。CsA 具有一定的肝、肾及其他毒性反应,用药量不足会影响疗效,将会出现排斥反应;又因口服后生物利用度及药代动力学个体差异大,临床上毒性反应与排斥反应难以区别,且药价昂贵,患者需长期服用,故监测血药浓度很有意义。
他克莫司(FK506): 　理想血谷浓度(FK - TL): 　　术后第 1 个月:8 ng/ml 　　术后第 2 个月:6～8 ng/ml 　　术后第 3～6 个月:6 ng/ml 　　术后 6 个月以后:4.5～6 ng/ml	注意事项:同"环孢素 A(CsA)"。
氨甲蝶呤(MTX): 　有效血药浓度: 　　24 小时:≤10 μmol/L 　　48 小时:≤1 μmol/L 　　72 小时:≤0.2 μmol/L	增高:患者会出现胃肠道反应,如口腔炎、口唇溃疡、咽炎、恶心、呕吐、胃炎及腹泻等,骨髓抑制如白细胞下降、血小板减少、皮肤或内脏出血等,药物性肝炎、肝硬变等,肾脏损害如血尿、蛋白尿、尿少、氮质血症、尿毒症等,以及脱发、皮炎、色素沉着、头痛、背痛、发热、抽搐及药物性肺炎等。 注意事项:氨甲蝶呤为抗叶酸类抗肿瘤药,主要通过对二氢叶酸还原酶的抑制而达到阻碍肿瘤细胞的合成,从而抑制肿瘤细胞的生长与繁殖。氨甲蝶呤可用于治疗绒毛膜上皮癌、恶性葡萄胎、各类急性白血病、乳腺癌、肺癌、头颈部癌、消化道癌、宫颈癌、恶性淋巴瘤、骨肿瘤、生殖系统肿瘤等,以及顽固性普通牛皮癣、系统性红斑狼疮、皮肌炎、类风湿性关节炎(RA)等自身免疫病。
霉酚酸(MPA): 　有效谷浓度:150～250 μg/L	注意事项:MPA 又名麦可酚酸。霉酚酸酯作为主要的免疫抑制剂已被国内外广泛应用于预防、治疗移植器官急性排异反应。霉酚酸酯在体内通过转化为霉酚酸而发挥免疫抑制活性。由于不同的移植者,霉酚酸药代动力学存在巨大差异,并且体内、外因素会影响其药代动力学,故监测其血药浓度对指导临床用药非常重要。药物浓度过低,起不到免疫抑制作用,而药物浓度过高,又会造成毒性反应。

检查项目及正常参考值	临床意义及注意事项
茶碱(Theo)： 　有效血药浓度： 　　成人：8～20 μg/ml 　　儿童：5～10 μg/ml	增高：可致胃灼热、恶心、呕吐、心律失常、食欲缺乏、腹胀、头痛、失眠及心悸等。 注意事项：茶碱可使平滑肌张力降低，从而起扩张呼吸道和使气道平滑肌松弛的作用，故可用于支气管哮喘、急性支气管炎、哮喘性支气管炎、阻塞性肺气肿等，以缓解喘息症状；也用于缓解慢性支气管炎和肺气肿伴有的支气管痉挛的症状。茶碱还可用于心源性哮喘、心源性水肿、急性心功能不全以及胆绞痛患者。
洋地黄(Digitoxin)： 　洋地黄毒苷有效血药浓度： 　13～25 ng/ml	增高：因体内清除缓慢，易中毒；肝功能不全时，半衰期延长，更易引起中毒。 注意事项：洋地黄是治疗慢性心功能不全及某些心律失常的常用药物，其治疗量和中毒量很接近，故需监测其血药浓度。洋地黄中毒时，可出现胃肠道症状如恶心、呕吐、腹泻等，神经系统症状如头痛、失眠、眩晕、谵妄等，以及各种心律失常等。
血锂(Li)： 　治疗浓度：0.5～1.4 mmol/L	增高：见于锂中毒。 注意事项：锂制剂为治疗和预防周期性精神病的药物，其副作用有恶心、呕吐、腹痛、腹泻、口渴、多尿、手震颤等。全血锂大于 2 mmol/L 即可发生锂中毒。故使用锂制剂时需监测血药浓度。
乙琥胺： 　治疗浓度：40～100 mg/L	增高：可导致失神的发生。 注意事项：乙琥胺主要用于癫痫小发作的治疗。
单乙基甘氨酸二甲苯胺(MEGX)试验： 　成年男性：15 分钟 42～90 μg/L，30 分钟 58～98 μg/L 　成年女性：15 分钟 25～60 μg/L，30 分钟 41～70 μg/L 　供肝者：15 分钟 42～269 μg/L，30 分钟 50～149 μg/L	结果解释：15 分钟和 30 分钟 MEGX>50 μg/L，表明供肝者肝功能良好；30 分钟时 MEGX<10 μg/L，对有慢性肝病的移植候选人则预示着高死亡率；15 分钟时 MEGX <20 μg/L，对肝移植术后 3 天的患者表示肝功能不良和移植器官存活率低；MEGX<30 μg/L，在多发性创伤的患者受伤后第 3 天则预示有多器官的衰竭。 注意事项：利多卡因可以作为评价肝功能的一种指标，这是基于细胞色素 P450 可将利多卡因代谢为 MEGX，故肝内细胞色素 P450 活性降低可导致 MEGX 形成速率下降。此试验在肝移植中用来判断供者器官的功能、估计受者的预后以及术后早期

检查项目及正常参考值	临床意义及注意事项
	评估移植物的功能相当有用。MEGX 的形成亦是创伤后多器官功能衰竭的早期预示指标。进行此试验时,注射利多卡因后 15 分钟和 30 分钟抽血检测 MEGX 浓度。已知利多卡因过敏和心脏病变的患者不能做此试验。一些肝外因素如心功能不全、其他治疗性药物可影响肝脏血流灌注或细胞色素 P450 的活性,从而干扰此试验结果。
普鲁卡因: 　治疗浓度:4～10 mg/L N-乙酰普鲁卡因(NAPA): 　治疗浓度:6～20 mg/L 奎尼丁: 　治疗浓度:2～5 mg/L 丙吡胺: 　治疗浓度:2～5 mg/L	增高:可诱导心室心律失常。 注意事项:普鲁卡因、N-乙酰普鲁卡因主要用于预防和治疗房室心律不齐。奎尼丁、丙吡胺连续口服,用于治疗或预防房室心律失常。
氨基糖苷类: 　治疗峰浓度: 　阿米卡星:20～30 mg/L 　庆大霉素:5～10 mg/L 　奈替米星:1～12 mg/L 　妥布霉素:5～10 mg/L	增高:可对耳和神经产生毒性作用。 注意事项:氨基糖苷类主要用于治疗革兰阴性杆菌引起的严重感染。
氯霉素: 　治疗峰浓度:10～25 mg/L	增高:可产生骨髓抑制等严重副作用。 注意事项:氯霉素可用于治疗革兰阳性菌和革兰阴性菌引起的感染。
氟胞嘧啶: 　治疗峰浓度:50～100 mg/L	增高:可引起骨髓移植、呕吐、小肠结肠炎、肝功能不良等毒性副作用。 注意事项:氟胞嘧啶为一种抗真菌制剂,可用于真菌感染的治疗,常与两性霉素 B 合用。

第 55 章　血浆蛋白检验

　　血浆蛋白是血浆固体成分中含量最多、组成复杂、功能广泛的一类化合物。血浆蛋白大部分由肝脏合成,在体内有维持血液渗透压、作为载体参与物质运输、参与机体酸碱平衡缓冲及机体免疫防御功能、参与凝血和纤维蛋白溶解、具有酶催化活性等功能。血浆蛋白成分在许多疾病情况下其含量会发生改变,因此,检测血浆中不同蛋白质含量可为临床上一些疾病的诊断提供依据。由于一些特殊血浆蛋白的检测已在"肝功能检验""糖尿病相关检查""心脏、脑和肌肉疾病相关检查"等章节中叙述,本章只介绍在其他章节尚未描述的血浆蛋白的检验。

检查项目及正常参考值	临床意义及注意事项
血清蛋白电泳(SPE): 　白蛋白:0.57~0.68 　α_1 球蛋白:0.01~0.06 　α_2 球蛋白:0.06~0.10 　β 球蛋白:0.07~0.15 　γ 球蛋白:0.10~0.20	临床意义:肝硬化、多发性骨髓瘤、肾病综合征等时可出现典型异常的血清蛋白电泳图谱。 白蛋白和 γ 球蛋白降低、α_2 球蛋白和 β 球蛋白增高:主要见于肾病综合征、慢性肾小球肾炎。 白蛋白显著降低、γ 球蛋白增高 2~3 倍:主要见于慢性肝炎、肝硬化。 α_1 球蛋白和 α_2 球蛋白增高:主要见于肝癌和其他恶性肿瘤。 β 球蛋白增高、γ 球蛋白显著增高:主要见于多发性骨髓瘤。同时,本周蛋白增高,在电泳上显示在 β 球蛋白和 γ 球蛋白之间出现一条电泳带。 α_1 球蛋白、α_2 球蛋白和 β 球蛋白均增高:主要见于高脂血症。 γ 球蛋白显著降低:主要见于无丙种球蛋白血症。 注意事项:高浓度的甲胎蛋白可以在白蛋白和 α_1 球蛋白之间出现一条清晰的新带;C 反应蛋白异常增高时可出现特殊界限的 γ 区带;单核细胞白血病可出现由于溶菌酶异常增多的 γ 后区带。

续表

检查项目及正常参考值	临床意义及注意事项
前白蛋白(PA)： 　0.2～0.4 g/L	增高：见于甲状腺功能亢进等。 降低：常见于肝硬化、急性肝炎、慢性活动性肝炎、恶性肿瘤、慢性感染、创伤、营养不良等。 注意事项：PA 结果受营养状况和肝功能改变的影响，是反映肝脏损害的早期灵敏指标；脂血、黄疸等对结果有轻微干扰。
C-反应蛋白(CRP)： 　0～5 mg/L	增高：常见于急性化脓性感染、菌血症、心肌梗死、大手术、严重创伤、烧伤、恶性肿瘤、重症肺结核、急性风湿热、类风湿性关节炎、系统性红斑狼疮、皮肌炎、溃疡性结肠炎、急性白血病并发感染、肾移植等。 注意事项：CRP 是一个非特异性指标，主要用于评估炎症性疾病的活动度，监测系统性红斑狼疮、白血病、外科手术后并发的感染、肾移植后的排斥反应等，需要结合临床病史监测疾病。手术后患者 CRP 升高，术后7～10 天 CRP 下降。若 CRP 不降低或再次升高，提示可能并发感染或血栓性栓塞等并发症。
超敏 C-反应蛋白(HS-CRP)： 　<2 mg/L	增高：多见于心肌梗死、卒中、严重外周动脉血管性疾病等。 注意事项：临床上，HS-CRP 的检测主要用于对冠心病、不稳定型心绞痛等进行动态监测，预测心肌梗死的危险性。
结合珠蛋白/触珠蛋白(HP)： 成人：0.5～2.2 g/L 儿童：0.05～0.48 g/L	增高：多见于炎症活动期、组织损伤、烧伤、心肌梗死、恶性肿瘤、肾病综合征、结核病、风湿病、冠心病、肝外阻塞性黄疸、内分泌失调、使用避孕药或类固醇药物以及正常妊娠女性等。 降低：常见于溶血性疾病(如溶血性贫血、输血反应、疟疾等)、肝细胞损害、传染性单核细胞增多症、先天性无结合珠蛋白血症、巨幼细胞性贫血等。 注意事项：HP 的正常参考值范围较宽，因此一次测定的价值不大，常需连续监测。
α_1-酸性糖蛋白(AAG)： 　0.5～1.5 g/L	增高：常见于细菌性炎症、类风湿性关节炎、系统性红斑狼疮、恶性肿瘤(如肝癌、白血病等)、心肌梗死、活动性溃疡性结肠炎、大手术后患者。糖皮质激素增加，包括内源性的库欣综合征和外源性泼尼松、地塞米松等药物治疗时，AAG 也可增加。 降低：见于营养不良、严重肝病、肾病综合征以及胃肠道疾病等。使用雌激素和妊娠期时 AAG 亦可降低。

检查项目及正常参考值	临床意义及注意事项
α_1-抗胰蛋白酶(AAT): 成人:0.78～2.0 g/L 儿童:1.45～2.7 g/L	增高:见于雌激素治疗、感染和炎症、恶性肿瘤、组织损伤(如心肌梗死、外伤等)、胶原性疾病(如系统性红斑狼疮、类风湿性关节炎等)等。也可见于妊娠。 降低或缺乏:见于 AAT 缺陷症(常伴有早年肺气肿或胰腺纤维化)、原因不明的肝硬化、慢性活动性肝炎等,也可见于胎儿呼吸窘迫综合征、营养不良、肾移植早期排斥反应等。
铜蓝蛋白(CER/Cp): 210～530 mg/L	增高:见于急性感染、胆石症和肿瘤引起的梗阻、白血病、类风湿性关节炎、恶性贫血、肝转移癌、缺铁性贫血、硅沉着病、创伤等。妊娠时亦可增高。 降低:见于 Wilson 病(肝豆状核变性),为比较特异的诊断。也可见于营养不良、严重肝病、严重低蛋白血症及肾病综合征等。
α_2-巨球蛋白(AMG): 1 500～3 500 mg/L	增高:多见于肾病综合征、低白蛋白血症、炎症、慢性肝炎活动期、慢性肾病、糖尿病、妊娠、口服避孕药等。 降低:多见于重症肝炎、恶性肿瘤晚期及进行期、肝硬化、类风湿性关节炎、多发性骨髓瘤等。
糖缺失性转铁蛋白(CDT): 阴性	阳性:主要见于慢性酒精依赖者。非酒精性肝硬化、肝细胞性肝癌时亦可阳性。 注意事项:CDT 为慢性酒精过量的标志物,亦可有助于评估重新获取驾照。
α_1-微球蛋白(α_1- MG): 10～30 mg/L	增高:多见于原发性肾小球肾炎、糖尿病性肾病、红斑狼疮性肾病、急慢性肾功能衰竭、IgA 型多发性骨髓瘤、肝癌等。 降低:多见于肝炎、肝硬化等肝实质性病变。
冷球蛋白(CG): ＜80 mg/L 或阴性	增高或阳性:主要见于冷球蛋白血症,可引起全身性血管炎,表现为紫癜、荨麻疹、雷诺现象、神经系统紊乱、神经炎、腹痛、膜增殖性肾小球肾炎、关节痛等。亦可见于慢性丙型肝炎、传染性单核细胞增多症、巨细胞病毒感染、链球菌感染后肾炎、麻风、黑热病、骨髓瘤、白血病、淋巴增殖性疾病,一些自身免疫性疾病如类风湿性关节炎、系统性红斑狼疮、干燥综合征、原发性胆汁肝硬化等。
视黄醇结合蛋白(RBP): 30～60 mg/L	增高:见于各类引起肾小球滤过率降低的肾脏疾病。 降低:见于肝脏功能受损、维生素 A 缺乏、吸收不良综合征、阻塞性黄疸、肝硬化、重症感染、甲状腺功能亢进等。

检查项目及正常参考值	临床意义及注意事项
心肌肌球蛋白(Ms)： 　　<0.1 μg/L	增高：主要见于急性心肌梗死、心肌肥厚、心力衰竭等。
脂肪酸结合蛋白(FABP)： 　　<5 μg/L	增高：主要见于急性心肌梗死、骨骼肌损害、肾功能衰竭等。
纤维连接蛋白(Fn)： 　　190～280 mg/L	增高：主要见于急性肝炎、慢性肝炎、慢性活动性肝炎和早期肝硬化患者。也可见于类风湿性关节炎、系统性红斑狼疮及妊娠者。 降低：见于暴发性肝衰竭、失代偿性肝硬化、脑血栓、肺心病急性期、急性小儿肺炎、肾移植发生急性排斥反应时、骨髓纤维化、感染、败血症、烧伤、伤寒等。
性激素结合球蛋白(SHBG)： 　　男性：10～80 nmol/L 　　女性：20～130 nmol/L	增高：主要见于男性性腺功能减退、甲状腺功能亢进、肝脏疾病(如肝硬化、慢性肝炎、脂肪肝等)、乳房早熟、使用过量的雌激素与甲状腺激素、神经性厌食等。 降低：主要见于女性多毛症及男性化、多囊卵巢综合征、肥胖、甲状腺功能低下、使用睾酮过量等。 注意事项：血清 SHBG 水平与年龄及妊娠相关，青春期前儿童血清 SHBG 水平略高，随妊娠进展血清 SHBG 水平逐渐增加，妊娠 35～40 周时可达 321～456 nmol/L。同时检测血清 SHBG 和睾酮水平对相关疾病的诊断更有价值。 抗惊厥药物、甲状腺素(可直接促进肝脏的合成能力)等可致血清 SHBG 水平增高，而炔羟雄烯异噁唑、康力龙、睾酮(抑制 SHBG 的生物合成)等可使血清SHBG 水平降低。

第 56 章　血清酶类检验

酶是由活细胞产生的生物催化剂,能在细胞内或细胞外起催化作用。机体的生理功能均以物质代谢为基础,而物质代谢中的各种化学变化又主要由酶所催化,而且各种酶只能催化一定的化学反应,即在酶促反应中,酶有一定的专一性和特异性。机体的许多疾病均可引起相应的酶的变化。一些与肝功能、心脏和肌肉疾病等相关的检查已在相关章节叙述,本章只叙述血清中其他酶类的检验。

检查项目及正常参考值	临床意义及注意事项
酸性磷酸酶(ACP): 0.11～0.60 U/L	增高:主要见于前列腺癌,特别是转移性前列腺癌。前列腺肥大、前列腺炎、变形性骨炎、甲状旁腺功能亢进、溶血性疾病、急慢性粒细胞白血病、急性尿潴留等时,ACP 亦可增高。
血清淀粉酶(AMY): 80～180 U/L	增高:主要见于急性胰腺炎。也可见于慢性胰腺炎、胰腺肿瘤、胆石症、胆囊炎、溃疡病、流行性腮腺炎、唾液腺化脓、肠梗阻、急性腹膜炎、阑尾炎等。 降低:见于肝硬化、肝癌等。 注意事项:急性胰腺炎时,血清淀粉酶可明显升高,一般腹痛 8 小时开始升高,12～24 小时达到高峰,48～72 小时开始下降,约 3～5 天恢复正常。
脂肪酶(LPS): 0～40 U/L	增高:见于急性胰腺炎、胰腺癌、胆总管结石、肠梗阻、十二指肠穿孔等。 注意事项:急性胰腺炎时,脂肪酶活性升高可持续 10～15 天。
丙酮酸激酶(PK): 33～83 U/L	增高:主要见于急性心肌梗死,为心肌梗死的早期指标,其出现时间早,上升达高峰快,峰值持续时间短。也可见于子宫颈癌、淋巴肉瘤、粒细胞白血病、霍奇金病等。 降低:见于丙酮酸激酶缺乏症(可引起先天性溶血性贫血、非球形红细胞溶血性贫血)。

续表

检查项目及正常参考值	临床意义及注意事项
葡萄糖-6-磷酸脱氢酶(G-6-PDH): 　16～50 U/L	增高:主要见于急性心肌梗死、宫颈癌、淋巴肉瘤、髓性白血病、霍奇金病等。也可见于假肥大型肌营养不良、Becher 型肌营养不良、非球形红细胞溶血性贫血等。 降低:主要见于糖尿病、白血病、肾病综合征、胶质细胞瘤、冠心病、心肌缺血、急性心肌梗死、动脉粥样硬化、脑梗死、脑瘫、脑出血、蛛网膜下腔出血、颅脑损伤、放射性脑病、急慢性肝炎、肝硬化、各种肿瘤、各种手术后以及机体处于亚健康状态等。亦可见于机体抗氧化营养素如维生素 E、维生素 A、维生素 C、硒、锌、锰、铜等摄入不足,老年人等。
超氧化物歧化酶(SOD): 　129～216 U/ml	增高:见于长时间外源性增加过多的 SOD、急性病患发生初期(多为一过性增高)等。 注意事项:正常生理情况下,机体氧化和抗氧化系统处于平衡状态。氧化水平过高,导致自由基(亦称活性氧)增高,对细胞膜会造成脂质过氧化损伤,引起一系列病理表现。而机体 SOD 为最重要的抗氧化酶,自由基增高必然导致 SOD 降低,故检测 SOD 可反映机体自由基清除能力,用于抗氧化治疗疗效的跟踪、预后判断与评估等。
精氨酸酶(ARG): 　成人:0～6.05 U/L 　儿童:0～3.79 U/L	增高:主要见于心血管疾病如急性心肌梗死(在发病后4～6 小时血清 ARG 活性即可升高,30～72 小时达峰值,3～5 天逐渐下降,1 周内恢复正常)、风湿性或病毒性心肌炎,以及肝脏疾病如肝硬化、急性肝炎、肝肿瘤、肝脂肪浸润、各种原因引起的肝性脑病等。也可见于儿童伤寒患者、烫伤患者等。
醛缩酶(ALD): 　1.3～8.2 U/L	增高:主要见于进行性假肥大型肌营养不良(可升高10～50 倍)、急性肌肉坏死、心肌梗死(可升高达 5～8 倍,多在发病后 24～50 小时出现峰值,4～6 天降至正常)、急性肝炎、黄疸型或无黄疸性病毒性肝炎、以及使用可的松或促肾上腺皮质激素治疗时,增高幅度较大。也可见于皮肌炎、多发性肌炎、上肢-肩胛型肌营养不良、慢性活动性肝炎、肝硬化、原发性肝癌等,但升高幅度较小。
胰蛋白酶: 　100～500 g/L	增高:主要见于胰腺炎、胰腺癌、胰腺囊肿性纤维化、糖尿病等。

检查项目及正常参考值	临床意义及注意事项
溶菌酶(Lys)： 4.0~20 mg/L	增高:见于结核患者、硅沉着病、急性单核细胞白血病、流行性出血热、胆道感染、肺癌等。
精氨酸代琥珀酸裂解酶(ASAL)： 0~5 U	增高:见于肝实质细胞病变、阻塞性黄疸、胆石症、传染性单核细胞增多症、淋巴肉芽肿以及肝移植出现排斥反应等。 缺乏:见于先天性精氨酸代琥珀酸裂解酶缺乏症。
铜蓝蛋白氧化酶(CP)： 52.9~167.7 U/L	增高:见于胆道阻塞、白血病、缺铁性贫血、霍奇金病等。 降低:主要见于肝豆状核变性、肾病综合征等。
谷氨酸脱氢酶(GLDH)： 0~1.5 U/L	增高:主要见于急性肝炎、慢性肝炎、坏死性肝炎、肝硬化、酒精性肝损害、阻塞性黄疸等。 注意事项:GLDH 以肝脏含量最高,其次为肾脏、胰腺、脑、小肠黏膜和心脏等器官。GLDH 作为肝脏线粒体酶,是实质肝脏细胞坏死的指标,可以判断肝脏实质性损害的轻重程度,并可作为各类肝炎及肝移植等的诊断、疗效判断及预后指标。
异柠檬酸脱氢酶(ICD)： 1~7 U/L	增高:见于急性肝炎、慢性肝炎、肝硬化、肝癌、肝转移癌、胆石症、胆囊炎、胆道阻塞、胰腺炎、右心功能不全、肺梗死、新生儿黄疸、溶血性疾病等。 降低:主要见于大面积肝细胞坏死等。 注意事项:许多因素可致 ICD 活性增高或降低,增高的因素包括溶血、Mn^{2+}、Co^{2+}、Mg^{2+}、氨基水杨酸、两性霉素 B、雄激素、麻醉剂、四氯化碳、鹅脱氧胆酸、氯丙嗪(氯普马嗪)、乙醇、异烟肼、氨甲蝶呤、保泰松(苯丁唑酮)等,降低的因素包括乙二胺四乙酸(EDTA)、草酸盐、氯化钠、重金属离子、氟化物、β-氯汞苯甲酸、碘乙酸盐、Ba^{2+}、Zn^{2+}、CN^- 等。
血清血管紧张素转换酶(ACE)： 6.1~21.1 U/L	增高:见于结节病、肺结核、矽肺、急性肝炎、慢性活动性肝炎、慢性迁延性肝炎、肝硬化、甲状腺功能亢进、肾上腺皮质功能低下、麻风病等。 降低:见于肺癌、甲状腺功能减低、接受醋酸泼尼松等激素治疗的患者。 注意事项:ACE 对血压的正常调节起重要作用。

检查项目及正常参考值	临床意义及注意事项
脯氨酰羟化酶（PH）： 　27.6～40.4 μg/L	增高：多见于肝纤维化、原发性肝癌、肝炎等。
亮氨酸氨基肽酶（LAP）： 　男性：18.3～36.7 U/L 　女性：16.3～29.2 U/L	增高：见于胰头癌、胆道癌、原发性肝癌、继发性肝癌、阻塞性黄疸、肝炎、怀孕期间等。
乙醇脱氢酶（AD）： 　0～5 U/L	增高：见于病毒性肝炎、中毒性肝炎、急性肝损伤等。
山梨醇脱氢酶（SD）： 　0～2.5 U/L	增高：主要见于急性肝炎、肝硬化、肺梗死等。
弹性蛋白酶（MTL）： 　1.3～4.3 μg/L	增高：主要见于恶性肿瘤如胰腺癌等，其临床诊断意义优于糖类抗原 19-9（CA19-9）。
血浆纤溶酶（PL）： 　21.1～48.9 U	增高：见于各种原因导致的纤溶亢进症、肝炎、急性心肌梗死、肺梗死、深静脉血栓、剧烈运动后等。
芳香基硫酸酯酶（ARS）： 　0.56～4.77 U/L	增高：主要见于乳腺癌、宫颈癌、前列腺癌等恶性肿瘤，也可见于非淋巴细胞白血病、脑白质营养不良、脂肪及软骨营养不良、膀胱炎、睾丸炎等。
胸苷激酶（TK）： 　1.5～3.5 U/L	增高：见于白血病、霍奇金病、多发性骨髓瘤、小细胞型肺癌、病毒性感染等。
脂蛋白酯酶（LPL）： 　315～477 nmol FFA/min/ml	增高：主要见于肝炎、胰腺炎、肝硬化、胰腺肿瘤等。 降低：主要见于Ⅰ型高脂蛋白血症、甘油三酯增高症、糖尿病、肾衰、淋巴瘤、前列腺肿瘤等。 注意事项：LPL 检测时，一般先注射 60～100 U/kg 体重的肝素，促进 LPL 释放，LPL 进一步酯解甘油三酯成游离脂肪酸（FFA），注射后 10 分钟或 15 分钟检测FFA。肝素、铅、钙、胆盐、卵磷脂、溶血卵磷脂等均可激活 LPL，而口服避孕药可致 LPL 降低。

第57章　其他检测指标

临床上检测的项目较多,有些项目无法按类别划分,故列于此。

检查项目及正常参考值	临床意义及注意事项
人类白细胞抗原-B27(HLA-B27): 阴性	阳性:主要见于强直性脊柱炎患者。Reiter's综合征、银屑病性关节炎、葡萄膜炎、溃疡性结肠炎伴有关节病等亦可阳性。 注意事项:HLA-B27一般用流式细胞仪检测,其为强直性脊柱炎与其他疾病鉴别的一个重要指标。
循环免疫复合物(CIC): <30 μg/ml 或阴性	增高或阳性:主要见于自身免疫性疾病,如类风湿性关节炎、系统性红斑狼疮等;传染性疾病,如慢性活动性肝炎、肝硬化、疟疾、麻风病等;肾脏疾病,如小儿IgA肾病、IgA肾炎、肾小球肾炎等;器官移植及变态反应等。亦可见于血管炎、皮炎、白塞病性巩膜炎、流行性出血热、亚急性感染性心内膜炎、胸膜炎、腹膜炎、神经炎、弥散性血管内凝血、组织溃疡、梗死(心、肺、肾、脑、肠等)、肿瘤等。
胰岛素样生长因子结合蛋白1(IGFBP1): 阴性	阳性:提示胎膜早破。 注意事项:检测阴道分泌物中IGFBP1,可预测早产和预知分娩时间。
胰岛素样生长因子结合蛋白3(IGFBP3): 3.3~7.8 μg/ml	降低:提示儿童营养不良性发育迟缓。 注意事项:IGFBP3主要用于儿童的检测,判断其生长发育情况。
类胰岛素生长因子I(IGF-I): 77~470 ng/ml(<20岁)	增高:主要见于恶性肿瘤如乳腺癌、肺癌等,以及妊娠等。 降低:见于儿童生长发育迟缓、成人生长激素缺乏症、肢端肥大症、垂体性侏儒、垂体切除、生长激素不敏感综合征、营养不良、厌食症、肝脏疾病、糖尿病、骨质疏松等。 注意事项:机体多种组织器官可以合成分泌IGF-I,最主要的器官为肝脏,其在促进组织细胞生长发育

续表

检查项目及正常参考值	临床意义及注意事项
	中起重要作用。IGF-Ⅰ的合成与分泌受血液中生长激素(GH)水平的调控,循环中的 IGF-Ⅰ对 GH 的分泌亦有负反馈调节作用。故 IGF-Ⅰ是反映 GH 生物功能的灵敏指标。但 GH 呈脉冲式分泌,半衰期短,且受饮食、运动、应激和血糖等因素的影响较大[见"生长激素(GH)"],而 IGF-Ⅰ为小分子多肽,半衰期较长,影响 GH 的众多干扰因素对 IGF-Ⅰ的影响极小,因此 IGF-Ⅰ的临床检测价值比 GH 更为重要。 IGF-Ⅰ水平正常并不能除外 GH 缺乏症的诊断,此时需进行激发试验;IGF-Ⅰ水平较低,并且没有分解代谢和肝脏疾病等问题,提示为严重的生长激素缺乏症。IGF-Ⅰ亦可用于监测儿童生长发育迟缓、成人 GH 缺乏症及肢端肥大症患者的治疗,此时 IGF-Ⅰ应控制在正常上限。IGF-Ⅰ水平受年龄影响较大,11~20 岁的青年 IGF-Ⅰ水平相对较高。
血浆渗透压: 　280~310 mmol/kg H_2O	增高:见于高钠血症、尿崩症、肾衰、酸中毒、高血糖等。 降低:常见于低钠血症等。 注意事项:血浆渗透压主要取决于 5 种溶质:钠、氯、碳酸氢根、葡萄糖、尿素。血浆渗透压的改变通常与血钠浓度的变化相平行。
血清肉碱(LC): 　男性:24.6~51 μmol/L 　女性:17.9~45.5 μmol/L	降低:见于肌无力、肌痛、心肌病、低酮性低血糖症、婴幼儿生长障碍、红孩病和恶病质等营养不良、长期的经非胃肠道给予缺乏肉碱的营养、任何年龄长期缺乏肉碱的插管喂养、丙戊酸或异戊酸等药物治疗、遗传性酶如中链酰基辅酶 A 脱氢酶缺乏(MCAD)、丙酸尿、脂肪聚积性肌病、妊娠、某些经血液透析治疗的晚期肾功能不全患者等。 增高:临床意义不大。
过敏性疾病检查(CD23): 　1.9%~4.4%	增高:主要见于过敏性疾病,如过敏性哮喘、过敏性鼻炎、过敏性紫癜等。
血管内皮生长因子(VEGF): 　<142.2 pg/ml	增高:见于慢性肝炎、肝硬化、肝癌、脑缺血等。 注意事项:VEGF 又称血管通透因子(VPF),与癌症、某些炎性疾病以及糖尿病视网膜病变等的进展有关。

检查项目及正常参考值	临床意义及注意事项
二胺氧化酶(DAO)： <4 U/ml	增高：主要见于肠黏膜屏障功能衰竭、肠黏膜细胞坏死性疾病，如急性肠坏死、肠缺血、肠梗阻、炎症性肠病(IBD)等。亦可见于重症急性胰腺炎(SAP)、慢性荨麻疹、多器官功能障碍综合征、先兆流产、新生儿缺血缺氧性脑病(HIE)、肝素输入、各种肿瘤如肺癌、乳腺癌、直肠结肠癌、子宫颈癌、子宫内膜癌、肝癌等。 注意事项：二胺氧化酶是人类和哺乳动物小肠黏膜上层绒毛中具有高度活性的细胞内酶，在组胺和多种多胺代谢中起作用，可反映肠道机械屏障的完整性和受损伤程度。

血清 D 乳酸(DLC)：
  11～70 nmmol/L
  或 0.99～6.3 ng/ml
	增高：主要见于肠道感染、肠缺血、糖尿病、肠道病毒71 型(EV71)感染引起的手足口病(HFMD)、恶性肿瘤等。亦可见于短肠综合征、胃肠功能障碍或衰竭者、接受空肠回肠分流手术者、摄入含丙二醇的制剂或食品者等。
	注意事项：D 乳酸主要由胃肠道的细菌发酵产生释放入血，体内缺乏特异快速的代谢酶，且肾脏清除率低下，故 D 乳酸堆积可引起 D 乳酸性酸中毒，表现为不定位的神经系统和脑病症状，如行为笨拙、无力、言语不清、记忆障碍、共济失调、嗜睡、幻觉、易激动等，严重者可危及生命。

人Ⅱ型肺泡细胞表面抗原/涎液化糖链抗原(KL-6)： <500 U/ml	增高：主要见于间质性肺疾病(ILD)、弥漫性实质性肺疾病(DPLD)等，如特发性间质性肺炎(IIP)、胶原血管病引起的间质性肺炎(CVD‐IP)、过敏性肺炎(HP)、放射性肺炎(RP)、药物致间质性肺疾病(D‐ILD)、急性呼吸窘迫综合征(ARPS)、肺结节病等。 注意事项：KL‐6 主要用于 ILD、DPLD 等的诊断、监测及预后评估。
亮氨酸(Leu)： 75～175 μmol/L	增高：主要见于高亮氨酸血症、痛风、糖尿病、枫糖尿症等。 降低：主要见于婴儿腹泻等。 注意事项：临床上测定血清或血浆的亮氨酸，要避免食物消化吸收后的影响，应在清晨空腹采血。若标本溶血，会导致结果假性升高。
异亮氨酸(Ile)： 37～98 μmol/L	增高：主要见于糖尿病、痛风等。 降低：主要见于婴儿胃肠炎、慢性肾炎、类癌综合征等。

续表

检查项目及正常参考值	临床意义及注意事项
血液酒精浓度（BAC）： <0.003%（3 mg/100 ml）	增高：主要见于急慢性酒精中毒性疾病、饮酒、醉酒等。 注意事项：血液酒精浓度是用于法律或医学目的度量酒精中毒的指标。在鉴定酒驾中应用最广，BAC 在 20～80 mg/100 ml 时为酒驾，BAC≥80 mg/100 ml 时为醉驾。

尿 5-羟色胺（5-HT）：
  0.3～1.3 μmol/24 小时
尿 5-羟基吲哚乙酸（5-HIAA）：
  10.4～47.1 μmol/24 小时
	增高：主要见于类癌综合征，可出现面部潮红、面部毛细血管扩张、腹痛、腹泻、哮喘样发作、右侧心内膜纤维化、消化性溃疡、不完全性肠梗阻等。
	注意事项：5-HIAA 为 5-HT 的代谢产物。食用香蕉、西红柿、杏、核桃、茄子等食物和服用利血平、吩噻嗪衍生物、卢戈氏液等药物时可能影响检测结果，应注意避免。

检测项目中文汉语拼音索引

A

α_2-巨球蛋白　304

α_2-抗纤溶酶　37

α_1-抗胰蛋白酶　304

α-L-岩藻糖苷酶　65

α-羟丁酸脱氢酶　83

17α-羟孕酮　112

α_1-酸性糖蛋白　303

α_1-微球蛋白　304

A 群脑膜炎疫苗免疫抗体　296

阿米巴原虫　223

阿米巴滋养体　254

ABO 血型系统　57

ADRB1 基因多态性(G1165C)　291

癌胚抗原　119

矮小同源盒基因甲基化　293

AML1-ETO 融合基因　292

氨基末端脑钠肽前体　84

氨基糖苷类　301

胺试验　256

ATP7B 基因突变　283

B

B 淋巴细胞表面抗原 CD19　137

B 淋巴细胞功能检查　137

B 淋巴细胞膜表面免疫球蛋白　137

B 淋巴细胞花环形成试验　137

B 型脑钠肽　84

B 族链球菌抗原　255

白带常规检验　253

白蛋白　61

白蛋白与球蛋白比值　61

白喉疫苗免疫抗体　296

白色念珠菌　233 / 254

白色念珠菌抗原　255

白细胞　203 / 221 / 236 / 237 / 239 / 252 / 258 / 261 / 264

白细胞分类　227 / 236 / 237 / 239 / 240

白细胞分类计数　20

白细胞计数　19 / 227

白细胞检查　19

白细胞形态　22

白细胞酯酶活性　255

白血病残留病灶检测　51

白血病免疫分型　50

百日咳疫苗免疫抗体　296

半乳甘露聚糖抗原(GM 试验)　195

BCR/ABL 融合基因　292

苯巴比妥　298

苯酪肽试验　269

苯妥英钠　298

比密　227

变性珠蛋白小体　44

表皮生长因子受体基因突变　293

表皮生长因子受体 2 基因突变　293

标准碳酸氢盐　95

病毒感染及其抗体检测　175

病毒核酸的检测　189

病毒性肝炎的检测　187

病毒性肝炎免疫标志物检测　166

丙氨酸氨基转移酶或谷丙转氨酶　61

丙吡胺　301

丙肝病毒抗体　170

丙肝病毒 RNA　187

丙肝基因分型　188

丙酮酸激酶　306

丙戊酸钠　298

丙型肝炎检验　170

BRAF 基因 V600E 突变　287

布氏杆菌抗体　173

补体 B 因子　132

补体 C1q　132

补体 C3　132

补体 C4　132

补体活性检测　132

β_2-微球蛋白　231

C

C-反应蛋白　232 / 303

^{14}C 呼气试验　174

^{13}C 呼气试验　174

C 肽　78

C 肽释放试验　78

C1-酯酶抑制物活性　133

层黏蛋白　66

餐后 2 小时血糖　76

茶碱　300

产前筛查检测　275

产前诊断　266

肠 α_1-抗胰蛋白酶清除率　270

肠道病毒 71 型 IgM 抗体　181

常见过敏原检测　133

超敏 C-反应蛋白　303

超氧化物歧化酶　307

出血和血栓性疾病检验　26

出血时间　27

垂体催乳素　97

虫卵　223 / 264

雌三醇　117

促甲状腺激素　99

促甲状腺激素释放激素　101

促甲状腺激素释放激素兴奋试验　101

促肾上腺皮质激素　100

促肾上腺皮质激素释放激素兴奋试验　100

促肾上腺皮质激素兴奋试验　101

促性腺激素释放激素兴奋试验　102

促胰液素-促胰酶素试验　268

错配修复基因缺失(dMMR)　288

CYP19A1 基因多态性(rs4646)　290

CYP3A4＊4 基因多态性(A13989G)　290

CYP2B6＊6 基因多态性　289

CYP2C19＊2 基因多态性(G681A)　290

CYP2C8＊3 基因多态性　290

CYP2C9＊3 基因多态性(A1075C)　290

CYP2D6＊10 基因多态性(C188T)　290

D

单胺氧化酶　66

单纯疱疹病毒 DNA　190

单纯疱疹病毒血清抗体　177

单乙基甘氨酸二甲苯胺试验　300

蛋白 C　36

蛋白 S 活性　36

蛋白质电泳　231

蛋白质定量　229 / 240

胆碱酯酶　64

登革病毒抗体　181

D-二聚体　37

滴虫　252

地高辛　297

地塞米松抑制试验　111

淀粉颗粒　222

淀粉酶　236 / 238

淀粉酶排出量　264

电解质的检测　88

电解质和微量元素检测　88

低密度脂蛋白胆固醇　72

丁肝病毒 RNA　187

丁型肝炎病毒抗体　170

丁型肝炎病毒抗原　170

丁型肝炎检验　170

DMD 基因突变　284

DNA 含量分析　127

杜氏利什曼原虫 DNA　192
多核巨细胞　204
多药耐药基因（P170）　293

E

EB 病毒 DNA　190
EB 病毒核抗原抗体　179
EB 病毒壳抗原抗体　179
EB 病毒早期抗原抗体　179
E 玫瑰花结试验（E 花环形成试验）　136
二胺氧化酶　312
二氢嘧啶脱氢酶基因多态性（IVS14＋1G＞A）　291
二氢叶酸还原酶基因多态性（C829T）　289
二氧化碳分压　94
二氧化碳总量　95

F

F8 基因突变　284
芳香基硫酸酯酶　309
肥达氏反应　172
肺成熟度检查　266
肺泡-动脉氧分压差　96
肺泡吞噬细胞　258
肺吸虫抗体　183
肺吸虫卵　233
肺炎衣原体抗体　185
肺炎支原体 DNA　192
肺炎支原体抗体　185
非特异性酯酶染色　52
非小细胞肺癌抗原　124
粪便常规检验　220
粪便气味　221
粪便特殊检查　223
粪便细菌培养　197
粪便性状　220
粪便颜色　221
粪卟啉　225
分层　261

粪胆素　224
粪胆原　225
粪钙卫蛋白　225
酚红排泄试验　70
粪糜蛋白酶　225
粪乳铁蛋白　225
粪弹性蛋白酶-1　225
风疹病毒 RNA　190
风疹病毒血清抗体　177
风疹疫苗免疫抗体　295
粪胰蛋白酶　225
粪脂肪总量　224
粪转铁蛋白　224
FGFR3 基因突变　284
FMR1 基因突变　284
F-PSA/PSA 比值　122
氟胞嘧啶　301
附睾蛋白 4　125
副伤寒抗体　172
复合前列腺特异抗原　122
腹腔积液（腹水）检查　237
腹水细菌培养　198
呋塞米试验　111

G

甘氨酰脯氨酸二肽氨基肽酶　65
甘胆酸　65
甘油三酯　71
肝功能检验　59
肝纤维化指标　66
肝实质损伤指标　61
肝素结合蛋白　195
肝吸虫抗体　183
肝脏代谢指标　59
肝脏合成指标　60
高尔基蛋白73　125
高灵敏促甲状腺素　99
高密度脂蛋白胆固醇　72
高铁血红蛋白　46
高铁血红蛋白还原试验　43

镉 93

庚型肝炎病毒抗体 171

庚型肝炎检验 171

汞 93

弓形虫 DNA 192

钩端螺旋体 DNA 192

G6PD 基因突变 284

谷氨酸脱氢酶 308

谷氨酸脱羧酶抗体 80

谷氨酰胺 231

谷丙转氨酶 232

骨钙素 272

骨髓细胞学检验 47

骨髓细胞学及血细胞化学染色检验 47

关节腔积液检查 239

关节液细菌培养 198

胱抑素 C 69

过敏性疾病检查 311

过氧化氢 255

过氧化物酶染色 51

国际标准化比值 29

管型 204

γ 干扰素释放试验 175

γ-谷氨酰转肽酶 63

H

汉坦病毒抗体 177

HBA1/HBA2 基因突变 283

HBB 基因突变 283

5′-核苷酸酶 64

HEF 基因突变 291

黑热病利-朵体检测 183

红细胞 203 / 222 / 227 / 236 / 237 / 252 / 258 / 261 / 264

红细胞变形指数 55

红细胞电泳时间 56

红细胞和白细胞 CD55/CD59 46

红细胞检查 13

红细胞计数 13

红细胞聚集指数 55

红细胞镰变试验 44

红细胞 6-磷酸葡萄糖脱氢酶荧光点试验 43

红细胞内卟啉 45

红细胞内叶酸 44

红细胞平均血红蛋白含量 17

红细胞平均血红蛋白浓度 17

红细胞平均体积 16

红细胞渗透脆性试验 42

红细胞体积分布宽度 17

红细胞形态 15

红细胞压积或红细胞比容 16 / 54

红细胞自身溶血试验 42

呼吸道合胞病毒抗原 180

呼吸道合胞病毒抗体 178

华法林敏感性基因检测 40

化学检查 224 / 262

缓冲碱 95

环孢素 A 299

环鸟苷酸 87

环腺苷单磷酸 272

还原型谷胱甘肽含量 43

还原型谷胱甘肽稳定性试验 43

黄体生成素 98

回归热螺旋体检查 184

活化部分凝血活酶时间 29

霍乱弧菌 DNA 191

I

IgA 指数 234

IgG 指数 234

J

基础胃酸分泌量 262

基础胃液量 260

寄生虫感染及其抗体检测 182

寄生虫核酸的检测 192

寄生虫和虫卵 259

寄生虫检查 223 / 233 / 254

肌钙蛋白 84

肌酐 67

肌肉纤维 222

激素和内分泌功能检查 97

肌酸激酶 82 / 230

肌酸激酶同工酶活性 83

肌酸激酶同工酶质量 83

脊髓灰质炎疫苗免疫抗体 296

氨甲蝶呤 299

甲苯胺红不加热血清试验 184

甲苯胺蓝试验 267

甲肝病毒抗体 166

甲肝病毒 RNA 187

甲硫氨酸合成还原酶基因多态性（A66G）
287

甲巯丙脯酸试验 111

甲胎蛋白 119 / 276

甲胎蛋白异质体比率 125

甲型肝炎检验 166

甲状旁腺激素 105

甲状旁腺素相关蛋白 271

甲状腺及甲状旁腺功能检查 103

甲状腺球蛋白 105

甲状腺素结合力 106

甲状腺素结合球蛋白 105

加德纳杆菌抗原 255

间变性淋巴瘤激酶基因重排 292

间接胆红素 60

碱剩余 95

碱性磷酸酶 63 / 236 / 238

降钙素 105

降钙素原 193

浆膜腔积液检验 235

交叉配血 58

解脲支原体 DNA 或 RNA 192

解脲支原体抗体 185

结合珠蛋白 303

结核分枝杆菌抗体 175

结核杆菌 DNA 191

结晶 206 / 241 / 264

精氨酸代琥珀酸裂解酶 308

精氨酸酶 307

精浆超氧化物歧化酶 249

精浆 γ-谷氨酰转肽酶 248

精浆果糖 248

精浆免疫抑制物质 249

精浆尿酸 249

精浆柠檬酸 248

精浆肉碱 249

精浆酸性磷酸酶 248

精浆锌 248

精浆中性 α 葡糖苷酶 247

精浆总 α 葡糖苷酶 247

精液白细胞 245

精液常规检验 242

精液理学检查 242

精液量 242

精液黏稠度 243

精液培养 246

精液 pH（酸碱度） 243

精液气味 242

精液生化检验 247

精液脱落细胞检查 245

精液外观 242

精液细菌培养 246

精液显微镜检查 243

精液液化时间 243

精液游离弹性蛋白酶 249

精子-仓鼠卵穿透试验 251

精子存活率 244

精子顶体反应发生率 250

精子顶体酶 250

精子顶体完整率 246

精子 DNA 完整性 251

精子功能检验 250

精子核成熟度 251

精子活力 244

精子凝集 246

精子浓度 243

精子乳酸脱氢酶 C4 250

精子尾部低渗膨胀率或膜完整精子百分率 250

精子总数 243

巨细胞病毒 DNA 190

K

κ/λ 比值 131

卡氏肺孢子虫 DNA 192

卡马西平 298

抗 α-氨基-3-羟基-5-甲基-4-异噁唑丙酸受体抗体 159

抗 α-胞衬蛋白抗体 163

抗 AMPH 抗体 158

抗 β2 糖蛋白-Ⅰ 抗体 148

抗板层相关多肽抗体 152

抗板层素抗体 152

抗表皮基底膜抗体 163

抗病毒瓜氨酸肽抗体 155

抗 BP180 抗体 163

抗 Clq 抗体 164

抗电压门控性钙离子通道复合物抗体 159

抗电压门控性钾离子通道复合物抗体 159

抗蛋白酶 3 抗体 157

抗单链 DNA 抗体 147

抗单唾液型神经节苷脂抗体 165

抗胆小管抗体 162

抗 3E(BPO)抗体 152

抗富亮氨酸胶质瘤失活 1 蛋白抗体 160

抗钙蛋白酶抑素抗体 155

抗钙结合蛋白抗体 159

抗 γ 氨基丁酸-B 受体抗体 160

抗 GD1a/GD1b 抗体 165

抗甘氨酸受体抗体 160

抗肝特异性蛋白抗体 150

抗肝肾微粒体抗体 151

抗肝细胞膜抗体 150

抗肝细胞溶质抗原-1 抗体 151

抗 GluR1/GluR2 抗体 159

抗 GQ1b 抗体 165

抗谷氨酸脱羧酶抗体 159

抗骨骼肌抗体 161

抗瓜氨酸化蛋白/肽抗体 153

抗瓜氨酸化纤维蛋白原抗体 155

抗核板素受体抗体 152

抗合成酶抗体 164

抗核抗体 143 / 240

抗核孔复合物抗体 152

抗核膜抗体 152

抗核糖核蛋白抗体 145

抗核糖核蛋白(Gp210)抗体 151

抗核糖体 P 蛋白抗体 147

抗核小体抗体 146

抗核周因子抗体 154

抗 Hu 抗体 158

抗环瓜氨酸肽抗体 154

抗利尿激素 102

抗肌动蛋白抗体 150

抗肌内膜抗体 162

抗甲状腺刺激素受体抗体 161

抗甲状腺过氧化物酶抗体 161

抗甲状腺球蛋白抗体 161

抗甲状腺微粒体抗体 161

抗碱血红蛋白 44

抗角蛋白抗体 155

抗结肠抗体 162

抗接触蛋白相关样蛋白-2 抗体 160

抗结核抗体 234

抗精子抗体 142

抗 Jo-1 抗体 145

抗聚角微丝蛋白抗体 155

抗可溶性肝抗原/肝胰抗原抗体 151

抗可溶性酸性核蛋白(Sp100)抗体 151

抗可提取性核抗原抗体 144

抗柯萨奇病毒抗体 176

抗 Ki-1 抗体 163

抗 Ku(p70/p80)抗体 147

抗兰尼碱受体抗体 160

抗利尿激素 102

抗连接素抗体 160

抗酿酒酵母抗体 185

抗硫苷脂抗体 160

抗硫苷脂抗体综合征变异性抗体 160

抗卵巢抗体 143

抗 M2 抗体 147

抗麦胶蛋白抗体 162

抗脉络膜抗体 162

抗 Mal 抗体 159

抗 Ma2/Ta 抗体 158

抗 Mi2 抗体 147

抗苗勒管激素 118

抗免疫球蛋白结合蛋白抗体 156

抗 N-甲基-D-天冬氨酸受体抗体 165

抗脑组织抗体 162

抗内皮细胞抗体 161

抗凝物质检测 35

抗凝血酶Ⅲ活性 36

抗凝血酶原抗体 34 / 148

抗凝血素抗体 149

抗凝血因子 ⅩⅢ 抗体 34

抗凝血因子ⅩⅡ抗体 34

抗凝血因子ⅩⅠ抗体 34

抗凝血因子Ⅹ抗体 34

抗凝血因子Ⅶ抗体 34

抗凝血因子Ⅴ抗体 34

抗凝血因子Ⅷ抗体 35

抗凝血因子Ⅸ抗体 35

抗磷脂酸抗体 149

抗磷脂酰胆碱抗体 149

抗磷脂酰肌醇抗体 149

抗磷脂酰丝氨酸抗体 149

抗磷脂酰乙醇胺抗体 149

抗 OJ/EJ 抗体 165

抗 p53 抗体 164

抗 p62 抗体 152

抗 P68 抗体 156

抗 p80 螺旋蛋白抗体 147

抗平滑肌抗体 149

抗 PL-7/PL-12 抗体 164

抗 PM-Scl 抗体 146

抗浦肯野细胞抗体 158

抗前 S₁ 抗体 168

抗前 S₂ 抗体 168

抗纤维蛋白原抗体 35

抗桥粒核心糖蛋白抗体 163

抗去唾液酸糖蛋白受体抗体 150

抗去酰胺基麦胶蛋白肽抗体 163

抗 RA33 抗体 155

抗人类免疫缺陷病毒抗体 176

抗人球蛋白试验 43

抗人绒毛膜促性腺激素抗体 143

抗 Ri 抗体 158

抗 Sa 抗体 155

抗 Scl-70 抗体 146

抗肾上腺抗体 162

抗肾上腺皮质抗体 163

抗肾小球基底膜抗体 164

抗神经节苷脂抗体 165

抗神经元核抗体 158

抗神经元核抗体 3 型 159

抗视网膜抗体 159

抗水通道蛋白 4 抗体 165

抗双链 DNA 抗体 144

抗 Sm 抗体 145

抗 SmD1 抗体 145

抗 SS-A 抗体 145

抗 SS-A(Ro)抗体 145

抗 SS-B 抗体 145

抗酸染色 233 / 241 / 258

抗髓过氧化物酶抗体 157

抗髓磷脂碱性蛋白抗体 159

抗髓磷脂少突胶质细胞糖蛋白抗体 160

抗髓鞘相关糖蛋白抗体 160

抗坍塌反应调节蛋白抗体 158

抗弹性蛋白酶抗体 157

抗透明带抗体 143

抗 Tr 抗体 159

抗突变型瓜氨酸波形蛋白抗体 155

抗脱氧核糖核酸酶 B 抗体 173

抗 von Willebrand 因子抗体 35

抗网状蛋白抗体 162

抗胃壁细胞抗体 163

抗线粒体抗体 150

抗线粒体抗体 M2 型 150

抗心肌抗体 161

抗心磷脂抗体 148

抗锌转运体 8 抗体 165

抗 Ⅱ 型胶原抗体 155

抗 Ⅱ 型胶原蛋白质 C 端多肽（CB10）抗体
155

抗血小板抗体 164

抗血小板膜糖蛋白抗体 164

抗瞬时受体电位离子通道蛋白 1 抗体 160

抗 Y 染色体性别决定区相关高迁移率组合
蛋白 1 抗体 161

抗胰岛瘤抗原-2 抗体 80

抗乙酰胆碱受体抗体 163

抗因子 Xa 活性 41

抗增殖细胞核抗原抗体 146

抗早幼粒细胞白血病蛋白抗体 153

抗中性粒细胞胞质抗体 156

抗子宫内膜抗体 143

抗滋养层细胞膜抗体 143

抗组蛋白（H2A－H2B 复合物）抗体 146

抗组织蛋白酶 G 抗体 157

抗组织谷氨酰胺转移酶抗体 162

抗着丝点抗体 146

可溶性白细胞介素 2 受体 141

可溶性 CD14 亚型 195

可溶性 fms 样酪氨酸激酶 1 278

可溶性黏附分子 1 232

可溶性生长刺激表达基因 2 蛋白 87

可溶性转铁蛋白受体 45

柯萨奇病毒 A16 型 IgM 抗体 181

空腹血糖 76

口服葡萄糖耐量试验 76

KRAS 基因突变 293

快速血浆反应素环状卡片试验 184

狂犬病毒 RNA 190

狂犬疫苗免疫抗体 296

奎尼丁 301

L

赖氨酸血管加压素试验 100

赖特（Reiter）细胞 241

狼疮抗凝物质 148

狼疮细胞 241

酪氨酸激酶受体基因突变 288

类风湿细胞 241

类风湿性关节炎相关核抗原抗体 156

类风湿因子 153 / 240

类固醇硫酸酯酶基因突变 284

类黏蛋白癌相关抗原 126

类胰岛素生长因子Ⅰ 310

冷凝集试验 185

冷球蛋白 304

冷溶血试验 43

理学检查 200 / 220 / 226 / 260 / 263
/ 265

量 239

亮氨酸 312

亮氨酸氨基肽酶 309

李凡他试验 236 / 238

淋巴细胞毒交叉配型试验 138

淋病奈瑟菌 254

淋病奈瑟菌抗原 255

淋病双球菌 DNA 191

淋球菌抗体 173

鳞状上皮细胞癌相关抗原 124

流感病毒抗原 179

流感病毒抗体 179

流感病毒 RNA 191

硫酸去氢表雄酮 112

流行性出血热病毒或汉坦病毒 DNA 190

流行性乙脑病毒抗体 181

流行性乙型脑炎病毒 DNA 190

卵磷脂小体 252

卵泡刺激素 98

氯化物 230

氯霉素 301

疟原虫抗体（IgM/IgG） 182

Lundh 试验 268
轮状病毒抗原 181 / 224
轮状病毒 RNA 190

M

麻疹病毒抗体 180
麻疹疫苗免疫抗体 295
毛细血管脆性试验 26
梅毒螺旋体 DNA 192
梅毒螺旋体检测 184
梅毒螺旋体血球凝集试验 184
梅毒螺旋体荧光抗体双染色试验 184
梅毒螺旋体荧光抗体吸收试验 234
霉酚酸 299
美替拉酮兴奋试验 101
免疫球蛋白检测 129
免疫球蛋白 A 129 / 234
免疫球蛋白 D 130
免疫球蛋白 E 130 / 234
免疫球蛋白 G 129 / 234
免疫球蛋白 G1 130
免疫球蛋白 G2 130
免疫球蛋白 G3 131
免疫球蛋白 G4 131
免疫球蛋白 M 130 / 234
免疫学检查 234
MMAA/MMAB/MUT/MMACHC 基因突
变 283
mtDNA 突变 285
母体血浆游离胎儿 DNA 279

N

N 端骨钙素 271
N‐ras 基因突变 287
N‐乙酰普鲁卡因 301
钠负荷试验 111
囊虫抗体 182
脑垂体功能检查 97
脑脊液常规检验 226

脑脊液生化检验 229
脑脊液特殊检查 233
脑脊液细菌培养 199
脑膜炎双球菌 233
脑膜炎奈瑟球菌 DNA 191
内生肌酐清除率 68
内因子抗体 162
NF1/NF2 基因突变 284
黏稠度 240 / 263
黏蛋白凝块形成试验 240
黏液 260
黏液丝 206 / 264
尿 α_1‐微球蛋白 213
尿白蛋白 214
尿白细胞介素 18 69
尿白细胞酯酶 211
尿本周蛋白 212
尿苯丙酮酸 213
尿吡啶啉 272
尿比密(尿比重) 203
尿卟啉(尿紫胆质) 218
尿卟胆原(尿紫胆原) 218
尿沉渣检验 206
尿蛋白定量 211
尿蛋白定性试验 209
尿胆红素 210
尿胆色素原 219
尿胆原 210
尿 δ‐氨基菊芋糖酸 219
尿碘 106
尿淀粉酶 213
尿分泌型球蛋白 A 215
尿 γ‐谷氨酰转肽酶 213
尿睾酮 113
尿钙 90
尿高香草酸 110
尿胱氨酸 213
尿含铁血黄素 218
尿红细胞形态 218
尿肌红蛋白 211

尿肌酐 214

尿肌酸 214

尿钾 89

尿碱性磷酸酶 214

尿酪氨酸 213

尿量 200

尿氯 90

尿免疫球蛋白 G 213

尿 N-乙酰-β-D-氨基葡萄糖苷酶 212

尿钠 89

尿尿素 214

尿柠檬酸(枸橼酸) 215

尿前列腺癌抗原 3 分数 123

尿 5-羟基吲哚乙酸 313

尿 17-羟皮质类固醇 110

尿羟脯氨酸 214

尿 5-羟色胺 313

尿醛固酮 110

尿醛固酮-18-葡萄糖醛酸苷 111

尿肾损伤分子 1 69

尿渗透量 203

尿视黄醇结合蛋白 215

尿四氢醛固酮 111

尿酸 68

尿酸性磷酸酶 214

尿糖定量 211

尿糖定性试验 210

尿 17-酮类固醇 109

尿酮体定性试验 210

尿透明度 202

尿 11-脱氧皮质酮 111

尿 11 脱氢血栓素 B2 40

尿脱氧吡啶啉 272

尿微量白蛋白 80

尿微量白蛋白/肌酐比值 70

尿维生素 C 211

尿无机磷 91

尿香草扁桃酸 107

尿 Ⅳ 型胶原 214

尿血红蛋白 211

尿亚硝酸盐 211

尿液安非他明/苯丙胺 216

尿液 β2-微球蛋白 212

尿液巴比妥 217

尿液苯二氮䓬 217

尿液苯环己哌啶 217

尿液常规检验 200

尿液丁丙诺非 217

尿液毒品检测 216

尿液二亚甲基双氧安非他明/二甲二氧基苯丙胺 216

尿液甲基安非他明/甲基苯丙胺 216

尿液可卡因/古柯碱 216

尿液氯胺酮 216

尿液吗啡 216

尿液美沙酮 217

尿液气味 203

尿液纤维蛋白降解产物 212

尿液羟二氢可待因 217

尿液人绒毛膜促性腺激素 218

尿液溶菌酶 212

尿液三环类抗抑郁药 217

尿液生化检验 208

尿液四氢大麻酚酸 217

尿液酸碱度 208

尿液 Tamm-Horsfall 蛋白 212

尿液特殊检查 218

尿液游离儿茶酚胺 107

尿液(中段尿)细菌培养 197

尿液颜色 201

尿游离醛固酮 111

尿转铁蛋白 213

凝块 226 / 235 / 237 / 240

凝血酶-抗凝血酶复合物 35

凝血酶时间 35

凝血酶原时间 39

凝血酶原片段 1+2 35

凝血时间 27

凝血因子Ⅷ活性 30

凝血因子Ⅸ活性 30

凝血因子 XI 活性　30

凝血因子 XII 活性　30

凝血因子 II 活性　30

凝血因子 V 活性　31

凝血因子 VII 活性　31

凝血因子 X 活性　31

凝血因子 XIII 活性　31

凝血因子 VIII 基因突变　31

凝血因子 IX 基因突变　32

凝血因子 XI 基因突变　32

凝血因子 XII 基因突变　32

凝血因子 II 基因突变　32

凝血因子 V 基因突变　32

凝血因子 VII 基因突变　33

凝血因子 X 基因突变　33

凝血因子 XIII 基因突变　33

凝血因子检验　29

凝血因子 II 抗原含量　34

凝血因子 V 抗原含量　34

凝血因子 VII 抗原含量　34

凝血因子 X 抗原含量　34

凝血因子 XII 抗原含量　34

NK 细胞功能检查　137

脓细胞　203 / 221

脓液或伤口分泌物细菌培养　198

O

O6 -甲基鸟嘌呤 DNA 甲基转移酶基因启动子甲基化　289

OCA2/TYR/SLC45A2/TYRP1 基因突变　283

P

PAH/PTS/GCH1/QDPR 基因突变　284

潘氏试验　229

PG I /PG II 比值　128

pH 值　256

贫血相关检验　42

平均红细胞体积　218

平均网织红细胞体积　18

平均血小板体积　23

PKD1/PKD2 基因突变　284

PKDH1 基因突变　283

PML/RARα 融合基因　292

破伤风疫苗免疫抗体　295

p2PSA/fPSA　123

脯氨酸氨基肽酶活性　256

脯氨酰羟化酶　308

普鲁卡因　301

葡萄糖　229 / 236 / 238 / 239

葡萄糖定量　240

葡萄糖-6-磷酸脱氢酶　307

P 选择素　38

Q

气味　260

前白蛋白　303

前列腺健康指数　123

前列腺颗粒细胞　252

前列腺酸性磷酸酶　122

前列腺特异抗原　121

前列腺特异抗原密度　122

前列腺特异抗原增长速率　122

前列腺特异性抗原前体　122

前列腺液检验　252

前列腺液外观　252

前列腺液细菌培养　199

前 S_1 抗原　167

前 S_2 抗原　168

切除修复交叉互补基因 1 基因多态性 (C118T)　291

清洁度　253

纤溶酶-α_2-抗纤溶酶复合物　37

纤溶酶原激活抑制物 1　38

纤维蛋白单体　38

纤维蛋白溶解系统检测　36

纤维连接蛋白　305

18 -羟皮质酮　111

羟脯氨酸　272

17-羟孕烯醇酮　112

球蛋白　61

巯基嘌呤甲基转移酶基因多态性（A719G）
　291

全段甲状旁腺激素　105

醛缩酶　307

全血低切还原黏度　54

全血低切相对黏度　55

全血高切还原黏度　54

全血高切相对黏度　54

全血黏度值　54

缺血性修饰白蛋白　86

R

RAS 相关家族 1A 基因甲基化　293

RB1 基因突变　284

热溶血试验　43

人类白细胞抗原　58

人类白细胞抗原-B27　310

人类白细胞抗原 B27 基因分型　286

人类白细胞抗原 B＊5701 基因　286

人类白细胞抗原 B＊5801 基因　286

人类白细胞抗原 Cw6 基因　286

人类白细胞抗原 DQ2/DQ8 基因　286

人类免疫缺陷病毒蛋白印迹试验　177

人类免疫缺陷病毒 RNA　190

人类乳头瘤病毒 DNA　189

人类乳头瘤病毒抗体　181

人乳头瘤病毒基因分型　191

人细小病毒 B19 抗体　180

人 Ⅱ 型肺泡细胞表面抗原/涎液化糖链抗原
　312

人型支原体抗体　185

妊娠相关血浆蛋白 A　276

Rh 血型系统　57

RHO/RPGR/CRB1 基因突变　283

ROMA 指数　125

溶菌酶　230 / 236 / 308

绒毛细胞染色体核型　282

乳糜试验　218

乳酸　231

乳酸铁　238

乳酸脱氢酶　62 / 230 / 236 / 238

乳糖耐受试验　269

乳腺癌 1/2 号基因突变　292

乳腺癌 21 基因检测　292

瑞斯托霉素辅助因子　33

S

Septin9 基因甲基化　287

沙眼衣原体 DNA　192

沙眼衣原体抗体　185

沙眼衣原体抗原　255

腮腺炎疫苗免疫抗体　295

山梨醇脱氢酶　309

伤寒抗体　172

上皮细胞　204 / 222 / 258 / 264

砷　93

肾病综合征出血热病毒抗体　182

肾功能检验　67

肾上腺功能检查　106

生长激素　97

生殖道支原体抗体　185

生殖相关自身抗体的检测　142

十二指肠引流液（胰腺液）化学检查　264

十二指肠引流液检查　262

视黄醇结合蛋白　304

实际碳酸氢盐　95

嗜肺军团杆菌 DNA　191

嗜肺军团菌抗体　173

嗜铬粒蛋白 A　126

嗜碱性点彩红细胞计数　19

嗜人 T 淋巴细胞病毒 1 型抗体　176

嗜酸性粒细胞计数　21

嗜酸性粒细胞阳离子蛋白　133

嗜异性凝集试验　175

嗜异性凝集吸收试验　176

食物残渣　260

食物特异性 IgG 抗体　134

双氢睾酮　114

SLC26A4/GJB2 基因突变　283

SLCO1B1 基因多态性　290

SMN1 基因突变　283

苏丹 III 染色　225

酸碱度　94 / 229 / 235 / 237 / 238 / 261

酸溶血试验　42

酸性磷酸酶　306

酸性磷酸酶染色　52

髓过氧化物酶　85

髓鞘碱性蛋白　231

T

铊　93

他克莫司　299

胎儿成熟度检查　266

胎儿纤维连接蛋白　275

胎盘催乳素　117

胎盘生长因子　278

痰的气味　258

痰的性状　258

痰的颜色　257

痰液与支气管肺泡灌洗液检查　257

痰液细菌培养　196

弹性蛋白酶　309

弹性纤维　222

碳氧血红蛋白　46

糖化白蛋白　77

糖化血红蛋白　77

糖化血清蛋白或果糖胺　77

糖类抗原 50　121

糖类抗原 125　120

糖类抗原 15 - 3　120

糖类抗原 19 - 9　120

糖类抗原 242　121

糖类抗原 549　126

糖类抗原 72 - 4　121

糖尿病相关检查　76

糖缺失性转铁蛋白　304

糖原磷酸化酶同工酶 BB　87

糖原染色或高碘酸希夫反应　53

唐氏筛查　277

特定细胞群反应抗体　138

特殊病原体及其抗体检测　172

特异性 IgE　133

特异性酯酶染色　52

体液免疫检测　129

天冬氨酸氨基转移酶　230

天门冬氨酸氨基转移酶或谷草转氨酶　62

天门冬氨酸氨基转移酶线粒体同工酶　65

铁蛋白　123

铁粒染色　53

T 淋巴细胞功能检查　135

T 淋巴细胞亚群　135

T 淋巴细胞植物血凝素转化试验（T 淋巴细胞转化率）　136

铜蓝蛋白　304

铜蓝蛋白氧化酶　308

同型半胱氨酸　85

透明度　226 / 235 / 237 / 239 / 263

TP53 基因突变　291

TSC1/TSC2 基因突变　284

涂片找革兰阴性双球菌　173

涂片找杜氏嗜血杆菌　173

涂片找结核分枝杆菌　175

团絮状物　263

吞噬细胞　204 / 222

唾液酸　123

唾液酸苷酶活性　256

V

von Willebrand 因子抗原　33

W

外-斐反应　186

外周血淋巴细胞染色体核型　280

外周血 NK 细胞活性　137

万古霉素　297

网织红细胞成熟度　18

网织红细胞计数　17

维生素 A 耐量试验　273

维生素 D 受体多态性　294

微量元素的检测　91

微丝蚴　254

微丝蚴检查　182

微卫星不稳定性　288

维生素 B$_{12}$　44

胃蛋白酶原Ⅰ　127

胃蛋白酶原Ⅱ　128

胃泌素 17　115

胃泌素释放肽前体　126

胃液胆汁　262

胃液尿素　262

胃液乳酸　262

胃液颜色　260

胃液隐血试验　262

戊肝病毒 RNA　187

无精子因子基因　282

戊型肝炎病毒抗体　171

戊型肝炎检验　171

X

细胞毒性 T 细胞　136

细胞计数　240

细胞免疫功能检测　135

细胞色素氧化酶 P4502C19 基因分型　40

细胞因子检测　139

细菌　261

细菌感染及其抗体检测　172

细菌核酸的检测　191

细菌检查　233

细菌内毒素　194

细菌培养与药敏试验　196

细菌唾液酸酶　255

吸入物过敏原过筛试验　133

系统性红斑狼疮细胞　25

夏科-莱登结晶　222

腺病毒 DNA　190

腺病毒抗体　178

腺病毒抗原　179 / 224

腺苷脱氨酶　65 / 230 / 236 / 238

显微镜检查　203 / 221 / 227 / 261 / 264

小而密低密度脂蛋白胆固醇　74

消化腺激素检查　115

24 小时尿 C 肽　80

24 小时尿游离皮质醇　109

24 小时尿找抗酸杆菌　219

心包腔积液检查　238

新蝶呤　195

心肌肌球蛋白　305

心肌肌球蛋白结合蛋白 C　87

心钠素　118

新型隐球菌　233

锌原卟啉　45

心脏型肌球蛋白结合蛋白 C 基因突变　87

心脏型脂肪酸结合蛋白　84

性病研究室玻片试验　234

性病研究实验室试验　184

性激素结合球蛋白　305

Ⅰ型胶原羟基端肽 β 降解产物　271

性腺激素检查　112

胸苷激酶　309

胸腔积液（胸水）检查　235

胸水细菌培养　198

雄烯二酮　115

X 染色质细胞　266

旋毛虫抗体　183

血氨　60

血 β$_2$-微球蛋白　68

血沉方程 K 值　55

血沉或红细胞沉降率　18

血儿茶酚胺　109

血管紧张素Ⅰ　108

血管紧张素转换酶　236

血管内皮生长因子　311

血红蛋白　14

血红蛋白 A2　44

血红蛋白 F　44

血红蛋白 H 包涵体生成试验　44

血红蛋白 50％氧饱和时的氧分压　96

血肌红蛋白　83

血浆 β-血小板球蛋白　28

血浆卟啉　46

血浆肠高血糖素　116

血浆雌二醇　113

血浆促胃液素(胃泌素)　115

血浆促胰液素(胰泌素)　115

血浆蛋白检验　302

血浆胆囊收缩素(缩胆囊素)　116

血浆睾酮　112

血浆硫酸鱼精蛋白副凝固试验　36

血浆内皮素-1　38

血浆黏度值　54

血浆皮质醇　106

血浆前列腺素 A₂　118

血浆前列腺素 E₁　118

血浆前列腺素 F₂　118

血浆纤溶酶　309

血浆纤溶酶原　36

血浆纤维蛋白降解产物　37

血浆纤维蛋白原　29

血浆醛固酮　110

血浆去甲肾上腺素　107

血浆肾上腺素　107

血浆肾素　107

血浆渗透压　311

血浆 6-酮前列腺素　118

血浆胃动素　116

血浆血管紧张素Ⅱ　108

血浆血管活性肠多肽　116

血浆血栓烷 B2　40

血浆血小板第四因子　28

血浆血小板凝血酶敏感蛋白　28

血浆胰多肽　116

血浆抑胃肽　116

血浆游离血红蛋白　43

血浆孕酮　113

血块收缩试验　28

血锂　300

血尿素或血尿素氮　67

血气分析　94

血清白细胞介素 1　139

血清白细胞介素 2　139

血清白细胞介素 3　139

血清白细胞介素 6　139

血清白细胞介素 8　140

血清白细胞介素 10　140

血清白细胞介素 12　140

血清 β-胡萝卜素　273

血清 β-羟丁酸　81

血清丙酮酸　79

血清不加热反应素试验　184

血清促红细胞生成素　141

血清 D 乳酸　312

血清蛋白电泳　302

血清淀粉酶　306

血清淀粉样蛋白 A　194

血清碘　92

血清 EB 病毒抗体　178

血清反碘三碘甲状腺原氨酸　104

血清钙　90

血清干扰素　141

血清铬　92

血清集落刺激因子　140

血清钾　88

血清胶质纤维酸性蛋白　86

血清巨细胞病毒抗体　176

血清抗链球菌 A 溶血素"O"　173

血清抗弓形虫抗体　182

血清磷脂　75

血清氯　89

血清铝　93

血清镁　91

血清锰　93

血清钠　89

血清镍　93

血清铅　92

血清轻链 κ 型　131

血清轻链 λ 型　131

血清人绒毛膜促性腺激素　124

血清肉碱 311

血清乳酸 79

血清 S100 - β 85

血清神经元特异性烯醇化酶 124

血清铁 91

血清铜 92

血清酮体 79

血清透明质酸 66

血清 1,5 脱水葡糖醇 79

血清维生素 A 273

血清维生素 B_1 274

血清维生素 B_2 274

血清维生素 B_6 274

血清维生素 C 274

血清维生素 D 274

血清维生素 E 274

血清维生素检测 273

血清无机磷 90

血清硒 92

血清锌 92

血清 Ⅳ 型胶原 66

血清 Ⅲ 型前胶原肽 66

血清血管紧张素转换酶 308

血清游离甲状腺素或四碘甲状腺原氨酸 104

血清游离三碘甲状腺原氨酸 103

血清肿瘤坏死因子 141

血清肿瘤相关物质 126

血清总甲状腺素或四碘甲状腺原氨酸 104

血清总三碘甲状腺原氨酸 103

血乳酸 96

血栓弹力图 39

血栓调节蛋白 38

血吸虫抗体 183

血吸虫卵 233

血细胞化学染色检验 51

血小板比容 23

血小板第三因子有效性试验 28

血小板功能的检测 28

血小板检查 22

血小板计数 22

血小板聚集试验 28

血小板膜糖蛋白 Ⅱb/Ⅲa 复合物 38

血小板黏附试验 28

血小板体积平均宽度 23

血小板因子 4 - 肝素复合 IgG 抗体 41

血小板源性生长因子受体 A 基因突变 288

血型鉴定与交叉配血 57

血型抗体效价 278

血氧饱和度 95

血液常规检验 13

血液酒精浓度 313

血液流变学检验 54

血液疟原虫 182

血液或骨髓细菌培养 196

血脂和脂蛋白分析 71

循环免疫复合物 310

循环肿瘤 DNA 127

循环肿瘤细胞 127

Y

亚甲基四氢叶酸还原酶基因多态性 287

颜色 226 / 235 / 237 / 238 / 239

咽拭子或鼻咽拭子细菌培养 199

洋地黄 300

氧分压 94

氧含量 96

氧化修饰低密度脂蛋白 74

羊水雌三醇 267

羊水胆红素 A_{450} 266

羊水胆碱酯酶 267

羊水淀粉酶 266

羊水反三碘甲状腺氨酸 267

羊水甲胎蛋白 266

羊水肌酐 266

羊水检验 265

羊水快速贴壁细胞 267

羊水量 265

羊水葡萄糖 266

羊水糖醛酸 267
羊水细胞染色体核型 282
羊水一般性状 265
羊水脂肪细胞百分率 266
药敏试验 199
叶酸 44
异丙醇沉淀试验 43
乙醇脱氢酶 309
胰蛋白酶 307
胰岛素 77
胰岛素释放试验 78
胰岛素样生长因子结合蛋白 1 310
胰岛素样生长因子结合蛋白 3 310
胰岛素诱发的低血糖试验 101
胰岛素原 80
胰岛素自身抗体 79
胰岛细胞抗体 79
胰高血糖素 116
胰高血糖素耐量试验 117
胰十二酰试验 269
胰液流出量 264
乙肝病毒表面抗体 167
乙肝病毒表面抗原 167
乙肝病毒大蛋白 168
乙肝病毒 DNA 187
乙肝病毒 e 抗体 167
乙肝病毒 e 抗原 167
乙肝病毒核心抗体 167
乙肝病毒 P 区测序 189
乙肝基因分型 188
乙肝两对半 168
乙肝 YMDD 突变检测 189
乙琥胺 300
乙醛脱氢酶基因多态性(G1510A) 287
乙酰氨基葡萄糖苷酶活性 256
乙型肝炎检验 167
乙型脑炎疫苗免疫抗体 295
异常凝血酶原 125
异亮氨酸 312
异柠檬酸脱氢酶 308

移植前免疫功能检查 138
抑制素 A 278
抑制素 B 114
抑制性 T 细胞 136
隐孢子虫 223
隐血试验 208 / 224 / 228
阴道分泌物(白带)检验 253
阴道分泌物(白带)外观 253
阴道分泌物细菌培养 198
阴道加德纳菌 255
阴道毛滴虫 254
阴道毛滴虫抗原 255
阴离子间隙 96
荧光螺旋体抗体吸收试验 184
游离 β - hCG 276
游离雌三醇 276
游离胆固醇 74
游离睾酮 114
游离轻链 131
游离前列腺特异抗原 122
游离脂肪酸 74
优球蛋白溶解时间 36
幽门螺杆菌抗体 175
幽门螺杆菌抗原 224
幽门螺杆菌尿素酶抗体 174
幽门螺杆菌尿素酶试验 174
幽门螺杆菌 DNA 191
右旋木糖(D-木糖)试验 269
Y 染色体微缺失 283
Y 染色体性别决定区域基因 283
Y 染色质细胞 266

Z

载脂蛋白 A1 72
载脂蛋白 A2 72
载脂蛋白 B 73
载脂蛋白 C2 73
载脂蛋白 C3 73
载脂蛋白 E 73
载脂蛋白 E 基因分型 287

造血干细胞计数 51
着色性干皮病基因多态性(A751C) 289
蔗糖水溶血试验 43
真菌 222 / 254
真菌 1,3-β-D 葡聚糖(G 试验) 195
正常骨髓象 47
正常形态精子百分率 244
脂蛋白(a) 73
脂蛋白电泳 74
脂蛋白磷脂酶 A2 85
脂蛋白 X 74
脂蛋白酯酶 309
脂肪酶 306
脂肪酸结合蛋白 305
脂肪小滴 222
脂联素 75
直接胆红素 59
植物细胞和植物纤维 222
转铁蛋白 45
转铁蛋白饱和度 45
中东呼吸综合征冠状病毒核酸 191
中东呼吸综合征冠状病毒抗体 181

肿瘤标志物检测 119
肿瘤特异性生长因子 126
肿瘤细胞 261 / 264
中性粒细胞感染指数 194
中性粒细胞碱性磷酸酶染色 52
中性粒细胞明胶酶相关载脂蛋白 69
组织多肽抗原 121
组织碎片 261
组织纤溶酶原激活物 37
柱状上皮细胞 261
锥虫抗体 182
总补体溶血活性 132
总蛋白 60
总胆固醇 71
总胆红素 59
总胆汁酸 60
总铁结合力 91
总 Ⅰ 型前胶原氨基端延长肽 271
支气管肺泡灌洗液检查 259
自身抗体检测 142
最大胃酸分泌量 262
最高碳酸氢盐浓度 264

检测项目英文缩写索引

A

AAA 150

A - aDO$_2$ 96

AAG 303

α1 - AT 270

AAT 304

AB 95

ABAb 162

ABO 57

ACA 148 / 162

ACAST 155

ACE 236 / 308

ACF 155

AChR 163

ACP 52 / 214 / 248 / 306

ACPA 153

ACR 70

ACTH 100 / 101

AD 309

ADA 65 / 230 / 236 / 238

ADH 102

ADRB1 291

AdV 178 / 179 / 224

AEA 162

AECA 161

AFA 155

AFP 119 / 266 / 276

AFP - L3% 125

AFU 65

AG 96

A/G 61

1,5AG 79

AGA 162

AGBM 164

α - HBD 83

AHCGAb 143

AHMA 161

AKA 155

Al 93

ALA 152 / 163 / 219

ALB 61

ALD 307

ALDH2 287

ALK 292

ALP/AKP 63 / 214 / 236 / 238

ALT 61 / 232

AMA 150

AMA - M2 150

α$_1$ - MG 304

AMG 304

AMH 118

AML1 - ETO 292

AMM 60

AMP 216

AMPA 159

AMPH 158

AMY 213 / 236 / 238 / 306

ANA 143 / 240

ANCA 156

ANEA 157

ANNA - 3 159

ANP 118

Anti - CCP 154

Anti - HCV   170

Anti - HDV   170

Anti - HEV   171

Anti - HGV   171

ANuA   146

AOAb   143

17α - OHP   112

aPA   149

APA   163

aPC   149

aPE   149

APF   154

aPI   149

APN   75

Apo - A1   72

Apo - A2   72

Apo - B   73

Apo - C2   73

Apo - C3   73

Apo - E   73

ApoE   287

APreS₁   168

APreS₂   168

aPS   149

aPT   148 / 149

APTT   29

AQP4   165

ARA   162

ARG   307

ARPA   147

ARS   309

As   93

ASA   161

AsAb   142

ASAL   308

ASCA   185

ASGPR   150

ASO   173

AST   62 / 230

AT I   108

AT II   108

AT III   36

ATG   161

ATM   161

ATP7B   283

AZF   282

AZPAb   143

B

BAC   313

BALF   259

BAO   262

BAR   217

BB   95

B - CA   109

β - Car   273

BCR/ABL   292

β - CTX   271

BE   95

BET   194

β2 - GP I   148

β - HB   81

β - HCG   124

Bil   210

BiP   156

BJP   212

BLA   96

BLD   208

β₂ - MG   68 / 212 / 231

BNP   84

BP180   163

BPO   152

BRAF   287

BRCA1/2   292

BT   27

β - TG   28

BUN   67

BUP   217

BZO   217

C

C3　132

C4　132

CⅡ　155

^{14}C　174

^{13}C　174

Ⅳ-C/C-Ⅳ　66

Ca　90

CA19-9　120

CA125　120

CA15-3　120

CA242　121

CA549　126

CA72-4　121

CA50　121

CA16-IgM　181

cAMP　272

CASPR2　160

CB10　155

CBZ　298

Ccr　68

Cd　93

CD23　311

CD64　194

CD8^{+}/CD28^{+}　136

CD8^{+}/CD28-　136

CD34/CD45　51

CD55/CD59　46

CD62p　38

CDT　304

CEA　119

CER　304

cfDNA　279

CFT　26

CG　65 / 304

CgA　126

cGMP　87

CH50　132

Chagas　182

ChE　64

CHE　267

CIC　310

CK　82 / 230

C-kit　288

CK-MB　83

Cl　89 / 90

C1-INH　133

CMV　176 / 196

cMyBP-C　87

COC　216

COHb　46

Coombs　43

Cp　304

C-P　78

CP　308

Cpn-IgM/IgG　185

cPSA　122

CP-ST　78

C1q　132 / 164

Cr　67 / 92

CRB1　283

CRH　100

CRMP5/CV2　158

CRP　232 / 303

CRT　28

CsA　299

CSF　140

CSV　176

CT　27 / 105 / 185 / 192

CTC　127

ctDNA　127

CTSG　157

Cu　92

CYFRA21-1　124

CYP19A1　290

CYP3A4*4　290

CYP2B6*6　289

CYP2C19*2　290

CYP2C8*3　290

CYP2C9 * 3　290
CYP2C9　40
CYP2C19　40
CYP2D6 * 10　290
CysC　69

D

DAO　312
DBIL　59
DC　20
DCP　125
D - dimer　37
DFI　251
DGP　103
DGV - IgM/IgG　181
DHEAS　112
DHFR　289
DHT　114
11dhTxB2　40
Digitoxin　300
Digoxin　297
DLC　312
DMD　284
dMMR　288
DOC　111
DPD　272 / 291
DPYD　291
ds - DNA　144
Dsg1/3　163

E

E　107
E2　113
E3　117
EAC　137
EA - IgM/IgG　179
EBV　178
ECP　133
EG　116
EGFR　293

ELT　36
EmAb　143
ENA　144
EOT　42
EPO　141
ErbB1　293
ErbB2　293
ERCC1　291
ESR　18
ET - 1　38
EV71 - IgM　181

F

F　106
F1+2　35
F8　284
F II　32
F V　32 / 34
F VII　33 / 34
F VIII　31 / 35
F IX　31 / 35
F X　33 / 34
F XI　32 / 34
F XII　32 / 34
F XIII　33 / 34
FA　44
FABP　305
F II : Ag　34
F V : Ag　34
F VII : Ag　34
F X : Ag　34
F XII : Ag　34
FBG　195
F II : C　30
F V : C　31
F VII : C　31
F VIII : C　30
F IX : C　30
F X : C　31
F XI : C　30

FⅫ:C　30
FⅩⅢ:C　31
FC　225
Fch　74
FDP　37 / 212
Fe　91
FE－1　225
FFA　74
fFN　275
Fg　29 / 35
FGFR3　284
FK506　299
FLC　131
FMR1　284
Fn　305
F－PSA　122
Free－βHCG　276
FSH　98
FT　114
FT3　103
FT4　104
FTA－ABS　184 / 234
FTA－ABS－DS　184
FXa　41

G

G　61 / 195
G－17　115
GA　77
GABABR　160
GAD　159
GAD－Ab　80
GALOP　160
GCH1　284
GD1a/GD1b　165
γ－GT　63 / 213 / 248
GFAP　86
GH　97
GHb　77
GIP　116

GLDH　308
GLU　76
GLu　210
GluR1/GluR2　159
GlyR　160
GM　195
GM1　165
GnRH　102
GOT　62
GP73　125
Gp210　151
GPBB　87
G6PD　284
GPDA　65
G－6－PDH　307
GQ1b　165
GSP　77

H

HA　66
HAAT　176
H2A－H2B　146
Ham's test　42
HAV　187
HAV－IgM/IgG　166
Hb　14
HBA1/HBA2　283
HbAlc　77
HBB　283
HbF　44
HBcAb　167
HBeAg　167
HBeAb　167
HBsAg　167
HBsAb　167
HBP　195
HBV　187 / 189
HBV－G　188
HBV－LP　168
HBV－YMDD　189

hCG　218

HCT　16

HCV　187

HCV‐G　188

Hcy　85

HDAg　170

HDL‐C　72

HDV　187

HE4　125

HEF　291

HER1　293

HER2　293

HEV　187

h‐FABP　84

Hg　93

HHT　43

Hi　46

5‐HIAA　313

HIV　176 / 190

HLA　58

HLA‐B27　286 / 310

HLA‐B＊5701　286

HLA‐B＊5801　286

HLA‐Cw6　286

HLA‐DQ2/DQ8　286

H_2O_2　255

HP　191 / 224 / 303

HPL　117

HPV　181 / 189

HPV B19‐IgM/IgG　180

HPV‐G　191

HS‐CRP　303

HSV　190

HSV‐IgM/IgG　177

5‐HT　313

HTLV‐1　176

HTV　190

HTV‐IgM/IgG　177

Hu　158

HVA　110

HYP　272

I

I　92

IA　179

IA‐2　80

IAA　79

IB　179

IBIL　60

ICA　79

ICD　308

IFA　162

IFN　141

IgA　129 / 234

IgD　130

IgE　130 / 234

IGF‐I　310

IGFBP1　310

IGFBP3　310

IgG　129 / 213 / 234

IgG1　130

IgG2　130

IgG3　131

IgG4　131

IgM　130 / 234

IGRA　175

IL‐1　139

IL‐2　139

IL‐3　139

IL‐6　139

IL‐8　140

IL‐10　140

IL‐12　140

IL‐18　69

Ile　312

IMA　86

InhA　278

InhB　114

INR　29

INS　77

Ins－Ab　79

Ins－ST　78

iPTH　105

IRF　18

J

Jo－1　145

K

K　88 / 89

Ket　210

KET　216

Ki－1　163

KIM－1　69

KL－6　312

6－K－PG　118

KRAS　293

17－KS　109

Ku　147

L

LAC　148

LAP　152 / 309

LBR　152

LC　249 / 311

LC－1　151

LDH　62 / 230 / 236 / 238

LDL－C　72

LDH－C4　250

LE　255

LEC　25

Leu　312

LF　225

LGI1　160

LH　98

Li　300

LKM－1　151

LMA　150

LN　66

LP(a)　73

LPL　309

Lp－PLA2　85

LPS　306

LP－X　74

LSP　150

LTT　269

Lundh　268

LVP　100

Lys　308

M

M2　147

Ma2/Ta　158

MAG　160

Mal　159

MAMP　216

MAO　66 / 262

mAST　65

Mb　83

MBP　159 / 231

MCA　126

MCH　17

MCHC　17

MCV　16 / 155 / 218

MDMA　216

MDR　293

MEGX　300

MERS－CoV　181 / 191

Mg　91

MG　185

MGMT　289

MH　185

Mi2　147

MIM　249

MLH1　288

MMAA　283

MMAB　283

MMACHC　283

MMR　288

Mn　93

MOG　160

MOP　216

MOR　216

MP　182 / 185 / 192

MPA　299

MPO　85 / 157

MPV　23

MRD　51

MRT　43

MRV　18

Ms　305

MSH2　288

MSH6　288

MSI　288

MTD　217

mtDNA　285

MTHFR　287

MTL　116 / 309

MTRR　287

MTX　299

MUT　283

MV‐IgM/IgG　180

MYBPC3　87

N

Na　89

NAG　212 / 256

NA1‐IgG　179

NAP　52

NAPA　301

NBT‐PABA　269

NE　107

NF1/NF2　284

NGAL　69

NH₃　60

Ni　93

NIT　211

NMDAR　165

N‐MID‐OT　271

NPT　195

N‐ras　287

NSE　52 / 124

5′‐NT　64

NT‐proBNP　84

O

OC　272

OCA2　283

OGTT　76

18‐OHB　111

17‐OHCS　110

OJ/EJ　165

OPI　216

OX‐LDL　74

OXY　217

P

3P　36

P　90 / 91 / 113

P1　179

P2　179

P3　179

P₅₀　96

P₅₃　164

p62　152

P68　156

p80　147

P170　293

PA　303

PAC‐1　38

PAgT　28

PAH　284

PAI‐1　38

Pandy　229

PAP　37 / 122

PAPP‐A　276

PAS　53

Pb　92

PBG　219

PBT 298

PC 36

PCA3 123

PCA-1/Yo 158

PCNA 146

PCⅢ/SPⅢP 66

PCO$_2$ 94

PCP 217

PCT 23 / 193

PDGFRA 288

PDW 23

PF$_3$AT 28

PF$_4$ 28

PF4-H 41

PGⅠ 127

PGⅡ 128

PGA$_2$ 118

PGE$_1$ 118

PGF$_2$ 118

pH 208 / 229 / 235 / 237 / 238 / 243 / 256 / 261

PH 308

Phenytoin sodium 298

PHI 123

PI 80

PIP 256

PIVKA-Ⅱ 125

PK 306

PKD1/PKD2 284

PKDH1 283

PL 75 / 309

PL-7/PL-12 164

PLG 36

PLGF 278

PLT 22

PM-1 146

PMGAA 164

PML 153

PML/RARα 292

PMS2 288

PM-Scl 146

PO$_2$ 94

POX 51

PP 116

p2PSA 122

%p2PSA 123

PR3 157

PRA 138

PreS$_1$ 167

PreS$_2$ 168

Presepsin 195

PRL 97

ProGRP 126

Prot 209

PS 36

PSA 121

PSAD 122

PSP 70

PT 29

PTH 105

PTHrP 271

PTS 284

PYD 272

Q

QDPR 284

R

RA33 155

RAC 267

RANA 156

RASSF1A 293

RB1 284

RBC 13

RBC FA 44

RBP 215 / 304

RDW 17

recoverin 159

Reiter 241

REN 107

Ret 17

RF 153 / 240

Rh 57

RHO 283

Ri 158

RNP 145

RPGR 283

RPR 184

RSV 178 / 180

rT3 104 / 267

RV 181 / 224

RyR 160

S

Sa 155

SA 123

SAA 194

SatO$_2$ 95

SB 95

S100 - β 85

SCCA 124

sCD14 - ST 195

Scl - 70 146

SD 309

sdLDL - C 74

Se 92

SE 52

SEPT9 287

SF 123

sFLT - 1 278

SHBG 305

SHOX2 293

SHT 43

sICAM - 1 232

sIgE 133

sIL - 2R 141

SLA/LP 151

SLC26A4/GJB2 283

SLC45A2 283

SLCO1B1 290

Sm 145

SMA 149

SmD1 145

SmIg 137

SMN1 283

SNA 256

SOD 249 / 307

SOX1 161

Sp100 151

Sodium valproate 298

SPA 251

SPE 302

SRY 283

SS - A 145

SS - A(Ro) 145

SS - B 145

ssDNA 147

ST2 87

sTfR 45

STS 284

s - TSH 99

T

T 112

TAM 126

TAT 35

TBA 60

TBG 105

TBIL 59

TC 71

TCA 217

TCO$_2$ 95

TEG 39

Tfs 45

TG 71 / 105

THBC 106

THC 217

Theo 300

THP 212

TIBC 91

Titin 160

TK 55 / 309

Tl 93

TM 38

Tn 84

TNF 141

TP 60

TP53 291

TPA 121

t‐PA：A 37

TPHA 184

TPMT 291

tP1NP 271

TPO 161

Tr 159

TRF 45 / 224

TRH 101

TRPM1 160

TRUST 184

TSC1/TSC2 284

TSGF 126

TSH 99 / 161

TSP 28

TT 35

TT3 103

TT4 104

tTG 162

TXB2 40

TYR 283

TYRP1 283

U

UA 68 / 249

UCP 80

μE3 276

U‐F 109

UI 106

U‐MA 80

Urea 67

Uro 210

U‐sIgA 215

USR 184

UU 185

V

Vancomycin 297

VCA‐IgM/IgG 179

VCP 155

VDR 294

VDRL 184 / 234

VEGF 311

VGCC 159

VGKC 159

VIP 116

VitA 273

$VitB_1$ 274

$VitB_{12}$ 44

$VitB_2$ 274

$VitB_6$ 274

VitC 274

VitD 274

VitE 274

VKORC1 40

VMA 107

vWF 35

vWF：Ag 33

vWF：RC 33

W

WBC 19

X

XPD 289

Z

Zn 92

ZnT8Ab 165

Zpp 45

主要参考文献

［1］陆金春,李春德,黄宇烽.临床检验报告速查手册.上海:上海第二军医大学出版社,2009.

［2］Lothar Thomas.临床实验诊断学——实验结果的应用和评估.吕元,朱汉民,沈霞等主译.上海:上海科学技术出版社,2004.

［3］刘成玉,罗春丽.临床检验基础.5版.北京:人民卫生出版社,2013.

［4］许文荣,王建中.临床血液学检验.5版.北京:人民卫生出版社,2013.

［5］刘观昌,马少宁.生物化学检验.4版.北京:人民卫生出版社,2015.

［6］刘成玉.健康评估.3版.北京:人民卫生出版社,2014.

［7］魏武.诊断学.6版.邓长生主审.北京:人民卫生出版社,2012.

［8］世界卫生组织.人类精液检查与处理实验室手册.5版.北京:人民卫生出版社,2011.

［9］陆金春,黄宇烽,张红烨.现代男科实验室诊断.上海:第二军医大学出版社,2009.

［10］陆金春,李铮,夏术阶.中国男性生育力规范化评估专家共识.北京:中国医药科技出版社,2018.

［11］杨丽珠,睢瑞芳.副肿瘤性视网膜病变的发病机制及临床特点.中华实验眼科杂志,2016,34(5):476－480.

［12］孔秀云,彭静婷,刘丽婧,等.MOG抗体在不同类型免疫介导性视神经炎血清中的表达.中华眼科杂志,2012,48(12):1069－1072.

［13］李君,李泰伯.循环肿瘤DNA及其在癌症液体活检中的应用.转化医学电子杂志,2017,4(3):1－6.

［14］张茜,郭健.髓过氧化物酶的检测及在心血管疾病中的临床意义.临床检验杂志,2009,27(2):155－157.

［15］李德江,居军.诊断感染性疾病的新指标:中性粒细胞CD64.检验医学,2012,27(1):67－70.

［16］高飞,陈晶,贺政新,等.抗血小板药物对TIA患者CD62p和PAC－1表达率的作用.中华保健医学杂志,2014,16(5):364－366.

［17］江亚军,李秀梅,朱贵华,等.淋巴瘤患者外周血PAC－1和CD62p的变化.国际检验医学杂志,2010,31(10):1198－1199.

［18］齐茗,王晨霞.血小板活化标志物CD62p、PAC－1在心血管系统疾病中的研究进展.心血管康复医学杂志,2014,23(1):98－100.

［19］朱国民,周晓庆,林长青,等.新肝癌标志物高尔基体蛋白GP73在肝癌血清学诊断中的应用.中华医院感染学杂志,2010,20(15):2350－2352.

［20］梁启峰.妊娠相关血浆蛋白-A与妊娠关系.广东医学,2006,27(12):1863－1865.

［21］吴璨,张学勤.抑制素A与相关病理妊娠的研究进展.医学综述,2015,21(1):30－32.

[22] 蔡胜章.tPSA、fPSA、PSAD、f/tPSA、p2PSA 及‰p2PSA 在前列腺癌诊断中的意义.南昌大学,2013.

[23] 王亮,周明伟.尿 PCA3 评分在前列腺癌的诊断意义分析.中国实用医药,2015,10(23):81-84.

[24] 覃川,杨秀江,晏怡,等.脑胶质瘤患者血清胶质纤维酸性蛋白浓度及临床价值.第三军医大学学报,2012,34(21):2214-2215.

[25] 蒋正明.血清肿瘤特异性生长因子检测的临床意义.检验医学与临床,2012(18):2331-2333.

[26] 张静雅,贾丽,焦晓青,等.复合前列腺特异性抗原在诊断前列腺癌转移中的价值.中华泌尿外科杂志,2015,36(3):209-212.

[27] 林郗,沈晓丽.缺血修饰白蛋白的检测与临床意义.国际检验医学杂志,2006,27(2):131-133.

[28] 杨文睿,张媛媛,张莉,等.血清可溶性转铁蛋白受体在重型再生障碍性贫血免疫抑制治疗早期疗效预测中的意义.中华血液学杂志,2013,34(8):709-713.

[29] 张志芳,肖卫华,周未,等.胰岛素样生长因子结合蛋白3在疾病诊断与风险评估中的潜在价值.中国组织工程研究,2014,18(38):6210-6215.

[30] 侯鹏高.载脂蛋白C3研究进展.齐齐哈尔医学院学报,2015,36(8):1189-1190.

[31] 朱林文思.抗瓜氨酸蛋白抗体在类风湿关节炎中的研究进展.浙江临床医学,2015,17(11):2020-2022.

[32] 许光芬,田伟,罗恩丹.EV71-IgM 与 CA16-IgM 对手足口病患儿病毒感染的诊断价值.中国地方病防治杂志,2016,31(10):1167-1168.

[33] 陈韵名,邓烈华,姚华国.D-乳酸的临床研究进展.医学研究杂志,2012,41(5):188-190.

[34] 陆婷,杨程德,程笑冰.自身免疫病中凝血因子自身抗体的临床意义.中华风湿病学杂志,2017,21(12):852-855.